中医局部特色诊法

编著 彭清华 彭 俊

协编 （以姓氏笔画为序）

王 英　艾 慧　刘 悦　刘 娉

刘家琪　李 萍　李文娟　李建超

张又玮　陈柯竹　苗大亨　周亚莎

项 宇　夏 飞　黄学思　彭晓芳

覃艮艳　谭涵宇　戴宗顺　魏歆然

中国中医药出版社
·北 京·

图书在版编目（CIP）数据

中医局部特色诊法 / 彭清华，彭俊编著 .—北京：中国中医药出版社，2017.3

ISBN 978 – 7 – 5132 – 3178 – 7

Ⅰ . ①中…　Ⅱ . ①彭…　②彭…　Ⅲ . ①中医诊断学　Ⅳ . ① R241

中国版本图书馆 CIP 数据核字（2016）第 020565 号

中国中医药出版社出版

北京市朝阳区北三环东路 28 号易亨大厦 16 层
邮政编码　100013
传真　010 64405750
山东临沂新华印刷物流集团有限责任公司印刷
各地新华书店经销

开本 787×1092　1/16　印张 32　彩插 0.5　字数 635 千字
2017 年 3 月第 1 版　2017 年 3 月第 1 次印刷
书号　ISBN 978 – 7 – 5132 – 3178 – 7

定价　108.00 元
网址　www.cptcm.com

社长热线　**010 64405720**
购书热线　**010 64065415　010 64065413**
微信服务号　**zgzyycbs**

书店网址　**csln.net/qksd/**
官方微博　**http：//e.weibo.com/cptcm**

淘宝天猫网址　**http：//zgzyycbs.tmall.com**

内容提要

中医局部特色诊法，是中医诊断学的重要组成部分。作者在广泛收集古今中外有关文献的基础上，以中医学脏窍相关、经络网络学说及现代生物全息理论为指导，全面系统地整理了头面部诊法（头诊、头发诊、颜面诊、眉毛诊、目诊、耳诊、鼻诊、口唇诊、人中诊、齿龈诊、咽喉诊等）、躯体部诊法（颈项诊、胸胁诊、腹诊、脐诊、肩背腰诊）、四肢部诊法（四肢诊、甲诊、小儿食指络脉诊、皮纹诊、第二掌骨侧诊、足掌诊）、皮肤部诊法（皮肤诊、尺肤诊）、二阴部诊法（前阴诊、肛门诊、大便诊、小便诊）、脉诊法、腧穴诊法等41种中医局部特色诊法。每一种诊法均分别从诊断原理、诊察方法、临床运用、现代研究四个方面加以论述，有利于读者全面掌握该诊法的知识。

本书集中医局部诊法之大成，内容新颖，图文并茂，特色突出，既是中医药专业本科生、研究生和进修生提高临证水平必读的诊断学工具书，也是高级临床医师研修诊断学的重要参考书。书中提供了不少重要的科研信息，可延伸出许多科研课题。同时，书中各种简便易行的微诊方法，还可作为家庭自我诊病、早防早治的保健指南。

作者简介

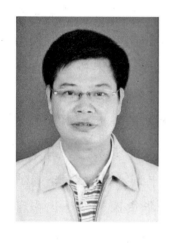

彭清华，男，1964 年 12 月出生，医学博士、二级教授、主任医师、博士生导师、博士后合作导师。现任湖南中医药大学副校长，兼中医诊断研究所所长、校学术委员会委员及学位委员会副主任委员。

1985 年于湖南中医学院（现为湖南中医药大学）医疗系本科毕业，获学士学位。1988 年于湖南中医学院中医（眼科）诊断硕士研究生毕业，获硕士学位。1999 年于湖南中医学院中医诊断专业博士研究生毕业，获博士学位。1988 年留校分配至湖南中医药大学第一附属医院工作，历任眼科副主任、眼底病研究室副主任、医院院长助理、副院长兼眼科主任。2004 年 2 月历任湖南中医药大学校长助理兼国际学院院长、国际交流与合作处处长、港澳台办公室主任、校长助理兼研究生处（工作部）处（部）长、研究生院院长、研究生院党总支书记、中医诊断研究所所长。1994 年破格晋升副教授，1999 年晋升教授，2000 年聘为博士生导师。

兼任国家眼底病中医医疗中心主任，国家重点学科中医诊断学学术带头人，国家临床重点专科和湖南省重点学科中医五官科学学术带头人，国家中医药管理局重点学科中医眼科学和重点专科眼底病学科带头人，湖南省高等院校学科带头人，湖南省 225 工程医学学科领军人才培养对象。并兼任中国中医药信息研究会副会长及中医诊断信息分会会长，世界中医药学会联合会眼科分会副会长、中医诊断分会副会长兼秘书长，中华中医药学会眼科分会副主任委员、中医诊断分会常委，国际数字医学会数字中医药分会副主任委员，中国医师协会中西医结合眼科专业委员会副主任委员，湖南省中医药学会及湖南省中西医结合学会眼科专业委员会主任委员，湖南省"数字中医药"2011协同创新中心副主任等职。同时担任世界卫生组织传统医学国际疾病分类专家组成员、国家科技奖励评审专家、国家自然科学基金评审专家、科技部国际合作项目评审专家、国家新药（中药）审评专家等职。

主持承担国家自然科学基金等各级科研课题40余项，获省部级科技成果一等奖3项、二等奖7项、三等奖9项，优秀教材及学术著作优秀奖3项，省级教学成果二等奖1项。主编中医药国家本科规划教材、研究生教材及专著等18部，以副主编身份参编教材及专著10部，以编委身份参编教材及专著16部；在国内外专业性期刊和学术会议上发表学术论文400余篇。指导和培养境内外博士后及博士生26名、硕士生75名。

先后获教育部全国高等院校青年教师奖、湖南省人民政府优秀博士学位论文奖、湖南省青年科技奖、卫生部有突出贡献中青年专家、全国百名杰出青年中医、中华中医药学会科技之星、第二届中国中西医结合贡献奖、湖南省"十一五"研究生培养优秀指导教师、中华中医药学会优秀科技工作者、全国优秀科技工作者等荣誉称号，2002年享受国务院政府特殊津贴，2007年入选湖南省121人才工程第一层次人选，2009年入选新世纪"百千万人才工程"国家级人选。

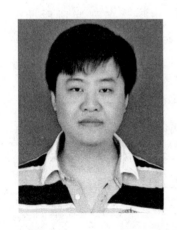

彭俊，男，1990年7月出生，医学硕士、医师。2014年于南华大学临床医学专业毕业，同年攻读湖南中医药大学中西医结合临床专业硕士研究生。主持省、厅级科研课题2项，参加国家自然科学基金项目4项，参与省级科研课题6项；获省部级科技成果一等奖2项、二等奖2项、三等奖3项，厅级科技成果一等奖3项；参编著作4部，发表论文20余篇，其中SCI论文2篇；参加国内外学术会议10余次。

前　言

近三十年来，随着现代科学技术及现代医学的高速发展，各学科之间的相互渗透逐步加强，各种新的检查方法、新的仪器设备、新的诊断手段层出不穷。从A超到B超，到彩超；从X线照片到电子计算机断层扫描（CT），到磁共振成像等，诊查仪器越来越先进，分辨疾病的能力越来越强，诊断水平也越来越高。但是我们也应该看到，临床上仍有许许多多疾病尽管运用了B超、CT、磁共振成像、内窥镜、电生理等高新检查，却仍然找不出明确的病因或病位，以致无法诊断，使治疗无从下手。况且，像我们这样一个拥有近14亿人口的大国，很多医疗检查由于检查设备本身价格的昂贵，致使费用日益增高，许多患者尚无力承受。而恰恰对于运用各种检查仍然无法诊断的疾病，只需凭借熟练的望面、看手、按腹、察形等局部特色诊法（即微诊法）就能诊断出来。这些局部特色诊法既简便易行、无创伤，又经济适用，并能为疾病的早期诊断提供参考依据。

大量临床研究表明，人体的任何一种疾病必然有先兆症状。只要掌握人体自身的"报警装置"（《中医疾病预测学》），了解其报警的规律，及时就诊治疗，疾病是完全有可能治愈的。这是中医学几千年来长期与疾病做斗争所创造出来的奇迹，是中医诊病的绝招，有必要引起我们足够的重视，并对目前的诊断思维和方法进行必要的反省。

自古以来，我国民间就流传着许多简便、有效的诊病方法，并为人类的健康做出了重要的贡献。如春秋战国时期的扁鹊，就是以望诊闻名于世的。他望蔡桓公的面容、气色而预测其疾病的轻重顺逆，被传为千古佳话，他也因此被人们尊为"神医"。而当时的相面诊病术也十分流行，尽管相术不乏迷信色彩，但是相面诊病确确实实有其科学的内容。相术也并不全是糟粕，中医诊法中的某些内容如"诊人中"等就是相术的延伸。它是在科学分析的基础上批判地吸收了相术诊断疾病的精华部分，并在两千多年后的今天，仍在疾病防治上有着重要的指导价值。

许多简、便、廉、验的局部诊法散见于其他医籍之中，或广泛流传于民间，如甲诊、人中诊、目诊等，以及源于我国、后在国外研究得较深且临床应用较多的诊法，如日本汉方医的腹诊等。这些局部诊法内容十分丰富，几千年来为中华民族的繁衍和人类健康做出了突出贡献。但以往中医诊断方面的著作有关局部诊法主要讨论的是舌诊和脉诊，而对这些局部诊法，有的只做了简短而粗浅的介绍，有的根本没纳入中医诊断学著作或教材中，以致今天仍未引起广大医者的重视，进行系统整理和深入研究的人少之甚少。随着时代的发展，有的诊法已逐渐失传，这实在令人惋惜。

然而，不可否认的是，近三十多年来，国内外对中医局部诊法的相关研究还是取得了一定的进步，就人体某一局部诊法而言，诸如颜面诊法、耳诊法、虹膜诊法、舌诊法、腹诊法、手掌诊法、足掌诊法、皮纹诊法、脉诊法等专著已陆续出版，在医学专业期刊上也常见局部诊法相关研究的论文发表。但是综观局部诊法研究可以发现，研究的内容仍以耳、目、腹、脉、手、足、舌诊等一些常用诊法为主，对鼻、人中、口唇、腭颊黏膜、尺肤、肩、背、腰等许多民间流传的诊法，相关研究论文、论著仍寥若晨星。所以说，局部诊法的研究还有待深入。

现在人类已经进入21世纪，人类将面临新的疾病谱的挑战，人们对疾病早期诊断的要求将会更高。这就需要我们广大医务人员不仅要掌握一些高、新、尖的诊断技术，更要掌握一些简便易行、有效的局部诊断方法，以便实现疾病的早期诊断、早期治疗，实现世界卫生组织提出的"人人享有卫生保健"的宗旨，并顺应"回归自然"的医疗总趋势。因此，我们必须不断努力，旁搜远绍，系统整理，去粗取精，去伪存真，对局部诊法进行一次全面的总结。为了弥补前人及现代研究的不足，我们在广泛收集和整理古今中外医籍和有关学科资料，以及民间流传的各种局部诊法的基础上，在中医理论的指导下，编写了一本符合医学原理，内容全面、新颖的局部诊断学专著——《中国民间局部诊法》。该书遵循详人所略（如目诊、甲诊等）、略人所详（如问诊、舌诊、脉诊等）的原则，重点介绍了各种简便易行、临床实用的局部诊法。该书于1995年由湖南科学技术出版社出版。出版后曾多次印刷，受到了读者的广泛好评。书中的主要内容被韩国一家出版社翻译成韩文，以《望诊》为书名，于2007年在韩国出版。

值得提出的是，中医学素来非常重视人体本身的统一性、完整性，认为人体是一个有机的整体，构成人体的各个组成部分之间，在结构上是不可分割的，在功能上是相互协调、相互为用的，在病理上是相互影响的，这就是中医学的整体观念。我们这里所提的局部诊法与中医学强调的整体观念并不对立，而是相互沟通、相互补充、相互联系的。局部诊法的原理仍是在中医整体观念的指导下，通过对某一局部的诊察来诊断全身各部的疾病。但局部诊法又不能与整体辨证完全等同起来，在不少疾病的诊断上，它较之整体辨证更简便、更明了，因此有必要突出局部诊法的作用，以引起广大医务工作者的重视。

由于《中国民间局部诊法》出版至今已二十余年，国内外对各种中医局部特色诊法的研究又有了新的进展，因此，我们对原书进行了修订，补充了研究进展等相关内容，改名为《中医局部特色诊法》。我们希望通过本书，进一步推动中医诊法理论的发展，以提高中医诊断技术，促进中医局部诊法科研的广泛开展，从而进一步阐释中医局部诊断方法的科学性。我们更虔诚地祈盼专家和读者对本书提出批评和建议，以进一步丰富和完善中医局部诊断方法。让我们共同为构建中医诊断学的完整体系添砖加瓦，并不懈地努力。

中医局部诊法源远流长，内容十分丰富。由于编著者个人能力、学术水平有限，对各种局部诊法难概其全，不足之处在所难免，期望海内外同道不吝指正，以便再版时修订提高。

最后，借此书的再版，深切缅怀我尊敬的导师、全国著名中医学家朱文锋教授。

彭清华

2016年10月于湖南中医药大学

编写说明

本书主要介绍头、头发、颜面等41种中医局部诊法的望诊和触诊，部分诊法内容涉及问诊和闻诊。为了使本书内容全面，并能反映当代微诊方法的最新研究进展，我们广泛收集了古今中外的相关资料和论文2000多篇（部），编写时，注意以中医为主，旁参西医及其他学科之论，对相同论述不逐一罗列。

本书编写体例上力求做到纲目清晰，内容准确，图文并茂，通俗易懂。每一种诊法均分别从诊断原理、诊察方法、临床运用、现代研究四个方面加以论述，以利于读者全面掌握该诊法的知识。其中"诊断原理"根据中医"司外揣内""见微知著"的诊法原理，用脏腑经络学说、现代生物全息学说等理论，阐释各种诊法的诊病原理，而摒弃各种迷信、荒诞、不科学的观点。"诊察方法"主要以望诊和触诊内容为主，部分亦介绍了问诊和闻诊。本书重点阐述的内容是"临床运用"和"现代研究"两部分。"临床运用"部分对每种局部诊法在临床各科的运用情况做了详细介绍。"现代研究"部分则介绍每种局部诊法近几十年来的国内外研究进展。由于叙述角度不同，这两部分内容相互参考和补充。每一诊法所附"参考文献"，除非常熟悉的舌诊、脉诊外，其他诊法，本书不仅列出正文中所引用的文献，还列出了一些编著者手中所掌握的但正文中未引用的其他文献，方便读者深入研究时查阅，以全面掌握各种诊法的文献资料及研究动态。

本书具有以下五个方面的特点。

1. 本书从整体上对中医局部诊断范畴里的内容做了整理挖掘，使局部诊法内容更丰富，并自成体系，可以说是集中医局部诊法之大成。

2. 本书不仅仅是简单挖掘，而是在挖掘的基础上有所提高。我们并不是单纯为了编著此书而收集资料，而是在收集资料的基础上，以中医理论为依据，对以前未能阐明其理论的局部诊法，广泛搜集现代研究资料及科学依据，使其理论更完整，更客观科学。

3. 本书对其他诊断学专著中记载较详细的局部诊法（如舌诊、脉诊等）只简略交代，但较全面地收入了其他专著未能介绍的最新研究进展，并对其他专著记载内容很少或者未提及的局部诊法（如头发诊、人中诊、手纹诊、甲诊等）进行了详细介绍。遵循详人所略、略人所详的原则，使本书对中医局部诊法的叙述自成系统，不至看不到有关舌诊、脉诊的内容，而且又突出了本书的重点。

4. 受中国传统文化的影响，很多人文科学书籍会涉及一些相术内容，本书本着实事求是的态度，既不一概承认、吸收，也不一味否定、排斥，而是遵循对传统文化去粗取精、去伪存真的原则，进行科学分析，批判地接受其中一些有价值的部分。

5. 本书的文献资料十分丰富，多达1600余篇（部）。其不仅为本书内容提供了详实可靠的依据，而且为以后从事中医局部诊法研究提供了重要的参考资料。凡直接引用者均在引文的右上角注明，部分未引用原文的文献资料，因其对相关内容有着重要的参考价值，亦将其列于相应章节的参考文献中，以供广大同仁参考研究用。

本书内容全面、丰富，介绍的诊法简、便、验、廉，对局部诊法进行全面挖掘整理，并在之前的基础上有了提高。书中提供了不少重要的科研信息，可延伸出许多科研课题。因此，本书可作为中医药院校学生、研究生和进修生的诊断学工具书，以及临床医师研修诊断学的重要参考书。本书图文并茂，通俗易懂，真正做到了雅俗共赏，还可作为家庭保健的科普读物。

目 录 | Contents

绪

论

中医局部诊法，又称微诊，是中医诊断学的重要组成部分，是指在中医理论指导下，通过对人体的某一部位、器官、组织、成分或信息等进行直接观察，或借助仪器设备与现代方法的检测，从而对疾病进行诊断（包括中医辨病、辨证）的方法。

一、局部诊法源流概述

局部诊法有其悠久的历史，三千多年前的《周礼·天官》就记载："以五气、五声、五色，眂（视）其死生，两之以九窍之变，参之以九脏之动。"说明古人在当时已认识到，通过望色，以及观察体表某些器官的变化，可以推测内脏的病变和了解疾病的预后，这是有关微诊较早的文字记录。春秋战国时期的著名医学家扁鹊，就擅长于"切脉、望色"而言病之所在，并以此著称于世。西汉著名医学家淳于意（仓公）也精于望色、切脉。从长沙马王堆汉墓出土的文物中还发现，早在春秋战国至秦汉之际，已有了《脉法》《阴阳脉死候》等脉学专著，可见当时在脉学研究方面已经达到了相当高的水平。

《黄帝内经》在理论和方法上为中医微诊奠定了基础。《内经》详细地阐述了望、闻、问、切四诊理论，并首次提出"诊法"一词，如《素问·脉要精微论》云："诊法何如？"张景岳注曰："诊，视也；察也，候脉也。凡切脉望色，审问病因，皆可言诊。"本书中所述诊法，大多记载于《内经》。《内经》中所载的微诊内容，大部分有很大的实用价值，并一直沿用至今。《内经》强调审查面部及眼睛的五色变化及其浮沉、聚散、泽夭、明暗等，并把整个面部分为若干部分，分属相应的内在脏腑，以此反映某脏某腑的病变。古人认为，通过观察面部色泽变化的善恶，可以推断五脏疾病及其预后；通过望形体姿态，可以推测体质的强弱和疾病的轻重。《内经》还有不少关于舌诊的记载，如提出热病的舌象特征多表现为干燥，"舌上黄""舌苔口干""舌焦唇槁"等，为后世察舌诊病奠定了基础。在切诊方面，《内经》阐述了切脉的方法、时间、部位、注意事项及脉象的生理病理变化，切脉部位除记述三部九候遍诊法、人迎气口脉法外，并在《素问·五脏别论》中提出"五脏六腑之气味，皆出于胃，变见于气口"的观点，为切脉独取寸口打下了理论基础。此外，《内经》还有观察尺肤寒热、滑涩、润燥等变化以推断全身气血津液的情况等记载。

东汉医家张仲景总结了《内经》微诊的理论，并且把微诊运用于辨证论治的实践中，使中医学的微诊理论与临床诊断有机地结合起来。他注重面、舌、目、鼻、皮肤、大小便等的望诊，以此作为辨证、辨病的重要依据，并且奠定了平脉辨证、疾病诊断的基础。《伤寒论》共记载 26 种脉象，在《伤寒论》297 条原文中，论及脉象者超过 130 条。《金匮要略》的每一篇标题都是脉证并列，总结出脉象变化的一些规律，并多处以脉阐述病机。切脉的方法亦有改进，所用的寸口、趺阳、太溪脉法比《内经》三部九候遍诊法更简便易行。另外，在《何颙别传》和《针灸甲乙经》等书中，还记载了张仲景望王仲宣面容以断生死的故事，说明张仲景不仅具有"望而知之"的本领，而且也运用了相术诊法。

东汉名医华佗、涪翁等对诊法亦有很大贡献，如《后汉书·方术列传》记载了数则华佗运用望诊、脉诊治病达到出神入化地步的故事。涪翁曾著有《诊脉法》一书，可惜已佚。《难经》则提出了寸口脉法，对后世影响颇大，表明脉诊从理论到实践都渐趋成熟。

晋代医家王叔和所著《脉经》，集汉以前脉学之大成，选取《内经》《难经》《伤寒杂病论》《中藏经》等有关脉学的论述，阐明脉诊原理，指出平脉和病脉的区别，并使"独取寸口"的脉法得到完善和推广，还记载了 24 种脉象的特征和主病，是我国现存最早的脉学专著，对世界医学亦有广泛的影响。

晋代葛洪所著《肘后备急方》记载："初唯觉四肢沉沉不快，须臾见眼中黄，渐至面黄及举身皆黄，急令溺白纸，纸即如黄柏染者，此热毒入内。"这是对黄疸患者进行实验观察的较早记载。晋代医家皇甫谧著《甲乙经》12 卷，总结了两晋以前的针灸学理论，经络腧穴诊法亦随之系统化。

隋代巢元方所著《诸病源候论》，对各种疾病的症状都有详细的描述，对各种病态的记载亦很真切，为中医微诊的发展做出了贡献。隋唐时期著名医家孙思邈认为，要做一名大医，必须熟读诸子百家的书，就连卜命、算卦、星相等也要精熟。他在《千金要方》一书中说："凡欲大医又须妙解阴阳禄命、诸家相法及灼龟五兆、周易六壬。"可见，他对与望诊有关的相术、八卦等诊法内容也十分重视。

公元 708—833 年，藏族名医宇妥·宁玛元丹贡布经过 20 多年的努力，编成举世闻名的藏医经典著作《四部医典》。书中吸取了中医学望诊、切诊等诊法内容，并结合藏医的特点有所发展。特别是验尿诊法，极具特色。如察尿方法，就有察尿色、辨蒸气、嗅气味、视尿花、审垢亚、观浮皮、析传变等内容。

宋代医家在继承前人经验的基础上，对天花、麻疹、水痘等病在形态上做了区别。南宋郭雍所著的《伤寒补亡论》则对斑、疹、疱及瘾疹的鉴别颇详。宋代钱乙著《小儿药证直诀》一书，除提出简要的"小儿脉法"外，还提出必须注意望色和局部诊察，如对小儿目诊就有详细的论述。宋代朱肱在《类证活人书》中强调治伤寒须详细诊察的同时，认为切脉是辨别伤寒表里虚实的关键。他说："治伤寒，必须识脉。若不识脉则表里不分，虚实不辨。"并指出："伤寒必须诊太溪，以察其肾之盛衰。伤寒必须诊冲阳，以察其胃气之有无。"宋代陈言的《三因极一病证方论》一书，在阐述诸病证的同时，充实了二十四脉主病的内容。宋代施发所著《察病指南》记载了脉象示意图 33 幅，开脉象图示之先河，对推广和传授脉诊有一定作用，该书中除脉诊外，尚有听声、察色等诊法，是诊法之专著。王惟一所著《铜人腧穴针灸图经》一书，将脏腑十二经脉画成人体针灸图，并铸成针灸铜人两尊，对经络腧穴微诊做出了重要贡献。

金元时期，察小儿指纹诊（即望小儿食指络脉微诊）有了新的发展。南宋刘昉著《幼幼新书》等，论述了望指纹在小儿科诊断中的重要意义。元代滑寿的《诊家枢要》一书对指纹的临床意义描述更加明确，指出："小儿三岁以下，首先看虎口三关纹色，紫热，红伤寒，青惊，白疳病，惟黄色隐隐，或淡红隐隐，为常候也。"在脉诊方面，提出以浮、沉、迟、数、滑、涩六脉为细，可以执简驭繁。元代危亦林的《世医得效方》论述了危重疾病的十怪脉象，如釜沸、鱼翔、弹石、解索、屋漏等脉是脏腑精气衰败的表现，扩大了脉诊的临床诊断范围。元代戴起宗撰《脉诀刊误集解》，对六朝高阳生所著《脉诀》持批评态度，以《内经》脉论为宗旨，刊其谬误。元代《敖氏伤寒金镜录》是我国第一部舌诊专著，总结了前人在外感热病方面观察舌象诊断疾病的经验。原载伤寒舌苔图 12 幅，后经杜本（杜清碧）增补为 36 图。以论述舌象为主，联系症状，分析病机，结合脉证提出治疗方法，其中大多数内容，至今仍有参考应用价值。

明代薛己著《口齿类要》，为现存最早的口腔科专著，对口腔诸诊法做了阐述。明代赵献可著《经络考》和《正脉论》，对经络腧穴诊法和脉诊有一定发挥。明代张景岳所著《景岳全书》专辟"脉神章"，对脉神、正脉十六部、脉之常变等论述较为详细。明代李时珍所撰《濒湖脉学》撷取诸家脉学之精华，详述二十七脉的脉体、主病和同类脉的鉴别，言浅意深，便于习诵，为后人学习和研究脉象的蓝本。明代张世贤则把《脉诀》加以图注，撰成《图注脉诀辨真》一书，使学者能按图索骥，一目了然。

清代医家对局部诊法的研究做出了较大的贡献。在脉诊方面，如李延昰的《脉诀汇辨》、沈金鳌的《沈氏尊生书》、喻昌的《医门法律》、贺升平的《脉要图注详解》、周学霆的《三指禅》、周学海的《重订诊家直诀》、罗浩辑的《诊家索隐》、管玉衡的《诊脉三十二辨》等专著，在脉学分类、脉形辨识、脉法和主病诸方面都各有阐发，使脉学得到不断充实和完善。

清代的按腹诊法也有较快的发展，如张璐提出以按诊辨别疼痛的性质，云："凡痛，按之痛剧者，血实也；按之痛止者，气虚血燥也。"在程钟龄、周学海、王孟英等医家的著作中，也有关于腹诊的内容。俞根初在《通俗伤寒论》的伤寒诊治中，则单独列"按胸腹"一节，书中提到："胸腹为五脏六腑之宫城，阴阳气血之发源，若欲知其脏腑何如，则摸按胸腹，名曰腹诊。"内容有按胸腹胁肋、按虚里、按脐间动气等，使切诊的内容不断得到充实。

舌诊在清代也得到广泛的重视和应用。申斗垣著《伤寒观舌心法》，基本上概括了当时舌诊发展的成就。其后张登著《伤寒舌鉴》、刘以仁著《活人心法》（书中载有王文选的《舌鉴》）、梁玉瑜著《舌鉴辨正》等对舌诊均有所阐发。傅松元著《舌苔统志》，把舌分为枯白舌、淡白舌、淡红舌、正红舌、绛红舌、紫色舌、青色舌、黑色舌八种，内容十分丰富，强调舌象不仅对于外感病辨证有意义，对于内科杂病辨证亦同样具有重要意义，从而使舌诊更为广泛地运用于临床各科疾病的诊断。

另外，清代汪宏著《望诊遵经》，搜集历代有关望诊的资料，从面、目、口、唇、齿、须、发、腹背、手足等部的形容色泽变化中，辨别疾病的表里、寒热、虚实、阴阳和病情的顺逆安危。在叶天士的《外感温热篇》和王孟英的《温热经纬》等著作中，均总结了对热病察舌验齿、观斑疹、白㾭等经验，说明了望诊对温热病诊断的重要意义。

清末至民国时期，曹炳章著《彩图辨舌指南》，上考《灵枢》《素问》，近探各家，附彩图122舌，墨图6舌。杨云峰著《临证验舌法》，详论从苔之形色分析病情之虚实阴阳及测知内脏病变之法，颇有个人心得。邱骏声的《国医舌诊学》纵论舌诊，较前人更为系统化。张山雷的《脉学正义》对脉诊予以进一步阐述。这一时期，包括微诊在内的以诊断学命名的著作开始出现，如张赞臣的《中国诊断学纲要》、裘古生的《诊断学》、包识生的《诊断学讲义》等。

中华人民共和国成立以来，局部诊法得到了前所未有的大发展，各种专著、论文不断涌现。如陈泽霖等编著的《舌诊研究》一书，介绍了中西医结合研究舌诊的各种方法及国内外研究进展，对探索舌象变化的机理和指导临床辨证有一定意义，是学习和研究舌诊较好的参考资料。黄世林等编著的《中医脉象研究》则详述了各种脉象的特征、主病、脉图及现代研究进展。麻仲学主编的《中国医学诊法大全》对各种中医诊法的临床应用做了较详细的介绍。另外，还有腹诊、甲诊、皮纹诊等诊法的专著相继问世。

总之，历代医家在长期医疗实践中积累了丰富的诊察疾病的经验，建立起了比较完整的局部诊法理论体系，对中医诊断水平的提高起到了促进作用。但是，随着临床医学的发展和理论研究的逐步深化，人们对诊察疾病的方法提出了新的要求，如对全身症状和体征不明显的患者或在病变早期，如何及早发现局部症状、先兆证和潜证，或借助于实验诊断或仪器设备检测的方法，从宏观到微观，从直接到间接，从定性到定量，使一些不容易为医师感官觉察的病证得以及时发现，为早期诊断、早期治疗提供依据。特别是在微诊检测方法的研究中，运用红外成像技术、颜色光学、电学、磁学、声学和生物医学工程、电子计算机等技术，进行多学科综合研究，使局部诊法得到迅速发展和提高。当然，局部诊法客观指标的建立和运用，不能脱离中医基本理论的指导，以及中医认识疾病的基本方法。我们相信，局部诊法检测方法的深入研究，必将促进中医基础理论的发展，必将有利于临床诊察疾病时及时发现潜证、潜病和先兆证，从而有利于中医辨病、辨证水平的提高。同时，局部诊法也必将随着临床医学和实验研究的发展而不断得到丰富。

二、局部诊法的原理

1. 以表知里，司外揣内 司外揣内就是指通过观察事物外在的表象，以揣测分析其内在变化的一种认识方法。对局部诊法而言，司外揣内的"内"是指机体内部脏腑器官、四肢百骸；"外"是指机体的表象，包括通过望诊、切诊等所获得的全部信息。中医学认为，人是一个有机的整体，不仅同自然界有密切的联系，而且人体体表组织器官与体内脏腑、局部与全身也有密切的联系。人体的这种整体联系，是以五脏为中心，通过经络的作用而实现的。脏腑虽居于内，但其生理和病理变化，必然会在相应的体表组织器官上反映出来，其中就包括形体组织、五官九窍在神、色、形、态、运动等方面的征象。医师通过洞察和触摸按压等诊察方法加以了解，并运用中医理论进行综合分析，便可推断体内脏腑的病变。所以《丹溪心法》指出："欲知其内者，当以观乎外；诊于外者，斯以知其内。盖有诸内者，必形诸外。"说明局部诊法的基本原理是"以表知里""司外揣内"和"以我知彼"（《素问·阴阳应象大论》）。

2. 身形五脏论、缩影理论与生物全息理论 《素问·调经论》云："夫心藏神，肺藏气，肝藏血，脾藏肉，肾藏志，而此成形。志意通，内连骨髓，而成身形五脏。"此段经文说明身体每个部位及组织都有五脏六腑之气血灌注和功能表现，所以审察人体面部、寸口、舌体、耳部等狭小区域内的变化，便能测知全身五脏六腑的生理、病理状态，这就是"身形五脏论"的观点。

根据中医学人体是一个有机的整体，局部与整体是辩证的统一，人体每一局部区域内的生理病理变化，都蕴涵着全身五脏六腑、气血阴阳的整体信息，即某一局部常具有全身"缩影"的特征，如头、面部、舌部、眼部、耳部、寸口、尺肤、躯干、第二掌骨侧、足部等，均是全身的缩影，这就是"缩影理论。"

生物全息学说就是在《内经》对上述理论相关论述的启发下，通过对生物体形态的研究后提出的。该学说认为，生物体（包括人体）每一相对独立的部分在化学组成上的模式与整体相同，是整体的成比例的缩小。并且相连接的两个相对独立的部分，化学组成相似程度最大的那两个端点——相同的两极，总是处于相隔最远的位置，从而总是对立的两极联系在一起（图 0-1）。上述理论说明从身体某一局部所反映出来的信息，包含了全身、整体的信息，可推知整体的病变。也就是说，局部诊法具有"见微知著"的价值。因而临床上有不少"神医"在临证时，不问病史、不闻气味等，只望患者的面部，或眼睛，或耳部，或只切脉，或只按腹等就能诊断出患者所患的内部疾患。故局部诊法是中医四诊的延伸、精细与深入。

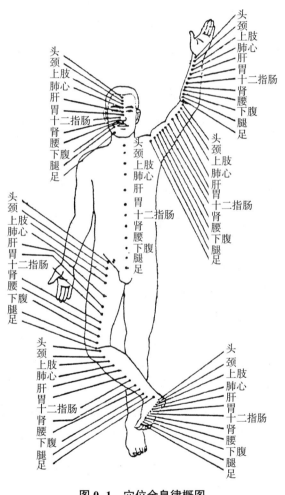

图 0-1　穴位全息律概图

3. 网络学说和第三平衡论　我们知道，人体内脏与体表之间的联系是通过经络来进行的。经络系统又是由十二经脉、奇经八脉、十五络、十二经别、十二经筋、十二皮部以及许多孙络、浮络等组成。如仅十二经脉就通过手足阴阳表里经的连接而逐经相传，构成了一个周而复始、如环无端的传注系统，其中阴经属脏络腑，阳经属腑络脏。《灵枢·海论》云："夫十二经脉者，内属于脏腑，外络于肢节。"经脉不仅具有沟通内外、联系肢体的作用，而且还有运行气血、营养周身的作用，如《灵枢·本脏》云："经脉者，所以行血气而营阴阳，濡筋骨，利关节者也。"

由于经络在人体内如网络一样四通八达，故有人将体表内脏之间的通路与作用系统称为网络系统，或称为第三平衡论和整体区域全息论。也就是说，由于经络的联系和经络输注气血的作用，临床上通过诊察局部，就可测知经络及其相应脏腑的病变。

三、局部诊法的运用原则

局部诊法主要采用比较的方法，以常测变，去认识各种病理征象。如以正常人群的面色、舌象、脉象、形体、姿态等特征，与病变个体的表现作比较；有时还以疾病过程中，前后不同时期的局部临床表现作比较；或以全身表现与局部表现的性质特点作比较等，由此寻找诊断疾病的依据。临床运用局部诊法的原则有以下几方面。

1. 积极寻找潜证，预测疾病 潜证是指疾病显露之前的各种潜在反映类型。潜证并非隐而不露，无非是与显证相对而言较为隐晦而已。及早发现潜证是疾病预测、诊断的重要依据。任何一种疾病的潜证阶段表现形式和显隐程度都不是一致的，有的较为显露，有的则相当隐晦，表现形式或时隐时现，或但见一二症，或诸症皆具，只是程度较轻而已，当充分显露时则意味着疾病的出现。因此，潜证和显证是一个疾病全过程的两个阶段，无非有显、隐之异和轻、重之别而已。潜证和先兆证不但可出现在疾病的萌芽阶段，而且在疾病的转化和危重阶段以及并发症的前期皆可出现，及早发现和探索潜证和先兆证，是早期获得病理信息、早期诊断、早期治疗的重要途径，也是中医诊断水平能否提高的关键。另外，我们应该知道，所谓"全身""整体"信息，也是由各种局部信息综合形成的，而绝不是上、下、内、外只一个完整的信息。因此，积极发现潜证、探索潜证，也应该综合全身各部的信息，而不仅仅局限于某一局部，为早期诊断、早期治疗服务。疾病在其由轻而重、由表入里的发展中，其表现在外的证候亦有一个从局部到全身，从潜证、先兆证到显证的过程。因此，积极寻找和发现潜证、先兆证，有利于预测疾病。

《千金要方·诊候》云："夫欲望病，先察其源，候其病机，五脏未虚，六腑未竭，血脉未乱，精神未散，服药必活。若病已成，可得半愈。病势已过，命将难全。""上医医未病之病，中医医欲病之病，下医医已病之病。若不加心用意，于事混淆，即病者难救矣。"说明中医学素来就强调对疾病的早期发现、早期诊断与早期治疗。然而如何在早期发现呢？就是要运用望诊、切诊、按诊等手段，全面了解机体状况，发现疾病的早期信号。

2. 重视局部与整体、内与外的统一性 以五脏为中心的脏腑、经络、形体、五官构成了一个有机的整体，体内脏腑气血的病变，可反映于体表各组织器官；局部的病变，又能导致脏腑、气血功能紊乱，从而产生各种症状和体征。前文已经讲过，局部诊法十分重视对表现于外的各种征象作仔细了解，并以此推断脏腑、气血的病变。根据藏象学说理论，五脏与筋、脉、肌肉、皮毛、骨、目、舌、口、鼻、耳、二阴有一定的对应联系。形体官窍的各种异常征象，可以提示相应脏腑的病变。如肺开窍于鼻，鼻塞流涕，多为肺气不宣；肾开窍于耳，长期耳鸣，多责之肾虚；肝主筋，筋的活动异常，多与肝病有关；脾主肌肉，肌肉消瘦、痿软无力，多与脾病有关。根据医籍记载和现代研究（如生物全息理论）发现，人体任何一处局部，都包含着整体的生理、病理信息。如舌为心之苗，又为脾胃之外候，舌与其他脏腑也有密切联系，舌的变化可反映脏腑气血的盛衰、邪气的进退和胃气的存亡；五脏六腑之精气皆上注于目，根据二目的各种异常变化，可察全身及脏腑的病变。因此，在运用中医局部诊法时，必须注重局部与整体、内与外的统一性。

3. 注重微诊的共性和综合运用 所谓共性是指某一症状、体征无论出现于何种微诊中都具有相同的临床意义。如就望色泽而言，五色与五脏的相应关系是青为肝，赤为心，白为肺，黄为脾，黑为肾；五色主病是，青色主寒、痛、气滞、血瘀和惊风；赤色主热；黄色主脾虚、主湿；白色主虚、主寒；黑色主肾虚、水饮、瘀血和寒证。凡色泽明润含蓄，为脏腑精气未衰；凡色泽枯槁、晦暗和鲜艳暴露，为脏腑精气已衰等，这在面诊、目诊、甲诊等诊法中的临床意义均相同。另如微丝脉络（微循环）的改变在舌、口唇、甲、目、皮肤诸诊法中亦具有同样的临床意义。因此，我们在临床上运用局部诊法时应注意这些共性。

另外，由于人体经络是一个网络系统，体内五脏六腑通过经络的联系，相互沟通，相互影响。因此，当某一脏某一腑发生病变时，不仅在其相应器官、体表上会有所反映，往往还会在其他组织器官上有所反映。如消化道肿瘤患者，在耳、胸、剑突周围、腹、背、腰、肩胛骨、眼结膜、下唇黏膜、手指甲等部位均有改变[12]；内伤患者在眼结膜、耳、鼻、舌、指甲均有改变[13]。因此，临床必须对多个症状或体征进行综合分析，才能够较明确地认识疾病的本质。有时单凭一种诊法所得到的病情资料，很难做出正确的判断，尤其在病情比较复杂时，多种诊法综合运用，对于全面了解病情，去伪存真，具有十分重要的意义。当然，在不同疾病的诊察过程中，根据体表组织器官与体内脏腑的对应关系和临床诊察经验，多种诊法在综合运用时也各有侧重。

还要注意的一点就是，中医诊察病情，主要依靠医师的感觉器官直接感知。如运用望诊，可以了解患者全身和局部的神、色、形、态的变化；运用切诊，可以察觉患者的脉象、肢体的寒温滑涩、胸腹腰背及其他部位有无病理体征等。望诊、切诊等是搜集病情资料的不同方法，它们各自从不同侧面对患者的病情进行了解，而不能互相取代。因此，必须多角度、多层次、全面地运用望诊、切诊等诊察方法，才能收集到比较完整的病情资料，为辨病、辨证提供充分的依据。

4. 重视对疾病的动态诊察　疾病的发生、发展和变化，是一个动态过程。因此，患者的症状和体征也随之不断改变。局部诊法重视应用动态观察的方法，通过前后对比，观察患者局部症状和体征的变化，从中了解疾病的发展趋势和预后。如外感温热病患者的舌象，从薄白苔转变为黄燥苔，从淡红舌转变为红绛舌，甚至绛紫舌，均提示热邪步步深入，正气损伤；又如高热患者突然出现面色苍白、肢冷汗出、脉微欲绝，提示邪热伤正，阳气暴脱。大量临床实践证明，通过动态观察，可以及时发现疾病的变化，为救治患者提供可靠的依据。

5. 重视自然环境、个体差异的影响　人体生活在自然环境中，时刻受到外界环境的影响。机体不断地进行着适应自然的自动调节，以维持与外界环境的动态平衡，脏腑气血的功能活动及其表现在外的征象，也会随之出现相应变动。如四季气候的变化和昼夜阴阳的更替，人的脉象、面色也会随之出现变化；地域的不同，年龄、性别、先天禀赋的不同，也造成了个体差异。因此，中医学十分注意各种自然因素对不同个体所产生的影响。临床运用局部诊祛诊察患者时，要善于结合当时的外界环境特点和患者的个体差异，灵活地掌握"常"的标准，以常测变，正确辨认各种征象的诊断意义。如果孤立地、机械地看待任何异常征象，必然会混淆正常与异常的界限，导致辨病、辨证的错误。

6. 注意局部望诊与相术的关系　在我国，通过观察人的面貌、五官、骨骼、体态、气色、手纹、掌纹等来推算其体质、智商状况以及预测、诊断疾病的发生时间、病变部位、病程、预后等方法已有数千年的历史。由于先天禀赋不同，人一出生就存在着外貌、性情、体质、智力等方面的差异，在后天环境影响下又进一步发生相应的改变。因此，根据神、色、形、态、五官、骨骼、手纹等来推算人的心理状态、体质强弱、智商高低，预测疾病的发生、发展、转归以及生育、寿命等是有科学道理的。这种方法用于临床称望诊，用于相法称相术。

根据有关资料统计，相术中约有30%涉及中医望诊的内容，30%涉及心理学方面的内容，其余的则是从这两方面引出来的结论，或涉及荒诞不经的内容。由于相术是相士用来推算人的吉凶、祸福、贫富、贵贱、品德、性格等的方法，因此，提起相术人们就想到迷信和唯心论。事实上，相术不全是糟粕，也有科学的精华，相术中的诊法内容包含有很多长期实践的经验总结，是局部诊法的重要内容之一。这不仅在古代医学书籍中有详细记载，而且也逐渐为现代医学所重视。在许多方面，相术诊法和望诊一致，甚至有相关研究证实，相术中的一些诊法更符合临床实际。如相术中关于人中与生育关系的看法便是一个典型。相术说："人中之广狭，可断男女之多少。"现经临床研究证实：妇女人中短促，子宫颈短；人中细长者，宫体窄长，而且不易受孕；人中漫平者为幼稚型子宫，常见性欲低下，易发生血崩、滑胎，男子则多见于隐睾证；人中上窄下宽者，子宫后倾，常见经来腹痛，不易受孕；上宽下窄者，子宫前倾；人中偏左者，宫体左偏；人中偏右者，宫体右偏；人中松弛变长者，女子多见子宫下垂，男子多见阴茎包皮过长。因此对于相术，我们应在屏弃其迷信、扬弃其糟粕、吸取其精华的基础上进行深入研究，不断探索，以丰富局部诊法的内容。

总之，我们在临床上应用局部诊法诊断疾病时，要在宏观思维、系统分析和模糊识别的原则下，通过综合分析局部、微观证候以推测体内脏器的病变。我们应对中医局部诊病的特点和长处予以发扬，对其短处也应予补充，以局部、微观资料为中医辨病、辨证服务，这也是我们编著本书的目的之一。

四、局部诊法的特点

1. 无创伤性　中医学的诊法种类繁多，但多不需要借助任何仪器设备，只在眼、手、口等感觉器官所及的范围内，直接获取信息，并即刻运用逻辑思维进行综合分析，及时作出判断。且检查过程短，无副作用，医患易于配合。现今虽然发明了脉象仪、舌诊仪、红外成像技术、色差计、耳部信息仪等多种科学仪器，但仍保持了局部诊法无创伤性的特色。

2. 发现潜证，预测疾病　具体内容见前文。

3. 方便简单，诊断确切　局部诊法主要是通过望诊和切诊来诊断疾病，部分诊法辅以问诊和闻诊，临床使用时简单方便。如望诊就是通过眼睛观察患者的色泽、形态等，一目了然，容易掌握，易学易懂。并且局部诊法既具有悠久的历史，又具有丰富的经验和确切的效果，这已在几千年的发展过程中充分体现出来，扁鹊、华佗、张机等就是其中突出的代表。时至今日，许多临床研究结果都证实了局部诊法的准确性。

五、局部诊法的内容

在文首讨论局部诊法的概念时已经讲过，凡是通过观察或检测身体的任何部位、器官、组织、成分、信息等来诊断疾病的方法都属于局部诊法的范围。局部诊法的内容除本书中所述头面部、躯干部、四肢部、皮肤部、二阴部诊法及脉诊、腧穴诊等34种诊法外，另有7种诊法，因内容较少，或研究得不够深入，未单独列节讨论，现将部分内容简述如下。

1. 鱼际脉络诊法　鱼际是手大指本节后肌肉丰隆处，属手太阴肺经，在小儿推拿中，则属脾胃。望鱼际络脉，显而易见，比较方便。其原理和切脉独取寸口的原理是一致的。因为络脉中的气血，以脾胃为化源，胃气上至手太阴，才能布施全身，所以诊鱼际脉络可以候胃气。《灵枢·经脉》指出，凡诊络脉，脉色青则寒且痛，赤则有热。胃中寒，寒气达于鱼际，则手鱼际之络多青色；若青而短小者，是少气；胃中热，热气达于鱼际，则鱼际络赤；其暴黑者，为留久痹；有赤有黑有青者，为寒热气。《望诊遵经·络脉望法提纲》又指出，鱼际脉黑者，或是痛候。《四诊抉微·诊血脉》总结说："多赤多热，多青多痛，多黑久痹，赤黑青色，多见寒热。"

2. 弹踝诊法　即诊踝上络脉（大隐静脉）。踝上所见络脉属足太阴脾经，脾为后天之本，故察踝上络脉，可断疾病之预后。临床上凡踝上络脉充盈，可达内踝上5寸所按处，且速度较快者为正常；踝上络脉充盈过甚，甚至曲张隆起者为有病，如下肢静脉曲张、髂股静脉血栓形成、妊娠子宫、盆腔肿瘤等；踝上络脉充盈甚慢，似有似无，达不到内踝上5寸指按处，且用指弹静脉亦无改善者为危症；踝上络脉塌陷，来去均无血液充盈者为死亡的前兆，可见于休克患者。

3. 经络诊法　是观察经络及经络上穴位的变化来诊断疾病的方法。临床应用经络诊断时，应结合经络循行部位的病候、经络脏腑病候及经筋病候进行辨证。吴刚运用经络测定仪在临床上进行实验，得出太渊、合谷、神门、腕骨、大陵、阳池、太白、冲阳、太溪、京骨、太冲等十二经穴的平均通电量，以其平均值作为正常之通电量基数，如其同经之指数小于常数之15～20以下者，表现为功能衰减（虚象）；小于20～40以下者，表现为疾病存在；若指数大于常数之20～40以上者为实象；两侧指数相差过大为失衡[9]。昌潍专区人民医院中医科报告用经络测定仪测定100例传染性肝炎患者的原穴所得的结果，发现脾经有变化者最多（占78%），膀胱经次之（占64%）；而80例正常人中，脾经有变化者仅占7.5%，膀胱经有变化者占3.7%。因此，脾经、膀胱经变化（升高）对传染性肝炎诊断有一定价值[10]。洪圣达等对110例慢性胃病和60名无胃病史的健康人采用经络推、压检查法，在足太阳膀胱经背俞穴上寻找异常变化反应，证实背俞穴是脏腑经气输注之处，慢性胃病在胸椎9～12、肝俞、胆俞、脾俞、胃俞穴旁确有条索状或结节状物存在，而无胃病者则没有变化反应[11]。

4. 拔罐诊法 苏联专家曾用拔罐试验以刺激皮肤微血管，使增生的肿胀和变松的内皮细胞脱落，通过检测在拔罐后皮肤内的白细胞计数来诊断疾病，如单核细胞增多，可以诊断风湿热及某些引起血管内膜疏松的疾病（如心内膜炎）等。国内呼和浩特市的宫杜若用此法诊断斑疹伤寒，以在拔罐的印痕内有出血紫块相互重叠为阳性，出血紫块少为弱阳性，无为阴性。实验证明，这种反应相比变形菌微生物的凝集反应或立克次氏体凝集反应，平均可早两天出现效果，且阳性率很高，因而认为是早期的、有效的、简易的诊断方法[16]。此法还可以诊断有毛细血管变化的疾病，如麻疹、风疹、猩红热等病的发疹前期。

5. 血液诊法 正常人的血液是红色的。淡红色血液，提示人体血液中血红蛋白低于正常标准，有贫血发生；暗红色血液，提示人体处于轻度缺氧状态；暗紫色血液，提示人体患有重度肺气肿、肺源性心脏病或发绀型先天性心脏病；樱桃红色血液，提示人体发生了煤气中毒；棕色或紫黑色血液，提示人体患了肠原性发绀症或发生了亚硝酸盐中毒。

6. 血型诊病 血型是人体最稳定的遗传性状之一，人的免疫能力也受遗传因素的影响。临床实践证明，不同血型的人，各种疾病的发生率也不一样。

（1）A 型血的人平时不易生病，但与肉瘤、食道癌、胃癌、舌癌等有缘，尤其是胃癌，国内外研究报告均认为，A 型血者比其他血型患胃癌的概率高 25%，且病变多发生在胃窦部，A 型血者还易患心血管疾病和偏头痛。

（2）O 型血的人平时易生病，但寿命较长。O 型血者易患乙型肝炎、神经过敏、妊娠中毒症、新生儿溶血病、胃溃疡、十二指肠溃疡、前列腺癌和膀胱癌等。

（3）B 型血的人较少患乙型肝炎，但易患肺结核、龋齿、乳腺癌、白血病和口腔癌等。

（4）AB 型血的人较易患精神分裂症、缺血性心脏病，其中精神分裂症的患病率较其他血型高 3 倍多，但 AB 型血者不易患结核病和妊娠贫血。

7. 中医影像诊断法 就是利用现代 X 线诊断技术（包括放射性核素诊断、超声诊断、计算机体层诊断、磁共振成像诊断及介入放射诊断等）运用于中医领域进行辨证和辨病。如哈尔滨医科大学附属第三医院通过对中医治疗的中晚期肺癌 134 例的中医诊断、X 线表现及病理类型作对照分析，结果：气阴两虚型肺癌多属晚期肺癌，X 线表现以肺不张多见，且多有转移；肺脾两虚型肺癌大多以阻塞性肺炎为主，以周围型肺癌较多；阴虚内热型肺癌的 X 线表现多为肺不张及阻塞性肺炎。这些认识望能推进中晚期肺癌在中医影像学中的认识。

广州中医学院附属医院观察了 37 例脾虚型、36 例肝胃不和型患者的全胃肠道钡餐 X 线影像，结果显示有胃肠器质性病变者，脾虚型占 81.1%，肝胃不和型占 55.6%；胃位置低下者，脾虚型占 56.8%，肝胃不和型占 13.9%；胃蠕动变浅及胃排空加快者，脾虚型分别占 45.9% 和 56.8%，肝胃不和型分别占 19.4% 和 33.3%；空腹时结肠胀气者，脾虚型占 29.7%，肝胃不和型占 8.3%。经统计学检验，上述两组之间的各项差别有显著性意义（$P < 0.05$ 或 $P < 0.01$）。

上海市中医院通过对 108 例胁痛证候的患者进行观察，按中医学辨证原则分为虚实两类，然后应用 B 型超声显影仪探测肝、脾、胆囊，结果发现胁痛实证中大多数属于胆结石（91.3%）、肝癌（100%）、单纯肝大（100%）、肝脓肿（100%）、胆囊肿（100%）等病状。在胁痛虚证中大多属于弥漫性肝病（62.5%）、胆囊炎（70.6%）、肝硬化（88.9%），未见器质性病变（77.8%）[15]。可见，中医影像诊断能使以往不能观察到的体内脏腑病变显露出来，对于提高中医诊病、辨证水平有重要的临床价值。

六、局部诊法研究的意义

1. 及早发现潜症、先兆症／证、局部症及潜病，既可解决临床上无证／症可辨的问题，又可预测疾病，做到早期诊断，提高中医的诊断水平。

2. 继续挖掘名老中医、民间医生及古代医籍中的独特诊病经验和诊断方法，寻找简便易行、准确可靠、特异性较强的诊断指标。注重局部诊法的研究，不仅能提高基层医务人员的临床诊断水平，还能完善中医的辨证体系。而且可提醒广大医者避免在注重大内科时，不重局部诊察，在各专科诊病时又不按辨证体系辨证诊断的弊端。因为有些病证的全身性改变和证候并不明显，主要是侵及局部，故微诊是临床必不可少的。

3. 在局部诊法的研究中可引入、兼收多学科之长，如颜色光学、电学、磁学、声学、遗传学、西医学、红外成像技术、生物物理技术、侦察术、相术等，能促进中医的发展。利用局部指标的检测来进行辨证、辨病及诊断，是解决中医诊断客观化、定量化、简便化的有效途径，可提高诊断率，发展诊断学，也是中医现代化的主要内容和标志之一。

4. 癌症是人类的大敌，如何早期发现癌症，并早期治疗，提高存活率，是当前世界医学最重要的研究课题之一。在局部诊法的研究中，通过发现一些先兆症状，对癌症等危重疾病的诊断亦有重要价值。如皮肤奇痒往往就是癌症的先兆。科学家们观察发现，瘙痒往往发生在癌症出现之前，被视为癌症的一种早期信号。如平时无瘙痒史，而突然发生顽固性全身瘙痒，在皮肤表面又看不到任何变化，且与气候无关，用任何止痒药物均无效者,应警惕癌症的可能。且不同癌症引起的奇痒,在程度和部位上各有不同,如何杰金病(霍奇金病)引起的痒是持续性的,有时伴有严重烧灼感;白血病引起的痒较广泛,但不及霍奇金病那样严重;有些脑部肿瘤可引起鼻孔剧烈而持久的奇痒;直肠癌、乙状结肠癌常表现为肛门瘙痒;肺癌、食道癌、胰头癌等可有泛发性的瘙痒[17]。

另外,身体任何部位出现无名肿块;常流鼻血;喉音嘶哑,日久不愈;大便习惯改变(次数、量或形状),或有便血;无痛性尿血;持久不愈,日渐加重的头痛;乳房内出现肿物;不明原因的吞咽困难;久咳不愈,或痰中带血;绝经后出现阴道流血;不规则的阴道流血,量及次数逐渐增加或有奇臭;不明原因的急剧消瘦;经久不愈的溃疡并伴有恶臭;上腹部不适并厌食;黑痣迅速增大,颜色加深或发生疼痛等,也都是癌症的危险信号[18]。一旦发现这些信号,就应该做进一步的详细检查,或追踪观察,以提高癌症的早期诊断率。

5. 局部诊法研究的意义不仅仅在于为早期诊断服务,还可由诊断向治疗发展。如现代医者在头诊、颜面诊、目诊、耳诊、鼻诊、人中诊、口唇诊、舌诊、腹诊、脐诊、腰背诊、颈项诊、手诊、足诊、腕踝诊、第二掌骨侧诊、全息诊法、胸胁诊法等基础上,开展了头针、面针、眼针、耳针、鼻针、人中针、口针、舌针、腹针、脐针、背俞针、脊针、颈针、手针、足针、腕踝针、第二掌骨侧针、全息律针、胸穴指压疗法等相应针刺方法的研究,和局部诊法的研究一样,取得了显著的成绩。如在临床上运用舌针治中风[19],用面针治胃下垂与无乳症[20],用眼针治肩痛[21],用口针治疗小儿麻痹症与坐骨神经痛[22],等等,均取得了良好的临床效果。

参考文献

[1] 费兆馥.中医诊法学[M].上海:上海中医学院出版社,1987.

[2] 职莉琴.试谈身形五脏论与生物全息律的关系[J].陕西中医学院学报,1985,8(3):16-18.

[3] 瞿岳云.祖国医学"缩影"理论初探[J].辽宁中医杂志,1982(5):10-14.

[4] 朱文锋.中医学所揭示的"生物全息律"[J].上海中医药杂志,1982(8):44-45.

[5] 孟昭威.第三平衡系统——经络系统[J].中国针灸,1983(1):25-26.

[6] 彭清华.几种中医诊法的研究进展[J].国医论坛,1990,5(4):40-43.

[7] 阎润茗.经络诊断的临床应用[J].中国针灸,1982(2):14-15.

[8] 陈乃明,张湘屏.新经络诊断法的研究[J].广西中医药,1983,6(2):47-48.

[9] 吴刚.经络测定在临床诊断上的价值[J].江西中医药,1960(2):8-10.

[10] 昌潍专区人民医院中医科肝炎研究小组.经络测定诊断传染性肝炎初步研究[J].山东医刊,
     1960(7):22.

［11］洪圣达，侯俊彩，张荣祥等．从经络诊检查看胃病与背俞的关系［J］．中国针灸，1982（2）：29-30.

［12］潘德年，林腮菊，黎昌琦，等．中医望诊法在消化道痛临床诊断应用初探［J］．中医杂志，1985（6）：51-53.

［13］周金伙．望诊可知内伤［J］．生活与健康（香港），1984（3）：23.

［14］刘庆寿．"中医影像学"初探［J］．贵阳中医学院学报，1985（4）：4.

［15］卢延，鲍淑德．中西医结合医学影像学首届学术会议纪要［J］．中西医结合杂志，1990，10（2）：126-128.

［16］宫杜若．拔罐子诊断法［J］．中华医学杂志，1955（10）：975.

［17］癌症先兆——奇痒［N］．新民晚报，1992-3-16.

［18］人体健康的危险信号［N］．北京晚报，1984-4-25.

［19］胡京京．王修身舌针治中风［N］．健康报，1991-8-17.

［20］371医院．面针"胸乳穴"下乳初步观察［J］．天津医药，1975（10）：520.

［21］李云香．眼针治疗肩痛110例［J］．辽宁中医杂志，1986（1）：29.

［22］刘金荣，付中．口针治疗小儿麻痹症270例疗效观察［J］．河北中医，1985（5）：47.

［23］马崇仁．鼻针疗法初步小结［J］．江苏中医，1960（8）：33-35，39.

［24］华容县人民医院．鼻针麻醉施行输卵管结扎术40例小结［J］．新医药学杂志，1975（3）：127.

［25］广东增城县人民医院．鼻针麻醉施行腹部手术302例效果观察［J］．新医学，1972（4）：11-13.

［26］刘金荣．口针治疗坐骨神经痛233例小结［J］．河北中医，1984（2）：43.

［27］临泉县中医药研究所．胸穴指压疗法介绍［J］．中医药研究参考，1978（4）：1.

［28］山元敏胜．腹针［J］．日本中医资料，1981（9）：15.

［29］华延令，章元龙，薛福林．"项丛刺"在临床上的应用［J］．上海针灸杂志，1982（2）：22-24.

［30］苏尔亮．俞募穴临床应用的初步体会［J］．中医杂志，1982（2）：44-45.

［31］牟敬周．椎旁针疗法［J］．河南中医学院学报，1979（2）：36-38.

［32］何树槐．背俞夹脊针治疗肢端感觉异常症31例［J］．中国针灸，1982（1）：46.

［33］李廷冠．手针治疗腹部外科手术后呃逆证［J］．广西中医药，1981（2）：29

［34］靳士英．谈谈中医古代的一些诊法［J］．中医杂志，1984（6）：63-65.

［35］靳士英．络脉诊法考［J］．中华医史杂志，1987，17（3）：160.

［36］陈克勤．"十二经脉者，内属于脏腑，外络于肢节"的现代研究（一）［J］．陕西中医，1987，8（8）：370-371，378.

［37］沈自尹．微观辨证与辨证微观化［J］．中医杂志，1986（2）：55-57.

［38］张凤兰．略论中医诊法之特点［J］．中医药学报，1982（3）：25-27.

［39］顾启欧．信息与诊治［J］．辽宁中医杂志，1986（11）：12-13.

［40］魏鹏绪，辛随成 . 经络和穴位的皮肤温度测量［J］. 针灸临床杂志，2005，21（7）：61-63.

［41］沈晓明，石学敏 . 经络辨证刍议［J］. 针灸临床杂志，2000，16（8）：1-3.

［42］张民庆，王启才，赵京生 . 经络学说与中医望诊［J］. 南京中医药大学学报，1999，15（4）：
226-228.

［43］贺振泉，陈群，原林，等 . 经络诊断的理论研究［J］. 新中医，2005，37（7）：3-4.

［44］杨中，李洁 . 络脉在中医中的运用［J］. 江西中医学院学报，2004，16（5）：15-16.

［45］杨化冰 . 浅析中医之"象"［J］. 中医药学报，2005，33（3）：1-2.

［46］曹宁芳 . 浅议生物全息律与中医望诊［J］. 陕西中医，2001，22（11）：676-677.

［47］靳士英，靳朴 . 细络诊法理论与方法的探索［J］. 广州医高专学报，1999，22（1）：53-55.

第一章 头面部诊法

　　头居人体最高位，为五体之尊，百骸之长。头面包括头颅、头发、颜面、眉毛、眼（虹膜）、耳、鼻、山根、口唇、人中、齿龈、舌、舌下、腭颊黏膜、咽喉等部分，为人体最暴露之处。手足三阳经均直接循行于头，故头面又是人体阳气集中之地及经气汇聚之所，称为"诸阳之会"和"元神之府。"头面居五官，司人的视、听、言语、呼吸、饮食等，《灵枢·五阅五使》曰："鼻者，肺之官也；目者，肝之官也；口唇者，脾之官也；舌者，心之官也；耳者，肾之官也。"因此，头面及其五官的异常变化，能灵敏地测知人体内部的病变。如望颅面可推测人的气质、性格和某些遗传性疾病；头发、眉毛可反映人体肾气的盛衰；眉相还候人体气质与寿夭；唇口主候脾胃病变；齿为肾之外候，龈为胃之外露，齿龈是反映肾气盛衰和胃津存亡的明镜；人中是反映男女泌尿系及生殖系统的明镜，并预兆人体生命功能；而眼睛、虹膜、鼻子、耳轮、舌等又是人体五脏外相之缩影，或称为袖珍全息图。因此，可以说头面是人体的第一门窗。

第一节　头诊法

通过观察和了解头的外形、动态、自觉症状等以诊察脑、肾等脏腑的病变及气血盛衰的方法，称为头诊法。诊查头部为历代医家所重视。早在西周时期，就有"疾首"的记载。《内经》中有不少如"头重""头痛"等有关头病的记述。汉代张仲景常据头部症状作为伤寒病、内伤杂病的鉴别诊断依据；金元李东垣则以头顶症状来辨别外感与内伤；明代张景岳的"十问歌"中首先提出诊查头面；清代王清任指出"灵机记性在脑不在心"，把思维活动归于脑的功能，这些均说明了诊头的重要性。因此，诊察头部不仅可以了解头本身的局部病变，还可探知脏腑的阴阳、虚实、寒热等病理变化以及病情的预后等。

【诊断原理】

1. 头，又称首，为"精明之府"，五体之尊，百骸之长，内藏脑髓，与脊髓相通。又肾藏精，主骨生髓，髓通于脑，"脑为髓之海"。故头与脑、肾的关系密切。颅骨与脑髓的生长发育，全赖肾精的充养；若肾精不足，则可导致颅脑生长发育障碍。

2. 十二经脉和奇经八脉，都与头部有直接或间接的联系。如手足三阳经脉皆直接循行于头部，其中手阳明大肠经、足阳明胃经、手太阳小肠经行于头前，足太阳膀胱经循行于头后，手少阳三焦经、足少阳胆经循行于头之两侧；督脉伴太阳之脉，从项中上头；阳维脉、阳跷脉也皆上至于头，故头被称为"诸阳之会"。此外，足厥阴肝经上会于头顶（巅），任脉、冲脉及一些阴经的分支或络脉也上行于头部，脏腑之精气皆上荣于头。故上述经脉及其相应脏腑的病变均可从头部反映出来。

3. 头居人体最高部位，又有五官七窍与外界相通，容易遭受外邪的侵袭。故无论是头面五官的局部病变，还是与五官相应的脏腑病变，常易引起头部病证。

4. 从脏腑学说看，某些属于心神方面的功能和病变，实质上就是指脑的功能和病变。明代李时珍指出："脑为元神之府。"清代汪昂在《本草备要》中亦指出："人之记性，皆在脑中。"说明人的精神活动与脑有关。《医学原始》则说："耳目口鼻聚于首，最高最显，便于接物。耳目口鼻之所以导入，最近于脑，必以脑先受其象而觉之，而寄之，而存之也。"更明确地指出脑通过人体的感觉器官，接受外界刺激而产生意识、记忆等精神活动，故前人称脑为"精神之府"。因此，临床上通过了解智力、记忆力、情感、思维、意识等方面的变化，可测知心神和头脑的功能正常与否。

【诊察方法】

患者取坐位，在充足的光线下，通过望诊和问诊来了解头的外形（大、小、畸形等）、动态（仰头、垂头、摇头等），以及头冷、头热、头晕、头痛、头胀、头重、脑鸣、头皮麻木等自觉症状。检查小儿囟门时，医生用双手掌部置于被检者左右颞部，拇指按在额部，用中指与食指触摸囟门，探测囟门大小，并参考出生时间，估计颅骨的生长发育是否正常，还要了解囟门有无高突与凹陷。对囟门迟闭者，还应注意按压顶骨或枕骨，了解颅骨有无弹性感觉，借以判断有无颅骨生长发育迟缓的现象（图1-1）。

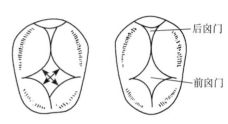

图1-1 囟门位置及测量

测量囟门大小，一般是检查前囟。囟门的大小，以前囟的斜径表示，即测量对边中点连线的长度。出生时前囟正常大小为1.5cm×2cm。记录时可写为某cm×某cm。

正常人头颅端正，颅骨各部匀称，大小适中，无畸形。正常婴幼儿的前囟门于出生后12～18个月时闭合，后囟门于出生后2～4个月时闭合。在囟门未闭时，囟门与颅骨平齐，按之稍有紧张感，用手触摸时，还可感觉到与脉搏一致的搏动。在婴幼儿哭吵时，囟门可稍有凸起。

【临床运用】

1. 解颅 头颅均匀增大，颅缝开裂，称为解颅（先天性脑积水，图1-2），常伴有面孔相对缩小，眼珠下视，神情呆滞，智能低下，多由肾精不足，水液停聚于脑所致。

2. 尖颅 头颅较正常狭小，头顶部尖突高起，颅缝闭合过早，称为尖颅（图1-3），常伴智能低下，多因先天肾精不足，颅脑发育不良所致。亦可因产程过长，颅脑损伤所致。

3. 方颅、扁头畸形、偏头畸形 额部前凸，颞部向两侧凸出，头顶部扁平而呈方形，称为方头，或称方颅；头颅不坚，按之如有弹性感，长期仰卧者，可致扁头畸形；常向一侧卧者，头颅可呈不对称，称偏头畸形。此三种头颅畸形大多由于先天肾精不足，或后天脾胃失调导致的颅骨发育不良。

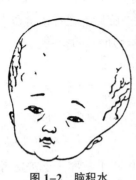

图1-2　脑积水

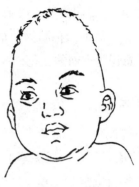

图1-3　尖颅

4. 囟门早闭、囟门迟闭　婴幼儿囟门早闭，多见于小头畸形；囟门迟闭，骨缝不合，多见于解颅或颅骨生长发育迟缓的患儿（佝偻病）。两者多因先天不足，后天亏损，骨失充养所致，有的与病邪侵犯头颅有关。

5. 囟陷　小儿囟门凹陷，低于颅骨，称为囟陷，大多为虚证，如吐泻伤津，气血不足，或先天精气不足，脑髓失充等都可导致囟陷。轻者需用手指抚摸囟门方可感觉到；重者望之即见。

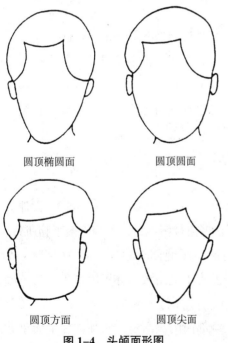

圆顶椭圆面　　　　圆顶圆面

圆顶方面　　　　圆顶尖面

图1-4　头颅面形图

6. 囟填　婴幼儿囟门高突，扪之表面紧张感十分明显，称为囟填，多属实证，多因急性温热病火邪上攻，或风热、风湿等外邪侵袭，或颅内水停血瘀等。

7. 外伤瘀血、颅骨骨折　外伤后头部局限性肿大，为头部外伤，脉破血溢，瘀积皮下所致。扪之质硬的为瘀血少，扪之质软、有波动的为瘀血多。若扪之颅骨有凹陷，则为颅骨骨折。

8. 头颅面形　据报道，人的颅面有圆顶圆面、圆顶椭圆面、圆顶方面及圆顶尖面等类型。据此可以推测人的气质，如圆顶圆面者，气质憨厚朴实，勤恳实干；圆顶椭圆面者，个性活泼机灵，能说善辩；圆顶方面者，性格大多稳重自持，胸襟大概；圆顶尖面者，禀性多阴善谋，城府较深[6]（图1-4）。

据中国古代文献记载：头颅面形可以推测人的气质及寿夭。如《内经》认为：小头长面青色之人，属木型人，气质有才多疑，劳心少力，能春夏不能秋冬；面形尖而色赤之人，属火型人，精力充沛，气质外向，思维敏捷，性急，不寿暴死；圆面大头者，属土型人，稳重敦厚，勤恳实干；而方面白色者，属金型之人，气质内向，精明沉着，善为官吏，能秋冬不能春夏；面不平，色黑，大头者，为水型之人，藏而不露，性格奸狡，能秋冬不能春夏（《灵枢·阴阳二十五人》）。

9. 面形 头面呈上大下小者为倒梯形，提示肾精充足，但易患肾阴亏损、心神不宁性疾病，如郁证、不寐等；头面上小下大者为正梯形，提示脾胃健运，但易患脾胃虚弱性疾病，如泄泻、纳呆等；头面呈两头小中间宽大者，提示肺气充足，但易患肺阴不足性疾病，如咳嗽、咽痛等；头面呈长方形，上下一致者，提示脾脏健运，但易患脾气虚弱性疾病，如痿证等。

10. 抱头火丹 头面皮肤焮红肿胀，色如涂丹，压之退色，伴有疼痛，称为抱头火丹，多由风热火毒上攻所致，每易邪毒内陷。

11. 大头瘟 头肿大如斗，面目肿盛，目不能开，称为大头瘟，由天行时疫、毒火上攻所致。

12. 头皮疖肿 称为蝼蛄疖、蟮拱头、小儿暑疖等，专发于头部，大如梅李，相连三五枚，溃破脓出，其口不收，日久头皮串空，如蝼蛄串穴之状，未溃如曲蟮拱头而得名，多因湿热成毒，或胎毒，或暑热所致。

13. 头部疮疡 因所生部位不同而名目繁多，但无论有无发生痈疽皆须辨其阴阳虚实。生于百会穴附近的称百会疽或玉顶发；生于囟门之际的称透脑疽；生于上星穴附近的称佛顶疽或顶门痈；生于额前正中的称额疽；生于枕骨微上脑户穴的称玉枕疽；生于枕骨之下风府穴的称脑后发；生于风府穴的称脑铄；皆由督脉积热，火毒凝结而成。生于透脑疽旁，五处穴附近的称侵脑疽；生于左右额角的称傍额疽；皆由膀胱经湿火蕴毒而成。生于太阳穴的称脑发疽；生于鬓角的称鬓疽；生于左右耳后高骨之后的称夭疽、锐毒；皆因足少阳胆经或手少阳三焦经外感风热，内伤七情，郁火凝结而成。

14. 颧疡、颧疽与颧疔 皆生于颧骨之间。初小渐大如榴，红肿易溃，毒轻根浅者，称颧疡，由风热而生，发于阳分；若色紫漫肿坚硬，难溃难愈，毒甚根深者，称颧疽，由积热而生，发于阴分；若初如粟米，有黄色水疱，次如赤豆，顶凹坚硬，按似疔头者，称颧疔，多因胃经积火成毒而生。

15. 面发毒、颊疡 红肿生于颊车骨间，形似疔疮，一至数枚，称为面发毒，由阳明风热上攻而成；初发如薹，色红渐大如榴，生于颊车骨间，称为颊疡，多由胃经积热而成。

16. 虎髭毒、颏痈、承浆疽 痈疽生于唇下宛宛中者，称虎髭毒；似痈者称为颏痈；似疽者称为承浆疽；若根深形似赤豆，当从疔治，皆由过食炙煿，以致胃、肾二经积热上攻任脉而成。

17. 燕窝疮 生于下颏胡须间，初生小者如粟，大者如豆，色红，热痒微痛，破后流黄水，形似黄水疮，浸淫成片，但疙瘩如攒，多由脾胃湿热所致。

18. 头皮糜烂、头皮脱屑 头皮糜烂，瘙痒流水，多因湿热之邪侵袭所致；头皮脱落白屑，状如糠秕，脱而又生，称为头皮脱屑，多由风热化燥，湿热生风，血热化燥，毒邪浸淫所致。

19. 痄腮、发颐 腮部耳前颊车之处，突然肿起，若肌肉浮肿而不著骨者，称为痄腮，乃由感染温热毒邪所致；若颧骨之下，腮颌之上，耳前一寸三分处发疽，称为发颐，为阳明经热毒上攻所致。

20. 头倾 头倾斜低垂，无力抬举，谓之头倾，系中气虚衰或髓海不足所致。若头倾斜伴见面黄体弱，气短神疲者，为中气虚弱；若头倾斜伴见耳鸣耳聋，腰膝酸软者，为髓海不足。另外，颈部受伤亦可出现头倾不举。

21. 头仰 仰头不下，目睛上吊，称为头仰，常见于破伤风和小儿急惊风。

22. 头部扭伤 头偏向一侧，掉转艰难，多属扭伤，也偶见于瘿瘤或痛疽。

23. 头摇 头摇不能自制或不自觉摇动，称为头摇，俗称摇头风，或称独头动摇，多为风病或气血虚衰所致。若头摇眩晕，面红口苦者，多为风阳上扰之证；若头摇发生于热病后期，伴见烦热盗汗、舌红少苔者，多为虚风内动。

24. 头面汗出偏沮 头面半侧汗出，半侧不出汗者，多为络脉不通，营卫不和所致。

25. 头冷 俗称脑冷，即自觉脑户寒冷，喜戴帽或以毛巾裹头，不胜风寒，多因厥阴中寒或督脉虚寒所致。若头部寒冷，巅顶疼痛，欲裹衣被，面色青灰，四肢厥冷者，为厥阴中寒；若巅顶寒冷，可连脊背，肢冷畏寒，腰酸肢软者，为督脉虚寒。

26. 头热 即头部自觉发热。头热面红，心烦易怒，胁痛口苦者，为肝火上炎；头热耳鸣，伴眩晕，腰膝酸软，五心烦热者，为肾阴不足，虚火上炎；若进一步阴损及阳，阴阳两虚，可见头面轰热（指头面阵热，颊红耳赤）、汗出、四肢不温；若头热颧红，咽痛而烦，下利清谷，脉微欲绝，为阴盛格阳。

27. 头痛

（1）以起病缓急，病程长短而言，凡头痛暴起，痛势剧烈，病程较短者，多属实证，常因邪阻经脉，经气失于通畅所致；头痛时作时休，隐隐不绝，缠绵日久者，多见于虚证或虚实夹杂证，常因气血亏虚不能上荣头部，或络脉瘀阻，或肝阳上扰等所致。

（2）以头痛性质而言，头痛如针刺，痛处固定，或胀痛如裂，呈进行性加剧，多见于血瘀证；头痛如裹而沉重者，为风湿；头痛较剧，痛连项背，遇风寒加重者，为风寒；头痛喜冷，面红目赤者，为风热；头痛如裹，泛呕眩晕者，为痰浊上犯；头痛恶心，脘腹痞满者，为食积；头脑空痛，腰膝酸软者，为肾虚；头痛隐隐，眩晕目赤者，为血虚；头痛，每遇劳累后加重者，为气血亏虚；素体血虚者，可因失血而使头痛加重，如妇女经行以后头痛，或各种大失血后出现的头痛，均为血虚不能上荣所致。

（3）以头痛部位而言，可结合经络在头部的部位，辨别病在何经。如前额部连及眉棱骨痛者，属阳明经病变；一侧或两侧太阳穴附近头痛者，属少阳经病变；头后部疼痛，下连项背者，属太阳经病变；巅顶头痛，或痛连于目者，属厥阴经病变，或因督脉为病；头痛连齿，为少阴经病变。另外，临床常见一种偏于一侧局部的头痛，称为偏头痛，多因肝阳上亢，或瘀血阻络，或寒饮停聚所致。偏头痛往往比较顽固，不易速愈。

头痛的产生还与五官疾病有联系，如鼻渊可引起前额面部胀痛，低头时胀痛更甚；近视患者，长期阅读可引起头痛、目胀等；绿风内障患者，发作时常引起同侧头痛；一侧耳、齿疾病，亦常会引起同侧偏头痛；此外，如睡眠不足、用目过度、焦虑、紧张或空气混浊等原因也可引起头痛，大多为一时性偶然发作，一般可自行缓解。

28. 头晕 是指患者自感周围物体旋转不定，或如坐车船，颠簸不稳，轻者闭目可止，重者不能坐起或站立。头晕起病渐而病势较缓者，多属虚证；起病较急，病情较剧者，多属实证。临床上头晕以虚证多见。

头晕每于劳累后加剧者，多见于气虚、血虚或精亏；头晕因恼怒忧愁而发作或加重者，多见于肝阳上亢；头晕目眩而伴见耳鸣如蝉，腰膝酸软者，多为肾阴亏损，虚阳上扰；头晕目赤，胁痛易怒者，多为肝火上炎；头晕眼花，面色不华者，多为气虚或气血两虚；头晕而昏蒙沉重者，多为痰浊上扰。

头晕还与某些耳、鼻疾病有关，在询问病史时，当查明有无鼻塞、流涕或耳道流脓、局部压痛等。此外，饥饿、饮酒、吸烟、登高涉险、晕车晕船，以及某些药物中毒等，也可引起头晕。

29. 头胀 俗称脑胀，即自觉头部发胀如裂，多因肝火上炎或湿阻清阳所致。若起于恼怒，头胀且痛，昏沉闷热，头筋凸起者，为肝火上炎；若头胀沉重，如物裹头，腹胀泛呕者，为湿阻清阳。

30. 头重 俗称头沉，指患者自觉头部沉重。若头沉而痛，如有物裹，阴雨转甚，鼻塞恶风者，为风湿上阻；若头部沉重，兼有胀痛，面赤身热，心烦胸闷者，为湿热上蒙；若头重头晕，胸脘痞闷，恶心吐涎，为湿阻清阳；若头部沉重，悠悠忽忽，面色不华，神疲乏力，为中气不足，头脑失养。

31. 脑鸣 又称头响，或头脑鸣响，即患者自觉头部有声音鸣响的症状。若脑鸣头晕，腰酸腿软者，为髓海空虚，头脑失充；若脑鸣眩晕，少寐多梦，神疲纳差者，为心脾两虚，气血不能上荣清窍；若脑鸣头重，如有物裹，眩晕呕恶者，为湿热上壅；

25

若脑鸣每遇恼怒则甚，两胁胀痛，胸闷不舒，时作太息者，为肝气郁滞，肝火上攻。

32. 头皮麻木 指头部皮肤不知痛痒，麻木不仁的一种症状。若头皮麻木以麻为主，面色无华，头晕心悸者，为血虚头皮失养所致；若头皮麻木以木为主，眩晕，肢体倦怠，呕恶吐涎者，为痰湿阻络。

33. 健忘 是记忆力衰退的一种表现，为脑功能减退的常见症状之一。严重者言谈不知首尾，瞬间即忘，多因肾亏精血不足，不能濡养脑髓，或因瘀血阻滞所致；健忘而失眠、多梦、脉细，多见于心血虚、心阴虚；健忘而伴食少倦怠、腹胀便溏者，多属心脾两虚；健忘而懈怠、困重、痰声辘辘者，多由痰湿内盛所致。

34. 呆钝 是指神情呆滞，智能低下的表现，亦为脑功能减退的常见症状。小儿呆钝兼见发育迟缓者，多为先天肾精不足，表情呆板，动作迟钝，或默默无语，或喃喃独语，舌苔白腻，脉弦滑者，多因痰浊蒙蔽清窍。此外，瘀血、邪热亦可引起呆钝等精神意识、思维活动的异常，可结合病因和兼症加以辨别。

【现代研究】

现代医学认为，头颅的大小应以头围来衡量（测量时以软尺自眉间绕到颅后通过枕骨粗隆），头围在发育阶段的变化为：新生儿约为 34cm，出生后的前半年增加 8cm，后半年增加 3cm，第二年增加 2cm，第三、四年内约增加 1.5cm，4～10 岁共增加约 1.5cm，到 18 岁可达 53cm 或以上，以后即无变化。矢状缝和其他颅缝大多在出生后 6 个月内骨化，骨化过早会影响颅脑的发育。

头颅的大小异常或畸形可成为一些疾病的典型体征，如头顶部尖突高起，称为尖颅或塔颅，常与颜面造成比例异常，这为矢状缝与冠状缝过早闭合所致，见于先天性疾患尖颅并指（趾）畸形，即 Apert 综合征；前额左右突出，头顶平坦呈方形，称为方颅，见于小儿佝偻病或先天性梅毒；额、顶、颞及枕部突出膨大呈圆形，颈部静脉充盈，对比之下颜面很小，称为巨颅，常伴双目下视、巩膜外露的特殊表情，称为落日现象，见于脑积水；变形颅，见于中年人，以颅骨增大变形为特征，并伴有长骨的骨质增厚与弯曲，见于变形性骨炎（Paget 病）；头部活动受限，见于颈椎疾患；头部不随意地颤动，见于震颤麻痹；与颈动脉搏动一致的点头运动，见于严重主动脉瓣关闭不全[2]。

日本学者把人的头面分为三个区域，即眉以上为上亭，相脑；眉与鼻孔之间为中亭，相呼吸；鼻孔以下为下亭，相消化。即脑型者头面呈上大下小为倒梯形，提示智力较为发达；消化型者头面上小下大为正梯形，意味着消化力较强；而头面呈两头小中间宽大者为呼吸型，标志着呼吸能力较强；肌肉型则头面呈长方形，上下一致，提示运动能力强。在疾病预报方面，脑型的人因自持智强而过用，故易患神经衰弱、失眠、头痛、精神病等；消化型者因常过食而易患腹胀、腹泻等症；呼吸型者因体壮积热，易染咽峡炎、咽痛、气管炎等；肌肉型者体强过劳而易得关节炎及肌肉疾病，可供参考[6]。

现代医者在头诊法的基础上广泛开展了头针的研究。西安方云鹏教授于 1958 年首先发现了针刺大脑皮质功能定位在头皮外表投影的特定刺激点来治疗全身疾病。1970年以来又发现在头部相当于冠状缝、矢状缝和人字缝的部位以及额上发际部位，有许多具有特殊功效的刺激点，能治疗全身有关部位的疾病。如果用线条将这些刺激点一一连接起来，便构成一个在冠状缝、矢状缝、人字缝上的人体缩形和在额上发际部位的人体缩形（图 1-5）[9]。郭长青等人则将头皮分为运动区、感觉区、舞蹈震颤控制区、血管舒缩（高血压）区、晕听区、言语二区、言语三区、运用区、足运感区、视区、平衡区、胃区、肝胆区、胸腔区、生殖区和肠区等，认为针刺上述不同区域可以治疗相应脏器及其功能的病变[10, 11]。

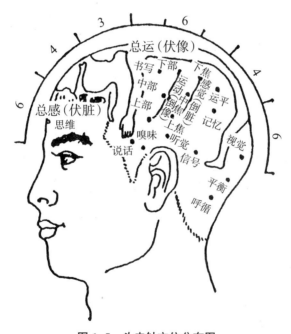

图 1-5 头皮针穴位分布图

参考文献

［1］赵金铎. 中医症状鉴别诊断学［M］. 北京：人民卫生出版社，1985.

［2］戚仁铎. 诊断学［M］. 第 3 版. 北京：人民卫生出版社，1991：65.

［3］杨力. 中医疾病预测学［M］. 北京：北京科学技术出版社，1989.

［4］沈全鱼，吴玉华，沈丽鸽.一看即会知病法：望面看手［M］.太原：山西人民出版社，1988.

［5］费兆馥.中医诊法学［M］.上海：上海中医学院出版社，1987：29.

［6］渡边正.体貌手形识病法［M］.魏中海，编译.太原：山西科学教育版社，1989.

［7］上官云.中国生命预测：相与命运［M］.南宁：广西师范大学出版社，1990.

［8］和星寿.历代相学八卦易经大全［M］.中国科苑出版社，1991.

［9］方云鹏.头皮针［M］.西安：陕西科学技术出版社，1982.

［10］郭长青.微针疗法［M］.重庆：重庆出版社，1989.

［11］山西省稷山县人民医院.头针疗法［M］.北京：人民卫生出版社，1973.

［12］张颖清.生物全息诊疗法［M］.济南：山东大学出版社，1987：89.

第二节 头发诊法

头发诊法是指通过观察头发的色泽、形态、疏密等变化来诊断疾病。中医学素来重视此诊法，早在《内经》中就有多处相关论述，认为可根据头发的粗细、刚柔、润脆等进行疾病诊断，可揭示肾气和阳明经气血的盛衰，以及人体生长、发育、衰老时头发呈现的种种变化，故有"人之衰老，始于白发"之说。其后《诸病源候论》列有"毛发诸病候"，详细说明了头发的正常生长或色泽的改变，都与肾之精血盛衰有关。另外，如《中藏经》《脉诀》《儒门事亲》《证治准绳》《医学入门》《医林改错》等医籍均重视发诊在疾病诊断中的运用。近年来，头发在诊断上引起了国内外不少学者的兴趣和关注。1978 年美国《Science》杂志说："头发分析很有希望作为一个工具而成为血清和尿液分析的理想补充。"因而诸多学者正在通过多种途径对头发进行分析研究，试图为诊断学开辟一个新的领域。

【诊断原理】

1. 发为血之余，肾之华。头发的生长与精血盛衰有关。隋代巢元方在《诸病源候论·毛发病诸候》中提出："足少阴肾之经也，肾主骨髓，其华在发。若血气盛，则肾气强，肾气强则骨髓充满，故发润而黑；若血气虚，则肾气弱，肾气弱，则骨髓枯竭，故发变白也。足少阴之经血，外养于发，血气盛，发则润黑；虚竭者，不能荣发，故令发黄。"说明头发的正常生长或色泽的改变，都与肾之精血有关。故观察头发的改变，可知肾之精血的盛衰。

2. 脾为后天之本，脾胃为气血生化之源。肝为藏血之脏，主疏泄，脾统血，头发的生长，需要血液的濡养，故头发的生长与脾胃、肝等脏腑的关系密切，头发的荣枯可以反映肝脾等脏腑的功能正常与否。

3. 头发与经脉之关系亦密切，如足阳明胃经、足太阳膀胱经、手少阳三焦经、足厥阴肝经以及督脉、阳维脉、阳跷脉等，均在发际内有固定的循行部位，故内在脏腑的病变，可以通过相应经脉在其循行部位的头皮或头发上反映出来。

4. 在人的生命过程中，随着脏腑气血的盛衰变化，而有生、长、壮、老的生理过程，头发是反映这一过程的明显标志。如《素问·上古天真论》云："女子七岁，肾气盛，齿更发长……四七，筋骨坚，发长极，身体盛壮；五七，阳明脉衰，面始焦，发始堕；六七，三阳衰于上，面皆焦，发始白。"说明肾之精气、阳明经气血盛衰的情况均可从头发的变化上反映出来。

5. 头发的生长过程，还受精神情志活动、机体阴阳盛衰、外邪侵袭等因素的影响，某些皮肤病或使用某种药物后也可影响头发的生长，故观察头发的生长情况可作为临床诊病、辨证的重要依据之一。

【诊察方法】

在自然光线下，观察头发的色泽、荣枯、形态和生长脱落等情况，或借助电子显微镜观察头发的超微结构，或利用原子吸收分光光度计检测头发（取后发际处头发）中所含的微量元素。

正常情况下，头发在胎儿 4 个月左右开始生长，至 6 个月左右可长成形。其生长期为 2 ～ 6 年，最长可达 25 年。头发每日的生长速度约为 0.3 ～ 0.4mm，此时头发干粗色深，柔软而润，根有毛鞘。其休止期为 2 ～ 3 个月，此时发纤细而色淡，硬直且燥，根短无鞘。正常人约有头发 10 万～ 12 万根，与头皮成 40°～ 50°角斜插入内。

【临床运用】

1. 头发色泽变化

（1）头发黑而润泽，是肾气充盈的表现。中老年头发斑白或全部白发，虽为肾亏血衰的表现，但仍属生理上的正常衰老现象；青少年白发，或老年发黑，因禀赋不同之故，亦不作疾病论；若青少年白发而兼见肾虚症状者，是肾气亏乏之病态，若伴有心虚症状者，为劳心耗伤阴血所致；短期内头发大量变白，烦躁易怒，面红口苦者，系肝郁化热，劫伤营阴，致使头发失荣；若幼儿出生时即有白发者，可见于白化病、斑驳病及某些遗传性综合征；若出生时或出生后不久，发干间断变白，黑白交替者，称环状发，系先天禀赋不足所致。另外，白发还可见于白癜风、斑驳病、斑秃、Vogt-小柳氏综合征等疾病。

（2）部分健康而皮肤皙白的黄种人，头发可略带棕黄色，但发荣润而有光泽。若发色枯黄，形似柴草者，多为肾气不足，精血亏损或久病失养；发直色黄干枯者，系气竭液涸。

（3）头发呈灰黄或灰白色，常见于颞部出现成片灰色发，而后逐日增多，称灰发病，多因先天不足或后天失养，精血不能上华于发。此外，灰发还可见于甲状腺功能失调、早老症、老年性白斑、结节性硬化症、白癜风、斑秃以及 Chediak-Higashi 综合征（先天性白细胞颗粒异常综合征）等疾病。

（4）头发呈红色或红褐色者，称为红发，少数正常的黄种人，其头发可略带棕红色。若砷、铅中毒时，头发常呈红色或红褐色。

2. 头发形态变化

（1）**枯萎发** 头发枯萎无泽，易于折断分裂，形似乱草蓬蒿，称为枯萎发，常因禀赋不足，久病失养，阴虚血燥等致使发失荣润。

（2）**穗状发** 小儿发结如穗，枯黄不泽，称为穗状发，常伴有面黄肌瘦、脘腹膨胀、大便溏薄或干结，多见于脾胃失调的疳积。

（3）**发迟** 头发稀疏萎黄，日久不长，称为发迟，属小儿五迟之一，乃先天不足，禀赋素弱所致。

（4）**束状发** 头发紧缩成束，排列形似毛笔，发根头皮处堆有银白或污黄鳞屑，称束状发，常见于银屑病、脂溢性湿疹及黄癣。

（5）**脆裂发** 头发干燥变脆，易于断裂，尤其是长发末端，易纵裂成丝，状如羽毛，称脆裂发，见于脆发病和毛发纵裂症，除因天气干燥，洗涤过勤外，常由阴虚血燥而成。另外，头癣、脂溢性皮炎、甲状腺功能低下、糖尿病、结核病、维生素 A 缺乏症以及某些肿瘤患者，亦可出现脆裂发。

（6）**打结发** 头发干枯，发梢变细，分裂成丝，弯曲如钩，发干打结，扭曲成环，称打结发；若发干，出现不全横断的小结节，其间为似断非断的细丝，梳理时易折，称结节性脆发病。此二者常同时发生，多由脾胃不和，后天失养而成。

（7）**念珠状毛发、扭曲发** 发干粗细不匀，扭曲稀少，状若佛珠，易于折断，称念珠状毛发；头发干燥扭曲，发硬变脆，易于折断，称扭曲发。此二者皆由禀赋不足，精血亏虚所致。

（8）**断发** 头发易于折断而参差不齐，或出皮即断，称为断发，除前述各种伴有断发的疾病外，尚可见于黄癣、白癣、黑点癣等。

（9）根据前人临床总结，头发从根部开始变白、变黄、焦枯而无断发现象，且多从头顶或两鬓部发生，多为肝肾阴虚精少；若从头发末梢部开始焦枯、分裂、易折、生长变慢，多为气血虚弱[2]。

（10）**发竖** 头发直立而干枯，称为发竖，多为正气衰败所致。

3. 头发生长障碍

（1）头发生长障碍的原因很多，既可由全身气血虚损，或头皮局部病变所致，亦可由外邪侵袭引起。观察头发的生长情况须注意脱发的数量、分布和局部感觉。头发的生长与脱落有其自身的规律，正常人平均每天脱落头发 20 ～ 100 根，如脱发量多，则需观察脱发是否均匀。落发过多、所剩无几，称为秃发；若出生或生后不久即头发脱落，可见于先天性秃发、先天性少毛症、早老综合征、结节性裂毛综合征等，常因于先天不足，或过早结婚，精血亏虚所致；凡各种后天因素，如皮肤病、急性热病、内分泌失调、外伤等引起的脱发，称为后天性脱发；头皮结疤，发不再生，称瘢痕性脱发，常见于头皮各种疾患，如秃发性毛囊炎、头部乳突性皮炎等；长期服用砷剂、白血宁、环磷酰胺等药物导致暂时性脱发，称药物性脱发。

（2）枕部至颞侧头发呈半环状稀疏脱落，称为环秃，常见于小儿，因枕部摩擦所致；若伴有头大额方、鸡胸龟背者，系脾肾不足。

（3）青壮年男子出现秃发始于前额两侧，渐向头顶延伸，头发纤细，萎软不泽，称为早秃，乃血热生风，风动发落所致。

（4）头皮油腻，如涂膏脂，或头皮多屑，痒如虫行，久则前额及巅顶部头发稀疏变细，成片脱落，皮红光亮，称为油风，俗名鬼剃头（脂溢性脱发），常见于青壮年男子，由血虚生风，发失所养所致。

（5）头发突然成片脱落而头皮平滑光亮，患区头皮松动，发干上粗下细，易于拔除，甚至全发脱尽，须眉俱落，称为斑秃，多因血虚生风所致，也可因忧虑、紧张等精神刺激，致气滞火郁，血热生风而成。

（6）头生白痂，小者如豆，大者如钱，俗名钱癣，又名肥疮；瘙痒不痛，日久蔓延成片，发焦脱落，称为秃疮，又称癞头疮，多由胃经积热生风而成，亦可由疥虫所致。

（7）头皮瘙痒而散在性脱发，以致头发稀疏，渐渐全脱，称为蛀发癣，又称发蛀脱发，由湿热内蕴或血虚风燥所致。

（8）头皮有近圆形秃发斑，日久头皮菲薄光滑，皮塌内陷，称为假性脱发，可见于扁平苔藓、局限性硬皮病、盘状红斑狼疮、秃发性毛囊炎等病，常由气血瘀滞，头皮失养所致。

（9）头发枯萎色黄，干燥易折，梳理时大片脱落，称为症状性脱发。常因久病失养，产后失血过多及某些急性热病（如猩红热、伤寒、麻疹等），伤阴耗血，发失所养所致。

（10）大病久病之后，头发脱落而稀疏，多为气血亏损，头发失荣；若头发稀疏而细软，尤其是头顶及两鬓较甚，伴见头晕目花，腰膝酸软，则多属精血亏虚所致；若头发脱落，伴畏寒肢冷，性欲减退，多属肾阳虚衰；头发脱落，伴面色㿠白，肢体浮肿，纳少神疲，畏寒肢冷，多属脾肾阳衰；若头发脱落，伴面色晦暗，肌肤甲错，舌有瘀斑，脉细涩，多属瘀血阻滞。

4. 据夏德馨老中医的经验[4]，头发特别浓，有光亮，是脂肪过剩，湿热太甚，应考虑肝胆湿热以及脏躁症；头发浓而多油，面部有痤疮者，大多 HBsAg 为阳性。女性头发亮，眉毛浓，甚至有胡须者，若脉实，多有肝病，易产生肝脂肪堆积；若脉虚，多为肾虚，有内分泌疾病。头发眉毛脱落严重，有白皮者是慢性中毒，包括药物中毒，如抗肿瘤药、抗结核药等。

5. 另有通过望发之直、落、逆上、冲起、润泽、枯槁等以决死生之说，可供参考。如认为发直如麻者，小肠绝；因气竭而发直干枯者，不治；面无血色，头发全脱者，为血极之证；逆上者，为死证；面色不变而头发逆上者，为痫病之征；发冲起者，为绝候；但怒发冲冠者，为大怒气上之故；小儿因疳积而发乱，或发结如穗者，可治；头发润泽者，血气未竭，主生；但汗出发润，喘不休者，为肺先绝；齿长骨枯发无泽者，骨先死，枯槁者气已竭，故主死[1]。

【现代研究】

瞿岳云等[5]通过对古代医籍关于头发的论述和个人的临床观察，总结出头发能协助诊断气血盈亏、血瘀、血热、风证、癫病、痰湿、疟疾、偏嗜、燥证，以及判断疾病预后等。

魏以伦[6]通过对100例头发异常患者进行观察，总结出有黄、白、黄白相间、黄赤相间、焦枯、稀疏、脱发、斑秃、秃顶等不同类型。认为头发异常，绝大多数只是一种征象，而非单独的病。按中医学理论分析，除肾气衰外，更主要的是气血为病。

吴少怀[7]认为，毛发荣悴与肝肾冲任盛衰密切相关。冲任二脉下连肝肾，上隶胃心，毛发生长，有赖于精血足，冲任脉盛。若肝肾不足，精血虚少，冲任脉衰，毛发失荣，则易脱落而不生。

关幼波[9]认为，经常出血造成的毛发干枯不荣，多为气血两虚，血分有热所致。气虚无力推动血行，则血行慢；血亏气滞，则脉道失荣；气血运行不畅，日久瘀血凝结，阻于脉道，瘀热内蕴，更耗阴血，故见面黄体虚，毛发干枯不荣。

何养宁[10]阐述了毛发诊的概义、历史沿革，介绍了毛发的古今分类，论述了毛发诊断的原理：即"有诸内者，必形诸外"，发眉须髭毫毛与五脏、气血精液、经络密切相关。叙述了毛发诊的内容，包括头发（脱发、白发、枯发、断发）、髭须与眉毛等的诊断方法及内容。讨论了毛发诊的价值及展望，认为其意义在于：①推断疾病，了解气血经络病变；②了解人体生命活动状况，养生延年，预防早衰。

为了了解头发与肾气的关系，傅湘琦[11]用扫描电子显微镜观察了105岁、81岁、70岁、50岁、33岁和22岁六个不同年龄的人的头发，发现105岁的高龄者，其头发毛干表面的毛小皮的排列比较松，毛小皮与毛小皮的游离缘间距也较大，毛小皮的游离缘呈不整齐的钝尖状凸起。81岁老人其头发毛干的毛小皮排列比105岁老人的稍紧，而毛小皮的游离缘虽然大部分呈钝尖状凸起结构，但中间仍有锐尖状凸起残存。而70

岁者，其毛干毛小皮的游离缘亦大部分为钝尖状凸起，锐尖状凸起几乎与 81 岁无大区别。55 岁者的毛发，在毛干表面毛小皮排列其游离缘间的距离，有的疏松，有的致密，松者与 33 岁和 22 岁者相近，而毛小皮的游离缘以尖锐状的凸起较多，钝尖状凸起较少。33 岁的毛干表面，毛小皮的排则比 22 岁者略疏一些，毛小皮游离缘的间距稍大。六种年龄的人中以 22 岁者毛小皮的游离缘间距最短，游离缘的凸起绝大部分为锐尖状，几乎看不到有呈钝尖状者，更未见有像高龄者的毛小皮那样有破坏和脱落现象。观察结果说明，头发的变化的确与年龄有关，头发的生长、变化与人的肾气盛衰有密切关系。

微量元素与人类疾病有密切关系，并已受到国内外医学界的重视。现代研究发现，头发中含有锌、铜、铅、镉、锰、锂、铬等 14 种化学元素，囊性纤维变性患儿头发中钠元素的浓度为正常浓度的 5 倍，钙元素的浓度仅为正常的 10%；患脂肪消化和利用失调的乳糜泄患者，头发中钠含量显著减少，钾元素反而增多，而正常人头发中钠含量为钾含量的 3～4 倍；先天代谢病即苯丙酮尿症患者，其头发中的镁元素含量降低，钙元素降低更加明显。锌元素对青少年发育及智力影响甚大，缺锌使青少年成熟迟缓，大量脱发是缺锌所致；幼年型糖尿病患者，头发含铬低于正常浓度；先天愚型即唐氏综合征患者，头发所含钙、铜、锰均低于正常浓度；精神分裂症患者，头发所含镉、锰、铅、铜的浓度均低于正常，而锌的浓度却升高[12]。

微量元素在人体生长、发育和衰老中亦起着重要作用。有人通过对中医虚证与长寿老人头发中微量元素相关关系的探讨，按脏腑功能和气虚、阴虚、阳虚分类计算其头发中微量元素的含量，可以看到随着虚损程度的加重，头发中硒、镍、锰、钙等含量逐渐降低，其变化顺序为：阳虚组＞阴虚组＞气虚组，不足组＜虚弱组＜亏损组，这种变化趋势与这些元素的年龄变化趋势及中医肾气曲线一致，表明微量元素钙、锶、锰等含量的变化可部分反映"肾"的功能变化。

头发微量元素的变化还可以反映中医证型之间的关系。不少研究结果表明，阳虚证患者头发中铜、锌、铁、锰、铬的含量均低于阴虚证患者[13]；高血压之阴虚阳亢证患者头发中锌含量及锌／铜比值显著低于非阴虚阳亢证患者[14]；高血压之虚证和阴阳两虚证患者，其头发中锌、铜含量和锌／铜比值显著降低，而镁含量明显增高[16]；骨质增生患者头发中锌、镁、钙的含量降低，而肾虚型骨质增生患者则降低更为明显[13]；心肌梗死之虚证患者头发中钙、铁、锰、锌均明显低于对照组，镁、磷却高于对照组[15]。

由于微量元素能通过对内分泌系统的作用，维持机体内环境的稳定性，这种内环境的稳定性就相当于中医"阴阳平衡"的生理常态。由此推想阴阳平衡失调的病理状态可能与某些微量元素的含量异常有关。王家翠等[17]通过对诊断为甲亢，辨证为阴虚内热证患者的头发微量元素进行测定，结果表明，微量元素的变化很明显，铜含量明显增高，锌含量也有增高，锌／铜比值明显下降；此外，铁含量明显增高，非金属元素磷的含量则明显降低。说明微量元素的变化与中医辨证分型有密切的关系，给虚证的诊断和治疗提供了新的思路。

参考文献

［1］汪宏．望诊遵经［M］．上海：上海科学技术出版社，1959：82．

［2］费兆馥．中医诊法学［M］．上海：上海科学技术出版社，1987：233．

［3］李博鉴．辨发论治［J］．中医杂志，1986（9）：55．

［4］谢炳国．望诊经验举要［J］．浙江中医杂志，1987（9）：388．

［5］瞿岳云，陈大舜．头发在中医诊断学上的价值［J］．辽宁中医杂志，1980（8）：45-46．

［6］魏以伦．试谈发诊与疗法［J］．江苏中医杂志，1981（2）：14-15．

［7］吴少怀．吴少怀医案［M］．济南：山东人民出版社，1978．

［8］北京中医医院．赵炳南临床经验集［M］．北京：人民卫生出版社，1979．

［9］北京中医医院．关幼波临床经验集［M］．北京：人民卫生出版社，1979．

［10］何养宁．试论中医诊法中的毛发诊［J］．陕西中医函授，1998（4）：5-9．

［11］博湘琦．论头发的超微结构与年龄肾气相关［J］．湖北中医杂志，1985（1）：52．

［12］伍水祺．化验头发诊断疾病［J］．生活与健康，1984（5）：14．

［13］邱保国，王秀云，魏新，等．虚证患者头发五种微量元素分析［J］．中医杂志，1985（1）：58-59．

［14］张文安，郭振球．高血压阴虚阳亢证微量元素变化的观察［J］．辽宁中医杂志，1988（8）：33-35，21．

［15］汪坤，郝生温，韩希惠．肾虚人头发中微量元素测定的初步观察［J］．中西医结合杂志，1983（3）：171-172．

［16］宁选，宋诚，张静荣，等．心肌梗死"虚证"患者头发微量元素分析［J］．微量元素，1987（1）：18-21．

［17］王家翠．50例甲亢症阴虚内热型患者头发微量元素测定结果的报告［J］．云南中医中药杂志，1987（6）：50-51．

第三节 颜面诊法

通过观察颜面部的色泽、形态等以诊断疾病的方法，称为颜面诊法。古今医家对颜面诊法十分重视，不少医家对面部望诊有较深的造诣，如扁鹊望齐侯之色，仲景对王仲宣的望面色、验眉毛等，几千年来一直传为佳话。在中医经典著作中对颜面诊法尤其是颜面色诊的论述也很多，如《内经》中有"五生色""五病色""五死色"的理论；《金匮要略》提出酒疸的面色是"目青面黑"，黄疸的面色是"面目悉黄"，阴毒的面色是"面目青"，狐惑病的面色是"乍赤、乍黑、乍白"；《伤寒论》原文48条提出太阳病的面色是"缘缘正赤"，211条提出阳明病的面色是"面合色赤"等。后世医家对颜面色诊的论述更有发挥，如《望诊遵经》卷上39篇中，几乎均是论述颜面色诊，如"五色分应五脏""五色相应""五色主病""部色主病"等。

现代医者如湖南谭礼初等，对面部色诊有较深入的研究，在临床上诊治疾病时常不问不闻，只要一望面色即可知病之所在。在西医诊断学上，面部色诊也占有一定的地位，如二尖瓣疾病、肺心病、肺结核、肝硬化、贫血等，都具有特征性的面色和面容。故颜面诊法在诊断学上占有重要的地位，如姚国美所著《诊断治疗学》云："色为气血所荣，面为气血所凑，气血变幻，色即应之，色之最著莫显于面，故望诊首重察色，而察色必重乎面部也。"

【诊断原理】

颜面居于全身的首要地位，是脏腑气血的外荣，又为经脉之所聚。《灵枢·邪气脏腑病形》曰："首面与身形也，属骨连筋，同血合气耳……十二经脉，三百六十五络，其血气皆上于面而走空窍……其气之津液，皆上熏于面。"十二经脉中之手少阴心经、足阳明胃经、足太阳膀胱经、手阳明大肠经、手太阳小肠经、手少阳三焦经、足少阳胆经，奇经八脉中的冲、任、督脉，阴、阳跷脉，阴、阳维脉等，皆起于面部或循行于面部，与面部有直接关系。其余经脉也都通过各种途径上荣于面，如六阴经中除足厥阴肝经上达巅顶之外，其他阴经虽未直达头面，却能作用于头面，这就是阴经经别与阳经经别"相合"而入于阳经的缘故。而经络之中，颜面又与心胃二经的关系最为密切。因心经之正脉直接上面至目，心又是主血脉的脏器，所以《素问·五脏生成》曰："心之合脉也，其荣色也。"表明心经与面部色泽的关系至大。再从足阳明胃经来看，该经循面最广，在面部俞穴分布最多，所以面部色泽与足阳明胃经的关系也最大，故《素问·上古天真论》云："阳明脉衰，面始焦。"强调了胃经与面部的关系。

由于面部经脉丰富，加之面部皮肤薄嫩，故人体脏腑精气通过气血的运化，从经脉而荣于外，通过色泽而显露于面部。《望诊遵经·五色相应提纲》云："五色形于外，五脏应于内，犹根本之与树枝也。色脉形肉，不得相失也，故有病必有色，内外相袭，如影随形，如鼓应桴。"故脏腑气血津液的盛衰，邪气对气血之扰乱，都会在面部有所反映。颜面诊法不仅可诊查出面部本身的病变，而且可以了解正气的盛衰及邪气的深浅，推测病情的进退顺逆，确定其预后。

另外，颜面与内脏相应，也是颜面诊法的重要基础。中医学认为，人体是一个内外统一的整体，体内五脏六腑之气血盛衰皆能上映于面，面部的颜色、形态反映着内脏及全身的情况。对此，《灵枢·五色》篇早已有所记载，其面部色诊分布图，确定了面部望诊的定位问题。如曰："明堂骨高以起，平以直，五脏次于中央，六腑挟其两侧，首面上于阙庭，王宫在于下极，五脏安于胸中。"符合《内经》内外相应、上下相候、左右相配、中以候中的规律，表明五脏六腑在面部各有其相应的色诊部位，诊色可以独取面部（图1-6、图1-7）。五脏有病，即可在其相对应的面部反映出来，如《素问·刺热》曰："肝热病者，左颊先赤；心热病者，颜先赤；脾热病者，鼻先赤；肺热病者，右颊先赤；肾热病者，颐先赤。"此文把五脏与面部相关部位划分为：左颊属肝，右颊属肺，额属心，颜属肾，鼻属脾（图1-8），认为颜面各部色泽的变化，可反映相应脏腑的病变。

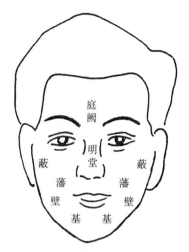

图1-6 明堂藩蔽图

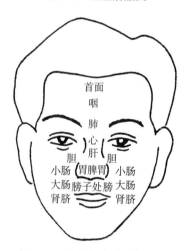

图1-7 面部色诊分属部位图

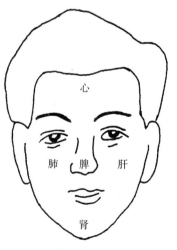

图1-8 面部五脏部位图

国外学者亦认为，颜面是整体的投影，当脏腑有疾病时，其面部相应部位能反映内脏的信息，如图1-9、图1-10。

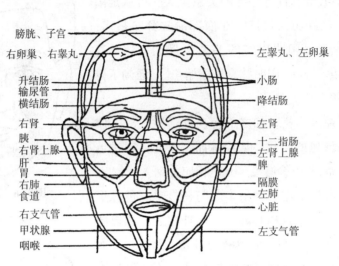

图1-9　面部望诊分属部位图（哥伦比亚）[27]

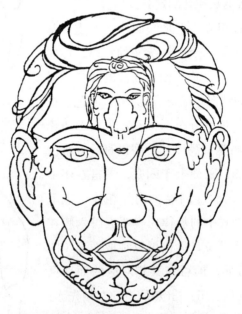

图1-10　整体在颜面投影区域图（男、女）（法国）[28]

日本学者还有面部三区划分法，将眉以上的部位叫上亭，诊断与脑有关的疾病；从肩以下到鼻下沿叫中亭，诊断与呼吸系统有关的疾病；鼻以下的部位叫下亭，诊断与消化系统有关的疾病，如图1-11。以上各国学者对颜面分属部位的不同划分法，可供参考。

【诊察方法】

对颜面的诊察，可运用望诊、问诊和切诊等方法，但最重要的是望诊。临证之时，应注意望患者面部的色泽（如青、赤、黄、白、黑等），面部的形态（如浮肿、雀斑、粉刺、口眼歪斜等），询问面部有无发热、疼痛、麻木感，扪按面部有无冷、热感等。

中国人属黄种人，其正常面色为红黄隐

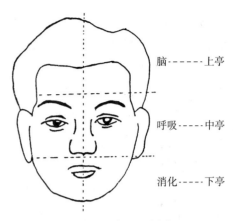

脑-----上亭

呼吸-----中亭

消化-----下亭

图1-11　面部三区划分图

隐，明润含蓄，即为有胃气、有神气的常色。但由于体质的差异，所处地理环境的不一，以及季节、气候、工作之不同，面色可以有略黑或稍白等差异，只要是明润光泽，均属于正常面色的范围。此外，若因饮酒、跑步、七情等一时的影响，或因职业、工作关系少见阳光，或久经日晒，以及风土、种族等不同而有所变化，均不能视为病色。因此《望诊遵经》提出察面色时应注意诊法常以平旦、望色常宜定静、望色先知平人、掌握正常变异、掌握光线变化、部位色泽合参、远近动态观察等，方能减少失误，逐步熟练掌握望诊。

颜面望诊之时，必须掌握面部的脏腑分属，方能对疾病做出正确的诊断。如陈士铎在《石室秘录》中所说："看病必察色，察色必观面，面各有部位，不可不知。"面部与脏腑相关部位的划分，有以下几种。

1. 明堂周身部位　根据《灵枢·五色》划分为：鼻为明堂；鼻端为准头（面王），属脾；两侧鼻翼为方上，属胃；前额为庭（颜），属首（头）面；眉间为阙，其中阙上属咽喉，阙中（印堂）属肺，阙下（山根、下极）属心；下极之下为年寿，属肝；年寿左右属胆；两颧之下为中央，属大肠；中央之外属肾、脐；中央之内，面王以上属小肠；面王以下，唇上"人中"两侧，属膀胱、子处（子宫）、睾丸、阴茎；两颧属两肩；颧后属臂；臂下属手；目内眦上属膺、乳；两颊外侧为绳（挟绳而上），属背；循牙车以下（下颌骨），属股、膝、胫、足；口旁大纹为巨分，属股里；两颊曲骨为巨屈，属膝膑（图1-7）。

2. 面貌分应脏腑　此在儿科应用较多。根据《素问·刺热》划分为：额为天庭，属心；颏为地角（颐），属肾；左颊为青龙，属肝；右颊为白虎，属肺；鼻为面王，属脾（图1-8）。

3. 五官分应五脏　《灵枢·五阅五使》云："五官者，五脏之阅也。"据此划分为：喘息鼻张是肺病；唇黄者乃脾病；眦青者是肝病；舌卷短而颧赤者是心病；颧、颜、耳色黑者是肾病。若以五风病而言，口色赤者为心风，目下色青者为肝风，眉上色白者为肺风，鼻色黄者为脾风，颊肉色黑者为肾风（见《素问·风论》）。

在进行分部色诊时，应注意比较面部上下、内外、左右的色泽差异。由于面部中央主要与脏腑相应，四周主要与肢体相应。因而色泽变化见于中央，多为脏腑病变；见于四周，多为相应肢体病变。

分部色诊还要注意病色的动态变化趋势。如色从中央渐渐向四周散开，多为病由重转轻；反之，则为病情加重。从病色的位置看，病色在下，多主下部疾病；病色在上，多为上部病变。如印堂、额部色泽改变，大多与心肺疾病有关；鼻以下的人中、颏部色泽改变，大多与肾、膀胱、子宫的病变有关。

【临床运用】

（一）面部色泽

色与泽的异常变化，是人体不同病理反映的表现。不同的色反映着不同的病证，而泽则反映着机体精气的盛衰。一般而言，凡气色鲜明、荣润者，说明病变轻浅，气血未衰，其病易治，预后良好；如面色晦暗、枯槁者，说明病变深重，精气已伤，预后欠佳。

（二）五色善恶

凡面色明润含蓄者为善色，表示脏腑并未大伤，神气仍旺，预后良好；若面色晦暗暴露者为恶色，说明五脏之中有一脏败坏，或胃气已伤，精气大亏而神已衰，预后不良。由恶色转善色的，是病有转机；由善色转恶色的，则是病情加重。

此外，病与色也有相应与不相应之分，病与色相应为正病正色，若反见他色，病与色不相应，称为病色交错。病色交错之中，又有相生相克的善恶关系，相生为顺，病情多不严重；相克为逆，证多凶险。例如肝病见青色为相应，是疾病的正常现象（相应）；若见黑色（水生木）或赤色（木生火），是不相应中的相生之色，属顺证；若见黄色（木克土）或白色（金克木），是不相应中的相克之色，属逆证。余脏仿此。

患者的面部有时有相兼的颜色出现，相兼之色可分见于不同部位，也可浑然一体。如白色兼黑、兼黄为相生之色，兼青、兼赤为相克之色。依旧是相生为顺，相克为逆。但在临床上要灵活应用，不可拘泥于此而过于机械。

（三）望色十法

1.浮沉　浮是指色显露于皮肤之表，一般出现在疾病初起，提示病在表、在腑；

沉是指色隐约于皮肤之内，提示病在里、在脏。病色初浮而后沉，为病从表入里，由浅入深；反之，病色由沉而转浮，提示病情好转，或病邪欲解。如果久病、重病反见两颧浮红，是虚阳浮越的表现，提示病情危重。

2. 清浊　清是指面色明亮，病属阳证；浊是指色泽晦暗混浊，病属阴证。病色由清转浊，为阳证转阴证；由浊转清，为病由阴出阳。

3. 微甚　微为色浅淡，多见于正气虚或病邪轻；甚为色深浓，多见于邪气盛或病势重。

4. 散抟　散是指病色疏离，如云彻散，为病程比较短暂，邪未积聚的表现；抟是指病色壅滞、团聚，为病久不解，病情深重。病色由散变抟，为病情加重；由抟变散，为病情减轻或病邪欲解。

5. 泽夭　泽是指肤色明润有光彩，提示虽病而气血未衰，病有生机；夭是指肤色枯槁，提示精气受损。先泽后夭，多为病趋严重，病情恶化；先夭后泽，多为正气渐复，病有转机。

（四）面部五色

1. 青色　青色内应于肝，为足厥阴肝经之本色。主寒、主痛、主气滞、主血瘀、主惊风等。

青色主要由气血运行不畅，经脉瘀滞所致。如寒甚或痛极，可致经脉拘急，阻碍气血运行而致面色发青或青紫。如阳气不足，不能温运血脉，气血运行迟缓，或气机壅滞，血行不畅，均可出现青色。

面色青紫，甚则青灰，可见于心阳暴脱、心血瘀阻的真心痛发作时；面色口唇青紫，可见于肺气闭塞、呼吸不利时；某些心脏疾患，可导致面色、口唇持续青紫。

肝胆证候，面上常出现青色。如目下颜色青白，伴精神抑郁，手指麻痛，小腿转筋，多为肝虚风；面目青黑，突然不能说话，四肢软弱甚至不能站立者，多为肝虚寒；颜面青色，善怒，胁痛，咽干者，多为肝实风；面青目赤，多为肝火上炎；面青赤而晦暗，多为肝郁气滞而化火；面青颊赤，多为寒热往来之少阳病；妇女面青，多为肝强脾弱，少食多怒，月经不调。

此外，小儿高烧，面部青紫，以鼻柱、两眉间及口唇四周最易察见，为将发惊风的先兆；阴寒内盛，心腹疼痛，可见苍白而带青的面色；两颊青黄，眩晕呕吐，多见于痰厥头痛；而脾病见青色，多属难治。

2. 赤色　赤色内应于心，为手少阴心经之本色。主热证。赤甚为实热，微赤为虚热。

满面通红，兼高热烦躁汗出，多见于热性病热盛期；面红目赤，头胀头痛，烘热阵作，多见于肝阳上亢或肝火上炎；午后颧红，潮热盗汗，五心烦热，多为阴虚火旺；如久病、危重病患者，突然出现颧颊绯红如妆，或如涂油彩，伴呼吸短促，汗出肢冷，脉微欲绝，为阴盛格阳，虚阳浮越之戴阳证，属真寒假热的危重征象。而肺病若见赤色，多属难治。

3. 黄色 黄色内应于脾，为足太阴脾经之本色。主虚证、主湿证。多因脾失健运，气血不充；或脾虚运化失司，水湿停滞；或水湿蕴结脾胃，熏蒸肝胆；或胆汁瘀积肝胆；或感受疫毒等所致。

面色淡黄，枯槁不泽，肌肤失荣，形肉瘦弱者，称为萎黄，多因脾胃气虚、长期慢性失血、小儿疳积、虫证等，使营血不能上荣所致；面色黄而虚浮，称为黄胖，多因脾气虚弱，湿邪内阻所致。

面目肌肤一身尽黄，称为黄疸，多由脾胃、肝胆湿邪阻滞，或瘀血内停日久等原因，导致胆液不循常道，外溢肌肤所致。色黄而鲜明如橘皮者，称为"阳黄"，为肝胆湿热蕴蒸所致；色黄而晦暗如烟熏者，称为"阴黄"，多由寒湿内停，困遏脾阳或瘀阻日久而成；发病急骤，面目深黄，伴高热神昏，发斑吐衄者，称为急黄或瘟黄，因感受时行疫疠所致。

4. 白色 白色内应于肺，为手太阴肺经之本色。主虚证、主寒证、主脱血、主夺气，白为气血不荣之候。凡阳气虚衰，气血运行无力，不能上荣于面；或失血耗气，血脉不充；或暴吐暴下，阳气暴脱；或外寒侵袭，经脉收引等，皆可致面色发白。

面色淡白无华，口唇、爪甲均无血色，称为淡白，为营血不足之征；面色白而虚浮，称为㿠白，多为阳气不足，水湿泛滥；面色白中带青，称为苍白，如伴见形寒腹痛，多为外感寒邪，或阳虚阴盛，阴寒凝滞，经脉拘急；若急性病突然面色苍白大汗淋漓，四肢厥冷，常为阳气暴脱的证候。

此外，在热性病过程中，如因内热过盛，阳气郁闭于里，不能布达于表，亦可出现面色苍白、四肢厥冷等症，属于真热假寒，患者多有舌红绛、尿短赤、胸腹灼热等里热炽盛的表现，可资鉴别。

5. 黑色 黑色内应于肾，为足少阴肾经之本色。主肾虚、主寒证、主痛证、主水饮和瘀血。肾为水脏，阳虚水饮不化，水气上泛；或阴寒内盛，血失温养；或肾精亏耗；或阴火内戕，或瘀血内停日久，均可见黑色。

面色黧黑，肌肤甲错，多由瘀血日久所致；面色黑而干焦，提示肾精久耗；面黑如煤焰，环口黧黑，为足少阴肾经之气绝；眼眶周围见黑色，多见于肾虚水泛的水饮病，或寒湿下注的带下病；面色黑而暗淡，多为阳衰阴盛之候；面部黑褐斑，常见于老年人肾精虚衰，也可见于血瘀、肝郁气滞、阴虚火旺等病证。

（五）面部形态

1. 面部浮肿 是指面部皮肤肿胀、光亮，按之凹陷不起。浮肿有阴阳寒热虚实之分。如头面水肿，肿势较速，继则上下肢和腹部肿者，为阳水，多因肺气失宣，三焦壅滞，不能通调水道，下输膀胱所致；而肿势较缓，下半身先肿，继则胸腹头面肿者，为阴水，多因肺、脾、肾阳气虚衰，不能运化水湿所致。

面部红肿，肿势急骤，发热，疼痛者，属实热，常由风、热、湿毒侵犯头面所致。若头面皮肤焮红肿胀，色如涂丹，压之褐色，伴有疼痛者，为抱头火丹；头面红赤肿大如斗，两目肿盛而不能开，甚则咽痛、耳聋者，为大头瘟，系感受温热时邪所致；腮部突然肿起，面赤咽痛，此为痄腮，多为温毒证；面颊一侧颐部结肿如核，微热微痛，渐肿胀延及耳之前后，疼痛日增，溃破后脓出秽臭，称为发颐，多属阳明经热毒上攻或外感温热蕴积局部所致；若初起面目红肿，但痒如虫行，皮肤干燥，时起白屑，抓破出血，疼痛难忍者，称为面游风，多因平素血燥，过食辛辣厚味，胃蕴湿热，外受风邪所致。

面部浮肿渐渐出现，日久不易消退，劳累后肿势加剧，面部无灼热、疼痛感者，属虚寒。面黄而虚肿，多因气血不足，营养不良，脾运不健或某些寄生虫病所致；面目虚浮，眼睑与面部尤甚，晨起最为明显，压之凹陷，伴神疲倦怠，畏寒肢冷，多属脾肾阳虚；妇女月经前一二周出现一时性面目浮肿，于月经来潮后能自行消退，伴乳房胀痛、烦躁易怒等症，多属肝气不舒；妊娠数月，面目四肢浮肿，小便短少者，称为子肿，多因脾肾阳虚所致。

此外，如禀性不耐，易对某些刺激产生过敏，可出现突然面目浮肿，伴有皮肤麻木或灼热、疼痛感觉；蜂蜇、毒虫叮咬可致局部浮肿、疼痛或瘙痒；有些皮肤疾病或五官科疾病也可导致面部浮肿，如牙龈肿痛、颜面丹毒等。

2. 面削颧耸 亦称面脱，是指面部肌肉消瘦，两颧突出，为营养不足，体内精血极度消耗的表现。多见于各种慢性病的危重阶段，常伴有大骨枯槁，大肉尽脱。亡阳虚脱时，也可见此症。

3. 颜面抽搐 是指眼睑、嘴角及面颊肌肉的抽搐，通常仅出现于一侧。多为风痰阻络，肝风内动所致，也有血虚受风而致者。

4. 口眼㖞斜 面部一侧肌肤不仁，肌肉弛缓，健侧紧急，患侧额纹消失，不能皱眉，鼻唇沟变浅，口角下垂，目不能闭合，鼓腮时口角漏气，饮食言语不利，口眼向健侧㖞斜。多由风邪中络，或肝风内动，风痰痹阻经脉所致。

5. 颜面疔疮 是颜面部的急性化脓性疾病。其特征为疮形如粟，坚硬根深，如钉钉之状，病情发展，肿势逐渐增大，四周浸润明显，疼痛剧烈。由于发生部位的不同而名称各异。如生在眉心者，叫眉心疔；生在两眉棱者，叫眉棱疔；生在眼胞者，叫眼胞疔；生在颧部者，叫颧疔；生在颊车者，叫颊疔；生在鼻部者，叫鼻疔；生在人中者，叫人中疔；生在人中两旁者，叫虎须疔；生在口角者，叫锁口疔；生在唇部者，叫唇疔；生在颏部者，叫承浆疔。乃脏腑蕴热，火毒结聚而成，或感受火热之气，或昆虫咬伤，经抓破染毒而生。

6. 颜面热疖 以夏季高发，小儿多见。表现为初起局部皮肤潮红，次日肿痛，但无根脚，范围有限，随见脓头，自溃流脓而愈。多由感受暑热，不能外泄，阻于肌肤之间而成。

7. 面部粉刺 指面部起碎疙瘩，形如粟米，色赤肿痛，挤破流出白粉汁，多由肺经血热所致。

8. 面部雀斑 雀斑生于面部，色淡黄，碎点无数，由热郁孙络，风邪外袭，逐渐形成。

9. 面部黑痣 黑痣生于面部，小者如黍，大者如豆，比皮肤高起一线，有自幼生者，也有中年生者，无甚痛苦，乃由孙络之血凝滞而成。

10. 面部蟹爪纹 据报道，面部出现蟹爪纹对一些疾病的诊断具有参考价值。有人通过对 105 例患者面部蟹爪纹的分析，认为蟹爪纹的分布与主病有一定的规律性。如心病以颞区布纹为主，肝病、肝肾同病以鼻、颊区为主，肺病以颧区为主，肾病以颏区为主，脾病缺乏特异性[12]。蔡纪明观察到 98 例肺癌患者中，有 70 例两颧部有蟹爪纹，占 71.4%，且蟹爪纹有随临床分期而加剧的趋势。而对 58 例 "慢阻肺" 的观察结果，两颧有轻重不等的蟹爪纹者有 44 例，阳性率为 76%。且其阳性率和程度与气道阻塞的程度及肺循环障碍的病理改变成正比，哮喘、单纯型慢支、喘息型慢支、肺气肿、肺心病的蟹爪纹阳性率依次增加，程度依次加重[13, 14]。

11. 面部白斑 在儿童面部，浮现如小指头至拇指头大小的淡白色圆斑，呈单发或多发（图 1-12），为有蛔虫病的征象。斑大，表明蛔虫多；斑小，表明蛔虫少[51]。

12. 面部粟疹 在儿童面部的前额或两颧部，散布着碎米样大小，顶端钝的白色粟疹（图 1-13），为有蛔虫病的一种征象。粟疹多，表明蛔虫多；粟疹少，表明蛔虫少[51]。

13. 特殊病容 常见的特殊病容如下：

惊恐貌，表现为眼珠突出，目光闪亮，具有惊惧的表情，遇外界声响、光线刺激时加剧，多见于小儿惊风或狂犬病患者。

苦笑貌，表现为牙关紧闭，面肌痉挛，古称撮口风，见于破伤风患者，在新生儿又称为脐风。

狮子颜，表现为前额与眼周有肿块凸起，眉发脱落，状如狮面，见于癞病（麻风）患者。

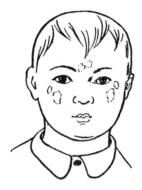
图1-12 面部白斑

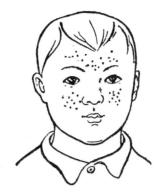
图1-13 面部粟疹

满月貌，表现为面如满月，皮肤发红，常伴痤疮和小须，见于肾阳不足的患者，如皮质醇增多症（库欣综合征）及长期应用肾上腺皮质激素者。

先天愚型患者的面容表现为眼距增宽，目外眦微上翘，鼻根低平，口常微开，弄舌流涎，智能低下等。

14. 日本医者研究发现，可将相貌分为以下五种：

（1）结核型的人，以脸细长，下巴瘦而窄，两眼瞳孔间隔近为特征，此型人易患肺结核。

（2）肾脏型的人，以脸长而窄，瞳孔间隔宽为特征，此型人易患肾炎。

（3）溃疡型（内脏下垂型）的人，其面容介于前两型之间，瞳孔间隔不宽不窄，以眼窝下陷明显为其特征，此型人胃溃疡的发病率高。

（4）恶性贫血型的人，整个脸大而宽，脸下部更宽，下巴呈锐角，两瞳孔间隔异常宽，鼻根部和上唇之间距离短，面色发青或为苍白色，多数面色不好。

（5）胆囊型的人，以脸宽而圆，下巴稍圆，瞳孔间隔窄为其特征。当面色红润，红中带黑紫色倾向时，易患胆结石；当面色苍白时，为肾脏系统有病的表现（图1-14）[4]。

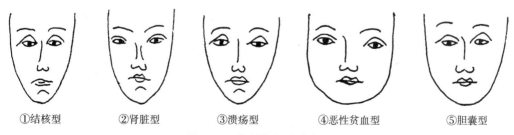

①结核型　　②肾脏型　　③溃疡型　　④恶性贫血型　　⑤胆囊型

图1-14 相貌与易患疾病图

（六）感觉异常

1. 颜面疼痛 主要指颜面部整体或部分皮肤疼痛。若面痛呈阵发性、烧灼性或刀割样疼痛，痛时面红汗出，口干溲赤，为风热挟痰阻络所致；面部呈抽掣样阵发疼痛，痛剧时面苍，遇冷加重，为风寒挟痰阻络所致；面部灼痛，遇怒加重，心烦胁胀，多为肝郁化火所致；面痛日久，痛如锥刺，固着不移，面晦舌暗，为气虚血瘀所致。

2. 颜面麻木 是指面部皮肤肌肉麻木不仁之状。若突然面部麻木，口眼歪斜，为风邪外袭；面麻伴见头重脚轻，多为肝风内动；若颜面麻木，口渴便干，为阳明火邪上扰；面部麻木，伴见语言不清，流涎不止，多为风痰阻络所致。

3. 额部发热 扪按患者额部热，为发热；扪按时额部不热，为不发热。若额上热甚于手心热，为表热；手心热甚于额上热，为里热。

4.《四诊抉微》载有一种半岁小儿按眉端的诊法，可供参考。即以无名、中、食三指，按于发际额前眉心之间。小儿头在左，举右手；头在右，举左手。食指为上，中指为中，无名指为下。三指俱热，主外感风热、鼻塞、气粗、发热、咳嗽；三指俱冷，主外感风寒、内伤饮食、发热吐泻。中、食二指热，主上热下冷；无名、中二指热，主夹惊；食指热，主胸中气满，乳食不消[5]。由于半岁小儿属哑科，脉诊则哭闹而不准，故按眉端诊法在临床上具有参考价值。

【现代研究】

（一）临床研究

湖南名中医谭礼初在面部望诊上积累了丰富的经验。他认为，上唇内应膀胱、子处，妇人停经，上唇色暗晦者，多是闭经；色明润而泽者，常属早期妊娠。年寿位于鼻的中央部，属肝；耳门位于耳前部，为胆经所循。此二处气色暗浊而呆滞，又双目内眦白睛血脉曲张充血较明显，常有胁痛之证。久病或年老突然患病者，如果面色艳明而浮，皆为不祥之兆，切不可误认为病情好转，宜慎察之。又面似饥色，多是失眠；目下色青，每主遗精；妊娠面青，为母亡之兆；妊娠舌青，子无生机[3]。

郭连澍观察了50例白血病患者的面色，其中皖白无华者30例，晦暗者7例，苍黄者4例，萎黄者2例，潮红者1例，苍白者6例[15]。蔡纪明观察到肺癌患者的面色多见皖白、苍白、不光泽、潮红、紫红、面红如妆、面部蟹爪纹、晦暗、萎黄等异常表现，尤以两颧部为显著[13]。

赵国仁依据临床观察总结为：心衰患者面色黧黑；风心病二尖瓣狭窄、闭锁不全者，面色萎黄，两颧微红；肝硬化和肝癌患者，面色苍黑，或黑如怡；慢性肾炎、尿毒症患者，面色黯黑萎黄；脾胃虚弱患者（如恶性网状细胞瘤、再生障碍性贫血、贫血、慢性肾炎、氮质血症等），面色萎黄；肺脏疾患患者（如慢性支气管扩张、肺癌），面色皖白、青晦，或面色皖白、颧红（如肺结核）；肿瘤患者，面色多晦暗；高血压患者，面色多焮红；急性白血病患者，面色多死黄色；慢性白血病患者，面色多青晦萎黄；休克患者，面赤如妆；血小板严重减少者，面色如虾血等[16]。

魏中川报道，胃下垂患者年寿部多呈青褐色，形如豆状，色素的浅深与病程长短有关；胆囊炎患者鼻煽两侧呈浅黄色或深绿色，豆样，呈椭圆形[17]。叶有福认为，面部出现青筋（静脉）凸起，表示阴部有疾病，在男子为遗精、阳痿；女子为闭经、月经不调，甚至子宫下垂；儿童为疳积、营养不良等[18]。

夏德馨认为，两颧黯黑带青、额头色黑都是有瘀；面颊光滑，分泌物如油者，是湿浊重的表现，此类人免疫功能下降；面颊色素沉着的贫血患者，多属再生障碍性贫血；面色萎黄的贫血患者，多属溶血性贫血；面色淡黄的贫血患者，多属缺铁性贫血；面部痤疮多，大部分是 HBsAg 阳性；鼻头圆形，加上有毛细血管扩张暴露者，多为肝硬化；父母有特殊疾病遗传者，耳内常潮湿，耳屎多[19]。

张仲信等通过 200 例的观察，发现绝大多数脏痈初期有高热症状，同时伴淡黄而萎之面色，不似一般病症热退后面色即可正常，此为脏痈望诊的特征[20]。虚静认为，眉上发白为肺初患病，喘息鼻张为肺已患病，两眉间发暗为肺已久病；前额出现赤色为心初患病，舌卷短、颧呈赤色为心已病，两内眦之间出现青紫色为心已久病[21]。

韩文领按病种对面容归纳为：风湿性心脏病面容，表现为面色黄肿，两颊暗红，口唇青紫，常伴心悸、呼吸困难等；先天性心脏病面容，常见口唇青紫，尤其是哭吵或剧烈运动时明显；充血性左心衰竭面容，表现为面色苍白或发绀、浮肿、出汗、烦躁、表情痛苦，常伴急剧咳嗽，咯粉红色泡沫痰；肺心病面容，表现为口唇、面颊青紫，下眼睑浮肿，常伴咳喘、呼吸困难[22]。

还有人报道，望面部白斑可诊断小儿蛔虫病[23, 24]，但其诊断价值如何，有待进一步研究。

蒯仰山认为，小儿脉来疾驶难凭，以察面色为要。如面赤多眵，眼泪汪汪为麻疹症状之先驱；面青主惊风，面白为中气不足，多主泄泻吐利；面黄为脾胃久伤或湿热内蕴等[25]。鄢裕光发现小儿急腹症时，面呈灰白无生气；重症心脏病时，面呈青黄色且水肿，两唇红紫，口部张开，呼吸困难；副肾上腺病变时，面呈青铜色；重症白喉病者，面部微肿，呈蜡样苍白[26]。

国外亦有人认为，面部是人体外部反映图，脏腑有疾病时，其面部相应部位能提供内脏的信息。如颜部雀斑意味着足寒、夜尿症；眉上雀斑表明肢体疲倦，或为疼痛，或扭伤；眉上有压痛点提示上肢或肩部疼痛[27～29]。日本医者认为，面颊部与肺有关，该部肌肉柔软丰满呈黄色湿润，为肺功能良好的象征；面颊小而尖，是面部肌肉和脂肪少，为肺虚弱者，这种人如果面部只表现潮红，是患肺炎的征兆；面颊过于潮红者，为肺功能不好；面颊部如现红蜘蛛网样毛细血管，多为酒精性肝硬化患者[4]。

（二）实验研究

随着临床应用的不断扩大，面部诊法的实验研究在国内外已逐步开展起来，并主要体现在以下两个方面。

1. 测色技术的应用　1926 年 G.Sheard 第一个对人类面部肤色光谱反射特性进行了研究[30]。1939 年 E.A.Edwards 等人对不同人种面部皮肤光谱反射特性进行了测定[31]。1948 年 G.B.Buck 等人对 103 名美国白人面部肤色的光谱反射特性进行了测定，并且与黄种人、黑种人进行了比较[32]。1956 年日本德桥正对日本小儿面部皮肤色泽进行了测定，发现从新生儿至 9 岁的儿童，其面色随着年龄的增长而变化，新生儿面色偏红，随着年龄的增长而增加黄的颜色，然后又再增加红的颜色[33]。1967 年日本色彩研究所在对本国人面部肤色分光测定的基础上，研制了一套标准肤色标，应用于临床实践[34]。日本阿部氏采用测色仪器，对肺结核患者面部进行测定，发现肺结核患者面部皮肤色调偏于青白，其采光度和色调与正常人有明显差异[35]。

日本竹之内诊佐夫为了准确测定面部皮肤温度，利用摄像机与电视机进行彩色照相，发现面色与温度的关系是：温度从高到低，面色依次为白、红、橙、黄、绿、绛红、紫、青绿、蓝、黑共十色，每色温度差 0.3℃，以面白、红为实；橙、黄为稍实；黑、蓝为虚；紫为稍虚；绛红、绿为正常。将拍照结果与患者"十二经虚实症候群"调查表的症状作对比，在 36 名受试患者中准确率达 80.5%[36]。

国内面部色诊的实验研究是从 1978 年开始的，如林仲贤等采用自动测色仪，对我国新生儿、幼儿、儿童、青少年、成年人的面部色度进行了测定。测量结果表明：个体间及年龄组间的反射率差别很大[37]。1983 年蔡光先等人首先采用日本色差计（Cp6R1001 型）对中医面部色诊进行较为系统的客观化、定量化研究，发现如下：

①正常人面部色泽的变化为：L 值（表示光泽度），女性普遍高于男性，男女都有随年龄增加而减小的趋势；a 值（表示红光），女性普遍高于男性，男女亦有随年龄增加而减小的趋势；b 值（表示黄光），男性普遍高于女性，而且男女都有随年龄增加而增大的趋势；年龄组间亨特坐标值两两比较，发现 20～16 岁组与 50～60 岁组之间的面色差别最大，为 2.99NBS，系可觉差别；20～29 岁组与 30～39 岁组之间面色差别最小，为 0.58NBS，系轻微差别。

②正常人一日四时的面色变化为：早晨光泽度高，红光与黄光比例适中；中午光泽度尚可，红光最高；傍晚和夜半的面色光泽度较低，黄光较高。

③正常人春夏秋冬四季面色的变化为：春季L值稍低，b值稍高，面呈稍青之色；夏季L值、a值最高，面呈红润之色；秋季L值稍低，b值最高，面呈稍黄之色；冬季L值最低，a值与b值相等，面呈稍灰暗之色。

④病理五色定量测定结果为：L值（表示光泽度）的顺序为：淡白组＞红赤组＞萎黄组＞青紫组＞暗黑组；a值（表示红光）的顺序为：红赤组＞暗黑组＞青紫组＞淡白组＞萎黄组；b值（表示黄光）的顺序为：萎黄组＞暗黑组＞淡白组＞青紫组＞红赤组。

⑤气血阴阳四虚证、五脏病、温病、肺结核、血液病、慢性肝炎、黄疸、贫血等不同中医证型的患者，其面部色泽L值、a值、b值的变化均存在着一定的特异性[38～43]。

上海中医学院俞雪如用SZ-∑80分光色泽仪，30/30同轴光纤探头，对肤色偏白、偏黄、偏青、偏黑者分别在面部8个点进行测试，发现表示亮度与色度的Y值各组有明显不同，亦证实了正常人面部有五色（暂时缺赤色）分布趋势，为中医面部色诊提供了重要的客观指标与定量数据[44]。

2. 红外成像技术的应用 红外成像技术是当代一门先进的遥感技术，目前已广泛应用于各个科学领域。国外在医学上已广泛应用于临床，如乳腺、甲状腺等浅层组织的癌症检查，烧伤面积和深度的测算等。近二十多来此技术也应用于中医诊断，尤其是颜面诊法的研究中[45, 46]。陈振湘等为了寻找正常人面部红外线辐射量的分布规律和诸脏腑面部反映区的关系，对914名健康人进行了面部红外线辐射量的观测，结果各脏腑在面部反映区温度存在一定差别，表明正常人面部不同部位皮肤的红外辐射量是不同的。通过对面部左右两侧温度的比较，发现914例正常人中，两侧对应点温度左右对称者（温差0.5℃以下）为207人，占22.65%；左右较对称者（温差0.5～1.5℃）为667人，占72.97%；不对称者（温差1.5℃以上）占4.38%；对称和接近对称者总计874人，占95.62%。表明正常人面部红外辐射量左右基本上相等[47]。王鸿谟等对46例健康青年红外面图的测试结果，其颜面总平均温度为34.94℃，其红外面图的特点为：①左右基本对称，②额温较高，颊温适中，鼻温、颊温偏低，分别与面貌色部心、肾、脾、肝、肺区相应[48]。

在病理方面，陈振湘等利用红外技术探索了内脏阴阳寒热在面部的反映规律，共观察100例，按面图特点分为三组：Ⅰ组为黑颊组，30例，面图暗区（表示温度较低）占优势，表示寒盛，属阴证。临床上寒像明显，面图与临床符合率为94.4%。Ⅱ组为白颊组，23例，与临床表现符合率为76.4%。Ⅲ组为明暗分布均匀或较均匀组，共47例，临床上有寒象者仅占1/2。结果表明：内脏的阴阳寒热可以在面部反映出来，这为《灵枢·五色》中的理论提供了证明[49]。

日本竹之内诊佐夫等以热像图作为面部望诊手段，根据颜色判断虚实，白者为实，黑者为虚。心脏病和子宫病患者，在面部的心区和生殖器区可出现反映[36]。

陈振湘等还利用红外成像技术对 32 例心痹（包括冠心病、心绞痛、心肌梗死等）患者的红外面图进行了治疗前后的对比观察。微波针灸治疗前，红外图像明暗分布不均匀者 21 例，占 65.63%；均匀和较均匀者 11 例，占 34.38%；左右不对称者 7 例，占 21.88%；对称和较对称者 25 例，占 78.13%。治疗后即刻观察，明暗分布均匀和较均匀者，由 11 例上升为 18 例，即由 34.38% 增加为 56.25%；对称和较对称者，由 25 例增加到 29 例，即由 78.13% 增加到 90.63%。红外成像技术证明了微波针灸对心痹患者面部温度的调整作用。实验中还与 20 例正常人进行比较观察，结果正常人红外面图明暗分布均匀和较均匀者占 85%，左右对称者占 90%，表明正常人与心痹患者的红外面图有明显差异[50]。可见红外成像技术促进了望诊的客观化、定性化和定量化。

参考文献

［1］沈全鱼，吴玉华，沈丽鸽．一看即会知病法：望面看手［M］.太原：山西人民出版社，1988.

［2］杨力．中医疾病预测学［M］.北京：北京科学技术出版社，1991.

［3］谭宗健．望诊切脉实录［M］.长沙：湖南科学技术出版社，1986.

［4］渡边正．体貌手形识病法［M］.魏中海，编译．太原：山西科学教育出版社，1989.

［5］汪宏．望诊遵经［M］.上海：上海科学技术出版社，1959.

［6］蔡光先，谭日强，颜文明．面部色诊的研究进展［J］.湖南中医学院学报，1985（3）：55-57.

［7］彭清华．几种中医诊法的研究进展［J］.中医杂志，1989（10）：52-55.

［8］王鸿漠．色诊述要［J］.中医杂志，1988（8）：77-78.

［9］宋知行．浅谈分部面诊及与面穴的关系［J］.陕西中医，1987，8（1）：32-33.

［10］王霞芳．审于分部知病处——略论《内经》分部面诊及其在儿科的应用［J］.上海中医药杂志，1984（11）：33-35.

［11］王邦才．浅谈《内经》望色［J］.浙江中医杂志，1983（1）：5.

［12］蔡纪明．试论面部蟹爪纹的临床意义［J］.浙江中医杂志，1986，21（5）：224.

［13］蔡纪明．原发性肺癌患者舌象面色的分析［J］.浙江中医杂志，1980（10）：447.

［14］蔡纪明．两颧蟹爪纹、舌腹静脉曲张与"慢阻肺"的关系［J］.浙江中医杂志，1982，17（9）：424.

［15］郭连澍．50 例白血病面色舌象脉象的观察［J］.云南中医中药杂志，1984（4）：21-23.

［16］赵国仁，等．从危重患者面色的观察看望诊的重要性［J］.浙江中医杂志，1980（10）：441.

［17］魏中川．望诊一得［J］.浙江中医杂志，1980（10）：443.

［18］蔡宗敏．叶有福老先生望面诊病的经验介绍［J］.福建中医药，1962，7（4）：5-6.

［19］谢炳国.望诊经验举要［J］.浙江中医杂志，1987（9）：388.

［20］张仲信，等.脏痛望诊一得［J］.浙江中医杂志，1985（11、12）：512.

［21］虚静.望诊与健康［M］.北京体育学院出版社，1989.

［22］韩文领.预测疾病的面相学和手相学［M］.科学技术文献出版社重庆分社，1989.

［23］张季平.几种蛔虫病体征的诊断学意义［J］.新医药学杂志，1974（6）：29-30.

［24］南京中医学院.应用面部望诊诊断小儿蛔虫症的临床研究［J］.江苏中医，1960（8）：40-43.

［25］蒯仰山，张奇文.望诊在儿科临床上的应用［J］.山东医刊，1962（3）：1-3.

［26］鄢裕光，等.儿科面部望诊［J］.中华儿科杂志，1956，7（2）：109.

［27］望面诊病［N］.参考消息，1985-10-7.

［28］Tran Van Sen, et al.一种新的针灸疗法：面诊及反馈疗法［J］.Am J Acupuncture，1985，13（4）：305.

［29］曹洪欣，郝吉顺，译.面部诊断［J］.中医药信息，1986（3）：35-36.

［30］Sheard C.Analysis of the color of the skin and its significance.Science，1926，64（1646）：70-72

［31］Edwards E A，Duntley S Q.An Analysis of Skin Pigment Changes after Exposure to Sunlight［J］.Science，1939，90（2332）：235-237.

［32］Buck GB 2nd, Froelich HC.Color characteristics of human complexions［J］.Illum Eng，1948，43（1）：27-49.

［33］德桥正.小儿面部皮肤色泽测定［J］.解剖学杂志，1956，31（2）：157.

［34］日本色彩研究所.皮肤色标［S］.1967.

［35］谈正卿，等.国外医学参考资料中医中药分册，1978（创刊号）：14.

［36］竹之内诊佐夫，等.面部色泽与皮肤温度的相关性研究［J］.日本自律神经杂志，1977，24（3）：124.

［37］林仲贤，彭瑞祥，孙秀如，等.中国成人肤色色度的测定［J］.科学通报，1979（10）：475-477.

［38］蔡光先，谭日强，颜文明.气血虚证面部色泽定量的初步研究［J］.湖南中医杂志，1985（3）：30-32.

［39］蔡光先.肺结核病气血阴阳虚证患者面部色泽定量的初步研究［J］.湖南中医学院学报，1987（3）：45-47.

［40］蔡光先.不同病种气血阴阳虚证面部色泽定量的初步研究［J］.山西中医，1988（4）：47-48.

［41］艾英，沈更生，简丁山.阳黄阴黄患者面部色泽鉴别的实验研究初探［J］.湖南中医学院学报，1986（2）：41-42.

［42］胡丕丽.五脏病患者面部色泽定量定位检测［A］.全国中医诊断第二次专题学术会议论文集，1991.

［43］李绍芝.四诊客观化研究概况［J］.中医药时代，1992，2（1）：43.

［44］俞雪如 . 五色诊的定量计测初探［J］. 中国医药学报，1987，2（3）：35-37.

［45］藤正岩 . 热象图在医疗中的应用［J］. 日本东洋医学会志，1978，29（2）：43.

［46］俞雪如 . 红外热成像技术在中医领域的应用［J］. 中西医结合杂志，1986，6（2）：118-120.

［47］陈振湘，魏满良，殷凤云 . 对正常人面部红外线图的观察［J］. 中国医药学报，1991，6（4）：8-9.

［48］王鸿谟，等 . 中医色诊量化研究——46 例健康青年红外面图参数测析［A］. 全国中医诊断第二次专题学术会议论文集，1991.

［49］陈振湘，等 . 阴阳寒热红外面图辨［J］. 北京中医学院学报，1980（3）：38.

［50］陈振湘，等 . 对《内经》脏腑 - 颜面相应学说的研究［J］. 北京中医学院学报，1985，8（4）：26.

［51］杨春波 . 几种中医简易诊断法［M］. 北京：人民卫生出版社，1964.

［52］时毓民，汪永红 . 小儿面部青筋与脾肺虚证关系的初探［J］. 辽宁中医杂志，1995（7）：289-290.

［53］李国民 . 望阙庭诊断小儿脾胃病初探［J］. 辽宁中医杂志，1994，21（10）：445.

［54］楼丹飞 . 五色理论临床运用及发挥［J］. 江西中医药，2005，36（4）：16-18.

［55］史纪，成书凤，徐春雨，等 . 面部白斑等四项望诊体征与小儿肠道虫证诊断价值的分析评估［J］. 河南中医，1997，17（1）：28-29.

［56］丁敬远 . 小儿头面部望诊的研究概况［J］. 上海中医药杂志，1997（2）：44-46.

［57］筱原昭二 . 对颜面部望诊客观指标的研究（2）：颜面皮温分布与五脏的对应关系［J］. 日本东洋医学杂志，1996，46（6）：180.

［58］筱原昭二 . 颜面部望诊的客观化（3）：腹部外科手术后面色（皮肤温度）的变化［J］. 日本东洋医学杂志，1997，47（6）：139.

［59］吴敏，宓越群，倪建俐，等 . 700 名健康学龄期儿童红外热像谱特征及中医望诊关联研究［J］. 上海中医药杂志，2002（3）：34-36.

［60］胡志希，袁肇凯，顾星，等 . GD-3 型光电血流容积仪对 113 例健康人面部常色的检测分析［J］. 中国微循环，2004，8（5）：349-350.

［61］曾常春，王先菊，李子孺 .《景岳全书》色诊浅议［J］. 现代中医药，2004（3）：1-2.

第四节 眉毛诊法

眉毛位于眼睛之上方，有保护眼睛不受损伤的功能。当汗流满面时，眉毛可以把汗挡住，不使其流入眼内；当尘土飞扬时，眉毛能把飘落下来的灰尘挡住。眉毛在一定程度上，还可反映出人的健康状况。因此，通过观察眉毛的长短、粗细、疏密、枯萎、脱落等情况以诊断疾病的方法，即称为眉毛诊法。自古以来，眉毛诊法就受到不少医家的重视，如清代汪宏所著《望诊遵经》即列有"眼眉望法提纲"，指出："眉也者，禀木气而侧生者也。以经络言之，则属乎手足太阳阳明矣。其有多少疏密粗细长短之殊者，亦由气血有多少，赋禀有清浊耳……医家辨其变，亦能测病之死生。"并认为诊眉"当察泽夭以分成败，观清浊以辨阴阳，视微甚以知虚实"。说明观眉不仅在相学上有重要价值，在临床诊断上亦有一定的意义。

【诊断原理】

眉为肾所主，为肾之外候，又肺主皮毛，故眉毛候肾及肺。眉部为手足阳明经所过之处，故眉毛又可反映阳明气血的盛衰状况。因此，诊察眉毛可作为反映肾气盛衰、气血多少及人体衰老的重要标志。

【诊察方法】

受检者与医生相对而坐，面对光线，详细观察眉毛的长短、粗细、疏密、颜色（红、青、黄、黑等）、形状，有无脱落、干燥、枯萎等情况。正常的眉毛应是粗长、浓密、润泽、乌黑发亮；而异常的眉毛则稀疏、短秃、细淡、枯脱、萎黄等。

【临床运用】

1.眉毛浓密粗长，色黑有光泽，说明肾气充足，身强力壮，多能长寿。

2.眉毛淡疏恶少，说明肾气虚弱，体弱多病，多易早夭。

3.40岁以后眉毛外侧逐渐掉落为自然衰老征象，若40岁以内眉毛掉落较频则为早衰的征兆，尤其外眉1/3过于稀疏或脱落，为肾气衰减的标志，常见于肾上腺皮质功能减退症、脑垂体前叶功能和甲状腺功能减退及黏液性水肿患者。

4. 眉毛黄而枯焦，为肺气虚的征象，小儿及营养不良患者常呈此相；眉毛黑而色泽光亮者，为气血充足的佳兆。

5. 眉毛梢直而干燥者，如为女性，可有月经不正常；如为男性，则多患神经系统疾病。

6. 女性眉毛特别浓黑，可能与肾上腺皮质功能亢进有关。

7. 眉部皮肤肥厚，眉毛特别稀疏和脱落，多为疠风（或称麻风病）所致，乃风湿相乘，又遇毒风疠气，气血凝滞而成。

8. 两眉颜色发青是一种无病的正常色泽，若见红色，多是烦热证候。

9. 眉间部位称为印堂，又谓之阙，乃肺部色诊之位。肺部疾患，往往在查印堂时已有所显现。如肺气不足者，印堂部位呈现㿠白；而气血郁滞者，则变为青紫。古人还认为，印堂为紫炁星，在两眉头中间，要丰阔平正，两眉舒展方为吉相，所谓"印堂平正命宫牢"（《神相全篇》）。

10. 古人有望眉提纲之六法，即眉系倾者，胆将绝；眉冲起者，命将亡；眉睫堕落者，疠风之证；眉毛频蹙者，疼痛之容；眉毛润泽者，血气足；眉毛枯槁者，血气衰也[1]。现录于此。

11. 视眉毛的粗细长短色泽以及眉间距（眉宇），可以知人体的体质强弱及性格状况。如眉毛浓密者，体质较强，精力充沛；眉毛疏淡者，体质多弱，精力偏差；眉毛粗短者，多性急易怒，常罹急暴病；眉毛细长者，性多温柔，反应慢。眉毛为"丷"字形者，性多凶悍；两眉为"八"字形者，性多怯弱；扫帚眉者，性格狡黠；清秀眉者，聪明灵巧；眉长过眼者，性格开朗；眉比眼短者，性格孤独；眉间距宽者，多胸怀宽广；眉间距窄者，多狭隘而猜疑；眉生白毛，为长寿的象征；老年眉毛长垂者，主长寿；少年眉毛长者，主早夭。

参考文献

［1］汪宏.望诊遵经［M］.上海：上海科学技术出版社，1959.

［2］刘宏生，刘宏禧.百病自测秘诀［M］.上海：上海科学技术文献出版社，1992.

［3］上官云.中国生命预测——相与命运［M］.南宁：广西师范大学出版社，1990.

［4］杨力.中医疾病预测学［M］.北京：北京科学技术出版社，1991：63.

［5］渡边正.体貌手形识病法［M］.魏中海，编译.大原：山西科学教育出版社，1989.

第五节　目诊法

目为人体的视觉器官，属五官之一。临床通过观察眼神，眼睛各部的色泽、形态等变化及目痛、目痒、目昏等症状以诊断疾病的方法，称为目诊法。目诊，首见于《内经》，该书不仅详细阐述了目与脏腑、经络、精、神、气、血的关系等基本理论，临床上还通过眼睛五色的变化、目中赤脉、瞳孔及目睛的状态（如瞳孔散大或缩小、目睛上视与内陷等）来诊断疾病。如《灵枢·论疾诊尺》曰："目赤色者病在心，白在肺，青在肝，黄在脾，黑在肾。"说明根据目睛五色的变化可判断脏腑病位。故《内经》十分重视目诊法，《灵枢·小针解》云："言上工知相五色于目。"汉代张仲景在长期的医疗实践中，对目诊亦积累了丰富的经验，在所著《伤寒杂病论》中有不少关于目诊的论述，常将眼目症状作为伤寒、杂病等诊断和辨证的重要依据，并涉及较多的眼部病症，如目赤、目眩、目瞑、目黯、血从目出、直视不能眴等。由于通过诊目不仅可辨别眼目疾病，还可察知五脏六腑的变化，且对某些病症的诊断，具有"见微知著"的意义，故后世医家非常重视目诊，在眼科领域中，目诊的发展尤为迅速。

【诊断原理】

1. 目是五脏六腑的缩影，由于目与五脏六腑的密切关系，因此脏腑发生病理变化时皆可反映于目。如《灵枢·五癃津液别》云："五脏六腑……目为之候。"

其中，目与肝的关系最为密切，如《素问·阴阳应象大论》云："肝主目。"《素问·金匮真言论》提出"肝开窍于目"。《灵枢·脉度》曰："肝气通于目，肝和则目能辨五色矣。"《素问·五脏生成》曰："肝受血而能视。"

目除与肝关系密切外，还与心相关。《内经》不仅指出目为肝窍，也提出目为心窍。如《素问·解精微论》曰："夫心者，五脏之专精也，目者其窍也……志与心精，共凑于目也。"《素问·五脏生成》曰："心之合脉也……诸脉者皆属于目……诸血者，皆属于心。"因眼之所以能视，除受心血营养之外，还受心神的支配，故《灵枢·大惑论》曰："目者，心之使也。心者，神之舍也。"皆可说明目与心的密切关系。

此外，眼与脾、肺、肾也同样相关。脾为后天之本，《兰室秘藏》曰："五脏六腑之精气，皆禀受于脾，上贯于目。"脾运健旺，则目得精气之濡养，目始有神。若脾失健运，后天源竭，目失所滋则视物不明。故《兰室秘藏》曰："脾虚则五脏之精气皆失所司，不能归明于目矣。"

肺主气，肺气充旺，脏腑精气上注于目而眼目精明；如肺气不足，精气不能上输则视物昏暗，故《灵枢·决气》曰："气脱者，目不明。"

肾主藏精，肾精生髓，目系通于脑，脑为髓海。故肾精充足，髓海充盈，则目能受养而目光敏锐；肾精亏虚，则目失滋养而视物昏暗。故《灵枢·海论》曰："髓海不足……目无所见。"且肾藏命火，命火充足，则目中神光能正常发越。《审视瑶函》曰："神光者，谓目中自然能视之精华也，夫神光源于命门。"

眼与胆、胃、小肠、大肠、三焦、膀胱等六腑亦关系密切，六腑为人体转味出入的器官，能将消化吸收的精微物质传送于目，使目得以濡养。且脏与腑在生理、病理上息息相关，脏病可以及腑，腑病可以及脏，因此眼目异常不可不究六腑。

由于眼与五脏六腑的关系密切，《灵枢·大惑论》曰："五脏六腑之精气，皆上注于目而为之精。""目者，五脏六腑之精也，营卫魂魄之所常营也，神气之所生也。"《灵枢·五癃津液别》也说："故五脏六腑之津液，尽上渗于目。"故诊察目窍，可以了解脏腑功能的盛衰与否。

2. 眼分五轮，归属五脏 《灵枢·大惑论》云："五脏六腑之精气，皆上注于目而为之精，精之窠为眼，骨之精为瞳子，筋之精为黑眼，血之精为络，其窠气之精为白眼，肌肉之精为约束，裹撷筋、骨、血、气之精而与脉并为系，上属于脑，后出于项中。"后世据此将眼分为五轮，即胞睑为肉轮，属脾；两眦为血轮，属心；白睛为气轮，属肺；黑睛为风轮，属肝；瞳神为水轮，属肾（图 1-15）。可见，眼目是脏腑之外镜，目最能反映脏腑之虚实。

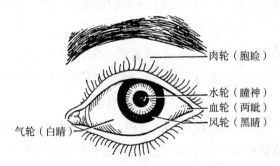

肉轮（胞睑）
水轮（瞳神）
血轮（两眦）
风轮（黑睛）
气轮（白睛）

图 1-15 五轮部位与五脏分属图

实践中，根据五轮配属五脏的关系，可"以目测脏"，即通过观察目部五轮的改变，可判断全身各相应脏器的生理病理变化，对尽早了解全身疾患的信息具有十分重要的意义。正如《审视瑶函》所说："夫目之有轮，各应乎脏，脏有所病，必现于轮。如肝有病则发于风轮，心有病则发于血轮，肾有病则发于水轮，脾有病则发于肉轮。"

3. 眼分八廓，分属于脏腑　历代眼科名著对八廓定位都有所不同，如图1-16、图1-17，现认为主要分属于六腑及心包、命门。其中水廓为瞳人，配属膀胱，又名津液廓；风廓为黑珠，配属胆，又名养化廓；天廓为白珠，配属大肠，又名传导廓；地廓为上下胞睑，配属胃，又名水谷廓；火廓为内眦，配属小肠，又名抱阳廓；雷廓为内眦，配属命门，又名关泉廓；泽廓为外眦，配属三焦，又名清净廓；山廓为外眦，配属包络，又名会阴廓（如图1-18）。故八廓亦是脏腑在眼之外应，诊察八廓，即可诊断其相应脏腑的病变。

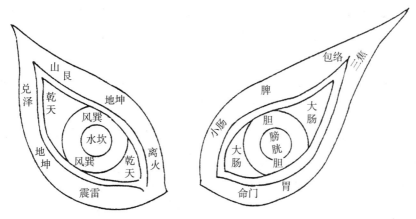

图1-16　眼八廓图（一）（仿《目经大成》）

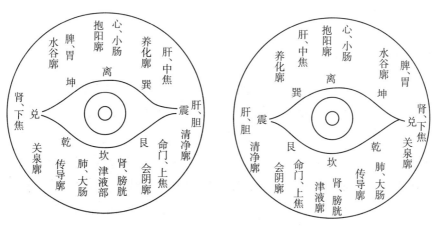

图1-17　眼八廓图（二）（仿《银海指南》）

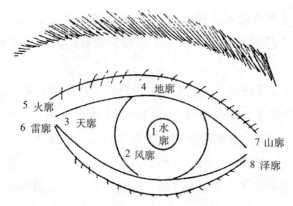

图 1-18　眼八廓图（三）（仿《中医眼科学》）

4. 眼与经络的联系最为广泛，胜过其他五官九窍。《灵枢·邪气脏腑病形》曰："十二经脉，三百六十五络，其血气皆上于面而走空窍，其精阳气上走于目而为睛。"《灵枢·口问》曰："目者，宗脉之所聚也。"皆说明眼目与经络直接关联，并以此和脏腑相沟通。十二经脉大都直接或间接地与眼发生联系，其中起于眼部的经脉有胃经、膀胱经和胆经，止于眼部的经脉有大肠经、三焦经和小肠经，途经眼部的经脉有心经和肝经，集中于眼或眼附近的经脉有大肠经、心经和三焦经，以及奇经八脉中的督脉、任脉、阴跷脉、阳跷脉、阳维脉。其他还有许多经筋和络脉、经别都与眼有关。

总之，十二经脉中有八条经脉，奇经八脉中有五条经脉，其循行与眼密切相关，其中尤以心、肝二经与目系（视神经）有直接联系，可见眼与经络的关系十分密切。故诊察眼目，可测知上述经络及其相应脏腑的病变情况。大量临床实践表明，脏腑失调，气血不利，首先使远端的经络受累，初病最先入络，目络属孙络，孙络是最早的疾病信息载体。脏腑有病不一定在全身显露，却能最先反映于眼络，故在眼部可以最早获得疾病的早期信息。

【诊察方法】

诊察眼目应在充足的光线或在手电筒照射下进行，患者面窗而坐，医者背窗，面向患者。必要时需借助放大镜、直接检眼镜、间接检眼镜、眼压计、视野计、裂隙灯显微镜等检查。从外眼到内眼依次检查视力、胞睑、两眦、白睛、黑睛、黄仁、瞳神、晶珠、神膏、目系、视衣等，并询问有无目痛、目痒、目眵、目泪及视觉情况，触按胞睑、眼眶有无肿块硬结及压痛，指按眼珠的软硬以了解眼压情况，按压目内眦睛明穴以观察有无脓液或黏液从泪窍溢出等。总之，诊察眼目，望、闻、问、切四诊均不可少，但以望诊和问诊最为重要。

正常人两目精彩内含，神光充沛，视物清晰。胞睑色黄润泽，开合自如，睑弦上生有睫毛，排列整齐，睑内血络淡红，光滑平整。眼珠外形如球似珠，转运灵活，无突出、下陷及偏斜。两眦部血脉红活，泪窍、泪泉通畅，无黏浊泪水外溢及赤脉攀睛。白睛表层光泽透明，有少许血络分布；里层色白而坚韧。黑睛透明而呈青黑色。两眼瞳神等大等圆，阳看则小，阴看则大，展缩自如，气色清莹透澈，能明视万物。晶珠及神膏透明。目系色淡红，边界清晰。视衣无出血及渗出、水肿，其上血脉走行正常，比例协调。眼珠软硬适中，眼睛各部无疼痛及压痛等。

【临床运用】

（一）目神变化

1. 眼睛黑白分明，光彩清莹，明朗润泽，容色精爽，神光充沛，有泪滋润，不燥不涩，视物清晰正确，为眼有神，虽病易治。反之，若见白睛暗浊，黑睛色滞，失却精彩，浮光暴露，无眵无泪，视物模糊错乱，为眼无神，多为阴血亏虚或精气衰败，病属难治。

2. 两目深陷无光，为脏气败竭的征兆；神采飞扬，目视逼人，为狂证先兆；神色暗淡，目光呆滞，为癫证的预兆；目光忧郁，则为郁证的前兆。

3. 观察两目光泽可以判定胎儿性别。有人观察发现，孕妇两目的光泽有阴阳属性，聚集者为阳，怀胎为男；平淡者属阴，怀胎为女。阳性光泽的表现为：无论棕色或棕黑色，在黑睛与瞳神的交界处似乎很浑浊，在瞳神（瞳孔）与黑睛的中心水平线上，透出一点微光或几乎没有光，给人一种神色团聚之感；而阴性光泽的表现为：在瞳神与黑睛的交界处，颜色显得很明朗，瞳神与黑睛的水平线上透出明亮和蔼的光泽，给人一种平淡无拘之感。其共观察101例，只16例出现误差[6]。

（二）胞睑病变

1. 胞睑虚浮肿者，主风、主虚；胞睑赤肿者，主风热；眼圈青色，主肝寒、伏饮；胞脸黯黑，肌肤甲错，为内有干血；睑内色白者，主血虚、脏寒；睑内色滞黄白者，主食积；睑内有粟粒状白粒，主虫积。

2.胞虚如球 指胞睑肿胀如球，按之虚软，皮色光亮，不红不痛不痒。为脾虚失运，湿邪停聚；或肾阳不振，水湿上泛所致。

3.实热生疮 指胞睑生疮，红赤肿痛，触之灼热，压痛明显，甚至腐肉成脓者，多因热毒炽盛所致。

4.眼睑丹毒 指胞睑局限性红赤肿胀，如涂丹砂，触之质硬，表面光亮紧张的病变。因风热火毒外袭，郁于肌肤而成；或眼睑皮肤外伤，邪毒乘伤袭入所致。

5. 针眼 又名土疡、土疳或偷针。为眼睑边缘或睑内局限性红肿硬结，继之成脓，压痛明显者。多因邪毒外袭，或脾胃热毒壅盛，瘀滞胞睑而成。本病反复发作者，多因脾胃不健所致。

6. 胞生痰核 指胞睑局限性肿胀，不红不痛，触之有核状硬结的病变。多因痰湿郁滞胞睑，血气不分，混而遂结；或因睑内针眼，日久不溃，硬结不消，转化而成。

7. 眼胞瘀血 指眼部挫伤后，胞睑青紫肿胀，为外伤后脉破血溢，瘀血内停所致。

8. 风赤疮痍 指眼睑皮肤红赤，出现水疱、脓疱、糜烂渗水的病变。多因风湿热邪客于胞睑肌肤，或脾胃湿热蕴积，上攻于目，郁于胞睑而成；或因点用某种药物发生过敏所致。

9. 眼睑带疮 指一侧胞睑簇生水疱，疼痛剧烈，水疱基底暗红，疱群之间皮色正常，其范围不超过颜面正中线的病变。多因脾胃湿热内蕴而成，或因肝胆湿热上承所致。

10. 睑弦赤烂 指眼睑边缘红赤溃烂、痒痛并作的病变，多内因脾胃湿热蕴积，外因风邪侵袭，以致风、湿、热三邪搏结于胞睑而成。若赤烂限于眦部者，称"眦帷赤烂"，多因心火内盛，风火上炎，灼伤睑眦所致。若发生于新生儿或婴儿时期，称为胎风赤烂。若因感受风邪而发赤烂者，称迎风赤烂。

11. 胞肿如桃 指胞睑高肿难睁，皮色红赤，形如熟桃的病变。多由风热邪毒客于胞睑肌肤之间，集聚成肿；或脾肺壅热，上犯于目，客于胞睑所致。

12. 椒疮 指睑内表面丛生花椒样颗粒，色红而坚的病变。多因风热邪毒外侵，脾胃湿热内蕴，内外合邪，郁于胞睑，气血瘀滞而成。

13. 粟疮 指睑内表面丛生粟粒样颗粒，色黄而软的病变。多因脾虚湿邪上泛，湿邪停滞胞睑而成；或湿热熏蒸，郁于胞睑血络，气血壅滞所致。

14. 睑内结石 指睑内出现黄白色细小颗粒，质地坚硬如石的病变。多因椒疮、赤丝虬脉等慢性病变迁延不愈，津液受灼，痰湿凝滞而成。

15. 春夏奇痒症 指每逢春夏季节，双眼奇痒难忍，睑内红色颗粒，排列如铺卵石样的病变。为脏腑失调，风邪入侵，上扰清窍；或因湿热上承，又夹风邪，以致风、湿、热三邪蕴结，瘀滞脉络而成。

16. 上胞下垂 指上睑垂下，遮掩瞳神，不能提举的病变。多因先天禀赋不足；或脾气虚弱，清气下陷；或肌腠空虚，风邪阻络所致。

17. 倒睫 指胞睑内翻，睫毛向内倒入扫磨眼珠，多因椒疮经久不愈，睑内瘢痕密布，以致睑板厚硬，内急外弛，睫唇内翻而成。

18. 睥翻粘睑（皮翻粘睑） 指眼睑外翻与其睑皮粘着，而睑内表面暴露于外的疾病。多因眼丹、创伤、烧伤等痊愈结瘢，瘢痕收缩而成，或风邪入络所致。

19. 睑肉粘轮　指睑内表面与白睛表层粘着。若粘着较重而致眼珠不能转动者，则称为练睛。多因椒疮等症，脾胃积热上承，风邪外侵，以致睑内与白睛浅层粘着，或因酸碱等物烧伤眼内组织，处理不当，致创面粘着而成。

20. 睑急紧小　指睁眼时，睑裂达不到正常大小者。多因椒疮、睑弦赤烂等症失治，迁延不愈，热郁血分，以致眦部之睑缘粘着所致；或因外伤、烧伤后上下眼睑之瘢痕相互粘着引起；亦可因脾胃气虚，清阳不升，眼睑筋脉紧缩而成。

21. 胞轮振跳　指眼睑肌肤不自主地跳动。多因气血不和，肝血不足，血虚生风；或心脾亏损，气血不足，筋脉失养而筋惕肉瞤。

22. 目劄　指上下眼睑频频眨动。因小儿多见，故又称小儿目劄。多因肺阴不足，津液受耗；或因饮食不节，脾胃受伤，目失濡养所致，见于疳积上目的早期，也有因血虚生风引起者。

英国医师研究发现，测定眨眼频度，对精神病的病情进展可提供某些线索。如抑郁症患者的眨眼频度（每分钟 26 次）比正常人（平均每分钟 15 次）明显增高，有显著差异。而经治疗后，抑郁症患者的眨眼频度可降至正常[7]。

若频频眨目或骤然紧闭不开，数小时后自然缓解，多为情志不舒，肝失条达所致。

23. 目闭不开　指双目闭合，不欲睁眼。多因外感风热，邪滞胞睑，致筋纵不收，升举失司；或湿热郁遏，上犯于目，闭阻胞睑经络所致；或脾气不足，阳气下陷，上胞升提乏力；或肝肾不足，精气虚衰，目失濡养所致。

24. 眼皮麻木　指眼睑皮肤知觉减退，甚至完全丧失。多由风邪外袭或肝风内动，侵扰头面经络；或气血亏虚，经脉失养，睑肤不仁所致。

25. 眼胞菌毒　指胞睑边缘出现小疱状、菌状或头大蒂小的新生物，不痛不痒，经久不愈的病变。多因脾胃素蕴积热，上攻于目；或痰湿内蕴，忧思郁怒太过，致气滞血瘀为患。

26. 眼瘤　指胞睑生一肿块，质地坚硬，颜色灰白，不痒不痛，逐渐长大的病变。多因痰浊瘀血凝滞所致。

27. 目窠肿起　凡水肿病初起，多见目下微肿；若目窠下微肿，如新卧起之状，伴面部浮肿者，为风水；眼睑红肿而起病急，多为脾热；下睑肿垂，多见于老年脾肾虚弱；眼胞肿，十指微肿者，为久咳；目下有卧蚕，面目鲜泽，脉伏消渴者，多为水肿实证。

28. 睑之开合　瞑目者为阴气盛，瞋目者为阳气盛。目不合者，或虽瞑目不得眠者，系卫气留于阳，不得入于阴所致；目不开，或不得视者，系卫气留于阴，不得行于阳所致。目不合，卒口僻者，为足阳明之筋急；目不开，卒口歪者，为足阳明之筋纵。目瞑耳聋，上虚下实，病在足少阳、厥阴；瞑目，但欲寐，脉微细者，为少阴病；

目合则汗出，但欲睡眠，脉浮大，为三阳合病；目不合，目气不营，为阴跷病。热病好瞑，身重骨痛耳聋者，病在肾。视而时瞑，非开目者，为衄之常候；目瞑、漱水、鼻燥，为阳邪亢盛，欲解，必衄；伤寒八九日不解，发烦目瞑，剧者必衄，衄乃解；下后目闭，乃阴血受伤。中风而合目鼻鼾者，难治；闭目而渴，心下实，脉当紧实而数，反见沉濡而微者死。平人忽然眼垂下视者，为气衰神去，寿不永久之先兆。

29. 睑黡 指眼无它病，仅胞睑周围皮肤呈黯黑色的眼症。多因五劳虚极羸瘦，瘀血内停，上干于目；或多梦少眠，肝肾阴亏所致。而小儿下睑皮肤出现暗斑者，提示脾胃虚损。其中，椭圆形暗斑提示胃气虚损；鱼尾形暗斑提示脾虚；半月形暗斑提示脾胃俱虚[8]。

30. 望眼辨妇科病 近来有人研究发现，眼胞黧黑与月经、带下病的关系密切。其通过对 153 例患者的观察，其符合率为 68.6%。且对原有眼胞黧黑，经、带疾病治愈 3 个月以上的 21 例患者进行追踪观察，眼胞黧黑随经、带的治愈而消失者有 14 例，占 66.7%[9]。还有人认为，通过望眼胞可预知难产，即妇人初胎，心怀畏惧，而两眼下呈黑色者，多发生难产[10]。

有人报道，望眼辨妇女带下的经验，通过对 52 例带下病患者的观察，均在其下睫毛边缘与眼下胞相连合处，有条线状的浅黑色的明亮带（称明亮带征）存在，据此可诊断带下病[11]。还有人认为，妇女两眼上下胞睑发绀，是冲任亏损的表现，有此者多半是月经过多或带下不止[12]。

（三）两眦病变

1. 漏睛 指经常流泪，当指压大眦部或冲洗泪道时，可见泪液与脓液混杂自泪窍溢出的慢性眼病，又称眦漏证（彩图 4）。多因椒疮日久，邪毒蔓延，窍道阻塞，复加心热上承，热毒蕴积，灼伤津液气血，蓄腐化脓而成。

2. 漏睛疮 指内眦部睛明穴处，骤然出现红肿热痛，触之有豆样或枣核样硬结，化腐溃脓的眼病。多因风热邪毒外袭，心火内炽，内外相搏，结聚于内眦而成。

3. 大眦漏 大眦部因疮口溃破，久不收口，遗留瘘管而常流脓水，又称眦漏或漏睛。多因心火上燔所致；或痰湿阻络，气血不行，溃而成漏；或气血不足，毒邪稽留。

4. 赤脉传睛 指赤脉起于眦部，横贯白睛，甚则侵及黑睛。发于大眦者，称大眦赤脉传睛；发于小眦者，称小眦赤脉传睛。赤脉粗大者，为心经实火所致；赤脉细小，干涩不适者，为心经虚火所致。

5. 胬肉攀睛 指眦部白睛上附有三角状肉膜，由眦角横布白睛渐侵黑睛（彩图 5）。多因外受风沙、日光等长期刺激，内因心肺风热壅盛，或脾胃湿热上熏，以致血脉瘀滞而成；或因肾阴亏耗，水不制火，心火上炎所致。

6. 小儿目眦红赤，眼泪汪汪，须防麻疹。伤寒目眦赤，身热舌绛，为心包火盛，宜防痉、厥之变。

7. 姜汁滴目眦辨寒热腹痛 据报道，凡遇腹痛，欲辨其寒热，可用老姜汁少许滴入患者目内眦，不觉辛辣而反感舒服者，为寒性腹痛；反之为热性腹痛[13]。

8. 指按内眦辨狂犬病轻重 据报道，判断狂犬病的生死，用食、中两指力按患者目内眦，如见左边出泪者为难治，无泪者为易治[14]。

（四）白睛病变

1. 白睛红赤 指白睛红赤，越近白睛周边越明显，颜色鲜红，其血络位于浅层，推之可移动。多为外感风热或肺火上炎所致。

2. 抱轮红赤 指环抱风轮发红，颜色紫暗，其血络位于深层，推之不能移动。多为肝火上炎兼有瘀滞所致。

3. 白睛混赤 指白睛红赤与抱轮红赤同时存在。多为肺肝热盛，夹有瘀滞所致。

4. 赤丝虬脉 指白睛浅层赤脉纵横，粗细不等，疏密不匀，方位不定，甚则虬蟠旋曲。多由风热眼病失于调治，余邪未尽，或久视伤阴，虚火上炎；或风沙刺激，热郁血脉所致。

5. 白睛溢血 又称色似胭脂症。指白睛浅层有片状血液，境界分明，初起鲜红，继则紫暗，终则暗黄而消失。多因年老阴精不足，脉络脆弱，络破血溢所致；或因热郁肺经，肺气失宣，顿咳不已，震破脉络引起；或因撞击外伤，眼部手术，球结膜下注射等，致脉络受损，血溢络外而成。

6. 白睛辨色 白睛呈蓝白色，多见于小儿及孕妇，常为血虚所致；白睛色苍白为肺气虚；白睛色青为肝病；白睛色黑乃肾竭，为大凶之兆；白睛出现绿点，为胃肠积滞，腑气不通；白睛散在小红点，是微细脉络末端扩张，多见于消渴病患者。白睛色黄者，为胆病；若黄而鲜明如橘者，为阳黄，多为肝胆湿热上熏；若黄而晦暗如烟熏者，为阴黄，多由寒湿上泛。肥人目黄者，热在阳明；伤寒汗已，身目俱黄者，为寒湿在里不解；尺脉浮，目睛晕黄者，衄未止；晕黄去，目睛慧了，知衄止。白睛色黄者，为小便不利；色淡黄者，为脾虚泻利，或脾有积滞或积聚；白睛老黄色，乃肺脾受邪，为疸证。

7. 天行赤眼 指白睛浅层红赤臃肿，眵少或无眵，泪涕交流，骤然发生的疾病。多因时行疫毒侵犯于目所致；或由患者的泪涕相染引起。本病易传染于人，可造成广泛流行。

8. 天行赤眼暴翳 指白睛浅层骤然红赤肿痛，黑睛骤生星点翳障。多因时行疫毒突然外袭，侵犯肺卫，肺金乘克肝木，或素有五脏积热，内外相搏，上攻于目所致。

9. 暴风客热　指白睛浅层红赤肿痛，伴胞睑红肿，眵泪俱多。多因客感风热邪毒，风热相搏，交攻于目所致；或由患者的眵泪相染而成。

10. 白睛赤膜　指白睛有膜状物，赤脉密集，向黑睛发展较快的疾病。多为肺肝火盛，热郁脉络所致。

11. 白膜侵睛　又称白膜蔽睛、白膜遮睛。指白睛有膜状物，赤脉细小稀疏，向黑睛发展较慢的疾病。多为肺阴不足，虚火上承所致。

12. 状若鱼胞　指白睛浅层臃肿，色白或淡红，形如鱼鳔，甚者白睛皆可肿胀隆起，突出睑外。多为气虚之人，因风寒外束，肺失宣降，邪壅肺络而致；或见于其他全身性疾病如水肿、瘿瘤等。

13. 形如虾座　指白睛肿胀高起，甚至突于胞睑之外，其形如虾，常使黑睛受累。常因恣食辛辣厚味，脾胃蕴热，热极成瘀，久而成毒，瘀滞白睛所致。

14. 白睛水肿　双眼白睛浅层水肿，透明发亮，伴眼睑水肿者，多为脾肾虚弱，水湿上泛所致；若水肿仅限于眦部特别是外眦部者，多为眦部针眼所引起。

15. 气壅如痰　指胞睑之内，白睛表层，常有白沫黏稠之物，状似痰沫。多由脾肺湿热，痰火上壅所致。

16. 金疳　指白睛表层出现灰白色小泡，周围绕以赤脉，推之可移动。多因肺火上承；或肺阴不足，虚火上炎，郁结不散，气郁血滞而成。

17. 火疳　指白睛里层出现紫红色结节，呈圆形或椭圆形，初起较小，继之增大，推之不能移动，触痛明显。多系肺经实火上炎，热瘀滞结而成；或妇女行经之际，肝火偏盛，热郁血分，血热壅滞引起；亦可因全身疾病如瘰疬、痹证、杨梅结毒等所致。

18. 眼珠干燥　指白睛浅层干燥，暗淡无光，易成皱褶，甚至粗如皮肤，黑睛干燥混浊。多因椒疮日久，灼伤络脉，津液源竭；或因酸碱烧伤，组织受损，津液不生，或为疳积。

19. 偏漏　指白睛出现结节，呈紫红色凸起，继则溃破成漏，流出稠浊白水或脓液，甚至眼内组织脱出。多因痰湿结聚，瘀滞白睛，热极溃烂成漏。

20. 目珠管症　指白睛上生有半透明的白色小泡样隆起，不红不肿，状如晶亮之珠管或串珠。由风热痰饮，蕴阻目络，气血失和，津液滞结引起。

21. 黄油障　指白睛近黑睛之内外侧，有略隆起之淡黄色斑块，状如油脂。多因风尘侵袭日久，于白睛常露之处，变生而成；或因湿热犯肺，结聚白睛所致。本症老年人多见，不累黑睛。

22. 白睛青蓝　指白睛局限性青蓝，呈隆起状，高低不平，多因肺肝热毒，或湿热蕴蒸，毒热蒸逼，困于白睛，致气滞血瘀，渐变青蓝；或因梅毒、结核等引起。若白睛青蓝一片，不红不痛，表面光滑，为色素沉着，乃先天形成。

近来有人观察发现，蓝色巩膜是诊断缺铁性贫血的敏感体征。在贫血早期，当皮肤黏膜无明显改变时，患者已有巩膜发蓝现象。青岛市于 1988 年的普查结果也表明，蓝色巩膜对发现缺铁性贫血患者有高度敏感性。在普查的 161 名儿童中，发现有 41 名蓝色巩膜者，后经实验室检查证实，其中 40 名（占 97.6%）蓝色巩膜者的三项血液学结果偏离了正常值范围[15]。

23. 白睛蓝斑 指白睛的上部或下部，内部或外部，呈现一种如针尖至绿豆大小、不规则、不凸出白睛表面的蓝色斑点（图 1-19），据此可诊断蛔虫病。江西省儿童医院报道 718 例，望诊与镜检符合者为 577 例，占 80.4%[16]。章湘平报道其诊断准确率可达 99% 以上[17]。

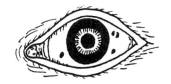

图 1-19 白睛蓝斑

24. 眼蛔斑 指白睛上的小血管顶端和旁边，有蓝色、青黑色或紫褐色圆形的斑点，约大针头大小（图 1-20）。据此可诊断蛔虫病。一般而言，斑大，表明寄生的是成虫；斑小，表明寄生的为幼虫；斑数多，为虫多；斑数少，为虫少。

有人报道在 203 例经镜检诊断为蛔虫感染者中，出现眼蛔斑和巩膜蓝斑（即白睛蓝斑）者有 186 例，其符合率为 91.63%[18]。尹德军通过对 105 例白睛中有颜色斑点和 25 例无颜色斑点儿童的对照观察，以用中西驱虫药后诸症消失或镜检虫卵在 ++ 以上作为诊断标准，结果观察组的诊断阳性率为 97.8%，而对照组的诊断阳性率仅为 4%[19]。

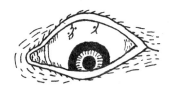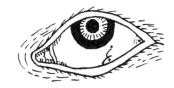

图 1-20 眼蛔斑

25. 紫色云斑 指白睛上的毛细血管上端和边缘，出现多样状的浅紫色、云絮状斑块（图 1-21）。据此可诊断钩虫病。斑块大者，为感染程度较重；斑块小者，为感染程度较轻。

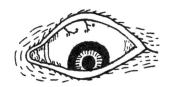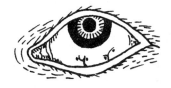

图 1-21 紫色云斑

26. 黑色斑点 指目之黑睛左、右上方的白睛区出现近似圆形的一个或数个直径为 1～3mm 大小的黑色斑点（图1-22）。据此可诊断蛲虫病。有研究发现，对26例诊断为蛲虫症者，用杀虫药后，黑点消失或缩小；而5例诊断为蛲虫症但未用杀虫药者，黑点不变[20]。

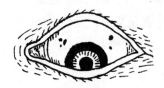

图1-22 黑色斑点

27. 疟斑 指白睛的毛细血管末端或弯曲部，呈现着黑色、青紫色、棕色、紫红色、淡紫色、银灰色等各种色素斑点，形状有圆形、椭圆形、三角形等，直径约1～4mm大小（图1-23）。据此可诊断疟疾。疟疾发作时，疟斑多呈黑色或青紫色，略凸出表面，境界清楚，血管的末梢呈膨胀样；疟疾治愈后，可恢复正常或成为斑迹[5]。

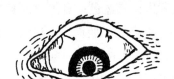 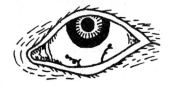

图1-23 疟斑

28. 白睛肝征 指在白睛的内下方（3、4点间），其上的毛细血管呈充血、扩张、淡青色（图1-24）。据此可诊断肝炎。俞德葆等通过对144例传染性肝炎和47例健康人的对照观察，发现肝炎患者的白睛上全部有赤脉出现，且目中赤脉与肝炎活动情况呈现互为消长的趋势[21]。

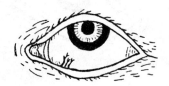 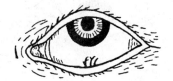

图1-24 白睛肝征　　　　图1-25 白睛胃征

29. 白睛胃征 指在两眼瞳孔的下方6点处，白睛上的毛细血管呈充血、扩张、红黑色（图1-25）。据此可诊断胃肠道疾病，如胃酸过多，肠胃炎等[5, 22]。有研究发现，通过对122例白睛胃征阳性患者的临床分析，此征与临床症状体征（急慢性胃肠炎、胃十二指肠溃疡、胃癌等）的符合率达90.2%（110例）[22]。

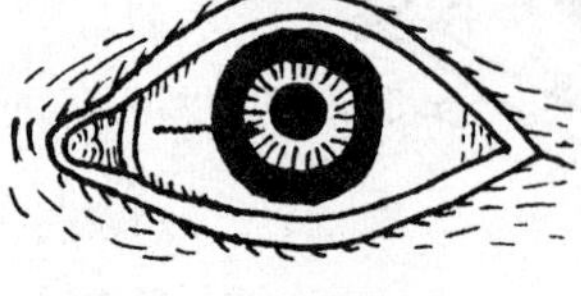

30. 赤脉贯瞳 指在白睛部有充血样血脉贯入瞳孔，是瘰疬的一种征象。独立1条赤脉者为病轻，有2～3条赤脉贯入者为病重，赤脉不入瞳者为最轻（图1-26）[5]。

图1-26 赤脉贯瞳

31. 白睛癌征 指眼珠上半部白睛浅层下呈"—"形的静脉显露者为阳性，可诊断癌症，其肝癌阳性率为47%，食管癌阳性率为35%，肠癌阳性率为30%，胃癌阳性率为28%。或眼球上半部血管的异常走向，健康人呈"人"字形走向，如出现横行血管，使血管走向呈"V"形者属阳性，可诊断癌症，其肠癌阳性率为69%，胃癌阳性率为58%，食管癌阳性率为57%，肝癌阳性率为45%[23]。

32. 白睛痔征 指白睛上5、6点间（乾卦与坎卦间）部位附近有由下向上行走的扩张、弯曲、充血的血管（图1-27），颜色有鲜红、淡红，或红中带黄、红中带黑等。据此可诊断痔疮。痔征现于左眼，为肛门左侧有痔核；现于右眼，为肛门右侧有痔核。痔征呈现1条，且末端没有

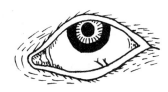

图 1-27 白睛痔征

分支，表明仅有1个痔核；末端有分支，或在同一位置，呈现2条痔征的，表明有2个痔核；痔征的条数多，或分支多，表明痔核的个数也多。痔征细小，不甚曲张，不甚明显，为痔核小；痔征粗，且曲张有力者，为痔核大。痔征的根部特别膨胀，或数条并在一起者，为痔核有脱垂现象。

彭显光据此诊断内痔，以肛门镜检作为诊断标准，检查1270例，其定性符合者1079例，占检查人数的85%[24]。林其鸣先后对50例已知内痔患者和100例未知有无内痔者进行检查，发现50例内痔患者巩膜痔征均为阳性；100名未知者，经外科肛指复查确定患有内痔的有88人[25]。丁树清对112例内痔患者巩膜痔征的观察结果，定性符合者99例，占88.4%；定位符合者89例，占79.5%[26]。

33. 白睛报伤点 指患者伤后白睛见青紫色血络浮起，在血络末端有瘀血点，又称报伤眼征。瘀点颜色较黑，如针尖大小，则提示体内有伤。但如果瘀血点不在血络末端而在其中部，或离开血络，则无诊断价值。

（1）以瞳仁水平线为准，报伤点在水平线之上者，主要反映腰、背及上肢有伤（图1-28）。其中，腰部的瘀血点偏向内侧或近瞳仁（图1-29）；肩部与脊柱的瘀血点多居中（图1-30）；上肢的血络分支短，其瘀血点多偏向外侧且远离瞳仁（图1-31）；下肢的血络分支长且超过瞳仁水平线（图1-32）；若两下肢俱伤，则血络可呈中断跳跃状态（图1-33）。

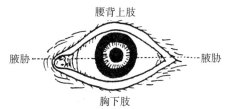

图 1-28 报伤部位

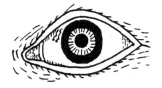

图 1-29 腰部瘀血点位置

（2）报伤点出现在眼的水平线之下者，主要反映胸部及下肢有伤。伤在乳头上方者，瘀血点居中；伤在乳头上内侧、龟子骨（即胸骨）旁者，瘀血点偏于内侧；伤在

乳头外侧下方及血盆骨（锁骨）窝下者，则瘀血点偏向外侧（图1-34）；伤在龟子骨上端（胸骨柄）两侧者，则呈"Y"形血络分叉，瘀血点位于分叉的末梢（图1-35）。

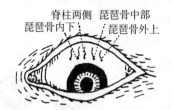

图1-30　肩部与脊柱的瘀血点位置

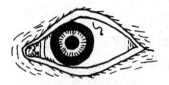

图1-31　上肢瘀血点位置

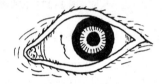

图1-32　下肢小血络形态及位置

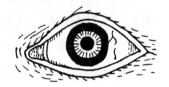

图1-33　上下肢俱伤的小血络形状

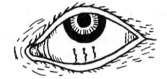

图1-34　胸部瘀血点位置

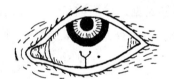

图1-35　龟子骨上端两侧呈Y形的血络分叉

（3）报伤点出现在左眼者，示身体左侧有伤；出现在右眼者，示身体右侧有伤。

（4）报伤点出现在眼的外侧，按瘀血点上下次序分别提示腋后线、腋中线及腋前线受伤（图1-36）；报伤点出现在眼的内侧，则提示对侧胸胁受伤（图1-37）。

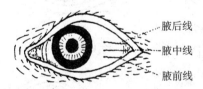

图1-36　腋胁部瘀血点位置

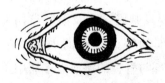

图1-37　内侧瘀血点提示对侧腋胁受伤

（5）报伤点下的血络呈明显扩张、弯曲如螺旋者，提示有较剧烈的疼痛出现（图1-38）；若血络粗细不一，则虽无瘀点，也提示有伤（图1-39）。

（6）报伤点色淡如云，或黑而兼白，散而不聚者，为伤在气分，较轻；色黑而沉着，凝结如小芝麻者，为伤在血分，较重；色黑且周围有色淡如云，呈不规则晕状者，为气血两伤，最重。

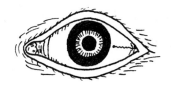 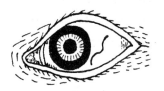

图1-38　血络怒张提示剧烈疼痛　　　图1-39　血络粗细提示有伤

福建中医学院西学中班望眼诊伤研究小组曾根据上述报伤点的特点对1000例患者作观察分析，1000例患者中有报伤点出现者691例，其中报伤点的出现与诊断受伤符合者605例，诊断符合率为87.5%。在有受伤史并有报伤点的541例中，其报伤点出现部位与受伤部位完全符合者407例，占75%；报伤点出现数与受伤部位数相等者304例，占56%[27]。

张傲清根据上述方法普查486例，从眼症诊察有伤者62例，实际患有急慢性损伤者68例，符合率达91.1%[28]。

34. 据叶有福医师的经验，两眼白睛的颜色呈黄色者，主位于两侧锁骨中线以内，乳头连线以上的胸部病变；红色者，主位于两侧锁骨中线以内，乳头连线以下，脐水平线以上的胸腹部病变；黑色者，主位于两侧锁骨中线以内，脐水平线以下的下腹部病变；青蓝色者，主位于两侧锁骨中线以外，脐水平线以下的两侧少腹部病变。左眼白睛血丝主左侧病变，右眼白睛血丝主右侧病变；瞳孔内侧主人体内侧病变，瞳孔外侧主人体外侧病变。若以瞳孔水平线为界分为上、中、下三部（图1-40），则血丝出现部位与人体疾病相应的关系为：瞳孔内侧上部主锁骨中线以内，乳头水平线以上的胸部病变；中部主锁骨中线以内，乳头水平线以下的胸腹部病变；下部主锁骨中线以内，脐水平线以下的下腹部病变。瞳孔外侧的上、中、下部与内侧划分相同，只是位于该部之外侧而已。

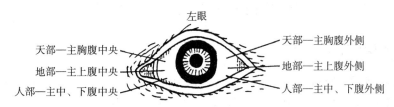

图1-40　白睛上、中、下三部划分图

福建松政县组织专人对叶氏的经验做了一次双盲调查，症状符合率：调查51例，完全符合的为37.2%，基本符合的为54.9%，总符合率为92.1%。病位符合率：调查47例，完全符合的为38.3%，基本符合的为40.4%，总符合率为78.7%[29]。

35. 眼球经区诊法　辽宁中医学院彭静山教授提出此法，将眼球划成 8 个经区（图 1-41），各经区所代表的脏腑，左右相同。1 区代表肺与大肠，2 区代表肾与膀胱，3 区代表上焦，4 区代表肝与胆，5 区代表中焦，6 区代表心与小肠，7 区代表脾胃，8 区代表下焦。通过观察各区球结膜上血管形状和颜色的变化可以诊断疾病。

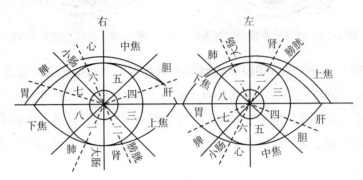

图 1-41　眼球经区诊法图

（1）如血管根部粗大，多属血流瘀滞；血管曲张，甚至怒张，多属血瘀证；血管变长，并从某一经区延到邻近经区，为病发于一经传到另一经之征象；血管像树枝似分杈，常发生在瞳仁水平以下，多属血流瘀滞；血管在球结膜上似乎隆起一条，常常发生于六腑病变时，如左眼大肠区血管隆起，多属痔漏或肛门病；右眼小肠区血管隆起，多属十二指肠球部溃疡；瘀血凝集成片状，易出现于肝、胆、下焦区，多属郁证；延长的血管末端像悬垂的露水珠，多见于虫积或瘀血患者。

（2）血管色紫红，多属热盛；色浅淡，多属虚证（气血不足）或寒证；色红中带黑，为新病传热；若热炽血滞，则由紫转为黑色；鲜红色，多为新感的实热证；暗灰色，为陈旧性病灶；深红色，为病势加重；淡黄色，为疾病将愈；红中带黄，为病势减轻。

（3）如某经区的血管延伸至其他经区，且原发经区血管颜色深重，为邪传他经，原发经之病仍重；反之，为不传他经，原发经的症状已渐消退[71, 72]。

（五）黑睛病变

1. 动翳　凡黑睛混浊，表面污浊，边缘模糊，基底不净，荧光素着色阳性，具有发展趋势或发展迅速者，均属于此类范围。多因肝经风热，或肝胆火炽，或湿热熏蒸等所致。

2. 静翳　又称宿翳。凡黑睛混浊，表面光滑，边缘清楚，基底干净，荧光素着色阴性，病理变化相对静止者，均属于此类范围。其中，翳菲薄，须在聚光下方能察见者称冰瑕翳；翳稍厚，在自然光线下可见者称云翳；翳较厚，一望则知者称厚翳；若翳与黄仁粘着者称斑脂翳。均是黑睛疾患痊愈后结成的瘢痕翳障，常兼有津液受灼，气血失调的病机。

3. 银星独见 指黑睛生翳，形如星，色如银，独自生的眼病。多因风热犯目；或素体肾阴不足，虚火上炎，复受风热之邪，瘀滞于风轮所成。

4. 聚星障 指黑睛骤生多个细小星翳，散在如云雾状，或排例如树枝状，或如地图状，或向深层发展团聚如圆盘状，白睛红赤，畏光流泪。多因机体抵抗力下降，风热或风寒之邪入侵；或肝火炽盛，上攻于目；或湿热痰火，熏灼黑睛；或热病伤阴，虚火上炎引起。

5. 聚开障 指黑睛翳障，时聚时散，形状不一，眼内涩痛，反复发作。多因湿热痰火所致；或因肝肾阴虚又兼湿热之邪引起。

6. 白涩症 指黑睛表层出现细小星翳，眼内干涩不适。多因肺肾阴虚，阴津不足，目失濡养，或兼夹风邪所致。

7. 凝脂翳 指黑睛生翳，如凝脂样肥浮脆嫩，发展迅速，黄液上冲。若翳色淡绿，黑睛迅速溃烂，黄液量多，遮满瞳神，白睛混赤臃肿（彩图 3）。多因黑睛受伤，风热邪毒侵伤乘入，致热毒炽盛而成；或聚星障等迁延不愈，复加邪毒侵袭，转化为本病。

8. 花翳白陷 指黑睛骤生翳障，四围高起，中间低陷，形如花瓣。多因外感风热毒邪，内因肺肝积热，内外相搏，壅实上冲，灼伤黑睛，气血壅滞而成。

9. 湿翳 指黑睛出现圆形或椭圆形翳障，色黄暗，表面如腐渣样物堆积，逐渐向四周发展，眵泪黏腻，白睛混赤。多因湿邪外侵，或湿郁化热，湿热（湿重于热）上熏，蒸灼黑睛所致。

10. 黄液上冲 指黑睛后黄仁前出现黄色脓液，少则如指甲根的半月白岩，多则可遮满整个瞳神。多因脾胃积热，复加风热邪毒，内外合邪，毒盛热炽，以致三焦火毒上燔，蒸灼黄仁，灼伤神水，脓液内聚而成。

11. 黑翳如珠 指黑睛上泛起翳障，黑而圆，大小高低不等，状如黑珠。多因外受风热邪毒，内夹肝胆积热，内外合邪，上攻黑睛而成。

12. 混睛障 指黑睛深层呈现灰白色混浊，同时赤脉从黑睛四周侵入，排列如梳。多因肝经风热或肝胆热毒蕴蒸于目，蒸灼津液，气血不和，瘀血凝滞而成。

13. 风轮赤豆 指黑睛上出现颗粒状翳障，且有赤脉追随牵绊，色红如赤小豆（彩图 2）。多因肝经积热，火郁风轮，气血失调，络中瘀滞所致；反复发作者，常与体质虚弱、气血不足有关。

14. 木疳 指黑睛浅层出现颗粒状翳障，色灰白，高于表面，呈圆形或椭圆形，大小不等。多因肝火上炎，或肝虚夹热，或阴虚火旺所致。

15. 暴露赤眼生翳 指黑睛长期暴露，致白睛混赤，黑睛生翳。多因风牵出睑、睥翻粘睑等以致眼睑不能闭合；或因突起睛高，珠突出眶等以致眼睑未能覆盖黑睛；外与六气接触，伤津耗液，黑睛失于濡养所致。

16. 赤膜下垂 指赤脉密集似膜，从白睛上方垂向黑睛。多因素患椒疮，肺肝热盛，火热上炎，热郁脉络，气血壅滞而成。

17. 血翳包睛 指赤脉从四周蔓掩黑睛，包满整个黑睛而成血翳。多因初为赤膜下垂，复因心、肝、脾三经蕴热，热郁血分，热壅血瘀所致。

18. 蟹睛 指黑睛溃破，黄仁自溃口绽出，状如蟹眼。多因肝胆火炽，邪毒炽盛，腐蚀黑睛，以致溃破，黄仁绽出而成。

19. 正漏 指黑睛正中或略偏处出现细小漏孔。多因凝脂翳等病变，病情进展，肝肾风热伏陷，风轮溃漏而成；也有因细小尖锐物体刺破黑睛未能修复所致者。

20. 疳眼 指小儿因疳积伤眼，而见黑睛混浊，甚则溃烂，眼珠变软，为疳积上目之重证，多因脾虚肝旺所致。

21. 旋螺尖起 指黑睛局部呈旋螺尖尾样凸起，色呈青黑，周围绕以白色瘢痕翳障，黄仁嵌入其中。多因患斑脂翳，复因肝气过盛，气机壅塞，气血失和所致。

22. 旋胪泛起 指黑睛高凸泛起，形似脑盖。多为先天异常，复因肝气独盛，郁结经络，肝失疏泄，气实上壅所致。

23. 钉翳根深 指黑睛生翳穿破，黄仁从溃口外凸，与黑睛粘固，其形如钉。多为凝脂翳、花翳白陷等病后期所遗。

24. 垂帘翳 指白色翳障自黑睛上缘而下垂，厚薄不一。多由肝经热毒壅盛，上攻黑睛而成。

25. 撞刺生翳 指异物入目，伤及黑睛，遗留灰白色的翳障。为外伤所致。

26. 偃月障 指黑睛上缘发生灰白色混浊。多为年老体虚，肝气不足，肺金乘克肝木所致。

近来国外研究发现，黑睛四周出现灰白色混浊，为血液中胆固醇水平增高的征兆，脑动脉硬化及心脏病患者大多出现此征[3]。

27. 黑睛形状异常 黑睛形状大小异常，或比正常大，或比正常小，多为先天异常所致。

（六）瞳神病变

1. 瞳神疾病如瞳神散大、缩小或变形、变色，或外观如常而视力障碍等，皆属内障眼病，常因脏腑内损，真元耗伤，精气不能上奉于目所致，多属虚证。但亦常见因热毒火盛，痰湿瘀滞，窍道闭塞；或肝风上冲清窍；或外伤破损等引起者。

2. 瞳神紧小 指瞳神紧缩，甚至小如针孔，失却展缩功能，伴见神水混浊，红赤疼痛，视力下降（彩图 7）。多因风热之邪外袭；或湿热内蕴，内外合邪，上攻于目；或风湿热邪，流窜经络，上扰目窍所致。

3. 瞳神干缺 指黄仁与晶珠粘着，致瞳孔失去整圆而呈梅花或锯齿状。多因患瞳神紧小症，实热之邪久留不解，耗损津液，阴伤邪留，虚实夹杂；或劳思焦虑，酒色过度，肝肾阴亏，虚火上炎所致。

4. 绿风内障 指瞳神散大，色呈淡绿，眼胀欲脱，眼硬如木，视力急剧下降，头痛呕吐（彩图 1）。多因情志不舒，郁久化火，肝胆风火上扰；或脾胃虚寒，肝气乘脾，浊气上泛，以致眼孔不通，玄府闭塞，气血不和，神水瘀滞而成。

5. 黑风内障 指瞳神散大，眼胀眼痛，时有呕吐，视力下降，病势较缓和。多素有头风痰火，复因房劳伤肾，肾精亏虚；或肾阴不济肝阴，肝阴不足，肝阳上亢，气血失和，神水瘀滞而成。

6. 瞳神散大 指瞳神开大，不能敛聚，阳看时亦不能变小（彩图 8）。多因七情内伤，精气不敛，或过食辛辣炙煿，恣食烟酒，积热生火，耗伤气阴；或由痰火上攻所致。久病见瞳神散大，为肾竭将亡之兆；暴病见瞳仁散大，多为中风之险；散大不收又为濒死之讯。

7. 通瞳 指瞳仁极度开大，似无黄仁，瞳神与黄仁通混不分。乃由突受惊恐，气机逆乱；或肝经风热上壅，黄仁不成关锁；或外伤血瘀络阻所致。

8. 瞳神欹侧 指瞳神歪斜，或如杏仁、桃核，或呈半月三角形。多因肝肾阴精消灼，水槁火炎，目失濡养所致。

9. 重瞳证 指单眼瞳神区内有两个或两个以上的瞳仁，大小不等，形态不一，阳看则小，阴看则大，展缩如常。多因胎儿眼目发育异常，与生俱来，亦有手术所致者。

10. 两侧瞳神不等大 若一侧缩小或散大，为气机逆乱，阴阳失调重证；若双侧皆缩小，是中风闭证的征兆；双侧皆散大，又为中风脱证的标志；瞳神由小变大，为病情由闭转脱之兆；凡瞳神散大，病必见凶，多有瞬息之变；如在瞳神发生变化的同时，还伴有目光晦暗、眼球呆滞和视物涣散，则为失神之兆，预后更为不佳[30]。

再者，临床上见瞳神紧小者，为梅毒、糖尿病、结核、麻风的预兆；瞳神缩小如针尖大小者，为中毒之兆；瞳神不圆，双侧不等大者，又为颅脑肿瘤的信号；颅脑疾患中如瞳神对光反射迟钝，为危笃凶兆；瞳神左右震颤为神经衰弱；瞳神开缩急速为神经过敏[2]。

11. 血灌瞳神 指瘀血积于瞳神下方或全掩瞳神，或瞳神内隐隐透见一点殷红或暗红色。多因外伤撞击或针拨内障等，伤及黄仁血络，血流络外，积于瞳神；或因肝胆火炽，迫血妄行，血络破损，灌入瞳神。

12. 青风内障 指瞳神内微混，呈淡青色，如青山笼罩淡烟，视力日渐减退，视野日渐缩小，眼珠逐渐变硬。多由抑郁忿怒，肝气郁滞，化火生风；或劳瞻竭视，肝肾阴亏，气机不畅所致。

13. 乌风内障　指瞳神内气色昏暗，如暮雨中之浓烟重雾，视力日渐模糊，终至不见三光。多因七情内伤，嗜欲太过，阴精内损，阴不制阳，肝风上扰所致。

14. 黄风内障　指瞳神散大难收，气色混浊不清，而呈淡黄色，神光欲绝。多因绿风内障失治，肝胆风火上扰，耗损瞳神，蒸灼神膏而成。

15. 圆翳内障　指瞳神之内，晶珠混浊如银白色，形状整圆（彩图6）。如病变早期，混浊仅呈枣花、锯齿状者，则称为枣花内障。本症多见于老年患者，多因年老体衰，肝肾不足，精血亏虚，目失濡养；或脾胃虚弱，运化失常，清气不能上升，精微不能营养于目所致。

16. 黄心内障　指瞳神内之晶珠核呈棕黄色混浊。病因与圆翳内障基本相同，但以气血不足，清气不升，目失濡养为多。

17. 胎患内障　指晶珠混浊与生俱来者。多为双眼患病，可在生后数月发现，也有至十余年后才被察觉。多因父母遗传；或先天禀赋不足，脾肾两虚；或因妊娠期饮食失调，将息失度，或误用某些药物，或患风疹等原因影响胎儿发育而成。

18. 惊震内障　指眼珠受伤后，损及晶珠，出现灰白色或乳白色混浊，而障碍视力。多因钝器击伤眼部，气血失和，脉络郁遏，目中清纯之气失运，晶珠失养，致气滞膏凝，逐渐成为内障；或因锐器刺伤，晶珠破裂，膏脂外溢，迅速凝结而成内障。

19. 瞳神颜色改变　瞳神变白（晶状体混浊），为糖尿病、手足抽搐的征兆；瞳神变黄，为视网膜母细胞瘤（恶性肿瘤）、玻璃体脓肿的征兆；瞳神变红，为眼外伤，眼底出血的讯号；瞳神变青，为眼压过高（如青光眼）[31]。

（七）眼内病症

1. 玻璃体

（1）眼内有炎性病变或病史，玻璃体内出现尘埃状混浊者，多为湿热蕴蒸。

（2）眼内有出血性病变或病史，或有外伤史，玻璃体内出现片状、条状混浊者，多为气滞血瘀。

（3）眼底呈退行性改变，玻璃体内出现棉絮状或蝌蚪状混浊者，多为肝肾不足或气血虚弱。

2. 视乳头（视盘）

（1）视乳头充血隆起，颜色鲜红，边缘模糊者，多为肝胆实火；或肝气郁结，郁久化火；或兼气滞血瘀所致。

（2）视乳头颜色淡白或花白，生理凹陷扩大加深者，多为肝肾不足；或脾气虚弱，气血不足所致。但也有虚中夹实者。

（3）视乳头血管呈屈膝状，偏向鼻侧，或有动脉搏动者，多为阴虚阳亢，肝风上扰；或痰湿内阻所致。

3. 视网膜血管

（1）血管粗大充血伴有渗出物或出血者，多为血分有热。

（2）血管痉挛，动脉变细，反光增强，或动、静脉交叉处有压迹；或黄斑部有螺旋状小血管者，多为肝肾阴虚，阴不潜阳，肝阳上亢所致。

（3）**血管阻塞**　发生在动脉者，表现为动脉显著变细如铜丝状，距乳头不远即消失，多为情志不遂，肝气上逆，以致玄府不通，脉络闭塞。发生在静脉者，表现为静脉怒张弯曲，甚或呈节段状，多为阴虚阳亢，脉络瘀阻；或肝火上炎，火灼脉道所致。

（4）血管细小，伴有眼底退变者，多为气血不足，目失濡养所致。

4. 视网膜出血

（1）**视网膜出血**　颜色鲜红，呈火焰状者，病情相对较轻；呈片状、团状，位于深层者，病情较重；若出血量多，充满玻璃体，眼底不能窥及者，病情更重。皆为血溢脉外所致。其因甚多，如心肝火热，蒸迫脉道，血液妄行；或肝肾阴虚，阴不潜阳，肝阳上亢，肝失藏血；或气血瘀滞，瘀血未去，新血妄行；或外伤脉道等所致。

（2）若出血陈旧，血色暗红，多为气机不利，血凝不行，气血瘀滞之象。

（3）若血液机化，组织增生，亦为气滞血瘀或痰湿郁积，凝积不散所致。

（4）若反复出血，新旧夹杂，或有新生血管，多为阴虚火旺，虚火上炎；或脾气虚弱，统血失权；或虚中夹瘀，虚中夹邪，正虚邪留所致。

（5）若出血仅局限于黄斑部，常见于中度以上近视和黄斑部盘状变性的患者，多因劳瞻久视，耗损肝阴，肝失藏血；或脾气虚弱，统血失权所致。

5. 视网膜渗出物

（1）视网膜出现新鲜渗出物，多为肝胆湿热或热郁血分所致；较为陈旧者，多为肝肾不足兼有气滞血瘀或兼痰湿郁积所致。

（2）若视网膜呈弥漫性水肿，多为脾肾失调，水气上泛所致，常见于肾炎患者。

（3）视网膜出现萎缩退变，多为肝肾不足，气血虚弱。

6. 黄斑部

（1）黄斑部渗出水肿，多为肝气犯脾，脾失运化，水湿停聚；若水肿消退，遗留渗出物，则多为气血失和，气血瘀滞。

（2）如果新鲜渗出物与陈旧渗出物相互夹杂，多为阴虚火旺所致。

（3）渗出物较为陈旧，或有色素沉着，或黄斑囊样变性者，多为肝肾不足所致。

（八）眼位改变

1. 突起睛高　指单侧眼珠突高胀起，转动受限，白睛浅层臃肿，多因风热火毒，脏腑积热，上攻于目；或因头面疖肿、丹毒等邻近病灶，邪毒蔓延至眶内所致；眼珠进行性突出，多为眶内肿瘤所致。

2. 鹘眼凝睛　指双侧眼珠突出，如庙堂凶神之目，红赤如鹘眼，凝视难以转动。多因情志失调，肝气郁结，郁久化火，火热上炎，目络涩滞；或因郁久伤阴，心阴亏耗，肝阴受损，以致阴虚阳亢所致。

3. 珠突出眶　指眼珠骤然突出，轻者含于睑内，重者突于眶外，怒吼呕逆时加重，仰头平卧时减轻。多因暴怒气悖、高声吼喊、低头进气等以致气血并走于上，脉络瘀滞所致。

4. 物伤睛突　指眼珠突出，胞睑青紫肿胀，有明显外伤史。多因眶骨骨折，眶内软组织受伤；或针刺眼周穴位及球后注射时，误伤血络，血溢络外，停于眶内所致。

5. 膏伤珠陷　指眼珠向后缩陷。多因色欲过度，肾精过耗；或嗜食辛燥，耗津灼液；或误伤眼眶经络，出血过多，瘀血内停，血液机化，牵引眼珠向后缩陷所致。

6. 陷睛翳　眼珠穿破，或瞳神紧小症失治所致眼珠萎缩陷下，是为陷睛翳；自幼眼珠细小，呈现低陷现象，为先天异常；若大吐大泻后眼珠陷下，为津液大脱之象。

7. 风牵偏视　指眼珠骤然偏斜于一侧，同时向患侧运动时受限，甚至严重受限，视一为二，恶心呕吐。多因气血不足，腠理不固，风邪乘虚袭入，致筋脉弛缓；或因脾胃失调，津液不布，聚湿生痰，风痰阻络所致；也有因颅内占位性病变引起者。本症偏斜严重者，称为瞳神反背；若仅向下方偏斜者，称为坠睛。

8. 双目睛通　指双目交替性向内偏斜，自幼所患的眼病。多因眼珠发育不良，形成远视，或长期逼近视物，以致目珠偏斜；或因小儿热病，风热之邪上攻于脑，脑筋受损，筋脉凝定所致。

9. 目仰视　指单侧或双侧眼珠偏向上方，不能下转。单眼上视者，多由正气内虚，腠理不固，外邪乘袭，或外伤所致；双目仰视者，多属火热亢盛，上扰心神，或痰涎壅盛而成。

10. 口眼㖞斜　指口眼偏斜一侧。多因正气不足，经脉空虚，风中经络，经隧不利；或痰湿内蕴，复感风邪，风痰阻络；或中风后遗，气虚血滞，脉络瘀阻；或头面外伤，经络受损等所致。

11. 辘轳转关　指双眼目珠不自主地向左右，或向上下如辘轳样不停地、有节奏地颤动或旋转不定。多因腠理不固，风邪外袭；或肝血不足，阴不制阳，肝风内动；或先天不足，眼珠发育不全，视力高度障碍引起。

（九）视力障碍

1. 近视　又称能近怯远。指视远物模糊而视近物清晰，眼部无其他不适。多因劳瞻竭视引起。为心阳衰弱，神光不能发越于远处；或肝肾两虚，精血不足，以致神光衰微，光华不能远及。亦有因禀赋不足，先天遗传所致者。

2. 远视　又称能远怯近。指视远物较视近物清晰，严重时视远亦不清晰。多因禀赋不足，与生俱来，阴阳两衰，阳不生阴，阴虚不能收敛，光华散乱；或由肾阴不足，阴精亏损，不能敛聚光华所致。

3. 老视　又称老花眼。指人年四十以上视远尚清，视近渐昏。多因年老体虚，肾精渐衰，阴精不足，阳光有余，目中光华发越于外，而不能收敛近视所致。

4. 暴盲　指眼外观端好，但视力急剧下降。临证根据不同的眼底表现可分为：

（1）**络阻暴盲**　指以视衣可见典型的缺血性改变为特征，视力突然锐减，甚或失明的眼病。多因忿怒暴悖，气机逆乱，气血上壅，血络瘀阻；或偏食肥甘燥腻，或恣酒嗜辣，痰热内生，血脉闭塞；或年老阴亏，肝肾不足，肝阳上亢，气血并逆，瘀滞络脉；或心气亏虚，推动乏力，血行滞缓，血脉瘀塞所致。

（2）**络损暴盲**　指因眼底脉络受损出血，致视力锐减，甚或失明。多因心肝火旺，循经上攻目窍，灼伤脉络，血溢络外；或七情内郁，肝失疏泄，五志化火，火郁脉络，脉络受损，血溢络外；或瘀热伤阴，阴虚火旺，虚火上炎，灼伤脉络，血不循经而外溢所致。

（3）**络瘀暴盲**　指因眼底脉络瘀阻，血不循经，溢于络外，导致视力突然下降，甚或失明。多因情志内伤，肝气郁结，肝失条达，气滞血瘀，血行不畅，瘀滞脉内，血溢络外；或肝肾阴亏，水不涵木，肝阳上亢，气血上逆；或过食肥甘厚味，痰湿内生，痰凝气滞，血行不畅，痰瘀互结，血脉瘀阻，血不循经，血溢脉外等所致。

（4）**目系暴盲**　是指各种病因，损及目系，导致患眼视力锐减，甚至失明。多因六淫外感或情志内伤，或忿怒暴悖，肝火内盛，循肝经上扰，灼伤目系；或热病伤阴，或素体阴亏，阴精亏耗，水不济火，虚火内生，上炎目系；或久病体虚，或素体虚弱，或产后血亏，气血亏虚，目系失养；或因颅脑及眼部外伤，损及目系。

（5）**视衣脱落暴盲**　指因视衣脱落而致视力锐减，甚或失明。初起患者多有眼前闪光，视物变形，继则眼前有大块黑影遮挡的感觉。多因脾肾失调，脾失健运，肾阳不振，水湿停聚，上泛于目所致；轻度外伤常为本病的诱发因素。

5. 青盲　指眼外观端好，视力缓慢下降，余无明显不适，检查多见目系萎缩变白。多因气血不足，肝肾亏损，精不上承，目系失养，玄府瘀滞所致；亦有因头颅外伤、颅内肿瘤、药物中毒等引起者。

6. 视瞻昏渺　指眼外无异，而视力减退，以致视物模糊不清。检视眼底，可见目系轻度充血，脉络略显充盈，视衣上有黄白色渗出或不规则色素沉着。多因湿热痰浊内蕴，上犯清窍；或情志不舒，气滞血郁，玄府不利；或肝肾不足，精血亏耗；或气血亏虚，目失所养所致。

7.干涩昏花 指眼内干涩，视物不清。多因肝肾阴虚，或肝血不足，目失濡养所致。

8.黑夜睛明 指眼外无异，视物于暗处较清而白昼不清。多为肝肾精亏，目失濡养；或肾水不足，神光失序所致。

9.夜盲 指视物仅于傍晚或暗处视物不清。临证时又可分为：

（1）肝虚雀目 见于小儿疳积上目的早期，证见双眼干涩畏光，频频眨目，或闭目难睁，入暮及黑暗处视物不清，治不及时，可致白睛干燥，常在内外两侧出现银灰色的三角形干燥斑，黑睛少泽，甚至糜烂破损，形成蟹睛。多因小儿脏腑娇嫩，脾常不足，复因饮食不节，或偏嗜食物，或哺养不当，或无原则的忌口，以致脾胃受伤，精微失运，肝血不足，目失濡养所致。

（2）高风雀目 又称高风内障。以夜盲、视力逐渐下降、视野日渐缩窄为主症。检视眼底，可见目系蜡黄，脉络变细，视衣上有不规则色素沉着。多因先天禀赋不足，命门火衰；或肝肾亏损，精血不足；或脾胃虚弱，清气不升等，以致目失濡养，气血失和，脉道瘀滞所致。

（十）视觉异常

1.眼前黑影 眼前出现飘荡不定的点状、条状黑影，称为云雾移睛。起病急骤者，多为湿热上熏或眼内出血引起；缓慢发生者，多为肝肾不足或气血亏虚所致。若眼前出现点状黑影而固定不飘动的，多为早期圆翳内障，常为肝肾亏虚所致。

2.视物变形 指视直如曲、视正反斜、视大反小、视长反短、视短反长等。多因肝郁血滞，气血失和；或脾失健运，湿邪停聚；或肝肾阴亏，虚火上炎所致。

3.视一为二 指视一物而有两物。多为风邪入络，眼肌麻痹引起；或肝肾虚弱，气血不足所致。

4.视定反动 指视固定物体反觉跳动。多为肝肾阴虚，肝血亏少所致。

5.视物颠倒 指视物体呈旋转倒置之状。多为气血两虚，目失濡养所致。

6.视瞻有色 眼外观端好，视无色物体反见有色。多因肝肾不足，精血亏虚，目失濡养所致。

7.视物易色 指眼外无异，但明辨颜色的能力降低，或不能辨认某些颜色。若视红色自觉为白色，称为视赤如白。多先天遗传所致，乃肝肾阴虚，精血不能上承而成。

8.虹视 指视灯光有红绿彩晕。如兼眼胀头痛，多为五风内障症状之一；如眼眵黏糊，多为风热犯目所致。

9. 坐起生花 指久坐久卧，骤然起立觉头昏眼花。多为气血不足或肝肾阴虚所致；亦常见于正常人。

10. 萤星满目 指眼前金星散乱，状如萤火飞舞。多因心肾不交；或肝肾阴亏，虚火上炎；或脾失健运，痰湿蕴积，化火上升，熏蒸清窍所致。

11. 神光自现 指眼外无异，自觉眼前如电光闪掣，甚则如火焰霞明，有时忽然见物，遮于眼前；甚而眼前一片白光，恍惚能见指动。检查眼底，可见视衣呈灰白色脱落隆起，血络爬行于上。多因阴精亏损，玄府瘀滞；或脾肾失调，水湿停聚，上泛于目所致。

（十一）眼目疼痛

1. 性质 眼目疼痛，突然发生，痛势急重，持续不断，喜冷拒按，冷之痛减，按之痛甚者，为热证实证；眼目疼痛，缓慢发生，痛势缓和，时作时止，喜温喜按，温之痛减，按之则舒者，为寒证虚证。

2. 时间 眼珠日间痛属阳，夜间痛属阴；早晨目痛属阳，午后目痛属阴。

3. 程度 头目剧痛，头如斧劈，目若锥钻，为头风痰火，气血瘀阻，神水瘀滞，玄府闭塞所致；头目胀痛，胀而兼痛，为气机郁滞；头目刺痛，如艾之灸，如针之刺，为风热火毒壅盛，气血瘀滞；头目抽痛，痛连他处，若抽掣，似电击，为风邪窜络；眼内灼痛者，为热郁血分；眼内涩痛，除眼珠表层异物外，多为阴虚津液不足；眼部隐痛，痛势轻微缓和，为气血不足，血不养目；目珠转动时痛剧者，为邪客目系。

4. 部位 眼痛连及巅顶后项，属太阳经受邪；眼痛连及两侧颞颥，属少阳经受邪；眼痛连及前额鼻齿，属阳明经受邪；痛在眼眶深部，连及巅顶者，属厥阴经受邪。

5. 眉棱骨痛 指检查外眼无异，自觉眉骨疼痛，按压眶上切迹处疼痛加重，或痛连眶内，阵阵发作，时轻时重，尤以夜间为甚的眼病。多因风邪入侵，清阳受扰，脉络阻滞所致。

6. 雷头风 指因目疾所致目痛如锥，头痛如劈，甚则眼前昏黑。多因痰火内盛，上乘清窍；或风邪外客，循目系入脑所致。

7. 赤痛如邪 指眼赤痛、头痛，寒热交作，时作时止。多因内有虚热，复感外邪所致。

8. 行经目痛 指妇女行经之际，眼目涩痛，头痛，肿涩难开，畏光流泪，或黑睛生翳。多因肝经素蕴热邪，郁而化火，肝火上逆清窍；或月经之际，失血过多，肝经虚损，目失濡养所致。

（十二）眼痒

1. 外有见症，眼部作痒 眼痒难忍，痒如虫行，春夏加重，秋冬缓解者，为风、湿、热三邪蕴结，瘀滞脉络所致；眼痒而皮肤湿烂，红赤疼痛者，为脾胃湿热兼夹风邪；眼痒而干涩，皮肤粗糙者，为血虚生风；眼局部用药后作痒，皮肤生疹起疱者，为药物过敏；外障眼病，症状日渐减轻，兼轻度作痒者，为正气来复，病将痊愈之兆。

2. 外无见症，眼部作痒 眼不红、不肿、不痛，自觉眼部作痒者，为风在皮肤肌腠，或血虚生风引起。

（十三）畏日羞明

1. 外有见症，畏日羞明 畏日羞明严重，眼部红赤疼痛者，多为肝经风热，或肝胆火盛所致；羞明较轻，红赤不显者，多为阴虚火旺所致；羞明而无红赤疼痛，伴白睛干燥、黑睛混浊者，多为脾虚肝旺所致。

2. 外无见症，畏日羞明 羞明既无红赤疼痛，又无赤脉翳膜，只是眼睑常欲垂闭者，为阳气不足所致。

（十四）眵泪

1. 眼眵 眵黄量多，甚至胶封眼睑者，为风热外袭或心肺火盛；眵绿量多者，为邪毒壅盛；眵白质稀量多者，为湿热互结，湿重于热；眵少干结者，为心经有热；眵白量少，如黏丝状者，为有湿邪。

2. 眼泪

（1）冷泪 指患眼不红不肿，时常流泪，泪无热感，迎风加重。多因肝肾虚弱或气血不足，不能制约泪液；或因椒疮迁延不愈，侵及泪道，以致泪道阻塞所致。

（2）热泪 指泪下有热感，甚至热泪如汤。此为外障眼病的症状之一，多因肝经风热或肝胆实火引起。

（3）血泪 指热泪频流，兼夹血液。多因外感风热或心肺热盛所致。

（4）无泪时，挤压大眦部可见黏液或脓液自泪窍溢出者，为心经蕴热所致。

【现代研究】

（一）理论研究

有不少医者对一些重要古代医籍中的有关目诊内容做了归纳探讨。如刘智壶在研究《内经》中有关目诊理论的基础上，指出目与五脏六腑皆有联系，而尤与肝、心、肾关系密切；目与精神、气血在生理上也是不可分割的。《内经》通过观察目中白睛的五色变化，目中赤脉、瞳孔及目睛的状态（瞳孔缩小或散大、视觉错乱、目睛上视及内陷），目窠、目下与眉间的形态色泽等变化，可反映不同的病因病机、判断预后、推测病位和指导临床辨证[33]。

　　黄志杰将张仲景目诊的内容归纳为两个方面：一为目的望诊，包括望目的外形与形态（眼斜、直视、目肿、目瞑、目不得闭、目润），望目内排出物（目出血、目出泪），望目各部位的颜色；二为目的问诊（了解目的视觉情况，如目眩、眼中生花等）。说明目诊的意义不仅在于诊察目的局部病变，而且是诊察全身性疾病的重要环节[35]。

　　王明杰总结李东垣有关诊目的学术思想，指出"脾胃为眼目之本"是李氏富有独创性的重要论断。在此之前，诸家论目悉重肝肾。李氏在诊目方面不为五轮八廓所拘，倡导整体综合循经分析，此亦属其独到之处[38]。

　　曹洪欣对《小儿药证直诀》中的小儿目诊做了探讨。他归纳钱乙的目诊内容为望目神、望目色（白睛、黑睛、目胞之色）、望目之形态（目胞浮肿、直视、斜视、连眨、睡露睛、白膜遮睛等）；目诊的意义在于揭示病因病机、掌握疾病的预后、鉴别疑似病[39]。

　　祁宝玉对《景岳全书》中的"眼目卷"做了分析，指出张景岳在眼科辨证方面反对五轮八廓及七十二证之说，强调八纲辨证，在八纲中更突出虚实[40]。王三虎认为，张景岳在伤寒目诊上有独到见解，指出治疗伤寒须观两目，如目赤目黄者属阳证；目眵多结者必火盛；目色清白而无闪烁之意者多非火证；目睛上视者谓戴眼，为肾气大亏，太阳之阴血虚少；目直视不转者，尤为凶候[41]。

　　陈达夫将伤寒六经分证理论与眼病具体特点结合起来，提出了眼科六经辨证的学说与方法，认为视神经、视网膜、虹膜、睫状体以及睫状小带属足厥阴肝经；视网膜黄斑区属足太阴脾经；脉络膜属手少阴心经；玻璃体属手太阴肺经；房水属足少阳胆经；眼中一切色素属足少阴肾经。融局部辨证和全身辨证于一炉，形成了初具规模的眼体综合辨证体系[42,43]。

　　在诊瞳神的研究方面，王明杰就瞳神的含义、结构与精明视物的原理做了探讨。认为瞳神是一个脏象概念，是整个视觉功能系统的集中代表，不是一个单纯的解剖学名词。并提出《证治准绳》中真精、真血、神水、神膏四者，是作为精血津液一类属阴的精微物质在目中具体存在的形式，组成了瞳神的实体，神光、真气与真精、神水构成瞳神的阴阳作用。瞳神视觉活动的形成除阴阳水火平衡、相交外，还与"通光脉道"的畅通与否密切相关[44]。喻干龙认为，古人把瞳神疾病统归于肾，显然有局限性，忽视了眼与全身脏腑、经络关系这一整体观念的意义。指出瞳神疾患不仅可由肾脏功能失调所致，亦可由心、肝、脾、气血等方面的因素引起[45]。

　　庞泗泉等对眼与精血津液、气、神的关系做了论述，并结合临床表现对辨证依据及主病做了归纳探讨[46]。郝文轩认为，目诊虽不如脉诊重要，但亦是医家勘病之要着，对肉、气、风、血、水五轮主病做了切合临床实际的归纳[47,48]。

　　眼科五轮八廓辨证是中医眼科诊断中的重要内容，尽管目前对五轮八廓学说的临床意义多有争议，但多认为八廓学说的临床价值不大，而五轮学说对眼科临床辨证有重要指导意义[49, 52]。

张子述则在"脏有所病，必现于轮"的理论指导下，以轮辨证立法，创五轮主方统治五轮之病，并阐述了眼病多兼郁的发病、病机特点，是对目诊理论研究的新发展[53]。

关于"外障多实""内障多虚"理论的研究，笔者通过对917例外障眼病进行辨证观察，结果表明，属实证者814例，占88.77%；属虚证者8例，占0.87%；属虚实夹杂证者95例，占10.36%。说明外障眼病确多实证。而对1725例内障眼病的辨证结果，属实证者555例，占32.17%；属虚证者417例，占24.17%；属虚实夹杂证者753例，占43.65%。说明内障眼病非多虚证，而以实证及虚实杂夹证为主[54]。

在对五轮之中"瞳神属肾"理论的研究上，笔者通过对1725例瞳神疾病进行临床辨证的结果，肝肾同病者705例，占40.87%；肝病者635例，占36.81%；脾病者218例，占12.64%；肾病者80例，占4.64%；脾肾同病者41例，占2.38%。说明瞳神疾病在脏腑辨证中非多属肾，而是以肝肾同病和肝病为主[55]。

在目与肝关系的研究方面，我们对135例眼病患者和120例正常人进行眼、肝、肺血流图观察，发现在异常波型方面，眼病患者的肝血流图异常波型率为44.96%，正常组仅为12.5%；而眼病患者肺血流图异常波型率只为5.83%，与正常组相近。且眼病患者在肝血流图各指标上有明显变异，而在肺血流图各指标上改变不明显。再者，眼病患者与"肝"的病理变化有关者，其眼、肝血流图指标明显相关；而与"肝"的病理变化无关者，其眼、肝血流血指标相关性较小[56, 57]。有研究发现：急慢性肝炎、肝硬化、肝癌等均可并发眼部疾患，如视物模糊、视力疲劳、眼球胀痛、眼内干涩、复视、夜盲等自觉症状和球结膜血管扩张、巩膜黄染、角膜知觉减退、瞳孔大小不等、视网膜静脉扩张、视乳头水肿（视盘水肿）、视网膜出血、生理盲点扩大等临床体征[58~60]，均为肝主目的理论提供了现代科学依据。

（二）临床研究

张兰泽介绍根据眼球的变化可判断跌打损伤患者的吉凶。如两眼巩膜上有红筋，外虽无伤，但内必有瘀；瞳孔失神者，预后多不良；眼珠火热，流泪不止者，定是险证[61]。陶功钦通过观察眼眶八廓诊治陈旧性内伤382例。认为伤气型者，在八廓区的相应部位出现显著红筋，其末端带有圆形或方块形的瘀点，似针头大小，红筋可显著弯曲，甚至呈螺旋状，临床出现持续性隐痛，痛无定处，气候变化时疼痛加剧者，治以理气活血；伤血型者，在八廓的相应区可见紫色红筋，末端有黑沉、形如芝麻的瘀点，或见整齐的块状，临床出现持续性疼痛，痛有定处者，治以活血祛瘀；气血两伤型者，为伤气和伤血的眼部症状并见，末端有黑色圆点，周围色泽如云彩，临床出现局部刺痛或胀痛，多处并见者，治以补气养血。结果痊愈 285 例，占 74.7%；好转 80 例，占 20.9%[62]。

杨光裕、高隆声等则对望巩膜蓝斑、眼蛔斑等诊断蛔虫、钩虫、蛲虫等肠道寄生虫病的临床意义做了观察分析，认为无临床诊断价值[64, 65]。

辰鸣等介绍相书望目的经验，如认为卧蚕（目下廉）部不肿而明，为肾气实，精气足，主生殖能力强；该部内虚而外肿，为肾阳虚，精液不足，主生殖能力低下；若该处黑肿而多纹，可见消渴之证，则更不易种子[66]。

日本学者渡边正认为，眼球内斜者可为中风前兆，眼球外斜则是癌症的信号，眼球左侧外斜提示有糖尿病之可能。下眼睑浮肿发亮为怀孕的证候，左侧浮肿怀男孩的可能性大，右侧浮肿怀女孩的可能性大。虹膜与角膜界线清楚者不易患癌症；若混浊不清，边缘不整齐者易患癌症。眼睑浮肿，见于肾炎、心脏病及脚气病者；眼球突出，见于甲亢、高血压和震颤麻痹（帕金森病）[4]。

韩文领认为，睑结膜有出血点，多为血液循环系统疾病所引起，如高血压、动脉硬化等，也见于感染性心内膜炎。睑结膜苍白，显示患有心脏病和循环系统疾病。另外，患肺结核、贫血时，睑结膜也呈苍白色；眼球严重发白者为肺部有病。球结膜充血，是静脉瘀血、营养过剩的表现，常见于心功能不全者。此外，高血压患者发生脑溢血前，或羊痫风病发作前，亦会出现结膜充血的症状[67]。王晓鹤认为，在内眦部有红色大头针的斑点，称为"中风点"，为高血压中风之先兆征象[68]。角膜周围出现金绿色环，为肝豆状核变性，提示铜积累过多[3]。

宋少琪利用检眼镜，检查眼底络脉变化，认为络脉红活，粗细匀称，色泽鲜明，为肝气条达；络脉黯红，或枯涩，或垢腻，粗细不匀，或充盈，或扩张，或迂曲，或怒张，或螺旋，为肝气郁结；目系红色，境界不清，络脉变粗，或断续，或隐匿，为肝经郁热；目系色白或枯黄，境界特清，毫无血色，如月无光，络脉干细，则为肝血不足；血溢脉外，成点成片，为气滞血瘀，络脉瘀阻[69]。

彭静山将眼球划成八个经区来诊断全身疾病（内容见前文），此诊法目前主要用于诊断神经系统、心血管系统、生殖泌尿系统中的大多数疾病，以及胃病、胆囊炎、胆道蛔虫、肝炎、消化不良、肛门疾病、腰腿疼痛、头面五官疾患等，并在该诊法的基础上发明了眼针，通过针刺眼八区十三穴，治疗全身各相应脏腑的疾病[71～73]。

朱红梅用"壮医目诊"观察糖尿病 30 例，其糖尿病眼征为：白睛上常有小红点出现，双眼虹膜卷缩轮有典型念珠刻痕，状如蔷薇疹。2 型糖尿病观察组 30 例中有 27 例出现该眼征（占 90%）；健康人对照组 30 例中仅有 5 例出现该眼征（占 16.67%）[90]。

宋宁运用壮医目诊法对消化性溃疡患者的眼睛进行观察，归纳总结出消化性溃疡患者的特异性眼征为：两眼白睛消化区（两眼瞳孔下方约 6 点位置）出现异常脉络（脉络粗大呈深红、绛紫色，脉络弯曲度大，或其末端带有瘀点或瘀斑，等）。对临床 120 例经电子胃镜确诊为消化性溃疡患者的观察验证，发现其与电子胃镜的诊断符合率高达 80.83%；而 130 例随机抽取的消化系统其他疾病患者的阳性率为 20.76%；130 例随机抽取的患有消化系统以外疾病的患者，且胃镜检查无异常，其阳性率为18.46%；130 例随机抽取的经健康体检无异常的正常人的阳性率为 13.85%[74]。梁江洪等运用壮医目诊法对 200 例消化性溃疡患者进行临床观察，诊断符合率达 76%[92]。

梁江洪等将子宫肌瘤的眼征观察标准归纳为：左右眼巩膜妇科反映区有蝌蚪状脉络和瘀点。研究者随机抽取 160 例子宫肌瘤患者作为观察组，其中出现特定眼征达136 例，诊断符合率达 85%[93]。

李彤等将壮医常用的四种望诊诊断肝癌方法与现代医学中常用的三种望诊诊断肝癌方法，对 200 例已确诊肝癌的患者进行了临床验证观察。经灰关联统计分析（GRA）表明：与原发性肝癌有关的壮医望诊和现代医学望诊指标比较分析，其重要性依次为壮医黑睛肝征（为右眼虹膜 7 时 30 分附近的黑斑以及虹膜卷缩轮扩大等表现，阳性率为80.5%）、肝掌（阳性率为 68%）、壮医白睛肝征（为双眼巩膜上血管的怒张、弯曲、末端出血等表现，阳性率为 67%）、蜘蛛痣（阳性率为 52.0%）、壮医甲诊肝征（为双手指甲有色斑等表现，阳性率为 51.5%）、壮医舌诊肝征（为舌质两边瘀点、瘀线以及舌下静脉曲张等表现，阳性率为 50.5%）、巩膜皮肤黄染（阳性率为 27.5%）[94]。

美籍华人郑德良等对望眼诊病研究 30 余年，绘制了一张东方模式的眼诊图（望眼诊病彩图），认为眼睛是全身的一个信息胚，将眼分为心脏区、大肠区、气管及肺区、肝胆区、肾脏区等 14 个区域，通过观察各区的变化以诊断全身疾病。如观察心脏区（心包络）的半月皱襞及附近的充血状态，能反映整体血流灌注（体循环）的强弱、积瘀的状况及其对整体健康状况的影响；观察大肠区的血管充血状态、线状变化、色素及浸润状况，可判断大肠（结肠及直肠）的排便功能及有关病变；观察气管及肺区的双侧巩结膜层的色素、絮状脂肪积聚状况，可检查呼吸系统的健康及疾患；观察肝胆区的色素、窟窿及角膜缘的色素环，可揭示肝胆、消化系统、内分泌系统及造血功能的状况；观察肾脏区瞳孔的大小、形状变化、瞳孔位置移动及瞳孔内的色素，可透视整体代谢、内分泌、生殖系统功能、脊椎、骨质变化及其对整体健康的影响；观察脾胃区下睑结膜覆盖的巩结膜表层色素浸润及毛细血管的异常充血形态，可检查胃及十二指肠区的食物运化状况及有关病变；观察小肠区位置与血管充血状况，可反映胃及十二指肠以下的空肠和回肠的吸收和消化功能；观察膀胱区血管与形态变化，对了解水液代谢及其器官变化十分重要；观察前列腺区色素、血管形态的变化，可以反映前列腺、阴囊、睾丸、输精管、尿道等泌尿生殖系统疾患；观察子宫及附件区的变化可了解女性内生殖器官（如子宫、输卵管、卵巢）的疾患；观察心脏（血）循环系统区的血管（包括心脏、动脉、静脉及毛细血管）及充血状态、色素变化、瘀血积聚状态，可探知心脏小循环的血管变化和中医所称"神志"的变化；脑区位于心之上方，是观察大脑神经状态的最主要窗口，该区常与下方的心脏区共同对人的整体精神状态产生影响；观察肩胛区在上睑覆盖的巩结膜区的血管分布及瘀血形成的特殊状态，可诊断肩胛、颈椎及项背的病变；观察位于内眦上方的大脑分解区的血管形态及巩结膜层充血瘀积的大小，可反映大脑表层血管及神经系统活动状态，如神经性头痛（偏头痛）等[79, 80]。

参考文献

［1］李传课.中医眼科临床手册［M］.上海：上海科学技术出版社，1987.

［2］杨力.中医疾病预测学［M］.北京：北京科学技术出版社，1991.

［3］刘宏生，刘宏禧.百病自测秘诀［M］.上海：上海科学技术文献出版社，1992.

［4］渡边正.体貌手形识病法［M］.魏中海，编译.大原：山西科学教育出版社，1989.

［5］福建省中医研究所.几种中医简易诊断法［M］.北京：人民卫生出版社，1964.

［6］施华成.眼睛内某种光泽与子代性别的关系［M］.自然杂志，1986，9（3）：63-64.

［7］眨眼频度对抑郁症提供的线索［N］.中国医学论坛报，1984-1-10.

［8］徐荣谦.小儿目下暗斑的临床意义［J］.中医杂志，1988（3）：69-70.

［9］庞志红，赖祥林.眼胞鼋黑与月经、带下病的关系——附153例临床观察［J］.广西中医药，1985（5）：15-16.

［10］郑祖培.预知难产［J］.福建中医药，1960（5）：28.

［11］关天相.望眼辨带病52例临床初步观察［J］.广东医学·祖国医学版，1964（6）：28.

［12］俞长荣.观眼环辨妇科病［J］.福建中医药，1960（5）：28.

［13］张伯铭.姜汁滴目辨寒热［J］.福建中医药，1960（5）：28.

［14］翁成举.辨狂犬病轻重［J］.福建中医药，1960（5）：29.

［15］陈卫春.蓝色巩膜——诊断缺铁性贫血的敏感体征［N］.健康报，1989年2月19日第2版

［16］张佩蓉，胡正儒.面部望诊诊断蛔虫症718例的观察［J］.江西医药，1961（11-12）：2-4.

［17］章湘平，吴友勤.望诊诊察蛔虫病点滴经验介绍［J］.广东医学·祖国医学版，1964（5）：19-20.

［18］张季平.几种蛔虫病体征的诊断学意义［J］.新医药学杂志，1974（6）：29-30.

［19］尹德军.小儿蛔虫病的望目诊断法［J］.云南中医中药杂志，1987（1）：42.

［20］王晖.试析白睛黑点与蛔虫蛲虫证的关系［J］.浙江中医杂志，1982（7）：321.

［21］俞德葆.目有赤脉与传染性肝炎关系问题的初步探讨［J］.浙江医学，1963，4（2）：76.

［22］陆迨福，李守托，魏连荣.122例巩膜胃征阳性临床分析［J］.河南中医学院学报，1978（2）：21.

［23］潘德年，林腮菊，黎昌琦，等.中医望诊法在消化道癌临床诊断应用初探［J］.中医杂志，
　　　1985（6）：51-53.

［24］彭显光.球结合膜血管望诊诊断内痔1270例的观察报告［J］.贵阳中医学院学报，1986（1）：
　　　40-41.

［25］林其鸣.巩膜痔征诊断内痔法［J］.浙江中医杂志，1982（1）：35.

［26］丁树清，黄寿鹏，沈世绩.巩膜浅层血管变化在痔的诊断意义（附病例112例报告）［J］.天津
　　　中医药，1991（3）：19-20.

［27］福建中医学院西学中班望眼诊伤研究小组.望眼诊伤（一千例分析）［J］.福建中医药，1960
　　　（8）：24-25.

［28］张傲清.望眼诊伤［J］.上海中医药杂志，1986（8）：49.

［29］松政县第一医院，蔡宗敏.叶有福老先生望面诊病的经验介绍［J］.福建中医药，1962，7（4）：
　　　5-6.

［30］张发荣.中风辨证问题析疑［N］.中医药信息报，1986年12月3日

［31］立冬，京丽.从瞳孔的颜色辨眼病［J］.科学画报，1986（4）：16.

［32］彭清华.目诊研究概况［J］.浙江中医杂志，1987（8）：337-339.

［33］刘智壶.对《内经》有关目诊的研讨［J］.湖南医药杂志，1981（4）：48.

［34］彭清华.《内经》目诊辨析［J］.国医论坛，1988（2）：22-23.

［35］黄志杰.张仲景目诊初探［J］.陕西中医，1984，5（5）：1-2.

［36］李浩澎.《伤寒》《金匮》中的审目诊疾及其临床意义［J］.河南中医，1986（4）：5-6.

［37］张谷才.从仲景目诊谈现在临床诊断上的价值［J］.南京中医学院学报，1982（4）：5-9.

［38］王明杰.李东垣眼科学术思想探讨［J］.中医杂志，1992（11）：4-7.

［39］曹洪欣.钱乙目诊初探［J］.中医药学报，1985（6）：20-22.

［40］祁宝玉.试析《景岳全书》眼目卷［J］.中医杂志，1984（8）：61-62.

［41］王三虎，宋立人.景岳研究伤寒特色初探［J］.国医论坛，1987（4）：44-45.

［42］王明杰.陈达夫眼科学术思想和经验介绍［J］.中医杂志，1982（5）：11-14.

［43］王明芳.陈氏"内眼组织与脏腑经络相属"学说的临床应用［J］.成都中医学院学报，1985（3）：
　　　11-13.

［44］王明杰.试论瞳神［J］.中医杂志，1984（6）：8-10.

［45］喻干龙.五轮学说在眼科临床上的实际意义［J］.浙江中医杂志，1980（9）：424.

［46］庞泗泉，等.眼与精气津液神的关系［J］.新中医，1982（9）：50.

［47］郝文轩.论目诊的临床意义及其应用［J］.河南中医，1984（5）：24-25.

［48］郝文轩.目诊摄要［J］.中医杂志，1984（1）：79.

［49］马一民.关于五轮学说和眼部解剖关系的探讨［J］.浙江中医杂志，1980（9）：422.

［50］陈明举.五轮八廓学说的沿革与争议［J］.中西医结合眼科，1982，2（1）：49.

［51］阎侃斋.八廓所属方位之我见［J］.河南中医，1983（1）：23-24.

［52］肖国士.试论五轮学说的命名与渊源［J］.江西中医药，1987，18（4）：4-5.

［53］金文亮，洪亮.张子述眼科经验举隅［J］.中医杂志，1987（1）：27-29.

［54］彭清华.对"外障多实""内障多虚"理论的初步探讨［J］.辽宁中医杂志，1991（11）：28-29.

［55］彭清华.对"内障多虚""瞳神属肾"理论的临床考察［J］.江苏中医，1992（7）：28-29.

［56］彭清华.肝与目关系的研究［J］.辽宁中医杂志，1989（4）：11-15.

［57］彭清华.37例眼底出血及中药治疗前后肝血流图的观察［J］.浙江中医杂志，1991（5）：41.

［58］陈耀真.传染性肝炎眼部症状初步报告［J］.中华眼科杂志，1960（3）：145.

［59］浙江医科大学眼科学教研组，等.传染性肝炎的眼部症状和发现.［J］浙江医学，1961，2（7）：285.

［60］姚勇.病毒性肝炎的眼部症候与"肝开窍于目"——附100例分析［J］.上海中医药杂志，1984（11）：20-21.

［61］张兰泽.伤科辨眼法.［J］上海中医药杂志，1955（10）：10.

［62］陶功钦.观察眼眶八廓诊治陈旧性内伤［J］.浙江中医杂志，1986（10）：453.

［63］周金伙，等.望诊可知内伤［J］.生活与健康（香港），1984（3）：23.

［64］杨光裕，武荣国，程传勋，等.望诊法诊断蛔虫病实用价值的综合分析［J］.新医药学杂志，1978（12）：7-9.

［65］高隆声.望诊法诊断肠道寄生虫病意义的探讨［J］.新医药学杂志，1978（8）：14-16.

［66］辰鸣，清和.望诊与相术（续一）［J］.中医药研究，1987（6）：33-34.

［67］韩文领.预测疾病的面相学和手相学［M］.重庆：科学技术文献出版社重庆分社，1989.

［68］王晓鹤.望诊与相面［M］.北京：中国医药科技出版社，1989.

［69］宋少琪.诊眼内络脉法［J］.浙江中医杂志，1985（11）：542.

［70］王俊清.眼诊的临床意义浅谈［J］.陕西中医，1987，8（2）：95.

［71］彭静山.眼诊与眼针［J］.安徽中医学院学报，1982（4）：28-29.

［72］彭静山.关于"眼针疗法"一些问题——对读者来信的答复［J］.辽宁中医，1979（1）：32-33.

［73］张法信.眼针疗法与应用［J］.河南中医，1986（3）：38-39.

［74］宋宁.壮医目诊诊断消化性溃疡120例观察［J］.辽宁中医杂志，2007，34（1）：46-47.

［75］段天荀.心肺疾病望诊研究概况［A］.全国中医诊断第二次专题学术会议论文集，1991.

［76］严惠芳，等.目络变化与疾病的诊断［A］.全国中医诊断第二次专题学术会议论文集，1991.

［77］王志熙."目诊"临床应用探［A］.全国中医诊断第二次专题学术会议论文集，1991.

［78］马居里，严惠芳.目络诊法争议［J］.陕西中医函授1991（6）：11-13.

［79］郑德良，郑智峰.中医望眼辨证图解［M］.沈阳：辽宁科学技术出版社，2003.

［80］郑德良，郑智峰.望眼辨治女性疾病［M］.沈阳：辽宁科学技术出版社，2006.

［81］高树中.中国眼疗大全［M］.济南：济南出版社，1994.

［82］李国贤，鄢毅，袁景珊，等.血瘀证目征与血瘀证诊断标准的比较研究［J］.中国中西医结合杂志，1995，15（8）：472-475.

［83］刘益群，刘正明.常见眼底疾病的内窥辨证及中医治疗［J］.安徽中医学院学报，1994，13（2）：42-44.

［84］彭清华.从眼病学角度探讨血瘀证的诊断标准［J］.云南中医中药杂志，1991，12（1）：11-13.

［85］李国贤，等.血瘀证目征的研究［J］.中西医结合杂志，1988，8（10）：630.

［86］秦大军.血瘀证的眼部体征［J］.中西医结合杂志，1988，8（10）：631-632.

［87］钟辉.视网膜血管变化对血瘀证诊断的意义［J］.中西医结合杂志，1988；8（10）：632.

［88］黄攸立，张秉伦.中医学目诊的发展［J］.自然辩证法通讯，1998，20（3）：55-61.

［89］宋宁.壮医目诊的研究概要［J］.辽宁中医学院学报，2005，7（1）：32-33.

［90］朱红梅.“壮医目诊”观察糖尿病30例总结［J］.中国民族民间医药杂志，2006（81）：218-219.

［91］庞声航，黄东挺，吕琳，等.壮医目诊诊断消化性溃疡的临床研究［J］.中国民族医药杂志，2006（6）：39-40.

［92］梁江洪，等.“壮医目诊”诊断消化性溃疡200例［J］.河南中医，2001，21（3）：33.

［93］梁江洪，刘智生.壮医目诊诊断子宫肌瘤160例临床观察［J］.中医药研究，1999，15（4）：22-23.

［94］李彤，李琼，藤红丽等.四种壮医望诊与三种现代医学望诊在诊断肝癌中的比较分析［J］.云南中医中药杂志，1999，20（5）：19-20.

［95］李彤.观目诊病［M］.南宁：广西民族出版社，1991：33.

［96］林乾树，等.望目诊痔探讨［J］.中国肛肠病杂志，1999，19（12）：18.

［97］郭霞，宁远红.《内经》论目诊［J］.四川中医，1995（4）：13-14.

［98］金仁炎.略论《内经》目诊及对临床的指导意义［J］.浙江中医学院学报，1991，15（2）：6-7.

［99］肖家翔.从《内经》看目与生物全息律［J］.贵阳中医学院学报，1990（1）：9-11.

［100］宋建萍.《金匮要略》中的目诊［J］.中医函授通讯，1991（5）：13.

［101］陈国信.《金匮要略》目诊探［J］.贵阳中医学院学报，1997，19（3）：3-4.

［102］张安富.《金匮要略》目诊的运用［J］.中医函授通讯，1991（3）：19-20.

［103］唐庸德.《金匮要略》论目诊探析［J］.四川中医，1991（10）：4-5.

［104］王付.仲景目诊探析［J］.河南中医药学刊，1998，18（4）：8-10.

［105］黄克臧，张剑荣.张仲景目诊浅析［J］.新疆中医药，2006，24（4）：10–11.

［106］孙西霞.浅谈张仲景目诊法论治杂病的学术思想［J］.河南中医，2005，25（3）：7–8.

［107］提桂香，邱萍.王今觉望目辨证学术思想探讨［J］.中国中医基础医学杂志，2005，11（1）：72–73.

［108］肖家翔.钱乙论目述要［J］.山东中医杂志，1990，9（5）：10–12.

［109］陶昌华.目诊在临床上的应用［J］.浙江中医杂志，1995（4）：186–187.

［110］王今觉.谈"望目辨证"的中医学理论基础［J］.中国中医基础医学杂志，2005，11（5）：324–325..

［111］王今觉.开展"望目辨证"研究，促进中医诊断客观化［A］.中国中医药发展大会论文集，2001：308.

［112］黄汉儒，等.发掘整理中的壮医［M］.南宁：广西民族出版社，1994：62.

［113］黄惠勇，胡淑娟，彭清华.中医目诊的研究进展与评述［J］.中华中医药学刊，2013，31（7）：1479–1483.

［114］文毅，晏峻峰，彭清华.中医目诊的研究现状与思路探析［J］.湖南中医药大学学报，2015，35（9）：70–73.

［115］彭清华，彭俊，谭涵宇，等.中医目诊的基本原理与方法［J］.湖南中医药大学学报，2015，35（10）：1–5.

［116］彭清华，彭俊，谭涵宇，等.中医目诊——眼底病理改变的获取与分析［J］.中华中医药学刊，2016，34（5）：1031–1033.

［117］穆珺，晏峻峰，彭清华.基于中医目诊的虹膜图像特征表示方法研究［J］.湖南中医药大学学报，2015，35（11）：65–69.

［118］张甚英，吴卫民，张淑华，等.高血压眼底改变与球结膜微循环变化的特征［J］.心血康复医学杂志，2001，10（3）：242–243.

［119］宋宁.壮医目诊诊断消化性溃疡120例观察［J］.辽宁中医杂志，2007，34（1）：46–47.

［120］朱雪虹，熊雯雯，朱慧，等.慢性乙型肝炎及肝硬化血瘀证目征改变的临床研究［J］.实用中西医结合临床，2009，9（6）：3–5.

［121］宋宁.壮医目诊诊断慢性胃炎350例观察［J］.云南中医学院学报，2006，增刊：92–93.

［122］胡家凯，李海英.80例乙型肝炎患者中医目诊阳性征分析［J］.吉林医学，2010，31（10）：1327.

［123］谭俊，付小珍.150例乙肝患者壮医目诊阳性征分析［J］.云南中医中药杂志，2007，28（8）：145–146.

［124］郑德良，郑智峰.望眼辨治女性疾病［M］.沈阳：辽宁科学技术出版社，2006.

［125］龚梅芳，邹季，胡世芬，等.84例头痛患者球结膜微循环和甲襞微循环研究［J］.中国微循

环，2002，6（4）：230-231.

[126] 李凤珍.壮医白睛诊法诊断大肠癌 30 例临床观察［J］.中华民族医药杂志，2007（6）：45.

[127] 梁树勇，韦英才，王凤德，等.壮医目诊诊断腰椎间盘突出症 142 例临床观察［J］.中国民间疗法，2008（3）：40.

[128] 李珪，黄莉.高血压病在壮医目诊的征象观察［J］.中国民族医药杂志，2007（4）：65.

[129] 朱红梅."壮医目诊"观察甲状腺功能亢进症 38 例总结［J］.中国民族医药杂志，2008（4）：28-29.

[130] 郑德良，郑智峰.中医望眼辨证图解［M］.沈阳：辽宁科学技术出版社，2003.

【附】虹膜诊断法

通过检查眼表虹膜以确定人体各器官和躯体的病损及其功能紊乱的诊断方法，称为虹膜诊断法。远在公元前 4～5 世纪，希波克拉底就说过："有什么样的眼睛，就有什么样的身体。"19 世纪末 Igmoce Von Peczly 发表了《眼睛诊断学研究引证》，将虹膜上与人体相对应的关系划分为 30 多个区域，这些区域皆为组织器官在虹膜上的投射部位，证实了希氏的说法。以后德国人 Gaston Verdier 又进行了大量研究，把 30 多个区域发展成 160 个对应点，发现两半侧躯体在虹膜投影区有着奇妙的对应关系，简直是奇妙的缩影，并绘制成 "Vega 氏虹膜分区表"，使虹膜诊断学更加完备。目前，美国、法国、西班牙、葡萄牙、澳大利亚等国家亦对此进行了深入的研究，在 20 世纪 70～80 年代即逐步形成了虹膜诊断的理论。80 年代美国 Jensen 大夫的虹膜定位方法，验证了 300 多例门诊及住院患者，准确性较高[4]。后来，法国 Fragnay 等人通过 6000 只眼睛的检查，进一步肯定了虹膜诊断学的应用价值，并著成《虹膜诊断学》一书，使之形成一门新的分支学科。

【诊断原理】

虹膜在五轮八廓中属于风轮，内应于肝，且又称风廓，内应于胆；瞳神（瞳孔）属于水轮，内应于肾，且又称水廓，内属于膀胱。故虹膜能反映肝、胆、肾、膀胱等内脏的生理病理状况。

虹膜是眼的重要组成部分，《内经》云："五脏六腑之精气，皆上注于目而为之精。"从经络学说看，手足三阴三阳经多直接或间接地与眼睛有联系。又目为肝之窍，眼与目的关系更为密切，在眼科六经辨证中，肝主筋，虹膜属足厥阴肝经所主。故诊察虹膜能反映脏腑，尤其能反映肝脏的情况。

眼球虹膜是人体血管最丰富、最敏感的部位之一，虹膜为葡萄膜的最前部，其舒缩作用可调节瞳孔的大小，从而起到控制光线的作用。由于虹膜由脉络血管组成，虹膜是微细血管宗聚之处，是微循环的缩影，并且虹膜有丰富的神经纤维和中枢神经相通，因此，虹膜能较早反映器质性病变，故虹膜可称为全身的报警器。

【诊察方法】

诊察虹膜时，需借助放大镜、眼科显微镜、摄影检查、偏振光装置或彩色录像系统等进行检查，其放大能力以 30～50 倍者为佳，以观察虹膜的颜色、斑点变化及纤维形状。

对虹膜体形的划分，由内向外，将虹膜分成 7 个同心环，每环有代表性，称"同心环定位"（图 1-42）。按 Vega 氏法从中心到周边（即自瞳孔到睫状体虹膜外缘）由 6 个圆圈划分 7 个环，标志 7 个虹膜功能带：

1. 代谢环和副交感神经系统投射环，此环存在时，全部器官的主要功能肯定完整，提示于虹膜其他对应点的疾病属良性；环的色变或退色意味着神经系统失调。

2. 消化区域——胃功能环，代表胃功能。

3. 消化区域——肠功能环，是大小肠的投影处。

4. 虹膜卷缩轮，展示交感神经系统和较大的代谢功能紊乱（本区域隆起或变色）。

5. 体循环和淋巴系统的投影环，位于睫状部虹膜的最内侧。

6. 睫状部虹膜划分为内、外两环，内环占 2/3，与各器官节段投影相对应。

7. 外环占 1/3，是周边血管结构及皮肤的投影处。

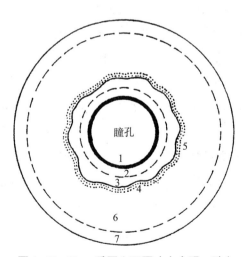

图 1-42 Vega 氏同心环图（左右眼一致）

1. 代谢区域及动眼神经副交感神经系统投影环 2. 消化区域——胃功能环

3. 消化区域——肠功能环 4. 虹膜卷缩轮——交感神经系统环 5. 体循环及淋巴结系统环

6. 器官投影节段（某些消化结构除外） 7. 周边血管结构环和皮肤投影环

在节段定位方面，每侧眼球整个睫状部虹膜上可划分为 16 个节段，每节段分别确切地代表相应器官的投影（图 1-43），近 12 点钟处为颈顶节段；右眼 9 点处、左眼 3 点处各为心脏节段；左右两眼虹膜分别表示躯体各半侧之对应器官。若再进一步划分，则如虹膜诊断示意图（图 1-44）。

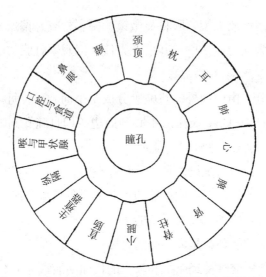

图 1-43 Vegs 氏虹膜节段定位图（左眼，右眼相反向）

按：G.Verdier 氏定律：两侧相应的器官节段可以交叉投影。例如：两侧上下肢、肾及生殖器等节段，
具体说：位于右眼虹膜 6 点钟处的斑点能提示左上肢的紊乱，位于左虹膜 5 点钟处的斑点提示右肾损害

据报道，虹膜证候常在临床证候产生之前几个月，有的甚至几年之前就出现了，一般约 15 天可反映到虹膜上[1]，更证实了初病入络的观点。中枢神经系统通过它的网状结构，不断向虹膜纤维传递它所获得的来自机体各部位的信息。虹膜就像一个信息接收站和反映区，不断地接收、反映身体各个器官通过各种神经系统传导的信息[2]。如虹膜诊断示意图，肺部位置相对应的虹膜上出现深色虹膜纤维，是慢性支气管炎的证候；与肝胆相对应的虹膜上出现小斑点，表明患者患慢性肝炎；与肾相对应的位置出现浅色纤维，表明肾脏已感染发炎；与心脏相对应的位置出现印痕，是心脏疾病的证候；与腹膜相对应的位置出现印痕，是患胸腹炎的迹象；与肠道相对应的位置出现三角形的深色纤维，表明患者患结肠炎[1]。

【临床运用】

1. 毒性斑点 指斑点颜色很深，位于虹膜网状结构面上，其外观为边缘清晰的多角形。毒性斑点的出现，表示一个暂时的中毒状态，如环境污染中毒、烟草中毒、酒精中毒和滥用药物等。当其以遗传形式出现时，则见于银屑病（牛皮癣）、心血管疾病和癌症。

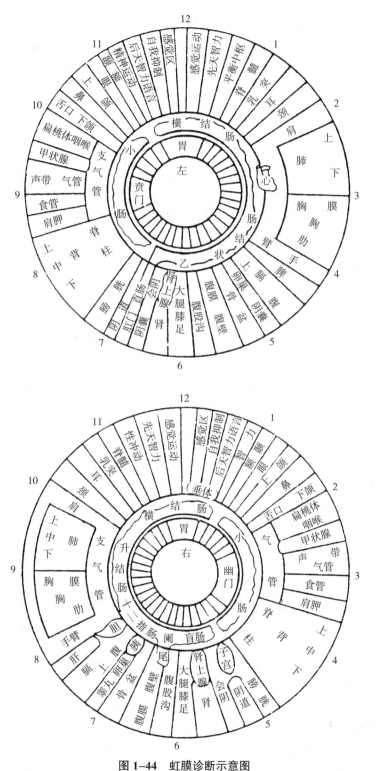

图 1-44 虹膜诊断示意图

2. 色素沉着　指斑点呈色素颗粒状堆积孤立地散在于虹膜纤维表面。如色素金黄，意味着脆弱；色素淡黄，意味着化脓性感染；色素暗黄，意味着中毒；外表绿色，意味着结核病或绿脓杆菌疾病；极深色素，意味着恶性疾病（或疾病性质险恶）可能，尤其呈海胆形态时如此；红色色素，意味出血，如果呈小洼状密集于虹膜面，说明出血仍在进展。

3. 黑点　可见于任何部位，形状大小不一，颜色可深可浅。如冠心病、心肌梗死、风湿性心脏病等，在心脏区常见黑点；扁桃体炎见于咽喉部；泌尿系疾病则见于肾或膀胱区。

4. 黑线　多呈放射状排列，颜色可深可浅。慢性肾炎患者在肾上腺或肾区多见；咳嗽胸痛患者在肺部、肋部可见；腰腿痛者在腰背部或腿膝部常见。

5. 缺损　以虹膜上方缺损多见。许多颅脑外伤患者或脑供血不足者有此表现。虹膜上的缺损较浅，颜色呈浅黑色，表现病程短，症状轻；若虹膜上的缺损较深，颜色呈深黑色，表示病程长，症状重。

6. 苍白　虹膜上出现大小不等的苍白区，提示有急性炎症。如在膀胱、尿道区出现，多见于尿路感染；如靠近外周出现苍白点，多为淋巴结炎。

7. 窝孔　亦即隐沟，为形态不一、大小不等的凹陷，散布于虹膜各个区域，见于多个器官的损害或慢性贫血的患者，少数属先天性缺陷。

8. 白环　老年人在虹膜周围出现一圈乳白色或灰暗色的环，俗称老年环。如果单独出现于上部臂区，多为脑部供血不良，如见于高血压、动脉硬化或低血压患者，常见有头晕头痛的症状。

9. 卷缩轮　正常人卷缩轮靠近瞳孔，纹理均匀而纤细，病变时此轮明显增粗、扩大，状若蔷薇花环，俗称花环扩大。为有毒物质刺激所致，常见于腹腔炎症，如急性肝炎、慢性浅表性胃炎、慢性结肠炎等。若仅见十二指肠区出现纤维增粗，多为十二指肠球部溃疡。

10. 收缩圈　亦称神经圈或惊恐圈。为靠近虹膜外周边缘可见到 1～2 个白色的不完整的圆圈，多见于曾遇交通事故、创伤或受恐吓者，表现为精神紧张、焦虑、恐惧等。

11. 辐射状裂隙　裂隙呈车轮状或辐射状，表示它呈现的虹膜某个节段，其器官呈现某种程度的神经紧张，如出现于虹膜 12 点钟处，就意味着全身无力，极度疲乏。

12. 痛性痉挛（绞痛）圈或同心环　其出现主要提示受检者有痛性痉挛及挛缩素质。若同心环位于左眼虹膜上，尤其是在颞部，为有心脏异常之可能。

13. 代谢环消失　虹膜出现代谢环消失合并瞳孔偏移，或代谢环消失合并瞳孔变扁平，或代谢环消失合并虹膜睫状体部的严重炎症信号者，其所出现区的相应脏器有发生癌症的可能。

14. 瞳孔偏移 当瞳孔向一侧（某脏器方向）偏移时，提示其偏移的对侧相应器官发生病变。如左眼瞳孔向鼻上方偏移，表明尿路系统有严重病症；左眼或右眼瞳孔向正下方偏移，表明有脑肿瘤；右眼瞳孔向颞下方偏移，提示有严重的鼻病及眼病；右眼虹膜向颞侧偏移，表明有严重的喉及甲状腺病症等。

15. 虹膜异常 左眼虹膜出现异常变化，说明右半身某处有了毛病；右眼虹膜出现异常变化，说明左半身某处有了毛病；如果两眼虹膜都出现异常，则证明人体的中间部位或两侧都出现了病变[5]。

16. 虹膜黄染是肝炎和黄疸的表现；虹膜上出现褐色斑点，在小儿多为肠蛔虫病；虹膜上有细血管瘀血，多见于高血压动脉硬化患者。

【现代研究】

1980～1985年，Tanglois 和 Fragnay 等总结前人经验，将虹膜的基本结构大体分为紧密、中等密度和空隙状。紧密代表机体生活力和抵抗力愈强，属健康状况。如原来细致平行者在虹膜对应区变成分开，且脱离虹膜水平面，色浅淡，提示疾病在急性期，如获适当治疗，可逆转，虹膜恢复原状。对医治不佳或未医治，虹膜病理向前发展，对应区纤维相互分离，深入虹膜全层，继成一凹陷穿窿，转变成蜂窝状，为恶性现象，其变异不再逆转。在虹膜结构几乎丧失，大量小洼状色素散布于虹膜面上，虹膜组织萎缩失去正常外观时，乃病变慢性期的影像。当虹膜异变，色呈浅淡，其中央呈昏暗区时，为重病或病危征兆，如癌症等[1]。

1976年 Rale 观察虹膜颜色的病理改变为：

①色泽异常，表示药物反应、自身中毒、尿酸代谢异常和胆病等。

②白色表示有过度刺激，活动量增加，节律增快，激动，疼痛等；暗色表示刺激量不足，活动量低，弛缓，萎缩，亏损症；黑色表示神经和组织将最终受到损坏，损伤形状的色泽，可在虹膜上重现。

③在睫状区环带2～3区域内出现弓形缺血色紧缩环（即收缩环），乃虹膜纤维向心性中断，表明有循环障碍现象[2]。

Dale 用放大镜检查虹膜，发现10条线索：

①线条：短白色示炎症；长白色示一个以上器官患病及神经炎、神经痛；锯齿状示疼痛如心性神经症或严重心悸；锯齿线条上有黑点示病理器官有麻痹；暗线条示神经衰弱。

②雪片或云雾状，有白色和黄白色，提示急性或慢性黏膜炎症。

③束：提示器官衰弱，白色为急性，黄色为慢性，棕色者更为慢性。

④空隙、衰弱征：开放者示疾病早期，闭合者示疾病已形成。

⑤蜂窝状，空隙伴细白线条者，示器官萎缩、瘢痕组织。

⑥黑点、椭圆形或锯齿状细黑线者，示组织变性、亏损、溃疡。溃疡愈合时，黑色征有细白线环绕者为治愈征。

⑦横断征和粘连征，细白斜线连成株网，示粘连位于胸膜、盲肠区；有细白云雾覆盖，示炎症疼痛。

⑧放射状在虹膜基底部较宽，向瞳孔缘渐变窄细，提示神经衰弱。

⑨虹状征：小且黑色基底朝向虹膜环，若在心区附近，可能猝死；若在肾区，表示收缩肾。

⑩楔膜环和肠环带的局部扩张和收缩，虹膜环的瞳孔收缩，示外力压迫或压缩肠管，如肿瘤、器官肿胀或移位等；全环带扩张表示肠管无力；尖形突出或锯齿状扩张者，显示有肠绞痛[2]。

杨文辉等参照 Jensen 氏虹膜诊断定位法，对350例患者进行调查观察，结果在323例心脏、胆道、肝、胃、肠道、泌尿系疾患和痔疮、咽炎患者中，有276例在虹膜相应部位出现变异，其诊断符合率达85.5%。且有时在临床未出现症状时，虹膜上即已显示出某部位有疾患，故虹膜定位诊断法还具有早期诊断价值[4]。

莫斯科的研究人员对1876例年龄在7～76岁之间的患者进行虹膜检查，其中有68%的患者被确诊为心血管疾病、肺病、胃病和神经系统疾病，同时对603例健康人进行对比研究。结果发现，健康人的虹膜是清澈透明的，如虹膜晦暗且伴有弥散的污斑，则是老年和疾病的结果。临床上以脑干、肺、胃、肠的虹膜相应部位出现的色素斑数量最多，这是因为上述器官对环境的影响都非常敏感[6]。

董飞侠等通过对150例慢性肾病患者与30例正常人对照，利用虹膜诊断方法和中医望目辨证方法来进行慢性肾病分期的研究以及客观指标在肾病证型诊断的意义。结果显示，病情越重，虹膜色素缺失越严重，和中医辨证分型有相关性。当中医一般辨证为肺气虚时，此时大多数患者处于慢性肾病Ⅰ期；当虹膜出现辐射分离，中医辨证为脾肾气虚时，大多数患者处于慢性肾病Ⅱ期；当虹膜出现蜂窝穹窿，中医辨证为气阴两虚时，大多数患者处于慢性肾病Ⅲ期；当虹膜增厚，出现色素带沉积，中医辨证为脾肾阳虚，大多数患者处于慢性肾病Ⅳ期；当出现虹膜出现小洼损害，中医辨证为阴阳两虚，大多数患者处于慢性肾病Ⅴ期[11]。

戴宗顺等探讨了慢性肝衰竭患者虹膜特征与中医证型相关性，以符合纳入标准的慢性肝衰竭150例，与30例体检正常者作对照，使用亿衡 EH-900U 虹膜诊断仪，在清晨10时采集观察对象虹膜图像用于虹膜特征性分析。按照 Jensen 氏虹膜定位理论，利用 CV Advance Analysis System，从右眼虹膜肝脏分区及双眼虹膜全局上坑洞、斑块、裂缝等改变作为观察指标，分析虹膜特征与证型之间的相关性，建立虹膜诊断证型判别模型。基于虹膜诊断理论及总结的虹膜特征与中医证型相关性，CV Advance Analysis System，虹膜诊断证型判别模型，采集慢性肝衰竭患者虹膜图像做出证型判别，并与临床医师的中医辨证进行一致性分析。发现：①慢性肝衰竭患者右眼虹膜肝脏分区，均无特征性改变，说明慢性肝衰竭患者在虹膜肝脏分区不存在相关性。②慢性肝衰竭患者阳黄组、阴黄组、阴阳黄组三个证型的虹膜特征与对照组比较，存在差异。③阳黄证与坑洞、裂缝存在相关性，与斑块不存在相关性，与裂缝这一特征性改变的相关性具有显著性；阴黄证与斑块、裂缝存在相关性、与坑洞的相关性具有显著性；阴阳黄证与坑洞、斑块、裂缝均存在相关性，但与斑块的相关性具有显著性。④建立的虹膜诊断判别模型，训练样本回代法示阳黄证判别符合率为66.7%，阴黄证判别符合率为60.0%，阴阳黄证判别符合率为70%，三种证型判别的总符合率为65.6%。⑤虹膜特征证型判别与临床医师中医辨证的证型具有一致性。认为虹膜诊断对慢性肝衰竭中医证型有意义[13]。

参考文献

［1］P.Fragnay.虹膜诊断学入门［M］.昆明医学院第一附属医院眼科，译.昆明：云南人民出版社，1982.

［2］张师艺，等.眼睛虹膜诊断的临床应用［J］.国外科技，1985（11）：35.

［3］昆明医学院第一附属医院眼科教研组，魏劼沉.从祖国医学角度看"虹膜诊断学"［J］.云南中医中药杂志，1981（2）：1–3.

［4］杨文辉，梁楚京，黎文献.虹膜定位诊断法临床应用体会（附350例临床观察）［J］.新中医，1983（7）：50–52.

［5］渡边正.体貌手形识病法［M］.魏中海，编译.太原：山西科学教育出版社，1989：135.

［6］高霖.从眼睛虹膜可察全身病患［N］.健康报，1989–1–26.

［7］上海市科普创作协会.科普文摘［M］.上海：上海科学技术出版社，1983.

［8］唐杰.从经络、虹膜看人体全息规律［J］.云南中医中药杂志，1985（2）：1–5.

［9］柏纳德杰森.实用图解虹彩学［M］.钟杰，译.台湾正光书局出版，1995.

［10］穆珺，晏峻峰，彭清华.基于中医目诊的虹膜图像特征表示方法研究［J］.湖南中医药大学学报，2015，35（11）：65–69.

［11］董飞侠，程银国，黄蔚霞.虹膜诊断与慢性肾病分期及中医辨证的相关性研究［J］.江苏中医药，2010，42（2）：19–20.

［12］戴宗顺，陈柯竹，彭清华，等.慢性肝衰竭患者虹膜特征与中医证型相关性研究［J］.湖南中医药大学学报，2015，35（10）：36–41.

［13］董飞侠.望目辨证与虹膜诊断［J］.长春中医药大学学报，2010，26（1）：8-9.

［14］董飞侠，程锦国，黄蔚霞，等.慢性肾功能不全虹膜改变的临床研究［J］.中华中医药学刊，2009，27（7）：1505-1506.

［15］王彩霞，秦微，王健.五轮八廓理论经典诠释眼针与虹膜诊断法［J］.中华中医药学刊，2011，29（7）：1453-1454.

［16］黄攸立.中国望诊［M］.合肥：安徽科学技术出版社，2003.

［17］雅俊达.从ASSUNTA虹膜学与针灸学之间的关系探讨老年医学临床问题［J］.深圳中西医结合杂志，1997，7（2）：8-9.

［18］何家峰，叶虎年，叶妙元.计算机辅助虹膜诊断中的虹膜映射图的自动覆盖技术［J］.中国医疗器械杂志，2002，26（6）：395-397.

［19］金秋春，马琳，王宽全，等.虹膜图像上典型疾病特征提取及识别技术研究［A］.计算机在诊法中的应用与研究论文汇编，2005：115-117.

［20］辛国栋，王巍.计算机辅助虹膜诊断中特征提取方法研究［J］.计算机工程与设计，2006，27（18）：3322-3323，3376.

［21］马琳，王宽全，韩蕴新，等.计算机自动虹膜诊病系统研究［A］.第七次全国中西医结合四诊研究学术会议论文汇编，2004：121-124.

［22］王慧忠，马琳，王宽全，李乃民，张大鹏.用于虹膜诊病的虹膜柔性分区技术研究［A］.计算机在诊法中的应用与研究论文汇编［C］，2005：119-122.

［23］何家峰，叶虎年，陈良洲.用虹膜诊断法对140人的健康状况的研究［J］.中国医药学报，2000，15（增刊）：144-147.

第六节　耳诊法

耳诊是一种通过观察耳廓的位置、大小、厚薄、形态、颜色、血管及其他"阳性反应物"（如丘疹、脱屑、皱褶等）变化；或用手指触摸其形态改变；或用探笔、探棒等按压耳廓上的穴位以查其阳性压痛点；或用耳部信息测量仪测量耳部信息的变化；或用特制染色液进行耳穴染色以观察耳穴的颜色变化等来预测寿夭、诊断疾病、判断预后的诊断方法。耳诊最早见于《内经》，以后各代均有发展，如清代张振鋆所著《厘正按摩要术》一书中，即最早提出了耳背分属五脏的理论，并绘制了耳背图，对后代影响较大。汪宏在所著《望诊遵经》一书中，则专列"望耳诊法提纲"一节，讨论耳廓望诊，不仅提出了以耳部色泽变化分属五行、应平五脏的观点，还认为辨耳形可知寒热虚实，并言："下消则耳轮焦干；肠痈则耳轮甲错；肾前病，耳则为之焦枯；肾前死，耳则为之黦黑焦癖。"

1949 年以来，我国对于耳诊的研究取得了令世人瞩目的成绩，继 1957 年法国 P.Nogier 博士提出的形如胚胎倒影的耳穴图被介绍到我国后，国内相继出版了相关耳诊学的专著，如：南京部队某部编著的《耳针》、王忠的《耳针》、陈巩荪等编著的《耳针的临床应用》、刘士佩的《耳廓诊断与治疗》、管遵信的《耳穴诊治疾病原理综述》、古励等编著的《实用耳穴诊治学手册》、李志明的《耳穴诊治法》、王照浩的《实用耳针》、尉迟静的《简明耳针学》、刘福信的《耳针疗法》、黄丽春的《耳穴诊断治疗学》以及 1990 年由耳穴诊断学编委会著的《耳穴诊断学》等，对内、外、妇、儿、五官各科疾病在耳廓上的反映均有详细记录，并在全国各地医学专业刊物上发表了有关耳诊的论文近 200 篇。1987 年，中国针灸学会受世界卫生组织西太区办事处的委托，制定了"耳穴标准化方案"，得到了各国医家的承认。目前，耳诊也由以前的单一耳穴视诊法，发展到了包括耳穴视诊法、耳穴触诊法、耳穴压痕法、耳穴电测定法、耳穴染色法、耳痛原因分析法、耳穴知热感度测定法、耳温测定法、耳穴压痛法、耳心反射法等多种方法，并在临床得到了广泛应用。

【诊断原理】

1.耳与经络关系密切 《灵枢·邪气脏腑病形》曰："十二经脉，三百六十五络，其血气皆上于面而走空窍……其别气走于耳而为听。"说明经络与耳部的关系十分密切。十二经脉之中，手、足三阳经直接循行于耳廓。其中足阳明胃经"上耳前"；手太阳小肠经"其支者……却入耳中"；足太阳膀胱经"其支者，从巅至耳上角"；手少阳三焦经"其支者……上项，系耳系，直上出耳上角……其支者，入耳后入耳中，走出耳前"；"手阳明之别……入耳，合于宗脉"；足少阳胆经"其支者，从耳后入耳中，出走耳前"。另外，足阳明之筋、足少阳之筋、手太阳之筋、手少阳之筋都循行于耳部。手足三阴经则通过其别支（经别）合于阳经而与耳相关联。《素问·缪刺论》曰："邪客于手足少阴、太阴、足阳明之络，此五络皆会于耳中。"说明十二经脉均直接或间接地与耳发生关系。故《灵枢·口问》曰："耳者，宗脉之所聚也。"

现代实验研究表明，在所观察的48条经中，有42条经与相应耳穴发生感传联系，占87%，提示耳穴与相应经络感传联系是客观存在的。十二经脉及阴跷、阳跷脉之经气皆上通于耳，因而通过经络的联系，耳廓是反映脏腑生理、病理的门户。

2.耳与脏腑的关系密切 耳是人体体表与内脏联系的重要部位，五脏之中，耳与肾、心的关系最为密切。耳为肾所主，肾开窍于耳，《素问·阴阳应象大论》曰："肾主耳……肾在窍为耳。"《灵枢·脉度》云："肾气通于耳。"《难经》《中藏经》也认为耳为肾之外候。如《难经·四十难》曰："耳者，肾之候。"《中藏经》曰："肾者，精神之舍，性命之根，外通于耳。"足见耳与肾的特殊关系。

关于耳与心的关系，《素问·金匮真言论》曰："南方赤色，入通于心，开窍于耳，藏精于心。"至于心开窍于耳的意义，晋代《针灸甲乙经》认为心气本通于舌，五脏皆有窍，舌非窍，故心窍寄于耳。杨上善在《黄帝内经太素》中指出，心开窍于耳是因"肾者水也，心者火也，水火相济，心气通耳，故以窍言之，即心以耳为窍"。现代实验观察证实手少阴心经的刺激感传可以上传耳廓，表明心耳之间确实以经络为媒介，两者存在着密切的联系[11]。

此外，肝藏血，耳受血始能听。心主血，肺主气，心肺合司宗气，肺朝百脉，宗气上贯于耳，耳方能闻。脾胃为升降之中枢，脾胃升降正常，清阳之气上达贯耳，耳方能聪。因此，耳不仅为肾窍、心窍，同样亦为肝窍、肺窍、脾窍。耳虽为人体的一小部分，不过占人体总面积的百分之一而已，然而由于耳与脏腑的密切关系，耳具有预报全身脏器生理、病理的全息作用。事实上，耳下确有丰富的神经血管，与脑及人体各部组织皆有着千丝万缕的联系。现代医者从神经生理学、神经体液学、生物控制学说、生物电学说等角度亦证实了耳穴与脏腑经络的关系。所以脏腑组织的病变可反映于耳，通过察耳可较早测知内脏疾患。

现代研究也证实了肾与耳的关系，如余增福、曾兆麟等综述了现代学者通过实验研究证实了肾与耳的关系。如对内耳有毒性的氨基武类抗生素（如新霉素、卡那霉索、庆大霉素、硫酸霉素等）对肾脏亦有毒性作用；抑制肾功能的利尿剂（如依他尼酸、呋塞米）同时可以致耳聋；用肾 X 光造影剂（如泛影葡胺钠）治疗突发性耳聋具有一定疗效；肾衰、肾透析、肾移植患者出现听力下降；先天性肾功能障碍，常伴先天性耳聋；用中医滋补肝肾法治疗耳聋与内耳眩晕症获得疗效[12]；调节肾功能的盐皮质激素——醛固酮可显著减弱依他尼酸对内耳生物电的抑制作用，且内耳（耳蜗与前庭）中含有醛固酮受体；肾阳虚患者甲状腺功能降低，而先天性甲状腺功能降低（克汀病）者，出现内耳和中耳发育障碍，听力下降等[13]。

综上所述，耳廓是人体体表外窍中的重要荧光屏，是人体信息输出和输入最强、最集中的地方之一。耳是人体各脏腑组织器官的缩影，人体各脏器、各部位于耳部皆有集中反映点，脏腑组织有病必然反映于耳，因此，通过察耳可以窥知内脏之疾患。耳穴分布图见图 1-45；耳穴标准化方案穴区分布图见图 1-46；耳与脏腑组织相关图见图 1-47。

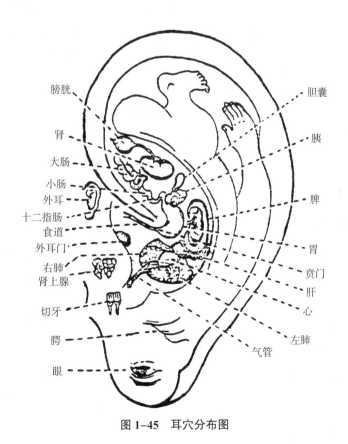

图 1-45　耳穴分布图

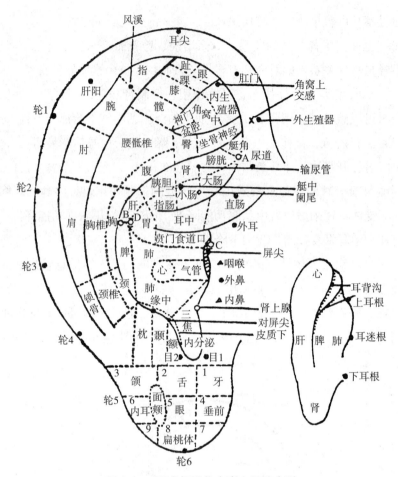

图 1-46 耳穴标准化方案穴区分布图

——示耳廓解剖轮廓；—示所指示的穴位；……示表面穴区；●示表面穴位；△示内侧面穴位；
×示被遮盖穴位；○示耳甲部各穴分区辅助点

【诊察方法】

耳部诊察的方法有多种，现将目前临床常用的几种方法介绍于下。

1. 望诊法 是通过肉眼观察耳廓皮肤上出现的色泽、形态改变、血管变化，或丘疹、脱屑等"阳性反应物"，或耳廓的大小、厚薄等，并依据其所在耳穴对疾病做出诊断。望诊前切忌揉擦、洗浴耳廓。光线应充足，且以自然光线为佳，并力求排除耳廓上的痣、疣、小脓疱、冻疮、瘢痕等假象，同时还应注意耳廓上阳性反应物与气候、出汗程度的关系等。

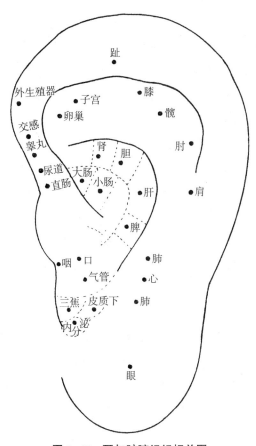

图 1-47　耳与脏腑组织相关图

2. 触诊法　包括触摸法和压痛法。触摸法是医者左手轻扶耳廓，用拇指指腹放在被测耳穴上，食指衬于耳背相对部位，两指腹互相配合进行触摸；或利用探棒或耳穴测定仪的探测极，在探测耳穴时稍用压力，并在划动中感知耳穴的形态变化。触摸法主要注意有无隆起、凹陷、压痕及其深浅和色泽改变。触摸时先上后下，先内后外，先右后左，按耳廓解剖部位进行。在系统触摸耳廓各部位基础上，右耳以触摸肝、胆、胃、十二指肠、阑尾穴为主；左耳以触摸胰腺、心、脾、小肠、大肠穴为主。

压痛法是医者左手轻扶患者耳背，右手持探棒、圆珠笔芯等，以 50～100 克的均匀压力按压耳廓各穴，并观察患者的疼痛反应，从而寻找出压痛最敏感的耳穴。用压痛法普查耳廓或在耳轮脚周围、肿瘤特异区、三角窝探查痛点时，还可采用划痕法，即用上述压力，均匀地在被测部位滑动，以观察患者的疼痛反应，并根据划痕颜色的红、白及凹陷恢复的快慢，来决定有关病证的虚实。

3. 电测定法　是采用信息诊断仪或耳穴探测仪探查耳穴生物电的改变，并以电阻降低（为阳性信号）的部位作为躯体、内脏病症诊断的参考，故又称为良导法，所探查到的穴点也叫良导点。

测定时，先打开仪器，将地极固定在受检查者的手指或手腕上，用测试极测试受检查耳部各个穴位。先用直流检测部分测试，再用交流检测部分测试（以直流检测为最好）。先测左耳，再检查右耳，自上而下，自内而外进行检测。将检测结果全部记录下来，再进行归纳、分析、综合等处理，最后填写报告单。

4.耳穴染色法　是指使用染色液和相应的活体染色技术对与患病脏腑的相应耳穴进行着色的一种直观耳诊法。该法是采用氨基黑 10B（0.5g），加甲醇 50mL、冰醋酸 10mL、蒸馏水 50mL，充分混合而配制成的染液，密闭于玻璃瓶内。染色时依次用 4% 硫酸氢钠溶液、0.3% 高锰酸钾溶液、5% 草酸溶液、蒸馏水清洗耳廓，去脂去污，然后将浸有染液的棉球置于耳甲腔内，紧贴皮肤，持续着色 2 分钟。再用甲醇、冰醋酸、蒸馏水按 5∶1∶5 的比例配制而成的脱色剂，进行脱色、还原，然后记录、绘图。耳穴着色的形状有点状、片状、线状、环状、花斑状等。染色前注意不要摩擦、按压耳穴，且染色必须按顺序进行，每一步骤均不能省略。

上述各项耳穴诊断法在临床应用时可互相参照，并可根据一看（望诊法）、二摸（触诊法）、三压（压痛法）、四电（电测法）进行系列诊察。这样不仅能排除各种假阳性点，而且也只有在对出现的各种阳性反应进行全面分析后，方能得出比较正确的结论。耳部信息综合分析可分为三个步骤：一是将敏感穴按系统和脏腑器官进行归类，在每个系统内找出最强点，做出初步的诊断。二是根据一个系统和另一个系统之间的内在联系，以最强的信号为中心，去伪存真，排除假阳性，做出初步的诊断。三是结合临床症状和病史进行最后的诊断。临床进行分析应从以下几方面进行：

（1）**根据脏象学说理论进行分析**　如骨折患者在肾穴有阳性反应，胃炎患者在肝穴上有阳性信号，可根据"肾主骨""肝气犯胃"的理论进行分析。

（2）**根据胚胎倒影学说进行分析**　许多耳穴是根据胚胎倒影学说进行定位和命名的。如胃区或肝区出现阳性信号，可能是胃病和肝病。若在两穴之间出现阳性信号时，按投影关系定位往往可以准确地诊断出疾病所在，如脊椎疾患时，可按投影关系大致判断出病变发生在第几椎骨。

（3）**根据特定穴位进行分析**　在耳穴中有一些特异性穴位，分别代表一种病或一种症状，或用来区分某一种疾病的急慢性。如支气管扩张点可以用来诊断支气管扩张；肝阳 1 点和肝阳 2 点可以用来区分急慢性肝炎等。

（4）**根据各种疾病的诊断参考穴进行分析**　如经过长期临床诊断资料的积累和大量临床病例的观察，发现肾、肾炎点、膀胱、输尿管、腰痛点等穴在肾炎患者中出现率很高，于是将它们作为诊断肾炎的重要参考穴。

（5）根据经络学说进行分析　利用经络与耳穴之间的关系进行分析，对排除假阳性及帮助正确诊断有重要意义。如睾丸有病变，往往在肝区出现一个明显的信号，这时不能误认为是肝脏发生病变。

（6）根据现代医学生理、病理学理论进行分析　如十二指肠溃疡时在耳廓上的反映主要以消化系统为主，强信号集中在十二指肠。除此之外，现代医学认为，十二指肠溃疡与大脑皮质功能紊乱有关，所以皮质下常出现阳性信号。本病多为迷走神经兴奋性增高，胃泌素增加，导致胃酸分泌过多引起，故在测试交感、神门穴时信号反应较强；再由于疼痛的放射，在肩、背、腰等穴也会出现阳性反应等。所以在信息诊断中要首先了解这些变化，以便判断疾病时灵活掌握。

【临床运用】

（一）耳廓望诊

1. 色泽

耳廓红润，为先天肾阴充足。耳廓色白属寒证，常见暴受风寒，或寒邪直中；耳薄而白为肾败，见于垂危患者；耳厚面白者，为气虚有痰。

耳轮红润，属正常现象。若色红赤，则为上焦心肺积热，属少阳相火上攻，或为肝胆湿热及外感热毒。久病微红者，多为阴虚火动。若耳背见有红络，伴耳根发凉，多为麻疹先兆。

耳青黑为痛，常见于剧痛患者，为肾水不足，或肾水寒极生火；纯黑为肾气将绝，也见于肾病实证；浅黑为肾病虚证；耳轮干枯焦黑，多为肾水亏极的象征，可见于温病后期，肾阴久耗及下消证。

耳黄伴耳肿彻痛者，为风入肾；若忽然发热恶寒，脊强背急如痉状，有类伤寒，为湿热下结于肾。微黄色主疾病将愈；浅黄色为胃气尚存，也见于湿邪中阻；若黄色过盛，则见于黄疸病。

总之，无论何色，以鲜明润泽为吉，沉浊晦暗为凶；色明为新病，色晦为久病。

2. 形态

（1）耳廓外形宽大厚实，耳垂肥厚下垂者是形盛，为肾气足，主寿；耳廓瘦小而薄，耳垂小而不能下垂者是形亏，为肾气亏，主夭。

贝润浦报道对 50 名 80 岁以上长寿老人耳廓视诊的观察结果，发现长寿老人耳廓的特点是耳廓长和耳垂大。据其测量，80 岁以上老人，耳廓的长度皆在 7cm 以上（一般人为 5 ~ 8cm），有的甚至达到 8.5cm；80 岁以上老人耳垂长度都在 1.8cm 以上（一般人为 1 ~ 2.5cm），有的竟达 3.2cm。有的老人甚至自觉 60 岁以后耳廓及耳垂有逐渐增长的趋势，足见耳廓与耳垂对寿夭有一定关系[14]。

胡志希对 24 例长寿老人与 21 例短寿者耳轮色泽的观察和对耳轮廓长、宽、厚的测量发现，长寿老人耳轮颜色淡红、荣润光泽、肉厚丰满、耳轮长、耳垂长，而耳宽无明显改变；短寿者耳轮颜色多晦暗苍白、枯槁无泽，耳廓肉瘦干薄，耳轮和耳垂短。说明耳廓的长、厚与肾之精气、经脉气血的盛衰及寿年长短有密切关系[15]。

朱志明对 344 例长寿老人和 256 例 60 ~ 69 岁对照组的耳长进行了检测，结果：长寿组城市和山区男性的耳长分别为 7.08cm 和 7.17cm，对照组城市和山区男性的耳长分别为 7.20cm 和 6.70cm；长寿组城市和山区女性的耳长分别为 6.91cm 和 6.92cm，对照组城市和山区女性的耳长分别为 6.57cm 和 6.38cm。除城市男性外，长寿组耳长大于对照组，有显著性差异。但他认为寿星耳长是肌肉和结缔组织等随增龄而变松弛的结果，耳长难以作为长寿的预测指标[120]。

（2）耳肿为邪气实，多属少阴相火上攻，亦有阳明蕴热或上焦风热；耳枯萎皱薄，是肾气竭绝，属危候；耳轮甲错，为久病血瘀或有肠痈。

（3）**察耳纹**　分纹形与纹色两种。纹形有竹丫形、树枝形和网状形等。竹丫形干直而分枝少，约二三条，由"完骨"起直上耳尖，主无病或轻症；树枝形干斜上而分枝多，约四五条，主有病且重；网状形树干粗细难明，纹多且乱，状如蛛网，患病主危。纹色红主内外皆热，青主气滞血瘀兼风，紫主热邪内闭，黑主寒邪内伏。病情轻重判断，一般是红轻、紫重、黑危[16]。

（4）**视耳络**　据报道，察耳轮间呈现的青脉（络脉）可诊断小儿疼痛，且小儿疼痛的部位不同，耳络呈现的位置亦有不同。患蛔虫腹痛者，耳络起点大多在小肠点，向外上方扩展到腹上、下；患腿痛者，耳络多起于坐骨和臀点等，向外上方扩展到膝、踝等处；兼有小便不利伴疼痛者，耳络分布在耳轮棘上缘、耳针外生殖器尿道点处[17]。由于耳络属细小的络脉，疾病过程中气血转输不利，络脉不畅，耳廓肌肤浅薄，故易于显示。因而，运用耳络诊病，有一定的临床意义。

（5）耳内长出小肉，形如樱桃或羊奶头，称为耳痔；若小肉头大蒂小，状如蕈，称为耳蕈；若小肉如枣核细长，鬲出耳外，触之痛者，称为耳挺。三者皆因肝经怒火、肾经相火或胃经积火，郁结而成。耳若跌破打落，可见两耳不对称，或上脱下粘，或下脱上粘，皆由外伤所致。

（6）**耵聍**　为耳道内的正常分泌物，干后成白色碎屑。若风热乘之，耵聍过多，则可阻塞耳道，引起耳聋。

（7）**耳疖、耳疮**　生于外耳道，呈局限性红肿，凸起如椒目者，称耳疖或耳疔；若外耳道弥漫性红肿，称为耳疮。多因挖耳恶习，损伤耳道，风热邪毒外侵，或肝胆湿热循经上乘，蒸灼耳道而成。

（8）**旋耳疮** 耳道或耳廓周围肤色潮红、糜烂、渗液、结痂，兼灼热、瘙痒、疼痛者。若全身症状轻，仅发热烦躁或局部糜烂、灼痛、黄水淋漓较重者，为风热湿邪浸渍所致；若病程长，反复发作，局部呈苔藓状，增厚、粗糙、皲裂、上覆痂皮或鳞屑，伴有面色萎黄、神疲、纳差者，为脾虚血少，生风化燥所致。

（9）**脓耳** 指脓液自耳内流出，量多，质黏成脓性，耳道不红肿或红肿轻微（彩图9、彩图10）。流黄脓为聤耳（中耳炎）；白脓为缠耳；红脓为耳风毒；臭脓而黑为耳疳；清脓为震耳。多因肝胆火盛，邪热外侵；或脾虚湿困，上犯耳窍；或肾元亏损，邪毒停聚所致。若急性脓耳，耳部流脓不畅，耳后完骨部疼痛、压痛，甚则肿起，或溃破流脓，称为耳根毒，又名耳后附骨痈，多因内、外火热邪毒炽盛所致。若脓耳日久，出现口眼㖞斜者，称为脓耳口眼㖞斜，多因脓耳失治，邪毒潜伏于里；或气血亏损所致。若脓耳日久，或流脓臭秽黑腐，突而脓量减少，兼见头痛、呕吐、壮热、神昏、抽搐、项强者，称为黄耳伤寒，多因血分瘀热，或热入心包所致。

（10）**耳壳流痰** 指耳壳肿起而皮色不变，不热不痛，按之柔软，抽之有黄色黏液，抽后消肿，不久又起。多因脾胃虚弱，风邪外犯，痰浊凝滞所致。

（11）**断耳疮** 指耳壳红肿热痛，继而成脓溃烂，甚至断落、缺损、畸形。为风湿搏于气血所致。

（12）**望耳诊伤** 耳壳上出现鲜红或紫色的丝状红筋或斑点，压之不散，为诊伤耳征。此征显于右耳示右侧半身有伤；显于左耳示左侧半身有伤；显于耳壳上半部，示背部有伤；显于耳壳下半部，示胸部有伤；在耳的上项有黑或红色向外扩散的点，示左腋下有伤；在耳垂底有白色或黑色点，示右腋下有伤（图1-48）。

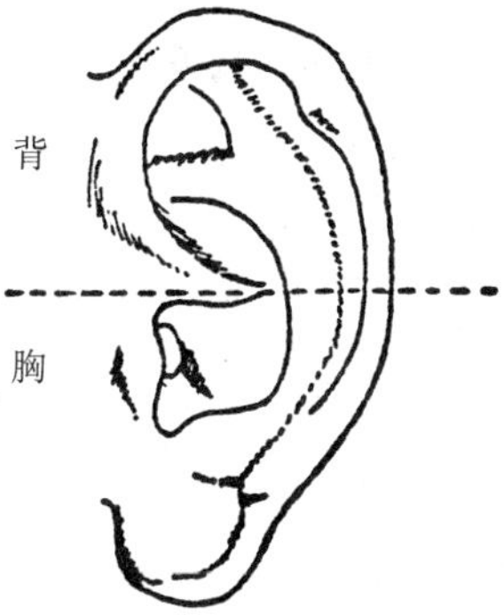

3.耳廓阳性反应物 即耳廓皮肤上出现变色、变形、丘疹、脱屑、血管变化等色泽形态改变。

图1-48 耳壳诊伤图

（1）变色

①红色反应：有鲜红、淡红、暗红色，可呈点状、片状、不规则反应。鲜红色见于急性病症、疼痛病症；淡红、暗红色见于疾病的恢复期或病史较长的患者。如急性腰痛在肾区可呈片状红润；子宫颈炎伴有带症，三角窝区可呈大片红色反应伴脱屑；头晕在晕区呈条片状凹陷红润。

②白色反应：可见片状不规则的白色隆起，光泽发亮，片状苍白或中央呈点片状白色，边缘红晕，亦可见片状白色中有小点片状不规则红润。白色反应多见于慢性病，点白边缘红晕为慢性疾病急性发作，如：慢性浅表性胃炎，胃区呈现片状不规则白色反应；风湿性心脏病心区呈片状白色边缘红晕；腹胀、腹水在腹胀区或腹水点见白色

反应；慢性胃炎急性发作时，胃区呈片状白色中间点状或不规则红润。

③灰色反应：有淡灰、暗灰、灰色、蝇屎色之分。灰色多见于陈旧性疾病和肿瘤，如肿瘤在相关耳穴部位及肿瘤特异区，呈现灰色，似蝇屎状反应，压之退色。

④深褐色反应：慢性病变，病愈后在相应的耳穴上呈现色素加深，似色素沉着反应。如乳腺癌根治术后，在乳腺区可见深褐色反应；神经性皮炎在患病的相关耳穴上色素加深，皮肤粗糙，纹理加深。

（2）**变形** 相关的耳穴出现隆起水肿、凹陷或点片状隆起，并伴有线状或点片状凹陷等。变形反应常见于慢性器质性疾病。线状凹陷又称耳折征，其与冠心病的关系后文将详细讨论。

①隆起：常见结节状，小似芝麻、大如绿豆样硬结，高出于皮肤，或链珠状，三五个结节状硬结连在一起，高出于皮肤，或有片状、条片状、条索状隆起。如结节状圆形隆起，常见各种头痛；链珠状隆起，常见肥大性脊柱炎；条索状隆起，为关节疼痛；片状隆起，见于腹胀；条片状隆起，见于肩背肌纤维炎。

②凹陷：可见点状、片状、线形凹陷。如点状凹陷，为耳鸣、散光；片状凹陷，见于胃、十二指肠溃疡；线形凹陷，见于冠心病、耳鸣、耳聋、缺齿等。

③点状、片状隆起伴有点、片状凹陷或线形凹陷，常见于屈光不正。

④耳穴皮肤粗糙不平、增厚或似皱褶，常见于皮肤病。

（3）**丘疹** 常见有点状丘疹和水疱样丘疹，高于周围皮肤。从颜色上可分为红色丘疹、白色丘疹或白色丘疹边缘红晕，少数有暗灰色丘疹，似鸡皮疙瘩，数目不等。丘疹反应常见于急慢性器质性疾病、过敏性疾病、皮肤病等。

①丘疹呈扁平样密集状改变似蚕子，常见于结节样痒疹。

②丘疹呈白色点状或聚集样改变，常见于胆囊结石、支气管炎、腹泻等。

③丘疹呈暗褐色改变，似鸡皮疙瘩，常见于神经性皮炎。

④丘疹呈米字样排列改变，常见于心律不齐、传导阻滞。

（4）**脱屑** 脱屑常呈白色糠皮样或鳞状，不易擦去。脱屑反应常见于皮肤病、吸收功能低下、带下病及内分泌功能紊乱等疾患。

①过敏区、肺区脱屑，常见于皮肤病，如脂溢性皮炎。

②三角窝内脱屑，常见于妇科炎症、带下病。

③食道、贲门处脱屑，常见于消化不良、吸收代谢功能低下。

④相应部位鳞片状脱屑，常见于鱼鳞癣。

⑤全耳廓脱屑，常见于脂溢性皮炎、牛皮癣。

（5）**血管充盈** 耳穴血管反应，常见于血管扩张、扭曲，呈网状、条纹状、海星状、弧状、蝌蚪状或鼓槌状，其色泽为鲜红色、暗紫色和暗灰色。血管变化常见于心血管疾病、脑血管病、急性炎症性疾病和急性出血性疾病。

①血管扩张：可呈扇叶状或条段状。扇叶状，常见于消化道溃疡、腰腿痛；条段状，常见于关节痛、支气管扩张；色泽鲜红多为急性病、痛性病症；色泽暗紫，多为病愈、恢复期。

②扭曲：海星状，多见于溃疡病；环球状、弧状，多见于风心病；蝌蚪状、鼓槌状，多见于冠心病；梅花状，多见于肿瘤。

③网状：血管呈网状改变，多见于急性炎症，如咽喉炎、扁桃体炎、乳腺炎。

④血管中断：血管主干充盈扩张，见中间呈条段状中断，常见于心肌梗死。

（6）耳折征 又名耳垂皱褶，是指从耳屏间切迹外伸到耳垂边缘的一条斜线皱痕。耳折征的出现，对冠心病的诊断有一定价值[18~24]。

1973年，Frank首次报道了20例冠状动脉疾病的耳征，其中19例有1种以上患冠心病的危险因素，他提出早发的心血管疾病可伴发耳垂皱褶。他随后的观察表明，冠心病耳垂皱褶的发生，显著高于年龄相同的对照组。在531例证明有急性心肌梗死的冠心病患者中，47%（251例）有单侧或两侧耳斜形耳垂皱褶；而在305例年龄相同的对照组中，只有30%有耳垂皱褶。Christiansen等通过533例患者的观察，亦发现斜形耳垂皱褶随着年龄而增加，其存在与冠心病有明确的关系。Lichstein等于20世纪70年代末研究年龄在40岁以上的113例尸检材料，观察冠状动脉硬化和闭塞的程度与耳垂皱褶之间是否有关，结果表明：有双侧耳垂皱褶者其冠状动脉硬化最显著，单侧者较轻，无耳垂皱褶者最轻，无耳垂皱褶组与两侧耳垂皱褶组比较，其动脉硬化的程度在统计学上有显著的差别。美国芝加哥大学曾对1000人进行调查，其中373人耳部有皱褶，他们当中73%的人有心脏病。另有研究显示，耳折征的角度亦有重要临床价值。男性如有约45°角的耳折横跨耳壳，55%的人会死于心脏病，而其他耳皱褶角度者，其心脏病致死率不如45°者高。

国内上海卢湾区医院、天津市和平区第一和第二防治院、四川富顺县人民医院等地的报道也证实了上述特征，且冠心病耳折征的阳性率为73.9%～97.7%，较国外报道为高，而正常人与非冠心病患者此征的阳性率则在24%以下[18~24, 115, 116]。山东医科大学陈克忠等对92例冠心病患者和20例健康老人耳折征的观察，其耳折征阳性率，冠心病组为63%，健康老人组为35%，两组$P < 0.05$。冠心病耳折征阳性者较之耳折征阴性者，其血液流变学指标中的全血黏度、血浆比黏度、压积、血沉、胆固醇、甘油三酯均增加，$P < 0.05$[113]。

冠心病患者产生耳折征的原因尚难确知，Meslen等和Wells等认为，耳垂系由结缔组织组成，既无韧带亦无软骨，故可能对缺血更敏感，如动脉发生病变，全身之微循环皆可能改变[25, 26]。

（7）阳性反应物的特征与疾病性质的对应关系

①点片状红润或充血，点片状白色边缘红晕，或红色丘疹，并有脂溢及光泽者，多见于急性炎症或慢性炎症的急性发作。

②点片状白色、凹陷或隆起，白色丘疹，又无脂溢及光泽者，多见于慢性器质性疾病。

③结节状隆起，或点片状暗灰色，或呈蝇屎状，多见于肿瘤。

④糠皮样脱屑（不易擦去）、丘疹、皮肤纹理增粗、增厚，呈深褐色，多见于皮肤病。

⑤线条状圆形，白色半圆形，或暗灰色瘢痕等，多见于手术及外伤。

总之，耳廓视诊的总原则为：急性色泽多发红，慢性色白凹或隆；易擦脱屑是炎症，鳞状结核皮肤病；手术瘢痕色白条状月牙形，暗灰结节隆起见癌肿。

（二）耳穴触诊

1. 探触法　包括隆起、结节、凹陷、条索、变形等。

（1）**隆起**　有各种不同形态，显示不同类型的疾病。

①点状隆起：多见于头痛、气管炎、近视。

②片状隆起：多见于腰腿痛、腰肌劳损、偏头痛、后头痛、慢性浅表性胃炎、慢性阑尾炎、肠功能紊乱、腹胀、口腔溃疡、牙周炎。

③条片状隆起；多见于肌纤维组织炎、腰肌劳损、慢性胆囊炎、附件炎、便秘、眉心痛、肩背痛。

（2）**结节**　多见于子宫肌瘤、头痛、乳腺纤维瘤。

（3）**条索**　多见于子宫肌瘤、慢性胃炎、慢性十二指肠溃疡、慢性胆囊炎、肝大、冠心病、阵发性心动过速、痔疮、支气管炎、颈椎或腰椎骨质增生、外伤性关节炎等各种慢性病变。

（4）**软骨增生**　多见于神经衰弱、肝大、颈椎骨质增生。

（5）**凹陷**　与疾病相关的耳穴可出现点状、线状、片状等不规则的凹陷，不同的凹陷反应不同的疾病。

①点状凹陷：多见于缺齿、散光、十二指肠溃疡、鼓膜内陷、耳鸣、龋齿。

②片状凹陷：多见于慢性结肠炎、十二指肠溃疡、头晕、缺齿。

③线状凹陷：又称耳折征，多见于耳鸣、缺齿、冠心病。

（6）**压痕**　压痕有深浅、色泽改变和压痕恢复平坦的时间不同，临床耳诊时，据此可辨别虚证和实证。

①压痕深：色白，恢复平坦时间慢者多为虚证，多见于贫血、缺氧、水肿、酸中

毒、耳鸣、龋齿、肾虚、腰痛、过敏疾患。

②压痕浅：色红，恢复平坦时间快者为实证，多见于高血压、急性荨麻疹、肝炎、腹胀、胃炎、胆道感染、阑尾炎。

（7）水肿

①凹陷性水肿：多见于慢性肾小球肾炎、腹水、浮肿、神经血管性水肿、肾虚腰痛、月经过多、内分泌功能紊乱等。

②水纹波动感：多在触诊后探笔下耳穴出现周围性水肿，见水纹波动感，多见于冠心病、心律不齐、功能性子宫出血、糖尿病。

2. 触摸法 注意有无耳软骨增生、软组织隆起，以及隆起、增生的范围、软硬度，耳穴触摸的临床意义是根据触摸到阳性反应的部位来确定疾病。

（1）**耳垂** 触摸有无片状隆起增厚，如在上下颌处触摸到片状隆起，质软，多见于牙周炎。

（2）**对耳屏** 若在对耳屏及对耳轮之间部位触及条状软骨增生，多为神经衰弱；若在耳背部的对耳屏与对耳轮之间触及软组织增厚，质软，多为多梦。

（3）**耳舟** 若在耳舟起始部触及条片增厚，多为肩背肌纤维炎。

（4）**对耳轮上脚** 触及增生变形，质硬，多为外伤骨性关节痛；片状隆起，质软，多为良性关节痛、软组织损伤。

（5）**耳甲部** 是触摸内脏疾病的部位，如肝区触摸到海绵状隆起，多为脂肪肺；胆区触摸到片状隆起，质硬，多为慢性胆囊炎等。

（6）**耳轮部** 触摸到结节状、条索状改变，病变部位多在肛门穴、肿瘤特异区Ⅱ区；触摸到疼痛敏感，病变部位多在肿瘤特异区Ⅰ区。

3. 压痛法 在探找压痛最敏感的穴区后，可根据敏感穴区所对应的解剖生理功能部位或脏腑进行分析诊断。如肝区出现压痛敏感点阳性时，提示可能有肝病；十二指肠、交感、皮质下区出现压痛点阳性时，则可能与消化性溃疡有关；肾区出现压痛点阳性时，可能是肾病、腰痛或耳鸣；肺区出现压痛点阳性时，可能是肺病、大肠病或皮肤病的表现。

在多个穴（区）出现压痛点阳性时，就需进行比较，看哪个穴（区）压痛最敏感，最敏感的穴（区）所对应的脏腑或器官可能有病变。如肺区敏感点最强而大肠区同时也出现压痛点阳性时，那么可能不是大肠的病变而是肺病，大肠区出现的反应是由于肺与大肠相表里的缘故。又如骨折的患者除相应部位有压痛点外，在肾区同时也出现压痛阳性，此根据"肾主骨"的学说加以解释分析，可不致错诊为肾脏有病。

福州市传染病院观察 60 例传染性肝炎患者中，两耳三角窝均有压痛者占 73.2%，病程在急性期者，阳性率可达 92.2%；而对照组 129 例健康人或其他患者中，两耳三角窝压痛阳性率仅占 11%[2]。陈巩荪等亦探测 75 例肝炎患者，左耳肝区压痛阳性者 54 人，右耳肝区压痛阳性者 59 人，双耳肝区压痛阳性者 52 人。不论一侧或双侧，凡肝区有压痛者 61 人，占 81.30%。而 151 例正常人中仅 4 例有右耳肝区压痛阳性[3]。南京第一医学院对 36 例肝病患者的探查结果为：右耳肝区敏感者 28 人，占 77.77%；左耳肝区敏感者 25 人，占 69.44%；其敏感率较正常人高[28]。

上海杨浦区中心医院观察到阑尾炎患者耳廓痛点的形成一般在刺激症状后 2 ～ 14 小时，痛点的分布除大、小肠区外，还可分布在耳舟、三角窝等处，压痛点随病情而变化，病情加重及有并发症时压痛点增加，相反则减少或消失；手术后耳廓压痛敏感点的消失需 5 ～ 7 天[3]。原江苏兴化县人民医院报告 30 例拟行阑尾切除术的患者，全部在双耳阑尾穴上有不同程度的压痛，故认为压痛法耳诊有助于急腹症的鉴别诊断[30]。

（三）电测定法

又称耳部信息测量法，临床运用此法对肿瘤、心脏病、肺病、肝胆疾病、泌尿系疾病等均有一定的诊断价值。

叶艳等用耳穴探测仪探测耳穴信息来对各种肿瘤进行早期诊断，其阳性率均在 86% 以上。并总结出恶性肿瘤的阳性反应点是五穴一区，即内分泌、肾上腺、皮质下、肿瘤穴、相应部位的穴位和肿瘤特异区[31, 32]。李学义等通过对大量病例进行耳部信息探查，发现恶性肿瘤的各期的阳性指数均增高，反映在音响和电流指数上。阳性穴位电流的平均值下降及皮质下穴阳性增高是诊断肿瘤的重要依据之一[33]。耳部信息探查对肿瘤普查亦有价值，如李选员用信息诊断仪对 1245 人进行体检，查到有肿瘤信息者 12 人，后经西医确诊 11 人，符合率为 91.6%[34]。

在心脏病诊断上，如马来西亚 Ong Lean Swee 等对 35 名心脏病患者和 75 名健康者进行外耳心区皮肤导电性检测，结果大多数心脏病患者其耳廓心区的皮肤电阻与对照组比较显著降低[35]。

常见疾病的耳部信息反应见附表 1–1。

（四）耳穴染色法

耳穴染色法目前在临床上主要应用于心脏病、肝胆疾病、间日疟等。常见疾病的耳穴染色反应见附表 1–1。

表1-1　常见病在耳廓上的病理反应

疾　病	部　位	反　应
先天性双侧肾发育不良（黏多糖贮积症Ⅰ型）	耳廓	耳廓低位（耳廓上缘低眼角线），前倾，软骨发育不良，听力障碍等
脂溢性皮炎	全耳廓	呈糠皮样脱屑，不易擦掉，有油脂
鱼鳞状皮炎鱼鳞病	全耳廓	呈干枯无光泽、鱼鳞样翘起
吸收功能障碍	全耳廓	呈干枯脱屑，无光泽
冠心病	心区、小肠、耳垂	①染色阳性（点状、片状或成群状着色为阳性）；②耳折征（耳垂斜皱纹）
心绞痛	心区、左神门、交感、皮质下	①充血、红晕、脱屑、凹陷等；②低电阻
心动过速	心区	低电阻
风湿性心脏病	心区	呈片状白色，边缘不清，少数有光泽
多梦、失眠、心律不齐、期外收缩	心区	呈皱褶圆圈，中心有光泽，少数中心白色
神经衰弱	心区、神门、脑点	有压痛
梅尼埃病发作期	眩晕点	呈白色凸起样，压之呈凹陷性水肿，随病情好转而消失
各种头痛、头晕	脑干、脑点、额、皮质下	呈点状红晕或点状白色，边缘红晕，一般有光泽
高血压	脑点、脑干、额、皮质下	呈点状红晕或点状白色，边缘红晕，一般有光泽，以外肾上腺呈点状或片状红晕，心区呈皱褶圆圈。降压沟上1／3有点状白色或边缘红晕，收缩压为150左右；中1/3有反应时，收缩压为200左右
低血压	脑干、脑点、额、皮质下	头部穴位同高血压反应，肾上腺无反应，降压沟下1/3有点状白色或边缘红晕为低血压
肝大	肝区、右耳肝区、脾区、胃区	呈白色片状隆起(如半个瓜子仁样)边缘清楚(右耳为肝右叶大，左耳为肝左叶大)，低电阻。
肝炎	右耳肝区、脾区、胃区	低电阻
急性肝炎	肝区、右耳肝区、脾区、胃区	①呈片状或点状红晕；②边缘红晕，中心白色，一般有光泽；③低电阻

疾 病	部 位	反 应
肝癌	肝区	①局部有梅花样排列之环形凹陷；②呈黄色，可见结节状隆起，局部肥厚坚硬，有压痛；③有的可见圆形水纹状皱褶；④有的耳廓软骨增生
黄疸型肝炎	肝区	良导阳性
脾大	脾区	呈白片状或边缘红晕，少数隆起
间日疟	脾区、疟区	①多数出现变色，点状红色、点状或片状白色。点状白色，其边缘有红晕，少数有变形、丘疹、脱屑等；②疟区染色阳性，呈点状、片状黑色
胆囊炎	相应区	染色阳性，有压痛
急性胃炎	胃区	呈点状或片状红晕，有光泽
慢性胃炎	胃区	呈片状白色，边缘不清，少数皮肤增厚（多见肥厚性胃炎）
慢性胃炎急性发作	胃区	①片状或点状白色，边缘红晕，有光泽；②点状或片状红晕或充血
胃下垂	胃区	胃区的外缘，近对耳轮，呈片状白色隆起，边缘不清
胃溃疡	胃区	①呈点状白色，边缘清楚；②白色或暗灰色，边缘红晕，一般均有光泽
胃大部切除术	整个消化道区	①良导阳性；②染色阳性
十二指肠溃疡	十二指肠	①呈点状白色，边缘清楚；②白色或暗灰色，边缘红晕，一般均有光泽
十二指肠溃疡手术后	整个消化道区	①良导阳性；②染色阳性
食道癌手术后	上消化道区	良导反应阳性
细菌性痢疾	大、小肠	有压痛
慢性肠炎	大、小肠，脾、胃区	①呈片状或丘疹充血、油脂较多；②低电阻
便秘	大、小肠区	呈片状白色或有糠皮脱屑，无光泽
急性阑尾炎	阑尾区	呈点状或丘疹充血
慢性阑尾炎	阑尾区	多数呈点状凹陷或隆起，少数白色或暗灰色
慢性阑尾炎急性发作	阑尾区	呈点状白色，边缘红晕或片状红晕
血吸虫病	血基点，直肠、大肠	低电阻

续表

疾 病		部 位	反 应
疝修补术		大、小肠，膀胱区	良导阳性
痔核		痔核点、直肠下段	呈点状或片状白色，边缘红晕，少数呈暗灰色点状或片状
肛裂		痔核点、肛门	呈点状白色，边缘呈齿轮状红晕，有少数点状红晕，呈放射状
肾炎		肾区、膀胱、内分泌、肾炎点	良导阳性
肺结核	活动期	肺区心穴、大肠	呈点状或丘诊充血，有光泽，少数用棉球擦即可出血（下为同侧，上为对侧），低电阻
	钙化期	肺区	呈针尖样凹陷一个至数个
急性肺炎		两肺间	呈点状或丘疹红晕，有的点状白色，边缘红晕，有光泽
肺气肿		肺区、心区、大肠区	①呈白色片状或点状密集成片、边缘不清，发作期有光泽；②良导反应阳性
矽肺病		肺区、矽肺点	①染色阳性，良导阳性；②肝、脾区隆起，有压痛，呈片状白色、棕色或3～6个点状白色隆起
煤矽肺病		肺区、肝穴、脾穴	①良导阳性；②呈片状白色、棕色或3～6个点状白色或隆起；③耳垂折痕
急性支气管炎		气管	呈点状或丘疹红晕，少数点状白色，边际红晕，有光泽
慢性支气管炎		气管、肺区、心、大肠	①呈点状或片状白色，边缘清楚，少数白色丘疹，均无光泽；②低电阻
慢性支气管炎急性发作		气管	呈点状或片状白色或丘疹，边缘红晕，均有光泽
痛经		子宫区	呈点状白色或红晕，有油脂
月经及白带过多		子宫区	呈点状丘疹、充血
月经过少或短期闭经		子宫区	呈点状或片状白色，无光泽，少数有糖皮脱屑
宫颈炎		子宫、附件区	低电阻
妊娠毒血症		子宫区、相应区	有压痛
早孕		子宫区	有压痛

疾 病	部 位	反 应
良性肿瘤	相应部位	呈皮下结节隆起，推之有移动，边缘清楚，无压痛（病例不多，有待探讨）
恶性肿瘤	相应部位	①呈软骨隆起，边缘不清，无移动；②有的片状呈暗灰色，压痛明显（病例不多，有待探讨）
各种手术后	相应部位	呈白色线条或半圆形的瘢痕，少数是暗灰色的
内服避孕药反应	子宫、耳甲艇、内分泌、耳甲腔	呈白色片状脱屑
急性关节扭伤	相应部位	呈点状或片状红晕
肩关节高举困难	肩、肩关节	低电阻
陈旧性关节炎	相应部位	呈点状或片状白色
慢性关节炎急性发作	相应部位	呈点状白色，边缘红晕，均有光泽
脊椎变形或肥大、骨折	相应部位	①呈索状或结节隆起，有的索状凹陷，纵横不一；②低电阻
慢性鼻炎	外鼻、鼻炎穴、肺区、内分泌	有压痛
暴发性火眼	耳垂上	有压痛，呈粟粒大小之结节状，穴点皮色与周围皮色略异
内眼疾病	眼、目$_1$、目$_2$、新眼	低电阻
下颌关节功能紊乱	颞颌穴	有压痛，有小丘疹突起

【现代研究】

（一）临床研究

1. 诊肿瘤 癌症患者的耳部阳性特征主要表现为耳壳有关部位的增厚隆起，以及相应部位皮肤颜色的异常。

许瑞征等对各种肿瘤患者 344 例和 30 岁以上无肿瘤史的对照组 292 例，观察其耳廓上软骨的增生情况，发现一个耳廓上软骨增生达 3 处以上者，肿瘤组为 68 人（18.31%），而对照组仅 15 人（5.13%）[36]。赵荫生等采用双盲法和单盲法，对 69 例经西医临床确诊为癌症的患者采用耳壳视诊法，诊断符合率达 80%。其所见癌症患者的耳壳相应部位不是有隆起物，就是有癌点（污秽蝇屎色或棕褐色小点，小似针尖，大似小米，大多呈圆形)，惟肝癌有不少在肝大区可见梅花型凹陷，瘀点亦可同时出现；食管、贲门癌患者耳壳的耳轮脚消失处呈玉米粒样高低不平；肺癌在右肺区有较多癌块（癌点成片）。这些发现对于推断病位有一定价值[37]。何成江等调查 49 例癌症患者，39 例耳穴有增生隆起，约占 70%，并注意到肝部肿瘤切除后，耳穴增生物在一段时间内并无变化[38]。潘德年等对消化道癌患者耳壳视诊，结果表明，单侧相应耳穴区局部隆起者，胃癌为 59%，肝癌为 52%，食管癌为 33%，肠癌为 39%；单侧相应耳穴凹陷者，上述几种癌症分别为 42%、39%、21%、22%；与健康对照组相比均有显著差异[39]。

宋一同对 54 例肝癌患者耳壳视诊的观察结果，肝区有结节隆起者 32 人；对照组52 人中只有 2 人；肝区呈菜花状或点片状暗灰色者 22 人，对照组则无。此外 54 例肝癌患者在特异区Ⅰ（耳轮边缘的中上段）、特异区Ⅱ（耳垂扁桃体穴 3-4，呈一条线），也都有不同程度的阳性反应，而对照组仅有 6 人有阳性反应，与现代医学诊断结果对照，符合者占 83.33%[41]。许平东等发现肝癌患者的耳廓肝区周围有环形凹陷；转移性肝癌者呈梅花样，可大小相互交叉，肝区呈土黄色，有压痛[42]。上海市耳穴诊断协作组用观察耳廓肾上腺、皮质下、左右肝区、左肌松点、正背面肿瘤特异区出现与上耳根同样响声者为阳性的方法，观察了经病理检查确诊或甲胎蛋白（＋）者 215 例，其中耳诊阳性者 163 例，占 75%；而甲胎蛋白（－）的 260 例中耳诊阳性的仅 81 例，占 31%[43]。顾公望通过对 85 例慢性肝炎（包括肝硬化、脂肪肝、肝大）、7 例急性肝炎和 30 例原发性肝癌患者耳廓肝穴、胰胆穴进行观察，结果表明，肝癌组耳廓肝穴结节、色素沉着、毛细血管扩张、脂溢性皮炎、脱屑凹陷、胰胆穴结节等阳性反应率为93.3%（28 例），与急性肝炎组（12 例，占 17.1%）、慢性肝炎组（67 例，占 78.7%）相比，有非常显著性差异（$P < 0.001$）[44]。足见耳穴反应与肝癌的关系密切。

在食管癌方面，王允惠等对 23 例患者及 39 例健康人的耳部食管穴做了探查，结果食管癌患者耳壳增生物的出现率明显高于对照组（$P < 0.01$）。其敏感性高达96.96%，特异性为 64.1%[46]。原南京中医学院附属医院针麻研究室以外耳轮有较显著的灰黑或黑褐色之色素沉着、双耳或单耳的特异部位（食道上、中、下及口区上、中、下）中某些点具有中等以上的压痛和有粟粒样丘疹或软骨增生为阳性反应，结果表明，56 例食道、贲门癌组望诊正确率为 75%，148 例非癌症组望诊基本正确率为 91.9%（即91.9% 的患者可排除癌症）[47]。镇江地区人民医院用耳穴压痛法观察食道癌患者 90例，其食道区有压痛者 71 例，而正常人 30 例中食道区仅 2 例有压痛[3]。

赵守仪对子宫肌瘤患者进行耳穴触诊观察，发现凡在单穴皮下组织内有 1mm 粗细、2～3mm 长的触之不消失的条索状反应物均为阳性反应，子宫穴条索一般为上下走行，少数为斜行或横行；内分泌穴条索均与外耳道平行走行。子宫穴触诊阳性的 67 例中，术后病理诊断为本病者 48 例；内分泌穴触诊阳性的 63 例中，术后病理诊断为本病者 45 例[48]。

2. 诊心脏疾病 除耳折征的出现与冠心病的发病有明确关系已被许多研究证实外[18～24]，还有人以耳廓心区出现环状、条状、弧状改变作为冠心病的反应。安徽有人观察 122 例冠心病患者，两耳阳性者占 60.7%；四川有人观察 42 例冠心病患者，两耳阳性者占 72.1%[3]。王忠等对 122 例已确诊的冠心病耳廓视诊结果分析，在耳廓心区有变色（红色、暗色、暗灰色）、变形（圆形、半圆形、条段状、弧形、放射形）、丘疹和点状凹陷红晕等明显反应者 87 例，占 71.31；阳性反应不明显者 35 例，占 28.69%[5]。王民集对 60 例冠心病患者进行耳穴染色观察，并与 60 例排除冠心病的受试者分组对照，结果表明，心与小肠区同时着色，是冠心病在耳穴上的反映特征，其符合率可达 80% 左右，而对照组仅为 3.3%[49]。白哲伦则报道了急性心肌梗死与梗死后心绞痛患者的耳穴变化[58]。

3. 诊肺部疾病 肺部疾病在耳廓上也有其特征性改变。南京部队某部观察到急性肺炎在耳廓的两肺间，肺结核活动期在耳廓肺区均呈点状或丘疹样红晕，肺结核钙化期则在肺区呈针尖样凹陷一至数个[6]。郑延玉等对 32 例早期发现矽肺的工人进行耳区视诊检查，结果表明，91% 的工人耳轮出现黑色斑点，72 ～ 75% 的工人出现肺区丘疹、脱屑和硬结[50]。管遵信用耳穴染色法结合粉尘接触史诊断矽肺，与 X 线摄片诊断矽肺对比，对确诊矽肺患者和非矽肺受试者各 40 例的耳穴染色结果指出，其符合率达 95%[51]。

用耳部信息检测诊断肺病的研究报道很多[3, 52～56]。如云南玉溪地区第二期耳针学习班曾以上耳根及上肢大陵为基准电阻，探测确诊为肺结核和无肺病的对照组各 170 例，耳廓上结核点、大肠穴、肾穴出现良导反应的阳性率，肺结核组分别为 86.4%、83.5%、77.5%；对照组分别为 5.3%、53%、41.2%。认为耳穴结核点或结核点加大肠穴良导，可作为诊断成人肺结核的参考[3]。路绍祖等用耳电探测器，以上耳根穴调至指示灯发亮为基准，检查 1370 例慢性支气管炎、肺气肿和 120 例健康学生的耳廓良导点，发现肺、心、大肠等 10 个穴位呈阳性者，可作为诊断慢性支气管炎或肺气肿的参考[53]。管遵信对矽肺组和不接触粉尘的成年男性对照组各 470 例作耳穴探测，发现矽肺组耳穴矽肺点（S 点）、肺点、大肠、肾四穴敏感性很高，依次为 82.34%、88.51%、83.40%、82.98%；而对照组依次为 6.60%、11.28%、49.57%、48.30%，二者差异非常显著。继后用双盲法对 5884 人进行验证，对矽肺点四穴作进一步研究，结果获得了重复。1978 年又普查 14449 名矿工，经与 X 线摄片对照，证实用该法诊断矽肺符合率在 80% 左右，可作为普查的一种辅助手段[55]。

郑延玉采用视诊、音响测定之后，阳性点再作电测定等耳部信息，并与 X 线透视对照检查 501 例支气管炎，结果视诊脱屑、丘疹、充血病变最多，并集中在气管区、肺区、大肠区、咽喉区、脾区，音响及电位检测急性支气管炎以气管、大肠、肺区呈强阳性，慢性支气管炎以气管、肺、"支扩"、大肠区呈强阳性。耳部信息诊断为急性支气管炎者 88 例，临床符合 87 例；慢性支气管炎 413 例，临床符合 406 例。总符合率为 98.4%[57]。

4. 诊肝胆疾病 曾立昆于 1962 年报道望耳背血管网之清晰与否及色泽鲜红、深红、青紫之不同以诊断肝炎，观察 200 人，望耳诊断与原诊断（触诊、化验、B 超）符合率在 90% 以上[60]。贝润浦观察 68 例肝硬化患者的耳穴变化情况，并与 68 例健康人或非肝病患者相对照，发现 39 例患者耳穴肝区局部可有棕灰色或紫红色的色素改变，并有斑状、条索状或丘疹样软骨隆起，阳性率为 57.41%；对照组的阳性率仅为 14.8%[14]。窦国祥等对已确诊肝胆疾病的 64 例患者进行耳壳视诊，其中肝病（肝炎、肝硬化、血吸虫性肝病、肝脾大）31 例，胆病（胆囊炎、胆囊结石等）33 例，有57 例耳壳肝胆区均见阳性发现（呈斑块或条束状软骨隆起，丘疹样或粟粒样软骨结节和不高出皮肤的苍白斑区），其中双耳 29 例，单耳 28 例[61]。南京第一医学院对 36 例肝病患者行耳壳掀压法探查敏感点，结果在消化道区域（右耳肝区敏感者 28 人，占77.77%；左耳肝区敏感者 25 人，占 69.44%）的敏感率较正常人高[28]。

关于肝病耳廓信息探测的研究，南京部队某部探测 115 例已确诊肝炎患者的耳廓，80% 以上患者在肝炎区、肝阳 1、肝炎点、内分泌及交感等穴均同时出现敏感点[6]。戴自英等在探测耳廓肝区良导后报告，50 例正常人耳肝区良导者仅 2 例，60 例浮肿患者肝区良导者亦仅 2 例，而 10 例黄疸型肝炎全部肝区良导，29 例无黄疸型肝炎患者亦有 26 例肝区良导[62]。于致顺探测 103 例无黄疸型肝炎的耳廓，发现两耳胃区良导出现率最高（左胃区为 58.2%，右胃区为 63.1%），其次是右耳肝区和脾区，两耳肝区良导者仅占 19.4%。其中急性肝炎者在耳胃、脾、肝区良导的出现率比慢性肝炎高，肝功能有改变者阳性率更高[63]。青岛医学院曾测肝炎患者 236 例，耳肝区良导者占56.3%；而 305 例正常人耳肝区良导者仅 8.19%；其他耳穴良导正常人与肝炎患者无显著差异[64]。原江西省中医药研究所和中华全国总工会某疗养院的研究结果，也得出了上述相似的改变[65, 66]。但山东医学科学院认为此法对肝炎的诊断价值不大。虽在 34例急、慢性肝炎患者中，多数在肝区、内分泌区出现良导，然而 18 例正常人中，肝区良导者亦占 44.5%[67]。

在胆囊疾病方面，南京部队某部探测 24 例已确诊胆囊炎患者的耳廓，其中 21 例在脐区、肝、腹外三穴呈现敏感点，且胆区有刺痛感[6]。许平东等用耳穴染色法对照检查 88 例胆囊炎、胆囊结石患者与 21 例其他疾病患者，观察组与手术对照符合率达94%，与 B 超对照诊断符合率达 86%[68]。安徽耳部诊断研究协作组观察 142 例胆道结石患者的耳穴染色，结果耳廓染色后有 93% 的患者出现着色斑点，而 34 例健康对照组耳廓着色点较少，占 41.18%，两组着色率有显著差异（$P < 0.05$）；且耳廓胆囊穴着色部位与耳穴视诊的阳性反应点基本符合（76.31%），即有 29 例与耳廓视诊所见的皮肤白点相重合[69]。

刘士佩等耳廓视诊 108 例胆囊结石患者，发现 83.33% 的患者耳穴胆区有皮肤色泽及形态的改变，明显高于健康对照组（11.11%）。耳穴皮肤改变以白点为多数，占90.74%，白块片状增生占 9.26%，白点多少与胆道结石形态有关；视诊与耳穴染色诊断符合率为 76.32%；耳穴皮肤改变处的中心电阻值小于周围正常皮肤[71]。王惠明应用耳部信息仪探测 100 例慢性胆囊炎、胆囊结石患者，并与 B 超确诊结果相对照。结果在胆、胆点、肝点、胃等穴中，以胆、胆点信号最强，两者对照确诊符合率为96%[72]。

5. 诊消化系统疾病 除肝胆疾病之外，还有不少医者对消化系统其他疾病的耳部信息进行了研究。如孟荣华观察 103 例已确诊消化系统疾病的患者的耳壳反应，结果表明，耳壳相应穴出现丘疹、点片状充血、红晕等反应者 75 例（72.81%）；相关脏腑穴出现反应者 22 例（21.36%），无反应者 6 例（5.82%）[73]。管遵信观察经纤维胃镜确诊的 36 例单纯性胃炎、31 例胃合并十二指肠炎或溃疡患者和 91 例排除胃、十二指肠疾病的对照组的耳穴染色，结果胃、十二指肠患者的耳穴着色与对照组相比，有非常显著的意义（$P < 0.01$）[74]。

Balaban, J.M. 和 Rosenfeld, L.G. 等曾报道 12 例胃排空障碍患者，耳廓胃区有压痛者 10 例，未找到压痛敏感点者 2 例，后来在手术时发现均系幽门有瘢痕及狭窄粘连。认为耳诊对狭窄的胃瘢痕和胃运动功能障碍之间可做出鉴别诊断[75]。南京第一医学院用耳壳掀压法探查敏感点诊断疾病，检查 12 例溃疡病患者，其胃或十二指肠区敏感者，右耳 7 人，左耳 5 人。而对 100 例食物中毒患者的检查，发现耳壳敏感点主要在胃（100%）、小肠（95%）、大肠（93%）、食道（42%）、贲门（85%）、脑部（72%）等区[28]。

施永明等观察了 150 例胃病患者，耳穴胃区呈阳性反应者 24 例，其中病理证实为胃癌者 22 例；耳穴胃区呈阴性反应者 123 例，病理证实非胃癌者 122 例；耳穴胃区呈可疑反应者 3 例，病理证实均为非胃癌患者[119]。贾孟辉对 481 例耳穴胃区望诊进行模拟病理性诊断分析，结果表明，正常为淡红色；浅表性胃炎单纯型以黄褐色居多，出血糜烂型以充血居多；十二指肠球部溃疡活动期以充血、灰白斑居多，静止期以紫暗斑、灰白斑居多；浅表性萎缩性胃炎以油腻、粟样丘疹居多；慢性萎缩性胃炎以紫暗斑、粟样丘疹居多；十二指肠炎以油腻、充血居多；胆汁返流性胃炎以黄褐、充血、紫暗斑居多；胃溃疡以充血、灰白斑居多；胃癌以紫暗斑、粟样丘疹、干枯、黑顶样丘疹居多[118]。

6. 诊泌尿系疾病 石井泰宪等用中国式耳穴探测法测出泌尿系疾病患者在肾、输尿管、膀胱、前列腺、尿道、枕、睾丸等耳穴处有特异性反应，而正常人反应极少[77]。原贵阳医学院用经络测定仪探测 20 例肾炎患者的耳廓良导点，发现其左右耳肾区良导者分别为 95% 和 90%，而正常人仅为 4.5%[3]。南京部队某部对 52 例已确诊肾炎的患者进行耳穴敏感点探测，发现肾、膀胱、内分泌、肾炎点四穴敏感点的出现率达 98.1%，说明以上四个敏感点和肾炎有一定的关系，故将此四穴视为分析肾炎病时的诊断参考穴位[6]。

7. 诊精神疾病 国内有人自 1963 年以来就开始注意"耳甲压痕"与精神分裂症的关系，20 多年来先后通过近 3000 例精神分裂症患者和 2500 名正常人对照观察，发现"耳甲压痕"（指耳廓背面呈陷窝状或皱裂状如指甲按压痕迹样的微小畸形）在精神分裂症患者中的出现率（±10%）远高于正常人（3%～4%）（$P < 0.01$），而且多见于素质缺陷较明显的青春型和嫁接型精神分裂症患者，故耳甲压痕可能是先天性发育缺陷在耳廓上的一种标志[78,79]。

8. 诊间日疟 向家伦等对间日疟患者的耳诊研究做了大量的工作。耳穴视诊方面：通过对 91 例患间日疟且血检原虫为阳性者的观察，发现疟区（在贲门穴与上支气管扩张点连线中点向外延伸 0.6cm 的区域内）、脾穴上有变色、变形、丘疹、脱屑等阳性改变者 66 例，占 72.5%；而 84 例与疟原虫感染无关者，仅 4 例有阳性改变，占 4.5%。两组比较，$P < 0.01$。其后对此法进行验证，结果获得了重复[81]。耳穴探测方面：用穴位探测仪探测间日疟流行区人群的耳穴肾、膀胱、疟区、脾等，与血检发现疟原虫对照，经过大量资料表明，耳检与血检阳性符合率达 79.2%～90%[82]。耳穴染色方面：77 例间日疟患者组的染色阳性率（83.12%）显著（$P < 0.01$）高于 75 例对照组的染色假阳性率（14.66%）[83]。以上研究表明，用耳诊法诊断间日疟有一定的特异性和实用价值。

9. 诊血吸虫病 中山医学院以良导法探测 230 例血吸虫病患者和 230 例非血吸虫病患者的耳穴，结果表明，血吸虫病患者的血基点（耳甲艇尖端中央）阳性反应者占 97.5%，而对照组阳性率仅为 4.8%。通过进一步分析发现，以血基点为基础加上直肠上段、直肠下段、大肠、肝等主要辅助诊断点中的一个或多个，分别构成 2、3、4、5

联点，则提示出现上述辅助诊断点越多者，诊断的可靠性就越高[84]。

10. 诊脑动脉硬化症　乌鲁木齐中医研究 200 例正常人和 125 例脑动脉硬化症患者耳折征的对比观察结果，发现脑动脉硬化症患者耳折征出现率为 91.1%，与正常人有明显差异[90]。

11. 诊疼痛症　原南京中医学院附属医院儿科观察不同病因和不同证候的 40 例疼痛患儿的耳络变化，发现耳络大多数起自耳轮艇、耳甲腔，分向三角窝、对耳轮上脚和耳舟等处扩展，其形呈树枝状，耳络色泽清深与浅淡及络支分布多少，似与病情疼痛的强弱呈正相关关系[17]。Oleson 等用双盲法来检查耳针穴位与肌骨疼痛的对应分布，对 40 例患者用电测定、肉眼观察、触压痛检查，发现大多数耳廓上的"反应性"穴位与患者主诉躯体疼痛的发生部位是一致的，耳诊可靠度为 75.2%。他认为耳诊对昏迷患者和小儿很有用[85]。

12. 诊脊柱病　原安徽中医学院附属医院观察耳穴变化与颈椎病的关系，耳穴望诊和触诊诊断颈椎病，并用双盲法与 X 线片对照，符合率达 80% 以上[86]。孟宪恩等利用日光反射耳穴法检查耳廓的耳轮和肾区，以此诊断脊椎骨质增生，以耳轮及肾区形成黄白色道与暗红色道平行排列而成的阶梯形为依据，据此诊断 200 例脊椎骨质增生患者，与 X 线摄片相对照，有 196 例符合 X 线摄片诊断，确诊率为 98%，与对照组相比，有显著性差异[87]。另外，包国庆亦有相似的报道[114]。

13. 诊痔疮　陈巩荪等探测 20 例痔疮术前患者的两耳良导点，并与 16 例正常人对照，提示痔疮患者耳廓良导点有一定规律：良导点不是孤立出现于某一点，而是呈某种组合现象，经排除了对照组出现率也较高的良导点外，剩下直肠下段、尿道、外生殖器区及臀区、坐骨区可视为痔科疾病的相关良导点[3]。

14. 诊手术创伤　陈巩荪对胃或十二指肠溃疡、疝气、食道癌患者，以及早孕拟行人工流产加输卵管结扎的妇女，在手术前及手术后 3 天内逐日探测其良导点，结果表明：妊娠妇女在人工流产加结扎手术前，其肾区、膀胱区、内分泌区和三角窝（包括子宫，神门）良导点出现率较多，符合生理变化的部位及所影响的主要脏器；胃或十二指肠溃疡、疝气、食道癌患者手术前在耳廓上并未见有规律性的良导点分布，但手术后均见上下耳根、三角窝、耳舟处良导点明显增加；且胃大部切除术者的良导点在整个消化道区；疝修补术者则在大肠、小肠、膀胱区；人工流产加结扎者在卵巢区良导点明显增加；食道癌患者在食道区的良导点减少。对这些与手术创伤部位有相应关系的良导点的出现应予以注意[3]。

15. 诊妇科疾病　南京第一医学院采用耳壳掀压法探查 20 例妇科患者的耳壳敏感点，发现以内分泌区为多（80%），次为卵巢区（55%）[28]。南京部队某部发现痛经者的耳壳子宫区呈点状白色或红晕，有油脂；月经及白带过多者，子宫区呈点状丘疹充血；月经过少或短期闭经者子宫区呈点片状白色、无光泽[6]。李惠芳等用耳穴染色法对 50 例早孕妇女和 50 例未婚女青年进行观察，结果表明，早孕组子宫、阴道等穴的阳性率（94% 和 64%）明显高于对照组（16% 和 20%），$P < 0.01$。这一结果提示：不仅在患病时耳穴有反应，即使在子宫产生某些生理变化时，其相应的耳穴也能产生反应，并可用染色法使其直观可见[88]。

16. 诊小儿多动综合征 上海长宁区妇幼保健所用耳穴诊断仪测定小儿多动综合征 60 例，发现其耳穴导电值增高，有利于早期诊断[90]。上海针灸经络研究所采用耳—体穴位导电诊断，共检测 1258 名小儿多动症患儿的左耳，测出肾上腺、枕、脑点、胆、额、皮质下、交感、肾 8 个耳穴的导电值明显增高（$P < 0.001$），另外有 60% 以上的患儿其内分泌、肝、心、脾、神门 5 个耳穴的导电值都有增高（$P < 0.01$）。这些导电值增高的耳穴，可用作诊治本病的客观依据[91]。

17. 诊中毒性耳聋 赵宜观等采用耳—体穴位导电诊断药物中毒性耳聋，发现耳穴中的外耳、内耳、肾上腺、神门等穴位导电相对值的异常与药物中毒性耳聋存在内在联系，该病患者组外耳、内耳、肾上腺三穴的导电相对值与对照组比较，均显著高于导电基准值，$P < 0.01$。经穴位导电治疗后，复查上述三耳穴的导电相对值，均出现不同程度的降低[92]。

18. 其他 Akumob 认为，当耳廓皮肤出现苔藓样硬化、点状小泡、色素沉着、脉管纹增强时，可协助诊断腰骶神经根炎；长期患弥漫性椎骨发育不良的患者，耳轮皮肤出现脱屑[94]。长友次男氏根据耳廓压痕点颜色的红、白和凹陷恢复平坦的快慢来决定有关病证的虚实。如压痕颜色淡，甚至不发红或凹陷恢复平坦的时间慢者，多认为是虚证，常见于贫血、缺氧、水肿、碱中毒等；反之则认为是实证[95]。Arens 等用耳诊（按压敏感点测定电阻等）检查软组织风湿病，并进行耳针治疗，取得了很好的效果[96]。Guillermo 对患者耳廓进行触诊，所得到的数据与各种复杂的检查和化验（如心电图、脑动脉照相、血压、血液化学、肝功能化验等）和其他方法所得到的测量结果相符合。此法用于诊断包括多种症状的 3500 名患者，诊断结果仅有 2.3% 的误差[97]。Portnov 氏也用双盲法分析了一些病例的耳廓诊断符合率，认为耳廓诊断与临床诊断存在很高的一致性，符合率皆在 80% 以上[98]。

（二）实验研究

有关耳诊的实验研究，国内外不少学者各自从不同角度进行了探讨，取得了一些成绩，为耳诊的深入研究提供了不少实验室的依据，其研究情况主要体现在以下几个方面。

1. 伤害刺激的耳部反应　上海生理研究所在猴耳廓实验性压痛反应点的研究中观察到，分别给予腓骨折断术、辣椒油棉球包围坐骨神经、连续多次向下肢注射 15% 高渗氯化钠溶液、颅顶开窗术四种伤害刺激后，在耳廓下均出现压痛点，而且大多数集中在三角窝及对耳屏下面的沟中。另外通过向猴脑室内注射麻醉药或中枢神经兴奋剂，观察其耳廓压痛点的消长情况，指出耳廓压痛反应点的中枢部位与脑干中央脑室附近有关[3]。

2. 耳诊与水负荷的关系　商景贤等对 42 名健康男、女大学生进行实验性大量水负荷（每 kg 体重饱水 25mL）前后耳廓肾区压痛点的观察，结果表明，饮水前肾区无压痛敏感点，饮水后肾区出现显著压痛点者 31 例，占 74%；饮水前后肾区始终有压痛敏感点者 8 例，占 19%；饮水前后始终未出现压痛敏感点者 3 例，占 7%。此实验说明机体水负荷的增加，与耳廓肾区敏感点有一定的相关性[100]。

3. 耳诊与骨折的关系　原江苏省中医药研究所在家兔实验性骨折前后耳廓形态学变化的观察中看到：27 只骨折家兔中有 13 只在骨折 1 ～ 7 天内，耳背皮肤（主要是耳廓外侧下方静脉交叉处）出现直径 2 ～ 4mm 的圆形或椭圆形的红色充血点，其局部兼有皮温和皮肤电阻改变，2 天至 2 周以上逐渐消失。从病理切片看，这种充血的阳性反应点除局部有血管扩张外，血管通透性也有改变，甚至有红细胞和白细胞渗入皮下[3]。

4. 耳诊与心脏的关系　原北京医学院基础部针麻原理研究组形态组报道：在无菌条件下，手术结扎兔左冠状动脉前降支造成心肌梗死。实验组兔术前心电图正常，手术后心电图呈急性心肌梗死波形。不经治疗，2 个月左右后心电图逐渐恢复。在心肌梗死期间，兔耳廓凹面下 1/3 皮肤出现大量低电阻点，与术前相比，差异极显著。这个实验证明，耳穴与心脏是有联系的[101]。

5. 耳诊与胃病的关系　据原北京医学院基础部针麻原理研究组的研究结果，在无菌条件下注射醋酸于家兔胃黏膜下层造成胃溃疡，不经治疗，1 个月后黏膜恢复正常。实验组兔在胃溃疡期间耳廓凹面下 1/3 皮肤出现大量低电阻点。在胃溃疡愈合时低电阻点逐渐消失。对照兔用生理盐水代替醋酸注入胃黏膜下层，不造成胃溃疡，在耳廓同区皮肤则只有零星的低电阻点出现。此实验表明，胃部有疾患时，耳廓皮肤是有反应的。他们进一步又把家兔右耳皮肤的全部神经切除，再探测耳廓电阻，发现在胃溃疡期间右耳仍出现低电阻点，只是数目少于左耳，大致上右耳占 1/3，左耳占 2/3；低电阻点数的波动情况，左右耳一致[102～104]。川喜田健司等用大鼠造成实验性胃溃疡，用碘—淀粉法检查耳廓皮肤出汗情况，认为低电阻点的增加主要是汗腺活动的增强所致；他们还探讨了交感神经的影响和血流障碍的可能性[105]。总之，胃和耳廓的联系途径较复杂，除神经因素外，还有其他因素。

6. 耳诊与腹膜的关系　据李肇特等的报道：给家兔腹腔内注射松节油（0.5mL/kg 体重）引起腹膜炎，每日记录耳廓低电阻点。发现在家兔腹膜炎期间，其耳廓凹面血管区有多数低电阻点出现。6 天后，随着兔进食量和体重恢复正常，血管区低电阻点也逐渐减少以至消失。而对照家兔血管区，虽偶有低电阻点零星出现，但无大量集中现象。实验组与对照组二者低电阻点电流读数平均数，前者为 32.30，后者为 24.80。经统计学处理，$P < 0.001$。同组兔耳廓血管区导电量对比，实验组腹膜炎期的电流值比处理前及恢复期都高，$P < 0.001$。实验表明：兔耳廓血管的低电阻点的出现是反映了松节油所引起的腹膜炎的病变，说明低电阻点和腹腔内脏之间有一种功能上的联系[106, 107]。

7. 耳诊与阑尾的关系　管遵信等对注射大肠杆菌造成实验性急性阑尾炎之家兔在造型前与造型后 10 天做耳穴染色，比较其着色阳性率，并与阑尾局部病理解剖检查结果作对照。结果表明：阑尾炎痊愈后，造型前后耳穴染色无显著性差异（$P > 0.05$），未痊愈者则有非常显著的差异（$P < 0.01$）。并将耳穴着色部位作冷冻切片，发现着色部位的皮肤其角化层变得很薄或消失，生发层和棘层增生变厚，其皮肤中有大量淋巴细胞浸润。且耳穴染色部位全都有过氧化物酶活性存在，而对照组和实验组非着色部分的耳穴全无过氧化物酶。提示耳穴染色与内脏存在相关性[108~110]。

此外，Portnov 氏亦进行动物实验，在用家兔和狗造成内脏实验性疾病后，耳廓相应区皮肤电导明显增高，证实了耳穴与内脏的相关关系[98]。苏联 Kvirchishvili 氏测定了肌肉注射松节油刺激动物不同部位前后的耳廓电阻，发现刺激后，耳廓皮肤特定部位的电阻有显著下降现象，且电阻下降的程度与刺激的强度成正比。为了探索受刺激部位与耳廓联系的神经通路，他们进一步做了实验，发现在切除两侧躯体神经后七八天，这种躯体与耳廓的联系仍存在。但摘除颈上交感神经节以去除两侧交感神经支配后，则刺激不再引起耳廓皮肤的电阻变化。证明刺激引起耳廓电阻下降的变化是通过交感神经而实现的[111]。此外，还有人对中毒性肝炎家兔的耳廓染色及体内化学元素含量的变化进行了研究[112]。

参考文献

［1］黄丽春. 耳穴诊断治疗学［M］. 北京：科学技术文献出版社，1991.

［2］耳穴诊断学编委会. 耳穴诊断学［M］. 北京：人民卫生出版社，1990.

［3］陈巩荪，等. 耳针研究［M］. 南京：江苏科学技术出版社，1982.

［4］李志明，等. 耳穴诊治法［M］. 北京：中医古籍出版社，1988.

［5］王忠，等. 耳针［M］. 上海：上海科学技术出版社，1982.

［6］南京部队某部.耳针［M］.上海：上海卫生出版社，1972.

［7］杨传礼.实用耳穴诊疗法［M］.北京：对外贸易教育出版社，1989.

［8］刘福信.耳针疗法［M］.西安：陕西科学技术出版社，1991.

［9］彭清华.耳诊研究进展（一）［J］.山东中医学院学报，1989，13（2）：53-59.

［10］彭清华.耳诊研究进展（二）［J］.山东中医学院学报，1989，13（3）：55-60.

［11］尉迟静.心寄于耳的理论初探［J］.北京中医学院学报，1985（3）：37.

［12］余增福.中医肾与耳关系的现代医学研究进展［J］.中国中西医结合杂志，1985，5（9）：574-576.

［13］曾兆麟.中医肾与耳关系的研究进展［J］.中国中西医结合杂志，1993，13（2）：119-121.

［14］贝润浦.耳廓望诊的临床运用［J］.辽宁中医杂志，1983（12）：15-17.

［15］胡志希.耳轮郭大小枯荣与寿夭的关系［J］.湖南中医学院学报，1992，12（1）：36-38.

［16］刘少安.谈谈小儿"耳诊"［J］.浙江中医杂志，1980，15（10）：445.

［17］南京中医学院附属医院儿科.运用"耳络"诊断法对小儿40例疼痛症的初步观察［J］.江苏中医，1961（9～10）：25-27.

［18］Wyre HW Jr.The diagonal earlobe crease：a cutaneous manifestation of coronary artery disease［J］.Cutis，1979，23（3）：328-331.

［19］Medical World News，1974，15（42）：23.

［20］天津市和平区第一、第二防治院.正常人与冠心病患者耳褶征的观察［J］.天津医药，1976（7）：320-321.

［21］丁常伦，张量才.斜形耳垂皱褶征象对高血压及冠状动脉疾病的诊断意义［J］.四川中医，1987（6）：6-7.

［22］注意耳部的皱纹［J］.浙江中医杂志，1992（8）：382.

［23］聂卫民.耳垂皱痕——健康的不祥之兆［N］.大众卫生报，1991-8-7.

［24］Romoli M，Tordini G，Giommi A.Diagonal ear-lobe crease：possible significance as cardio-vascular risk factor and its relationship to ear-acupuncture［J］.Acupunt Electrother Res，1989；14（2）：149-154

［25］Merlen J F.Capillaroscopy at the nail bed in functioning people aged 70 and over［J］.Int Angiol，1985，4（3）：285-288.

［26］Wells R.，et al.Circulation，l966（33～34）（Suppl Ⅲ）：237.

［27］林守诠，邱碧芳.耳针对传染性肝炎的诊断意义［J］.福建中医药，1961，6（3）：28-29.

［28］南京第一医学院.耳壳敏感点诊疗应用的观察与讨论［J］.江苏中医，1960（10）：34-35.

［29］侯月熙.耳穴探测法诊断病毒性肝炎的初步观察［J］.云南中医中药杂志，1986（1）：23.

［30］程国炬.耳穴压痛诊断阑尾炎［J］.新医学，1975（5）：270.

［31］叶艳，肖祖.用耳针技术诊断肿瘤的初步探讨［J］.河南中医学院学报，1978（2）：7-9.

［32］叶艳，肖祖.肿瘤耳部信息早期诊断［J］.河南中医学院学报，1979（4）：37–39.

［33］李学义，阎银宗，任同壁，等.肿瘤的信息诊断分析法［J］.河南中医，1986（2）：32–33.

［34］李选员.肿瘤早期耳部信息诊断［J］.河南中医，1986（2）：30–31.

［35］Ong Lean Swee，et a1.Reviews of Presentations（7th World Congress of Acupuncture），1981：82.

［36］许瑞征，等.癌肿病望诊的临床意义探讨［A］.庆祝国庆30周年学术报告论文摘要（南京医学院），1979：90.

［37］赵荫生，钱连根.耳穴辨癌之探讨［J］.河南中医，1985（2）：9.

［38］何成江，胡增珍，蒋美英，等.耳穴局部隆起对肝癌等疾病的诊断意义［J］.上海中药杂志，1981（9）：26–28.

［39］潘德年，林腮菊，黎昌琦，等.中医望诊法在消化道癌临床诊断应用初探［J］.中医杂志，1985（6）：51–53.

［40］李占元，王道海.应用耳穴诊断占位性病变332例分析［J］.中国针灸，1991（4）：32–33.

［41］宋一同，刘士佩.耳廓视诊肝癌54例临床观察［J］.安徽中医学院学报，1986，5（3）：41–42.

［42］许平东，陆克祜.耳穴诊断肝癌初探［J］.上海中医药杂志，1979（2）：27–28.

［43］上海市耳穴诊断协作组.耳穴探查肝癌小结［A］.上海市中西结合成果展览会技术资料汇编，1974：139.

［44］顾公望.耳廓反应与原发性肝癌关系的初步观察［J］.浙江中医药，1978（6）：1.

［45］陈业孟，方幼安.针灸应用于肿瘤诊治的概况［J］.上海针灸杂志，1987（3）：36–38.

［46］王允惠，赵泽贞.耳诊辅助诊断食管癌的初步探讨［J］.辽宁中医杂志，1983（8）：30–31.

［47］南京中医学院附属医院针麻研究室.食道、贲门癌耳廓望诊临床价值的探讨［J］.江苏医药（中医分册），1978（2）：10–12.

［48］赵守仪，刘心莲，黄丽春.70例子宫肌瘤耳穴触诊的初步观察［J］.北京中医杂志，1985（5）：40–41.

［49］王民集.耳穴染色诊断冠心病的实验观察［J］.河南中医，1987（4）：39–40.

［50］郑延玉，谢维成.运用耳穴信息诊断早期发现矽肺病的观察报告［J］.河南中医，1986（4）：33–34.

［51］管遵信.研究耳针学的一种新方法——耳穴染色［J］.云南中医中药杂志，1981（5）：27–32+56.

［52］孙振钧.耳诊探查器和X线透视对照观察218例肺部病变［J］.山东医刊，1960（11）：25.

［53］路绍祖，黄选文.1370例慢性气管炎肺气肿耳穴敏感点分析［J］.陕西新医药,1979,8（3）:5–6.

［54］昆钢工业卫生研究所.耳穴探测法在矽肺普查中应用价值的探讨［J］.玉溪医药资料，1978（5）：18.

［55］管遵信.耳穴探测法诊断矽肺的研究［J］.云南中医中药杂志，1980（5）：1-4.

［56］王银槐.耳穴探测矽肺、煤矽肺在普查中的应用［J］.中国针灸，1986（4）：28-30.

［57］郑延玉，林敏，毕莲茹.运用耳部信息诊断支气管炎的探讨［J］.河南中医，1987（2）：31-32.

［58］白哲伦.急性心肌梗死与梗塞后心绞痛患者耳穴的观察［J］.云南中医中药杂志，1993，14（1）：31-32.

［59］柳学俭，田野.耳廓望诊阳性反应发生规律初探［J］.中国针灸，1991（3）：52.

［60］曾立昆.望耳诊断肝炎实验结果的初步总结［J］.哈尔滨中医，1962（8）：22

［61］窦国祥，等.耳壳视诊肝胆疾病64例简介［J］.浙江中医杂志，1980（5）：217.

［62］戴自英，费益能，邹祥惠.无黄疸型传染性肝炎早期诊断的探讨［J］.人民军医，1961（12）：26-27.

［63］于致顺，等.103例无黄疸型传染性肝炎耳廓敏感点测定的初步报告［J］.哈尔滨中医，1962（7）：26.

［64］青岛医学院61年毕业班.耳廓反应点的测定应用于传染性肝炎诊断的探讨［J］.青岛大学医学院学报，1961（1）：35-40.

［65］江西省中医研究所，等.耳诊对肝炎早期诊断1352例的初步总结［A］.杭州肝炎学术经验交流会资料汇编，1962.

［66］赵磊，包华，张丽丽，等.耳诊阳性反应与腰椎间盘突出症的相关性研究［J］.中国民间疗法，2014，22（9）：77-78.

［67］山东省医学科学院.无黄疸型肝炎几种诊断方法的探讨［A］.同［65］，1962.

［68］许平东，等.运用耳穴染色法诊断胆囊炎胆石症88例小结［A］.第一届全国耳针头针学术会议论文汇编，1984.

［69］刘维洲，杨云碧，刘士佩，等.142例胆道结石病人耳穴染色诊断的观察［J］.中国针灸，1986（2）：25-26.

［70］程大胜.耳廓诊断胆石症126例小结［J］.江西中医药，1991，22（2）：46.

［71］刘士佩，杨云碧，刘维洲，等.108例胆石症患者耳穴视诊观察［J］.安徽中医学院学报，1987，6（3）：46-47.

［72］王惠明.100例胆囊炎、胆石症耳部信息探查和B超确诊对照分析［J］.河南中医，1987（3）：25.

［73］孟荣华.耳壳视诊的方法与实用价值（附103例报告）［J］.四川中医，1983（1）：42-43.

［74］管遵信.胃、十二指肠患者之耳穴染色［A］.同［68］，1984.

［75］Balaban J M.胃排空运动功能障碍时应用耳针疗法作为鉴别诊断及治疗［J］.针灸经络专辑第一辑，上海市科技编译馆，1965：59.

［76］贾孟辉.481 例耳穴胃区望诊模拟病理性诊断［J］.陕西中医，1992，13（1）：32.

［77］石井泰宪.泌尿器科领域にすける中国式耳介穴探索法［J］.临床泌尿科，1979，33（5）：459.

［78］于彦文，姜玉芳，张湖."耳甲压痕"与精神病［J］.黑龙江医药，1978（4）：13-15.

［79］张湖.从某些躯体发育缺陷看精神分裂症的病因［A］.哈尔滨市参加全国神经精神学会资料汇编，1963.

［80］戴丽春，赵佑良.53 例胃、十二指肠溃疡耳穴反应规律的初步观察［J］.北京中医，1984（4）：41-42.

［81］向家伦，唐贤伟，张尚武，等.耳穴望诊间日疟的效果观察［J］.中国针灸，1981（3）：46.

［82］向家伦，唐贤伟.耳穴探测法诊断间日疟［J］.云南中医中药杂志，1982（3）：30-31.

［83］向家伦，唐贤伟，蒋开群，等.耳穴染色法诊断间日疟的效果观察［J］.中国针灸，1985（3）：22-23.

［84］广州中山医学院，等.耳穴探测器在血吸虫病诊断上的应用［A］.广东省医药卫生科技资料选编，1970.

［85］Oleson T D，et al.An experimental evaluation of Presentations（7th World Congress of Acupuncture），1981：82.

［86］黄宝福，等.耳穴诊断颈椎病［J］.中医药研究动态，1985（28）：4.

［87］孟宪恩，朱明娟.应用日光反射耳穴法诊断脊椎骨质增生［J］.辽宁中医杂志，1985（1）：26.

［88］李惠芳，王红磊，熊磊.妊娠早期耳穴染色结果报道［J］.云南中医中药杂志，1985（3）：27-28.

［89］范新涛，单育彦.耳部信息诊断妇科病 183 例［J］.山东中医学院学报，1991，15（3）：28.

［90］陈泽霖，等.全国中西医结合四诊研究学术会议纪要［J］.中西医结合杂志，1984（4）：253.

［91］周黎明."小儿多动综合征"的中西医结合诊断观察［A］.全国四诊研究第二届学术会议论文专辑，1987：247.

［92］赵宜观，等.耳—体穴位导电诊断药物中毒性耳聋［A］.全国四诊研究第二届学术会议论文专辑，1987：246.

［93］谭凤华，谭凤森.小儿耳壳视诊初探［J］.云南中医中药杂志，1987，8（4）：12-13.

［94］吴宝德，译.耳针疗法的应用与研究［J］.中医药国外资料摘译，1983（1）：14.

［95］长友次男.图解实用耳诊针法［J］.东洋医术，1973：530.

［96］Arens K，等.耳医学用于诊断和治疗软组织风湿病的可能性［J］.国外医学中医中药分册，1983（4）：63.

［97］Guillermo L M.Reviews of Presentations（7th World Congress of Acupuncture），1981：63.

［98］Portnov F G.Tierexperimentelle Grundlagen und Klinische Erfahrungen mit der Aurikulodiagnostikundtherapie，Per Akupunkturarzt Aurikulomerapeut，1983（3）：77.

［99］王如萍．探测耳穴诊断疾病500例的初步分析［J］.新中医，1979（3）：31-35.

［100］商景贤，等．大量水负荷后耳廓肾区压痛点的产生［A］.中西医结合研究论文集一，1961.

［101］北京医学院基础部针麻原理研究组形态组．家兔实验性心肌梗死的耳廓皮肤电阻探测［J］.北京医学院学报，1978（2）：75-78.

［102］北京医学院基础部针麻原理研究组形态组．实验性胃溃疡家兔的耳廓皮肤电探测［J］.北京医学院学报，1974（1）：12-17.

［103］北京医学院基础部针麻原理研究组形态组．切除神经对家兔实验性胃溃疡耳廓皮肤电阻的影响——I耳廓皮肤神经［J］.北京医学院学报，1975（3）：147-151.

［104］北京医学院基础部针麻原理研究组形态组．家兔实验性疾患的耳廓电阻反应［J］.针刺研究，1977（2、3）：69-70.

［105］川喜田健司．实验性胃溃疡，テットの耳介部低电气抵抗点の発现机序た関する研究［J］.全针杂志，1983，32（1）：10.

［106］李肇特，等．家兔实验性腹膜炎的耳廓电阻探测［J］.中华医学杂志，1973（7）：428.

［107］北京医学院基础部针麻原理研究组形态组．家兔实验性腹膜炎和胃溃疡的耳廓低电阻点的分布［J］.北京医学院学报，1974（2）：75-78.

［108］管遵信，张缙，王克凡，等．耳穴染色与内脏相关性的研究：家兔实验性急性阑尾炎术后10天之耳穴染色观察［J］.云南中医中药杂志，1985（1）：4-6.

［109］管遵信，李惠芳，熊磊，等．耳穴诊治疾病的组织学基础［J］.云南中医中药杂志，1988，9（1）：18-21.

［110］管遵信，李惠芳，梁凤书，等．患病脏腑相应耳穴中过氧化物酶活性的实验研究［J］.云南中医中药杂志，1991，12（4）：7-10.

［111］Kvirchishvili V I.Projections of Different Body Parts on the Surface of the Conchae Auriculae in Humans and Animals［J］.Am.J.Acup，1974（3）：208.

［112］赵钦，曹淑英，李映苓，等．中毒性肝炎家兔耳廓染色及体内化学元素含量的变化［J］.云南中医中药杂志，1992，13（5）：37-40.

［113］陈克忠，朱家雁，郭福新，等．耳垂皱褶与冠心病及血液流变学的关系［J］.上海中医药杂志，1988（11）：16-17.

［114］包国庆，方幼安，蔡佩武，等．脊椎病变在对耳轮的反应的观察［J］.上海中医药杂志，1988（4）：23-25.

［115］耳纹与冠心病［J］.陕西中医，1986，7（7）：335.

［116］赵磊，张丽丽，李小花，等．腰椎病耳诊与影像学检查对比观察［J］.上海针灸杂志，2012，31（3）：198-199.

［117］柳美芳．耳诊异常与脑卒中早期预警观察［J］．临床医药文献电子杂志，2014，1（2）：81．

［118］贾孟辉，贺晓慧．481例耳穴胃区望诊模拟病理性诊断［J］．陕西中医，1992，13（1）：32-33．

［119］施永明，沈铭昌，徐维萍．耳穴视诊诊断胃癌的初步观察［J］．中医杂志，1988（4）：6．

［120］朱志明．耳长会不会长寿？［N］．长沙晚报，1996-12-2．

［121］唐成林，朱丹，王明陵．浅淡耳穴诊断的临床价值及应用［J］．实用中医药杂志，2005，21（4）：243-244．

［122］董勤，杨兆民．略论耳诊中的辨证观［J］．针灸临床杂志，1996，12（2）：1-3．

［123］董连虹．耳穴望诊及其在临床治疗中的应用［J］．针灸临床杂志，2002，18（2）：13．

［124］刘智艳，姚小红．耳针治疗青少年地方性甲状腺肿的临床研究［J］．上海针灸杂志，2005，24（7）：3-4．

［125］彭芳胜，瞿显友，周大成．土家医耳诊法研究［J］．中国民族医药杂志，2002，8（3）：19-20．

［126］张向丽，耀辉，录焕，等．颈椎病的耳诊观察与研究［J］．中医杂志，2007，48（9）：837-838．

［127］陈一江，陈礼民，张宇．耳诊电子数据的探讨［J］．浙江中医药大学学报，2007，31（4）：415-416．

［128］图门吉日嘎勒．蒙医儿科耳诊与耳—肾关系的现代医学解读［J］．中国民族医药杂志，2010（1）：21-22．

第七节　鼻诊法

通过观察鼻的色泽变化、形态大小、呼吸时的动态变化等进行诊病辨证的方法，称为鼻诊法。鼻，又称明堂，位居面中。对于鼻的解剖位置，中医学认为：鼻上端连于额部，名为额（又名山根、下极、王宫）；前下端尖部高处，名鼻尖（又名鼻准、准头、面王）；鼻尖两旁圆形隆起为鼻翼（又名方上）；额至鼻尖隆起为鼻梁（又名直下、天柱、鼻柱），鼻之下部有鼻孔，鼻孔之内有鼻毛，鼻孔深处为鼻隧。鼻诊之法，早在《内经》中就有不少论述，并认为鼻是脏腑组织的缩影，如《灵枢·五色》云："庭者，首面也；阙上者，咽喉也；阙中者，肺也；下极者，心也；直下者，肝也；肝左者，胆也；下者，脾也；方上者，胃也；中央者，大肠也；挟大肠者，肾也；当肾者，脐也；面王以上者，小肠也；面王以下者，膀胱子处也。"后代医家关于鼻部的脏腑分属，虽有多种观点，但多趋向于《灵枢·五色》的说法（图 1-49）。

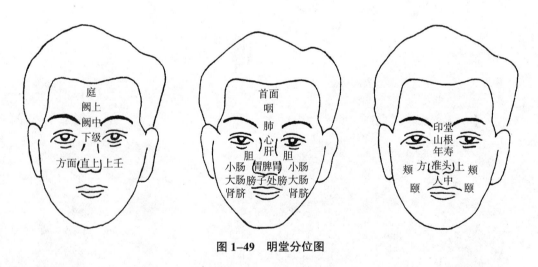

图 1-49　明堂分位图

现代医者对鼻的脏腑组织分属，在古代医家的基础上又有更新更详细的划分，具体内容，参见图 1-50（资料来源于哥伦比亚）。近人又在鼻诊的基础上开展了鼻针疗法（图 1-51）。自古以来，历代医家均重视鼻诊法，如《灵枢·五色》篇有"五色决于明堂"之说，《望诊遵经》则进一步指出："欲观气色，先识明堂。"可见鼻诊在中医诊断中的重要性。

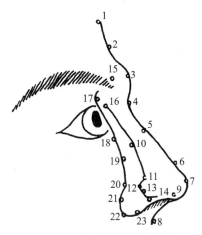

图 1-50　鼻部脏腑组织分属图

1. 头　面；2. 喉；3. 肺；4. 心；5. 肝；6. 脾；7. 肾；8. 外生殖器；9. 卵巢、睾丸；10. 胆；11. 胃；12. 小　肠；13. 大肠；14. 膀胱；15. 耳；16. 胸；17. 乳腺；18. 头、颈；19. 腰；20. 上肢；21. 臀部；22. 膝关节；23. 足

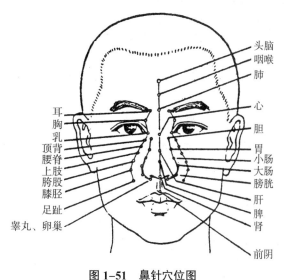

图 1-51　鼻针穴位图

【诊断原理】

1. 鼻与肺、脾等脏腑有密切关系

（1）鼻在上，下连于喉，直贯于肺，协助肺而行呼吸，为肺之外窍。《素问·阴阳应象大论》云："肺主鼻……在窍为鼻。"《素问·金匮真言论》亦说："西方白色，入通于肺，开窍于鼻。"肺与鼻不仅在生理功能上相互配合，而且在病理上相互影响，故诊察鼻窍，可知肺脏的生理病理情况。

（2）《丹溪心法》云："鼻为脾之部。"《医学准绳六要》云："脾土色黄，一或有病，色必变见于面庭矣。"脾统血，鼻为血脉多聚之处，脾有病常循经脉反映于鼻。故观察鼻的变化，可了解脾脏功能是否正常。

（3）鼻为面王。《望诊遵经》云："鼻者，形之始也，气之门户也。呼吸之间，通乎天地，贯乎经络，五脏六腑无不华达，四体百骸无不周遍者也。"《灵枢·五色》云："五脏次于中央，六腑挟其两侧。"故五脏六腑均与鼻关系密切，外邪可通过鼻窍而内传入脏腑，脏腑之病变亦可通过经络而反映于鼻。

2. 鼻与经脉有着密切联系　鼻与脏腑之联系，主要是通过经脉的循行联系起来的。足阳明胃经起于鼻外侧，上行至鼻根部；手阳明大肠经分布于鼻孔两侧；足太阳膀胱经起于鼻根部；手太阳小肠经从颊抵鼻旁；督脉下行到鼻柱至鼻尖；任脉、阳跷均直接循经鼻旁等。因而这些经脉及相关脏腑的生理、病理，均可由鼻而反映于外。

3. 鼻又名明堂，位居面中，属阳中之阳，为清阳交会之处。若阳气虚衰，阴阳失衡，则最易反映于鼻。

因此，诊察鼻窍，不仅可察知鼻窍本身的病变，还可测知人体内在脏腑的阴阳、寒热、虚实、瘀血、水气等病理变化，甚至可推断内脏精气之充乏、病情预后之善恶等。

【诊察方法】

检查外鼻时，应在充足的自然光线下或日光灯下，观察鼻的颜色（红、黄、白、黑、青等）、外形（大小、隆起、凹陷，有无红肿、结节、溃烂等）及呼吸时的动态变化（鼻煽、鼻仰息等）。检查鼻腔时，请患者面对窗门，头向后仰，检查者用左手拇指把鼻尖略向上推，让光线照进去，用手电筒或利用额镜照射更好。观察时注意鼻毛之色泽与多少，分泌物的性状（黏性、脓性、脓血等），有无溃疡、结痂、疮疖或肿物，有无出血及血液之多少与色泽；若鼻涕过多，影响观察，应先以棉签拭去再进行观察。另外，还应询问嗅觉是否敏感等。正如《望诊遵经》所说："诊视明堂，察其气色，分其部位……他如气之粗细，息之疾除，嚏之有无，窍之通塞，当详各门。"

正常人鼻子外观端正，大小适中，无红肿疮疖；鼻色红黄隐隐，明润含蓄；鼻毛色黑，疏密适中；鼻黏膜淡红润泽；无鼻塞、流涕、出血等现象。

【临床运用】

鼻为脾之部，居中属土，其色黄。若鼻部出现除红黄隐隐以外的其他颜色，或见晦暗枯槁者，均为病色。

1. 鼻头色赤，主肺脾实热；鼻头微赤主脾经虚热；鼻头色赤或紫红，多为酒糟鼻；鼻下红肿如疮者，为腹中有虫之痾病；女子面王（鼻翼）色赤，大如榆荚，主闭经；小儿鼻柱红紫，易患疖肿脓血之病；麻疹患儿鼻头见红疹，多为顺证。

2. 鼻头色黄，主内有湿热，又主胸中有寒，小便不利，当参考舌脉；鼻头黄而无泽，主气虚有痰；鼻头色黄干燥枯槁，如土偶之形，主脾火津枯，属脾绝之证，死期将及；鼻头黄黑而亮，为有瘀血。

3. 鼻头色白，主气虚血少，亦主亡血，在小儿主脾虚泄泻，乳食不化；鼻头色白如枯骨者，为肺绝，属恶候，但若鼻色白面微润者可生。

4. 鼻头色青，为疼痛之征象，往往是腹部剧痛；鼻准（即鼻头、鼻尖）青黄色，多见于淋证患者。

5. 鼻头色微黑，主水气内停；色黑而焦枯者，为虚劳之征象；男子有黑色现于面王，主大腹痛，若其色下连人中，则主阴茎睾丸痛；女子面王出现黑色，常主膀胱子宫之病痛，若其色下连人中，主伤中、淋、露等病证；鼻头色黑，微浮而明，如涂膏者，主暴食不洁；色黑为劳，鼻头黑而枯燥者，为房劳；鼻孔燥黑如烟煤者，为阳毒热深，或为燥热结于大肠，或为火克肺金，或为肺绝之证；鼻孔冷滑而黑者，主阴毒冷极；鼻准青冷连颐，主肺胃气绝，为极危证；妇人产后鼻起黑气，为肺败胃绝之危候。

6. 鼻毛变白，多见于老年人，是机体衰老的重要标志；鼻黏膜淡白色，主寒证；黏膜潮红，主里热。

7. 鼻头明，鼻色明润者，为无病或病将愈之征兆；鼻色枯槁，死亡将及；鼻孔干燥焦枯，为肺绝，肺先死；鼻色明亮光泽，为得神，预后佳；晦暗枯槁，则为失神，预后凶。

8. 鼻的形态大小，因人而异，个体差异较大，但一般外形端正，无明显的畸形。鼻准贵乎丰隆，明堂广大者寿，小者殀；鼻之骨部起者主寿，骨部陷者主殀。《望诊遵经》认为，鼻为肺之合，鼻大者，为脏气有余；鼻小者，为脏气不足。

9. 新病外鼻肿胀是邪气实，多为肺经火盛，或因外伤；久病鼻陷，为正气衰；鼻窍红肿，皆因于热，常见于鼻疮、鼻疔、鼻疖、鼻疳、鼻疽等病的初起阶段；若初起状如粟粒，顶高头尖，根脚坚硬，起小白疱，或红赤，多为热毒壅肺，气血壅滞所致；若鼻肿如瓶，疮头紫暗，顶陷无脓，根脚散漫，则有热毒内陷营血之虞。

10. 鼻窍肿胀、糜烂、结痂，或干痒灼热，反复不愈，色紫斑烂，称"鼻䘌疮"，又称"鼻疳"。乃风热客于肺经，久蕴成疳，以致疳热攻肺，上犯鼻窍。此症久延，热毒挟湿，湿热郁蒸，则鼻肿糜烂，流出黄水，或干裂出血而成湿热郁蒸之患。

11. 鼻头红赤，生出丘疹，久之皮肤变厚呈紫红色，表面隆起，高低不平，状若赘瘤，为"酒糟鼻"。多为胃火熏肺，更加风寒外束，血瘀凝结而成。

12. 鼻部生碎小疙瘩，形如黍屑，色赤肿痛，溃破后渗出白色粉汁，日久皆成白屑，称"肺风粉刺"。由肺经血热壅滞而成。

13. 鼻内肌膜膜胀，交替阻塞，时轻时重，反复发作，经久不愈，名为"鼻窒"，多因肺脾气虚，寒湿之邪滞留鼻窍而成；鼻内干燥灼热，肌膜萎缩，鼻窍宽大，名为"鼻藁"，乃脾肺气虚，津液不足；鼻内赘生瘤子，渐大下垂，突出如痔，淡红光滑，闭塞孔窍，鼻塞嗅减，名为"鼻痔"（鼻息肉），重者鼻大畸形，甚至堕出鼻窍外，双侧鼻窍被息肉所阻则鼻形如蛙状，称为"蛙状鼻"（图1-52），乃肺经风热，痰浊凝聚，气滞血瘀而成。

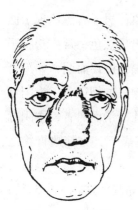

图1-52 蛙状鼻

14.鼻头、鼻翼或鼻窍内生出粟粒状小颗粒，或麻或痒，焮热疼痛，根脚坚硬，有若钉钉之状，名为"鼻钉"或"鼻疔"。乃肺经风热，邪毒熏蒸肌肤而成；若3～5天后，疮顶出现黄色脓点，顶高根软，多自溃脓出，肿消而愈，为顺证；若疮头紫暗，顶陷无脓，根脚散漫，鼻肿如瓶，高热神昏，乃热毒之邪内陷心包，疔疮走黄之逆证，病情险恶。

15.鼻柱麻木疼痛，坚硬色紫，名为"鼻疳"，系肺火熏蒸，热毒凝聚而成；久病出现鼻部麻木而不知痛痒凉热，鼻翅肥厚，鼻窍内肌膜溃烂，鼻毛脱落，鼻柱崩坏塌陷，形若马鞍，此乃骨已先死，是为麻风恶候，又名"疠风"，因风湿相侵，气血凝滞而成。

16.鼻窍湿糜溃烂，鼻黏膜上生出暗红色斑疹和杨梅痘，继而结节增生，腐烂穿溃，疮口凹陷，臭秽不堪，经年不愈，乃至鼻准萎缩，鼻梁垮塌如鞍鼻，名为"梅毒"，因感受湿毒邪气，气血凝结而成，难治。

17.鼻黏膜生出粟粒样小丘疹，红肿糜烂，焮痒灼热，痛如火炙，经久难愈，常反复发作，名为"鼻疮"，多因风热之邪客于肺经，上壅鼻窍所致。

18.鼻部皮破出血，或见青紫瘀斑，乃由外伤引起；外伤引起的鼻梁塌陷，则常为鼻骨骨折。

19.正常鼻腔内有少量津液润泽其中，但不流出鼻外。若鼻流清涕，量多而稀，为外感风寒；鼻流浊涕，为外感风热；鼻流浊涕不止，其味腥臭，形状如脓，称为"鼻渊"，又名"脑渗"或"脑漏"，多因鼻中热毒壅盛；如兼见鼻黏膜肿胀，尤以红赤为甚者，为胆腑郁热；如兼见鼻腔红肿胀痛，尤以肿胀为甚者，为脾经湿热；鼻涕白黏而量多，鼻黏膜淡红肿胀，鼻甲肥大，久而不愈者，为肺气亏虚或脾气虚弱。

20.鼻腔流血，称为"鼻衄"。实者血色鲜红或暗红，虚者血色淡，质稀。血色鲜红，量少，点滴而出，多为风热之邪侵犯，伤及肺卫；血色鲜红，量多，多为胃腑热盛，或肝阳亢盛，灼伤血脉的实热证，或为外伤；血色淡红，量不多，时出时止，多为肝肾阴虚，虚火上炎，或脾虚不能统摄血液；夜间鼻衄，多为气血亏耗，血不循经。若鼻孔干燥，为津液已亏，一般是热在气分，必将衄血。

21.单侧鼻衄，多见于外伤、鼻腔邪毒感染、局部脉络损伤、鼻腔肿瘤、鼻中隔偏曲等；双侧鼻衄，则多由全身脏腑功能失调引起，如全身急性热病、血液系统疾病、高血压、肝脾疾患、维生素C或维生素K缺乏等；妇人发生周期性鼻衄，则多为子宫内膜异位症。

22. 吸气时鼻孔开大，呼气时鼻孔回缩，称为"鼻煽"。即鼻翼煽张，为呼吸困难的表现，常见于小儿高热、喘证以及久病体衰之人。一般而言，新病喘而鼻张者，多为邪热壅肺，或痰饮内停，属热证、实证；久病喘而汗出、鼻张者，为肺气衰竭之候，其脉必数疾而虚，难治。

23. 小儿出生时，鼻根部出现囊性膨出物，致使鼻根增宽隆起，覆盖正常皮肤，可见有搏动，且胀大随患儿啼哭而增加，此为囊性颅裂，系小儿先天发育异常所致。

24. 鼻部出现蟹爪纹，可以诊断肝硬化。蟹爪纹者，如蟹爪之形状，底略宽而稍尖，弯曲、细长，犹如树枝之分叉，或如蚯蚓之扭曲，紫红色之血纹。或布于鼻翼，或直射印堂，多自鼻孔外侧向眉心方向延伸，或向上伸至鼻之一半，或超过 2/3，远看连片成火焰状。轻者仅见数条，甚者丝缕紫绕，满布整鼻。此为早期诊断肝硬化的重要体征。如赵国仁[3]发现 7 例肝硬化腹水死亡的患者，鼻部均有蟹爪纹，且此 7 例患者最后均死于食道静脉破裂出血，因而认为鼻部的毛细血管扩张与食道静脉回流障碍似有关系。蔡纪明[4]观察 16 例肝病患者中，鼻区布蟹爪纹者 3 例，鼻区兼其他区域布蟹爪纹者 9 例，认为鼻部出现蟹爪纹常提示肝病。

25. 望鼻可以诊伤。若在鼻翼沟处出现红色斑点，示伤势较轻；出现黑色瘀点，示伤势较重。一般而言，瘀点在左侧鼻翼沟示胸部有伤，在右侧鼻翼沟示背部有伤。

26. 日本医者认为，鼻梁直者身体健康，鼻梁歪斜者易发生内脏疾患；鼻尖小而薄者，易患呼吸器官和生殖系统疾病；鼻孔大的人，其支气管过细；鼻梁根高的人，脚踝有病，多数内踝有压痛；鼻子大者身体强壮，鼻子小者身体发育不良；鼻子高而肉薄者，易患肺结核；鼻苍白，为贫血的表现；鼻尖呈紫蓝色，为患心脏病的征象；鼻呈黑色，为胃病的征象；鼻尖色青紫，为腹痛的标志；鼻根部出现静脉怒张，为肠内有瘀血；鼻孔内缘红，鼻中隔溃疡，为梅毒；鼻孔外缘红，为肠内有寄生虫[19]。

27. 初病鼻塞，因外感风邪引起者，称为伤风鼻塞；鼻塞初起，鼻黏膜红肿，流涕，并见恶寒、发热、头痛，为风热外邪侵袭；鼻塞已久，时重时轻，黏膜肿胀而色淡，多为肺气虚寒或脾虚；鼻塞持续不减，鼻甲肿大暗红，凹凸不平，多为气血凝滞；阵发性鼻塞、鼻痒、喷嚏、流清涕、黏膜苍白，为肺虚或肾虚寒邪凝聚；间歇鼻塞，黏膜红肿较甚，鼻涕稠黄，量多，口苦咽干，为胆经火热；鼻有堵塞感，黏膜干燥萎缩，为肺虚或脾虚津液干枯，邪蚀肌膜。若新生儿因鼻塞不通气而影响哺乳，为外感风寒之"鼻风证"。

28. 鼻病初起，不闻香臭，黏膜红肿，多属风热邪毒壅盛之证；流清涕则为外感风寒；嗅觉迟钝，鼻黏膜淡白肿胀，为脾肺两虚，清阳不升；鼻塞不闻香臭，鼻甲肥大，多为邪滞脉络，气血凝滞；不闻香臭，而鼻腔内有臭气，为肺脾虚损，邪犯肌膜，肌膜萎缩之证。

29. 鼻内作痛，多因于风邪内郁。鼻头酸痛，鼻塞流清涕，为风寒外袭；鼻痛灼热，流黄涕，脉浮，为风热之邪壅鼻；鼻痛剧烈，常主肺经壅热，上攻鼻窍；鼻痛而胀主湿重；跳痛多因热邪较甚；刺痛主风邪甚；鼻痛而干燥灼热，局部结有干痂，色微红，多属阴虚肺热；鼻痛兼头痛，窍内生出肿物，质脆易出血，当注意癌瘤之可能。

30. 鼻酸，《内经》称之为"辛頞"。鼻翼酸楚疼痛，出涕黄稠，为外感风热壅肺，或肺中痰火上蒸；鼻窍酸楚不适，出涕清稀，多因于肺气不足，风寒之邪外袭；鼻根酸胀，出涕白黏，气息不利，多由于肺脾气虚引起。

31. 鼻干，即鼻窍干燥乏津，常由阴虚肺燥引起，或因于心脾有热，上蒸于肺；鼻窍干燥见于伤寒患者，主邪热在阳明肌肉中，久之必将衄血；鼻孔干燥，目瞑，但欲漱水不欲咽，亦为衄血之兆；鼻窍干燥结痂，伴见面色㿠白无力，气短脉虚，乃因于肺脾气虚；鼻口干燥，二便不利，常见于痫证患者。

32. 鼻痒，多见于伤风感冒。鼻痒，咽痛，脉浮，为风热之邪上侵；鼻痒而干燥乏津，为肺经燥热；鼻痒阵发，流清涕，喷嚏频作，速作速止，反复发作，称为鼻鼽，又名鼽嚏，为肺卫不固，外感风寒，气不摄津所致。

33. 鼻臭，即鼻内泛臭味，多因肺脾两虚，气滞血瘀，邪蚀肌膜而成；鼻气腥臭，鼻窍内常年干燥，肌膜枯槁，名为臭鼻症（萎缩性鼻炎），乃肺脾气虚，不荣肺窍所致。

34. 鼻鸣，为鼻塞时随呼吸发出的鼻音，多因肺气不利；鼻鸣而鼻塞声重，为外感风寒之邪，肺气不利所致；鼻鸣干呕，汗出恶风，脉浮缓，为太阳中风证。

35. 呼吸气粗而急促，为外感邪气有余，主实证；呼吸气微而缓慢，为内伤正气不足，主虚证；呼吸气粗而短续，为肺肾之气欲绝之假实证；呼吸气微而昏沉，若见于温热病者，为热入心包之假虚证。呼吸急促，数而不能接续，似喘而不抬肩，无痰鸣声，称为短气。实证者气急而短，心腹间胀满疼痛，为痰饮结胸所致；虚证者吸长而呼短，心腹间濡满，乃肺肾不足而成。气息急促，上逆于喉间，呼多吸短，名为上气，乃因外邪束表，痰饮内停，致肺气内壅而成。呼吸微弱，短而声低，言语无力，气少不足以息，亦不足以言，名为少气，因肾气虚惫而成。呼吸浅表，气息微弱，断续而难以为继，称为息微，为阳气大伤，肺肾之气将绝之候。

【现代研究】

有关鼻诊基础理论的研究，许天德[5]通过对历代中医古籍中有关鼻诊内容的总结，就鼻诊的理论依据、鼻部的脏腑分属、鼻诊的具体内容（色泽变化、形态大小、分泌物的性状等）及辨别病因病性、确定病位、推测病势、判断预后等临床意义做了概述。辰鸣等[6]介绍了相书中望鼻诊病的经验，认为鼻之形色，主要反映脾、肺的病变，相书中对鼻的部位划分，则远比中医学望诊中望鼻的内容详细，观察鼻之形态，不仅可以诊断疾病、判断病性和推测预后，还可推断人的寿命的长短。

王鸿谟[7]对明堂色诊的部位划分做了研讨，根据其多年来对大量临床病例的观察，色部范围大小虽有变化，却总是以一固定的点为中心。每一脏腑肢节病色的出现或聚或散，总是围绕在特定色部中心周围，大小方圆，各如其形。认为肺部中心在前正中线与两眉内侧端连线交点；心部中心在前正中线与两侧内眦连线交点，正当鼻梁骨最低处；肝部中心在前正中线与两颧骨连线交点，正当鼻梁骨最高处；脾部中心在前正中线与鼻翼中央偏上 1/3 连线交点，正当鼻尖上方，鼻端准头上缘正中处；胆部中心在目内眦垂线与两颧骨连线交点，肝部两侧，相当于鼻梁骨外缘偏下方，下缘尽处；胃部中心在目内眦垂线与鼻翼中央偏上 1/3 连线交点，脾部两侧，相当于鼻翼中央偏上方（图 1-53）。

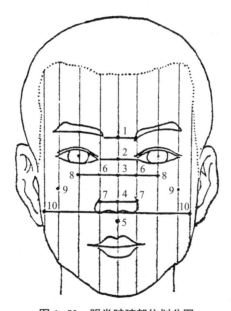

图 1-53　明堂脏腑部位划分图

1.肺；2.心；3.肝；4.脾；5.膀胱、子宫；6.胆；7.胃；8.小肠；9.大肠；10.肾

临床方面，夏德馨[8]认为，鼻头圆形，且毛细血管扩张暴露者，为肝硬化。魏中川[9]提出鼻柱部出现豆状、青褐色者，提示胃下垂，其色素深浅与病程长短有关；鼻翼两侧出现椭圆形的浅黄色或深绿色者，提示胆囊炎。肺开窍于鼻，肺脏病变可反映于鼻部，魏长春[10]指出鼻翼煽动，在小儿为邪热内陷于肺，属肺炎重症；在成人则有缓急之分，急证多为痰热塞肺之闭证；久病见之，兼见面色苍白，头汗肢冷，则属肺气耗损之脱证。刘幼岩[11]则认为，鼻梁浮现青筋为感风挟痰，鼻准凉为脾虚作泻。

现代医学研究发现[12, 18]，从一个人的鼻子可大体看出他的健康状况。如果鼻子很硬，可能是动脉硬化，胆固醇太高，心脏脂肪积累太多；鼻子出现肿块，表示胰脏和肾脏有毛病；鼻尖红肿，心脏可能也发肿或正在扩大；红鼻子则表示心脏和血液循环发生了毛病；鼻子带有棕色、蓝色或黑色，表示脾脏和胰脏出现了问题；如果鼻子上发生了黑头面疮，表明乳类和油性食物吃得太多。

在国外，法国 Johan Nguyen 等[13]经过调查认为，鼻部皮肤出现点状异常是疾病症状的反映，其证候学价值主要决定于它的病变部位。调查发现，患者所表现的病理变化与鼻部皮肤点状异常的部位之间有一定的相互关系。在鼻的卵巢—睾丸穴位，即位于肾穴（鼻尖）与膀胱穴（鼻翼中线下端）连线的中点，该部位的皮肤点状异常（包括点状血管瘤、有色或无色痣、雀斑、平圆形或圆形痣等），反映了生殖系统的疾病。调查表明：87 例涉及卵巢 – 睾丸区皮肤点状异常者中，女性患者占 72%。至于皮肤点状异常的性质，则血管瘤占了 67.8%，但两性发病率几乎相等，女性为 68.2%，男性为 66.6%。在 110 例女性患者中，25.4% 的患者有皮肤点状异常；在 90 例男性患者中，26.6%（24 例）的患者出现皮肤点状异常。在既往有生殖系统疾病的女性患者中（73 例），有 38.3% 的患者出现皮肤点状异常；在既往有生殖系统疾病的男性患者中，有 80% 的患者出现皮肤点状异常。而 63 例有皮肤点状异常的女性患者中，96.8%（61 例）的患者有生殖系统疾病既往史；24 例有皮肤点状异常的男性患者中，91.1%（22 例）的患者有生殖系统疾病既往史。《哥伦比亚周刊》曾刊出题为"望你一眼就可使你康复"的文章[14]，文章指出，经研究表明，鼻部的一定部位是脏腑组织在其上面的投影，认为观察和按摩鼻子的某一部位，就可诊断或治疗相应脏腑器官的疾病。

近年来，国内外学者认为鼻毛白化是机体衰老的重要标志之一。日本学者吉泽康雄等人把 300 名 18 ～ 73 岁的健康男子作为调查对象，研究了实际年龄与鼻毛白化率的关系，表明鼻毛白化率随年龄的增长而提高。由于鼻毛分布在鼻前庭，数量少，容易计数和观察，故作为判断机体衰老的客观指标较为优越。武汉医学院等单位曾联合调查了湖北省 17 ～ 79 岁的健康人口 1905 人，证实了我国人鼻毛的白化率与日本文献观察的结果基本一致。但中国人鼻毛白化出现的年龄比日本人晚，全部白化年龄在 60 岁以后，这可能与民族和地域差异有关[15]。

参考文献

[1] 邓铁涛.中医诊断学［M］.北京：人民卫生出版社，1987，76.

[2] 广州中医学院.中医耳鼻喉科学［M］.上海：上海科学技术出版社，1980.

[3] 赵国仁.肝硬化与鼻部蟹爪纹［J］.浙江中医杂志，1980（5）：216.

[4] 蔡纪明.试论面部蟹爪纹的临床意义［J］.浙江中医杂志，1986（5）：224.

［5］许天德.鼻诊述略［J］.浙江中医杂志，1987（1–12）：356–359.

［6］辰鸣，清和.望诊与相术（三）［J］.中医药研究，1988，01：41–42.

［7］王鸿谟.色诊述要［J］.中医杂志，1988，08：77–78.

［8］谢炳国.望诊经验举要［J］.浙江中医杂志，1987（1–12）：388–389.

［9］魏中川.望诊一得［J］.浙江中医杂志，1980（1–12）：443–444.

［10］魏长春.魏长春临床经验选辑［M］.杭州：浙江科学技术出版社，1984：8.

［11］刘幼岩.观鼻识病［J］.福建中医药，1960（4）：32.

［12］从鼻子看健康［N］.健康报，1991–02–03.

［13］Johan Nguyen，等.经络的作用与实质（一）［J］.中医药国外资料摘译，1983（1）：27–32.

［14］望面诊病［N］.参考消息，1995–10–07.

［15］鼻毛白化与衰老［J］.浙江中医杂志，1991（8）：381.

［16］麻仲学.中国医学诊法大全［M］.济南：山东科学技术出版社，1989.

［17］戚仁铎.诊断学［M］.第3版，北京：人民卫生出版社，1994.

［18］警惕鼻子起变化［J］.浙江中医杂志，1991（7）：332.

［19］渡边正.体貌手形识病法［M］.魏中海，编译.太原：山西科学技术出版社，1989.

［20］王恒照，王艳.《伤寒杂病论》察鼻辨病特色浅述［J］.甘肃中医学院学报，1997（1）：10–12.

第八节　山根诊法

山根，即鼻根部。观察山根部位脉纹的形态、色泽变化以诊断疾病的方法，称为山根诊法。这种诊法主要运用于小儿科。

【诊断原理】

1. 山根，又称下极，位于鼻根部，两目内眦之间，正中睛明穴上。根据《内经》"中以候中"的原理，山根部位正好候心。由于山根位于两目内眦之间，手少阴心经"还目系"，手太阳小肠经脉到达目内眦，心又与小肠经脉相表里，其经气均能上达目内眦间。因此，山根色泽的变化最能反映心气的存亡。尤其在小儿科，山根色诊更显得十分重要。

2. 山根，即鼻根部，鼻为肺之窍而属脾经，足阳明胃经"起于鼻之交頞中"。《幼幼集成》曰："山根，足阳明脉所起。"又云："倘乳食过度，胃气抑郁，则青黑之纹，横截于山根之位。"说明山根络脉的变化，可以测知肺、脾、胃等脏腑的病变；诊察山根横截之络脉在提示"脾肺为病，以脾为主"上有一定的参考价值。

【诊察方法】

在充足的自然光线下，受检者取坐位，面向门窗。检查者详细观察山根部位脉纹（即皮下显露的毛细血管）的形态（横形、竖形、斜形等）、色泽（黄色、青色、红色、黑色等）等变化。

健康婴幼儿的脉纹呈青筋隐隐，或连及鼻梁、眉毛；有病则青筋显露，颜色转深。

【临床运用】

1. 小儿山根脉纹呈横向型（如"—"形）者，多为消化系统疾患（如消化不良、肠炎等），常见于呕吐、泄泻、积滞、虫证、疳证等脾胃病证。饶宏孝观察 1000 例小儿患者中，出现面部山根纹呈横向型者 369 例，其中有 228 例出现上述脾胃病证[3]。

2. 小儿山根脉纹呈竖向型（如"1"形）者，多见于咳嗽、哮喘、肺炎喘嗽、感冒等肺经病证，相当于西医的支气管炎、支气管哮喘、上呼吸道感染等呼吸系统疾患。饶宏孝观察小儿山根脉纹呈竖向型的 358 例患者中，有 218 例出现上述肺经病证[3]。

3. 小儿山根脉纹呈横向型与竖向型并见的混合型者，多为消化系统疾患和呼吸系统疾患同时发病，可同时出现脾胃与心肺疾病证候。

4. 小儿山根脉纹呈钩字型（如"U"形）或斜向型（如"\"或"/"形）者，其临床价值不大。

5. 小儿山根脉纹色青，包括淡青及黑色，多属消化系统疾病。常见于：①惊风，多因肝阳妄动或心肝火盛所致，或久病中气虚衰，木强侮土而成慢惊风；②中寒腹痛，多系肝经气滞或肝脾不和，引起乳食积滞而出现盘肠气痛、肠蛔虫、泄泻、疝气等；亦有惊泄、大便色青，伴微热及惊惕不安。故山根脉纹色青，为风、为寒、为痛，多属肝经证候。明代《医学正传》载有汤氏歌："山根若见脉横青，此症明知两度惊，赤黑因瘦时吐泻，色红啼夜不曾停。"饶宏孝观察 288 例出现青色脉纹的小儿患者中，见于惊风、盘肠气痛、虫证、泄泻、感冒等属肝经病变者 160 例[3]。

6. 小儿山根脉纹色黄，多属脾虚或湿盛，常见于积滞（消化不良）、泄泻（急慢性肠炎）、痢疾、疳证等病证。积滞者，多因脾虚湿困或脾胃有热；泄泻及痢疾者，多系湿热内蕴，乳食积滞；疳证者，多属脾胃虚损，运化功能失调。故山根脉纹色黄，其病为湿、为热、为虚，提示脾胃受病。饶宏孝观察 322 例出现山根脉纹色黄的小儿患者中，有 229 例出现泄泻、积滞、呕吐、虫证、疳证、口疮等属脾胃病的证候[3]。

7. 小儿山根脉纹色红，主热，提示心、肺热证，其中以呼吸系统疾患占多数。常见的有感冒、乳蛾、哮喘、咳嗽、肺炎等，如出现外寒内热或风热咳嗽，或外感风热结于咽喉的乳蛾，或痰热闭肺的哮喘。饶宏孝观察山根脉纹色红的 390 例小儿患者中，其中出现感冒、咳嗽、哮喘、肺炎喘嗽等属肺经病证者 212 例[3]。临床表现多见外感时邪、发热、咳嗽、哮喘、痰鸣、气促、夜烦不宁、纳呆、口渴喜饮、大便干燥等症，符合《察儿形色赋》提出的"红色见而热痰壅盛"之说。

8. 山根色泽光亮鲜明者多为新病，证较轻而易治；颜色光泽晦暗而滞者为久病，证较重而缠绵难愈。山根色㿠白者，见于心脏病患者，心阳虚时尤甚；但在心血瘀阻时，轻则出现青灰色，重则出现紫暗色。而小儿山根青灰，提示心阳不足；山根发暗，则提示气厥。

9. 山根色光泽为热；晦滞为寒为湿；色淡为气虚。

【现代研究】

著名儿科专家董延瑶[5]发现婴幼儿山根色诊确与脾胃、肺表病症有所关联，认为横截山根筋脉的出现，与脾胃疾患尤为关系密切。脾胃患者（47 例）绝大多数异色于山根（42 例）；而邪在胸肺者（22 例）则多青晦布于山根偏高之处（16 例），或于眉间印堂；筋纹每成斜势，甚至直抵眉内。

王霞芳[6]亦认为，山根出现青筋多属脾胃病变；并指出印堂出现青筋微黑或赤，多主心热发惊。

苑文平等[8]对小儿山根与头发中锌含量的关系进行了研究，观察患儿 100 例，除均有山根青筋凸起外，另有面色黄、舌质淡、舌苔白、指纹紫、能食、食后腹胀痛、大便干稀无规律、手心烧、脉细滑等症状，且其发锌含量均明显低于正常值（$P < 0.01$），予服调理脾胃中药，配合饭后服硫酸锌糖浆，每次 1mL，每日 2 次，连服 1 个月后，山根及其他症状均全部消失，头发中锌含量较治疗前显著升高（$P < 0.001$）。

参考文献

［1］虞抟. 医学正传［M］. 北京：人民卫生出版社，1953.

［2］饶宏孝. 察小儿面部山根形色的临床意义初探［J］. 浙江中医杂志，1980（10）：444-445.

［3］饶宏孝. 一千例小儿面部山根脉纹形色的临床分析［J］. 辽宁中医杂志，1986（12）：11-12.

［4］王灼性. 小儿面部山根形色浅析［J］. 陕西中医，1991，12（8）：383.

［5］宋知行，张永，王霞芳，等. 婴幼儿山根色诊的临证分析：附 80 例报告［J］. 江苏中医，1985，6（8）：20-22.

［6］王霞芳. 审于分部知病处——略论《内经》分部面诊及其在儿科的应用［J］. 上海中医药杂志，1984（11）：33-35.

［7］杨力. 中医疾病预测学［M］. 北京：北京科学技术出版社，1991.

［8］苑文平，白少英，李丽芬，等. 小儿山根与头发锌的关系［J］. 中医药研究，1991（6）：58.

［9］孙合群. 不该冷落的"山根"诊法［J］. 浙江中医杂志，1989（3）：131-131.

第九节 口唇诊法（含唇系带诊法）

通过观察唇神、口唇的色泽、形态、闻口中气味、询问口渴、口味异常等情况以诊断疾病的方法，称为口唇诊法。口唇诊法最早见之于《内经》，是中医望诊不可缺少的组成部分，古今中医诊断学专著，几乎都对其有过论述，并一直受到历代临床医家的重视。由于口唇位于头面较为显露的部位，唇黏膜薄而透明，其色泽、形态变化显而易见，望诊极为方便，故对临床诊病辨证有极其重要的作用。

【诊断原理】

1. 口唇与中焦脾胃关系密切 口唇为齿之垣，肌肉之本，脾之官。脾主口，开窍于口，其华在唇。《素问·六节藏象论》曰："脾……其华在唇四白。"《素问·五脏生成》曰："脾之合肉也，其荣唇也。"《素问·金匮真言论》曰："中央黄色，入通于脾，开窍于口。"《灵枢·阴阳清浊》曰："胃之清气，上出于口。"且足阳明胃经之脉"还出挟口环唇，下交承浆"（《灵枢·经脉》），故口唇与中焦脾胃密切相关。而脾胃乃后天之本，气血生化之源，对全身各部都有举足轻重的影响。因此，口唇不仅可反映脾胃的功能状况，也可反映全身的功能状况。

2. 口唇与气血关系密切 口唇有冲脉环绕，冲脉乃为血海，又为十二经之海，正常口唇色红润泽，是气血营养所至，故唇又是反映全身气血盛衰情况的重要器官。

3. 口唇与其他脏腑经络亦有联系 口唇又称飞门，为声音之扇；口以开合为用，为心之外户。以其开合运动，声音从口出，饮食从口入，四通五达，为脏腑之要冲。以经络言，手阳明大肠之脉"还出挟口，交人中"；足厥阴肝经之脉"环唇内"（《灵枢·经脉》）；督脉"上颐环唇"（《素问·骨空论》），到唇系带处；冲脉络唇口；任脉上行至承浆，环绕口唇等。因而，这些经脉及其相关脏腑的生理、病理，都可由唇反映于外。如《灵枢·经脉》曰："胃足阳明之脉……还出挟口环唇，下交承浆……是主血所生病者……口㖞唇胗。"现代医学也认为，唇有着丰富的毛细血管，能灵敏地反映内脏的疾患。

【诊察方法】

在自然光线下，令病者自然张开嘴唇，检查者与病者相对而坐，详细观察口唇及其四际的颜色（白、黄、赤、青、黑等）、干湿、荣枯、纹理、动静等，注意有无红肿、小泡、疮疖、外翻、萎缩等情况，闻口中有无特殊气味，问口干渴与否，口味（如口甘、口酸等）有无异常。唇系带的观察方法则是在自然充足的光线下，用左手或右手的中指、食指将病者的上、下唇轻轻翻起，观察唇内正中与牙龈交界处的唇系带上有无结节、条索及其部位、色泽，并详细记录。

正常人口唇丰润红活，方正端平，口中无特殊气味及口味正常，唇系带居中，色泽红活，表面光滑，无结节及条索物增生。

【临床运用】

（一）唇色

1. 唇色红润　此为常人表现，说明脾胃之气充足，血脉调匀。外感患者唇色红润者，提示没有内热。小儿唇红厚者，为脾胃健，易养；妇人唇红厚者，为冲脉盛，易产。患者口唇明润而有血色者，主生，其病轻而易愈；但久病唇红者，难治。

2. 唇色淡红　为不及，主虚，主寒。唇色淡，当隐现红色，如枯晦而无血色者，是为恶候，常见于气血亏损已极。唇色淡红，常见于脾胃虚弱或气血不足者，孕妇如见此征，为血不足，或有难产。

3. 唇色深红　唇色深赤者，为太过，主热，主实，红紫、赤黑亦主热，深赤而黯者为热深。赤肿而干为热极，深红而干为热盛伤津。上下唇皆赤者为心热；上唇赤，下唇白，为心肾不交；唇赤而呕吐为胃热，赤黑亦主胃热，唇深红而咳喘者，为肺热；唇舌鲜赤，腮红发热，醉眼含泪，咳嗽喷嚏，指梢冷者，为将发痘疹。唇色鲜红，主阴虚火旺；唇鲜红如胭脂色，是虫症的表现，多因脏腑久受湿热，蕴郁不解，化生蛔虫。口唇红赤，绛而干燥且现裂纹，主邪热深入营血分。久病或下痢病剧出现唇如朱红者，为虚阳外越，预后不佳。唇如樱桃红色，为煤气中毒之征象。唇现焦红色，其焦色深入内唇，乃血燥生热之象。

内唇（为贴齿的唇肌部，需翻开外唇才能看清）出现深紫红色，较外唇为甚，为火劫阴液之象，或为胃家实证。外唇深红，内唇反现淡白无华，多为脾寒胃冷之象。下唇深红，上唇淡白，提示胃冷脾燥。下唇红如血染，是脾经之郁热不解。上唇紫红肿痛，乃上焦心肺之火邪不得宣发；下唇肿烂紫红，是脾经蕴热；下唇深红，但红而晦暗无华，多属脾虚运化不强；唇色乌红，其色晦暗，为血瘀阻滞，致心肺之阳闭郁不得宣化，兼夹痰浊阻塞气机之象。

4. 唇色发黄 为脾虚湿困之象，常兼见唇痿。若唇黄而流津者，为脾阳虚极，阴寒内盛之征兆。如黄色现于下唇凹肉中（即生髭处），是饮食内伤脾胃，兼湿热郁于肝胆之象。两唇角黯黄，为寒湿伤脾之象；唇角白肉处橙黄而明润者，为脾湿化热；唇色淡黄晦而不明，唇质干萎者，为中土大虚之象，尤当注意。

5. 唇色淡白 为虚证，主脱血夺气，临床上一切失血证（大出血、慢性出血等），以及用力过度、大病亏损、气虚不复等，均可出现唇色白。妇女白淫带下久不愈，唇上淡白；久病中阳式微以及命门火衰，唇上淡白。如常人偶感风寒，阳气一时闭遏，唇偶一白，一汗可解。唇现淡白，其色晦而不明，多因气血虚寒，不能充营于唇；唇现苍白，多因气虚不能运血，或因暴怒气逆血阻；若蛊症（肝硬化）晚期，唇现苍白无华，且唇质枯萎，为肝脾二脏之正气将绝，危在旦晚；唇色淡白、惨白、毫无血色，为气血亏损已极，或阳虚生寒；惨白而吐者，为胃虚；唇白而食少喘咳者，为脾肺气虚；妊娠唇白者，为血不足，或有难产；唇白脉跳而数者，多为心血不足；唇白肢冷，朝食暮吐，多为寒吐；唇面清白，下痢喜暖，多为寒痢；唇色或白或红，胃痛时作时止，频吐清涎者，多为虫吐；脾疳唇无血色，痢不止者，为不治之证；唇白如枯骨者，多为死证，唇白而肿者为脾绝。产妇口角白干，为病将至。

6. 唇色青黑 青而淡者为寒，淡白而黑者为寒甚，青而深者主痛，唇口俱青黑者为冷极。唇黑者，多为胃中热；唇色青黑主寒甚冷极，又见于极痛证，亦有热郁而见唇青者，青色中必带深紫；惨黑者，为气血大亏。口噤唇青，舌本缩者，为小肠虚寒；口噤唇黑，四肢不举，便利无度者，为脾虚寒甚，不可治。唇青舌卷，转筋卵缩，腹中绞痛，爪甲皆痛，为筋虚极。唇口青黑，呕吐腹痛，七窍出血者，多为中砒霜之毒。中风患者唇口青黑相间，吐沫而身直者，难久于世。孕妇唇口俱青，吐涎沫不止，为木来克土，母子均危。突然肢厥身冷，唇口发青，为邪气入脏之死证，若身温汗出者，为邪气入腑，可治。唇吻色青，四肢振摇，微有汗出为肝绝。干霍乱，唇青黑者为死证。痈疽唇鼻青黑，色脱浮肿者为恶候。水气患者唇口发黑，为肝伤难治。唇色漆黑者，脾胃将绝。环口黧黑者，为脾肾绝。唇青体冷遗尿者，为膀胱绝。面青唇黑，面黑唇青，皆主死证。

7. 唇现紫色 多为胃气虚寒，又可见于血瘀；唇色发绀并干焦，主内有瘀热；下唇黏膜上出现紫红色斑块，不论其大小及数量多少，须高度警惕罹患消化道肿瘤之可能。口唇暗紫或淡紫，或伴见指甲、白睛暗紫者，为瘀血停内，见于外伤或内伤。唇色突变紫黑如猪肝色，为瘀血攻心之象。

8. 唇现蓝色 临床上极少见。然偶有骤染时疫，外唇呈现浅蓝色，唇皮燥裂者，此为火毒炽盛之象。暑闭之症，唇上亦可偶见微蓝色。如慢性病唇现蓝色者，乃肝脏之真气将败。唇黏膜紫蓝，提示心肺虚衰。

9.五色杂见 《灵枢·卫气失常》曰："唇色青黄赤白黑者，病在肌肉。"这种情况虽属少见，但现代某些内分泌系统的疾患等，常致色素沉着，故可五色杂见。古人早已有记载，现录之以供参考，如《望诊遵经·诊唇气色条目》认为，有精神错乱者，笑而伸，伸而反忧，闷乱冒昧，热而且狂，此为心已伤，若口唇正赤者可疗，青黄白黑者不可治。

10.唇四白 乃口唇四际之白色，若白色隐隐可见，乃为正常。望此颜色变化，对脾胃病的诊断意义较大。一般而言，唇四白五色"黄赤为热，白为寒，青黑为痛"（《望诊遵经》）。周学海在《形色外诊简摩》中又有"唇淡而四绕起白晕为亡血，青黑为寒"的论述。

（二）唇神

望唇神，即望唇质的荣枯状况，以判断疾病的死生。清代汪宏在《望诊遵经》中解释唇神时说："夫神也者，明润精爽而有血色者也，得者生，失则死。"唇质荣润红活，有生气、光泽，谓之有神：唇质干枯死板，无生气、光泽者，则是无神，乃为死候。

（三）润燥

1. 口唇干燥焦裂，或裂开出血，称为唇裂，主津液已伤；唇失滋润，见于外感燥热之邪或脾经有热；唇口枯干为里热已盛；口唇焦黑燥裂，烦渴饮水，主热毒盛极。

2. 上唇焦而消渴饮水，提示病位在上，主肺热；上唇焦而不消水，提示热邪在下部，主大肠有燥粪；下唇焦而消渴饮水，提示热在阳明胃；若下唇焦而不消水，主热在太阴脾。

3. 口唇焦燥而色红者病尚轻，预后好；色黑者病重，预后差；平人面色晦暗，唇皮干者为夭寿之征。

4. 口腔中唾液分泌量多，津津不止，频频唾吐，称为多唾，《伤寒论》谓之"口吐涎"，多因脾肾阳气不足，水液不化而上逆所致；大病瘥后喜唾，提示胃中有寒；口角流涎，见于中风口歪，不能收摄，或因于脾虚湿盛，在小儿此症称为滞颐。

（四）形态

1.唇肿 有虚实之分。红赤而肿者，多为实为热；白而肿者，多为虚为寒。如唇口俱赤肿，为肌肉热甚；上唇肿大，下唇细小者，为腹胀；唇舌皆肿大，大便赤泄，尿血足肿者，为肉绝；唇肿齿焦黑者，为脾肾绝。

2. 唇痿　即唇肉缩小，多见于血气亏损者；而唇痿兼色黄者，为脾虚湿困之象；唇痿，伴见舌青、口燥、但欲漱水不欲咽者，是内有瘀血。

3. 唇反　为上唇向上向外翻起，遮盖人中之象。唇反而人中满者，为脾败之象，乃脾气绝，脉不养唇所为。汪宏所著《望诊遵经》曰："唇反者，太阴之终……唇反黑无纹者，脾败也；病患唇反人中满者，三日死。"

4. 唇上生疮　多为脾胃蕴热之征。疮生上唇，唇质皱厚色紫，多属心肺火郁；疮生下唇，唇质粗糙色乌，多系脾经蕴热，疮生唇之四角，多是膏粱厚味沃积之邪火，蕴积胃与大小肠。唇上生疮，还可诊断虫证及伤寒狐惑。如上唇内有疮如粟名为惑，虫蚀其咽；下唇内有疮如粟名为狐，虫蚀其肛。

5. 唇上生疔　指唇之上下，或口角旁，生出小疔如粟，痛痒不定的疾病，多为火毒之候。生于上下唇者，多为脾胃火毒；生于口角者，则系心脾火毒亢盛。唇角生疔，不能张口者，名为锁口疔。此疔若生于唇上，唇口外翻，名为反唇疔。此二证初起形如粟米，色紫坚硬，肿甚，麻木痒痛，寒热交作，俱属危证，由火毒之邪上攻而成。疔生于人中之上称为龙须疔，生于人中之旁称为虎须疔；其轻者因风热而结；重者形如粟粒，如钉着骨，根盘漫肿不透，面目浮肿，寒热并见，乃火毒之邪上壅而然。若出现口噤神昏，称为走黄疔，乃疔疮走黄，邪毒内陷心包所致。

6. 茧唇　唇上初起如豆，渐长如蚕茧，坚硬疼痛，多由脾胃积火结聚而成，初则为实火，久则为阴虚，亦有痰随火行，流注于唇所致者。若久治不愈，溃后如翻花，时流血水，疼痛难忍者，为逆证，需考虑唇癌之可能。

7. 口疮　唇口内生白色小泡，溃后呈白色或淡黄色如豆大小之溃疡，周围红肿灼痛，间有微热者，称为口疮，亦称口破，在小儿与疳积有关者，亦称口疳。实证者，烂斑满口，色鲜红，多由心脾积热上蒸于口所致；虚证者，满口白斑微点，色淡红，多由阴虚火旺，心肾不交，虚火上攻，或中气不足，阴火内生所致。后者易反复发作，类似今之复发性口疮。

8. 口糜　口腔黏膜糜烂色白，形如苔藓，色红作痛，名为口糜，常泛发出特殊气味。多由阴虚阳旺，脾经湿热内郁，致邪热熏蒸胃口而成。

9. 鹅口疮　婴幼儿口腔黏膜糜烂，白膜满布，状如鹅口者，称为"鹅口疮"；若白屑满布，状若雪花者，又称为"雪口"。多由心脾二经之热所生，或胎中伏热蕴积心脾，循经上攻口窍所致。若白屑延及咽喉，迭迭肿起，喉间痰鸣，面青唇紫，可因窒息而致死亡，不可忽视。

10. 唇风　口唇发痒，红肿流水，痛如火灼，皲裂脱屑，状若无皮，多发生于下唇，称为唇风，又名驴嘴风。多因阳明胃经风火上攻而成。

11. 唇疽　唇之上下左右，生出色紫有头，如枣李大小的肿物，肿硬如铁，时觉木痛，甚至寒热交作者，称为唇疽。因脾胃积热而成。

12. 话唇疳　小儿口唇四旁，红赤无皮，不时燥裂者，称为话唇疳。乃由阳明湿热上壅而成。

13. 木唇　上唇或下唇突然肿胀，按之焮热，疼痛不甚或有麻木感，不坚硬，无疮头，称为木唇。由脾胃之热上攻而成。

14. 唇核　唇肿生核，色赤，按之坚硬，称为唇核，由脾经湿热凝结而成。

15. 唇菌　口大唇肿起，翻突如菌状，触之不痛，称为唇菌。由心脾积热，气滞血瘀而致。

16. 唇屑　唇上生长皮屑，如鱼甲翻起，唇皮有绷痒不适的感觉，撕揭则疼痛出血，老屑脱落，新屑复生，缠绵难愈，称为唇屑。为风燥在脾，血不濡燥之故。

17. 唇缩　上下唇各收缩露齿，唇皮骤然缩短，或两唇日渐短缩，唇肌呈枯萎之象者，称为唇缩。年老唇缩为正常现象。卒然收缩者，其病多实；日渐收缩，唇肌枯萎者，其病多虚。实者多因中风闭症，或中暑，或痰闭；虚者因于寒中三阴，或因痉厥，或因癫痫，或脾胃元气日衰，或暴脱，多预后不良。

18. 唇部疱疹　唇上生小疱，如小米粒或高粱米大小，色黄透明，或混浊而带血，聚集一起，称为唇部疱疹。疱疹周围皮肤不红不肿不痛，惟稍痒而不适，此症多与风热感冒、麻疹、肺热喘咳并发，证轻易愈。

19. 唇裂　唇部裂开一个缺口，称为"唇裂"，均发生于上唇，轻者仅裂到唇四白，严重者可裂至鼻孔，致鼻翼呈扁平形。此系先天畸形，乃胎儿时期发育不良所致。

20. 唇癌　下唇红，唇外缘有凹凸不平的肿块，基底坚实，容易出血，其后表面破溃糜烂，有臭味，应考虑为唇癌之可能。

21. 口唇溃烂　唇肿破裂，溃烂流水，或溃烂成片，表面如糜粥样，多因于脾不化湿，湿热上蒸；溃烂点呈黄浊色，周围黏膜赤红，多为湿热证；溃烂点呈灰白色或污浊，周围黏膜淡红，多属阴虚证。疟疾患者唇口生疮，乃病邪欲解之征象。

22. 口唇突发肿胀，不红赤，无疼痛，见于血管神经性水肿。

23. 口唇出现红色斑片，以手压之即退色者，见于遗传性毛细血管扩张症。

24. 唇癌征　下唇黏膜面出现圆形或椭圆形紫黑色斑块，不高出皮肤，压之不退色者，可协助诊断消化道癌症。据检查结果，胃癌阳性率为50%，食管癌阳性率为48%，肝癌阳性率为39%，肠癌阳性率为38%[9]。

25. 蛔虫斑　下唇黏膜面出现如粟粒大小的淡红色或淡白色丘疹，呈半透明状凸起，称为蛔虫斑（或称蛔虫疹），提示有蛔虫病。有人观察155例唇上有蛔虫斑的患者中，有90.47%的被证实有肠蛔虫症；而186例肠蛔虫病患者中，有93.55%的下唇黏膜上出现了蛔虫斑，其阳性率与盐漂镜检法和免疫皮内试验法（90.86%）基本接近[10]。

26. 小儿出现腹胀、脐凸、腹部活现青筋，四肢消瘦、大便稀等症状时，可翻看小儿的下唇黏膜，如其上出现碎米样小白点，即可诊断为疳积病，且白点的密集稀疏与疳虫的多少相对应，如果没见小白点，即不是疳积病[11]。

27. 上唇系带出现白色或灰白色小点，可诊断为痔疮，据称其准确率达80%[4]。

28. 上唇系带上出现一个或多个大小不等、形状不一的赘生物（结节或条索），其表面呈灰白或粉红色，提示有痔漏存在。结节在唇系带正中线上的多是外痔，结节在唇系带旁边的多为内痔，在左侧的提示痔核多发生在肛门的左侧，结节在右侧的提示痔核多发生在肛门的右侧，结节在唇系带正中上1/3部位的提示痔核多靠近4～8点时位，结节在唇系带正中下1/3部位的提示痔核多靠近10～2点时位。条索的出现，提示有漏管形成，条索越近于唇系带正中线，提示漏管越靠近肛门外围；若离中线稍远，则提示漏管管径越深。且唇系带上结节、条索的多少与痔核、漏管的多少相对应。结节色白而硬者，表示痔核生长时间较长；结节色红而软者，表示痔核初生或生长时间短；若结节红的多，白的少，形状松软者，表示肛门括约肌松弛，或因痔核引起脱肛。年龄较大者，往往痔核、脱肛同时存在，在唇系带上出现深红色结节，结节上微显白色；而小孩在唇系带上的反映比老年人更显著[12, 13, 19]。

唐家兴据此检查41例，阳性符合率达98%[13]；张家兴等观察730人，肛检患有痔瘘裂者430人，其中唇系带有结节和条索改变者388人，占90.23%；在730人中唇系带有改变者427人，其中患痔瘘裂者400人，阳性符合率为93.67%[12]。

29. 在唇系带的周围，靠近穹窿的黏膜上有圆形、大头针大小、微突出黏膜面、色透明、基底部稍红的粟疹者，称为蛔虫斑，据此可诊断小儿蛔虫病，其阳性符合率达96%[14]。

30. 上唇系带出现白色颗粒样赘生物，是诊断急慢性腰痛的征象。有人观察到27例腰骶关节损伤的患者中，有22例出现此征；77例骶棘肌损伤的患者中，有18例出现此征[15]。

31. 紧唇 唇口窄小，难以开合，饮食受限，称为紧唇，多由风痰入络所致。

32. 口张 口开不能闭者，名为口张，主虚证。口张，而气但出不返者，为肺气将绝；口张如鱼口，不能复闭者，为脾气将绝；中风患者出现口张者，为心气将绝；口张摇头作羊鸣者为痫证；痉病者口张目瞪，神昏不知人，乃极危证。

33. 口噤 口闭而难以张开，牙关紧闭者，名为口噤。口噤不语并抽搐者为痉病、惊风；口噤伴半身不遂为中风入脏之危证。

34. 口噤，突然不能言语，手足不遂而强直，称为"风痱"。妇人产后口噤瘛疭，倒闷吐沫，眩晕不知人，名为"卒中风"。妊妇口噤语涩，筋脉挛急，昏迷抽搐，时作时止，名为"子痫"。患病 6 ～ 7 天，手足三部脉皆至，烦躁，口噤不能言，此为病邪欲解之佳象。

35. 口摄 唇口收缩变窄变小，不能开合，称为口摄，又名摄口，见于破伤风；在小儿则多见于脐风，系肝风侮脾所致，为极危证。如并见口吐白沫，四肢厥冷，唇口收缩紧锁，舌体强直者，多难治。

36. 口僻 口角呈向左或向右喎斜之状，名为口僻，又称口喎、口歪，见于中风患者，系肝经风痰阻络所致。

37. 口振动 口唇上下振摇，寒栗鼓颔之状者，称为口振。乃阳气不振所致，常见于疟疾初期。口开合频繁不能自禁者，名为口动，为胃气行将亡绝之候。

38. 唇睏 唇口颤动不能自禁者，称为唇睏。多由血虚风燥引起；或为脾虚血燥，唇失濡养；或为胃火挟风，上扰口唇。口目频频动作者，为阳明终绝。

39. 落架风 下颊骨脱落致口开不闭者，称为落架风。为阳明之脉纵缓不收所致。

40. 望唇诊伤 在口唇部出现弯曲红筋、瘀血点或白色小疱疹，可作为肢体受伤的报伤唇征。一般表现为弯曲的红筋末端有一瘀点，瘀点多呈长方形，色泽鲜红，或出现带状疱疹似的水疱点，中间较突出如脓头，呈红色或白色。若伤征出现在上唇示伤在背部，在下唇示伤在胸部，在两侧示伤在腋下。

（五）气味

口出热气，口气臭秽者，为胃肠实热；口出臭腐味并咯吐脓血、身热，为肺痈已成；口气腥臭挟有血腥味者，多为血证；经常口泛秽气者，为脾胃素蕴湿热，浊气上冲；口中散发出烂苹果味者，为消渴重证；口泛酒臭者，为酗酒之徒或湿热内蕴；水气病患者口泛尿味，恶心呕吐，厌食者，为病情恶化之表现；右胁下积聚，身现黄疸的患者，若口中散发霉臭气息，提示病情进展恶化，预后不良。

（六）口味

1. 口中不燥不渴，食而知味，乃口中和，提示脾胃功能正常，津液充足。

2. 口淡乏味，食欲不振，称为口爽，主脾胃气虚，运化失职；口泛清水，主中焦有寒；口甜，又称口甘，口中黏腻，主湿热内蕴中焦；口泛酸味，主肝胃蕴热；口味酸馊，乃伤食之征；口苦为肝胆之热上犯或火郁为病；口味辛辣或舌体有麻辣感，主肺胃积热；口咸为肾液上承，主肾虚及寒证；自觉口香，见于消渴重证；口舌麻痹，味觉减退，为口不仁；小儿口味怪僻，嗜食泥土、生米等，为脾虚内热，内有虫积。

（七）口渴

1. 渴欲饮水为口渴，口渴而不欲饮水为口干，或称口燥。皆因体内津液缺乏或因津液不能上承口咽所致。

2. 口不干渴为津液未伤，见于平人以及寒证；口渴多饮为津液损伤。其中，实热证大渴喜凉饮，面赤壮热脉实，见于热在气分或热结阳明。

3. 消渴患者大渴引饮，并见多食消瘦，小便频多，或见混浊，尿有甜味，乃因肺燥津伤，或心火偏旺，消烁肺肾之气阴所致；若肺寒气不化水，可见饮一溲二，难治。

4. 口渴不多饮或反口干，主邪热不甚，轻度伤津，或因于津液输布障碍；口干夜甚，所饮不多，多为阴虚内热。

5. 口干不饮或渴不多饮，或喜热饮，为湿浊水饮内阻，津不上承所致；渴欲饮水，水入即吐，小便不利，为水逆证；水湿证患者本不渴，服药后口渴者，为水湿已解之征；水饮患者呕吐后出现口渴，为水饮之邪将解之兆。

6. 口渴不思饮水，或饮水不多，并见午后热甚，烦躁谵妄者，多因热邪深入营血分，蒸腾营阴，使血中津液上潮于口所致；温热病后期口渴不止，为虚热余邪内滞，津液耗伤，须至口不干渴，才为邪已去尽。

7. 屡经汗下，口渴苔少，心悸而烦，脉虚数，乃亡阴之象。

8. 口干，但欲漱水不欲咽，为瘀血内阻之征。

9. 口微渴，饮水不多，气短倦乏，脉虚舌淡胖，为气虚不升，津液不能上承。

10. 口渴甚即提示内热甚，微渴者其热也轻微，不渴即无热，提示邪热已尽去；实热则口渴而消水，虽暴饮然小便不多；消渴证则饮一溲一，实无消水之力。

【**现代研究**】

郑进对《诸病源候论》的唇诊特点进行了探讨。《诸病源候论》对唇诊的论述虽无专篇，却散见于30余论、60多候之中，其发展了《内经》的有关理论，基本上反映了中医唇诊的主要内容和特点。其唇诊的特点体现在：唇象是证候的组成部分；从唇象可以反映病机病性；从唇象可以判断疾病的预后；唇诊不局限于脾胃病，还可作为诊断各种中毒病证和瘀血证的重要依据之一[6]。

刘静庵结合自己的临床经验，从唇色和唇质两种角度对唇诊的诊断、辨证做了论述，并据此在临床上处方用药，常收到较好的疗效。如认为唇色乌黑晦暗，乃心阳阻遏，为有瘀积兼夹水邪壅而不行之故；唇色突然变黑，为瘀血攻心之象；产后血晕，以及跌打内伤者，唇色多变黑；唇现灰黑，其色黯淡无华，多属脾肾不足，兼类痰湿之象；唇现青乌微黑色，唇皮皱粗干燥不润，为内实之热积，夹瘀在腑；如外唇黑似茄色，内唇焦红，为邪犯心包之象等[7, 8]。

章湘平等发现下唇黏膜出现小红点颗粒，半隐于黏膜内，结合舌正面的花斑点或红点、眼的巩膜蓝斑点，可诊断蛔虫病。与大便检查对照，观察住院患者 89 人，准确率达 99.5%；观察门诊患者 712 人，准确率达 100%[16]。原南京中医学院报道，观察突出于下唇黏膜面，直径约 0.5mm 大小的有似"白痦"状的颗粒，结合巩膜蓝斑、面部白斑、舌面红点以诊断小儿蛔虫症。普查 674 个儿童中，发现阳性体征者 529 人，占 78.5%；而诊断有蛔虫感染的 611 人中，出现阳性体征者 496 人，占 81.1%，较大便镜检的诊断率（71.6%）高 10%[17]。但亦有人认为，观察下唇黏膜颗粒等对蛔虫病无诊断价值[18]。

秦茂林则发现战伤瘀证患者，其口唇多暗紫或淡紫[26]。

张文俊等认为，痔疮患者多可见到"痔反应点"，即在上唇系带前缘的不同部位，有一个或多个大小不等、形状不一的赘生物，其表面呈灰白或粉红色。临床上切除此痔反应点，即可治愈痔疮。经治疗 278 例患者，结果治愈 217 例，好转 55 例，无效 6 例，总有效率为 97.85%[20]。痔反应点经病理切片检查，发现为鳞状上皮增生，真皮层有炎性细胞浸润，部分尚有真皮层水疱形成，棘层细胞增生及水肿、毛细血管增生。

沈志忠则采用针刺痔疮患者唇系带上芝麻大小的结节，放血 1 滴，治疗 26 例痔出血，每日 1 次，经 1 ~ 3 次治疗，全部患者的痔出血停止[21]。

张一民称唇系带上出现白或灰白色粟粒大颗粒为"龈交斑"，以此诊断肛门病。检查肛门病 92 例，其阳性率为 45.6%，其中，肛门瘘的阳性率最高，为 50%；痔核次之，为 40.8%；其他肛门病又次之，为 40%。且病程在 1 月 ~ 1 年间者和年龄在 40 ~ 60 岁间者的阳性率高，分别为 67.3% 和 52.1%[22]。

近年来，随着理论和临床研究的逐步深入，唇诊的实验研究也取得了一些进展，其辨证由宏观逐渐向微观发展，且主要体现在唇黏膜微循环的研究上。如郑进等通过对 168 例胃脘痛患者及 40 例正常人唇黏膜微循环的检测发现，胃脘痛患者的唇黏膜微循环有异常改变，尤其以血瘀证最为明显。表现为管袢排列紊乱，红细胞聚集，渗出明显，血色暗红，血流流态异常，瘀血管袢增多（＞45%），畸形管袢增多（＞90%），且多为扭曲形改变，扩张管袢增多（＞40%），管袢数目减少（≤ 4 根 /mm）等，与正常组及无瘀组比较均有显著性差异（$P < 0.05$ 或 < 0.01），为胃脘痛血瘀辨证提供了参考依据。通过对不同病程组间唇黏膜微循环异常积分值的比较发现，胃脘痛病程越长，微循环障碍越严重[23]。

胃脘痛不同证型患者在毛细血管袢排列、数目、流态等各项指标均有不同程度的改变，除上述血瘀证改变外，气滞证主要表现为管袢口径较细，扭曲管袢所占比例较大，管袢数目减少，管袢偏短等；虚寒证主要表现为血色淡红，管袢口径细，分支形管袢较多等，火郁证主要表现为管袢普遍扩张（直径多＞30μm），分支管袢较多，管袢较长，但血色多为鲜红，血流流态多呈线流，且未见红细胞聚集；阳虚证多表现为管袢纤细分支，血色淡红等；阴虚证表现为纤细管袢增多，血色鲜红，血流加快（粒流者仅占 16.67%）等[24]。

郑进等对 270 例不同病种患者的唇黏膜微循环（包括上消化道溃疡 115 例、各种慢性胃炎 60 例、血栓闭塞性脉管炎（简称 TAO）21 例、各种慢性阻塞性肺病 31 例、原发性高血压 22 例和冠心病 21 例）进行检测，结果表明，上消化道溃疡的唇微循环变化较为明显，以扩张瘀血、变异管袢增多、流态异常、渗出等为特点；TAO 的唇微循环障碍最为严重，且在与甲皱微循环的对照观察中发现，其唇微循环以瘀血扩张为主要改变，而甲皱微循环则以管袢纤细短少为特点；冠心病、高血压患者的唇微循环变化均是管袢普遍纤细，与甲皱微循环的变化基本吻合；慢性阻塞性肺病的唇微循环变化则见扩张管袢增多、血色暗红等[25]，可作为临床辨证辨病的参考指标。

参考文献

［1］邓铁涛.中医诊断学［M］.北京：人民卫生出版社，1987：79.

［2］麻仲学.中国医学诊法大全［M］.济南：山东科学技术出版社，1989：61.

［3］戚仁铎.诊断学［M］.第 3 版.北京：人民卫生出版社，1991：71.

［4］李文旭.望诊［M］.广州：科学普及出版社广州分社，1984：139.

［5］郑进，郭振球.试论唇诊［J］.辽宁中医杂志，1988（7）：14-18.

［6］郑进.《诸病源候论》唇诊特点［J］.浙江中医杂志，1988（3）：123-124.

［7］刘静庵.略论"唇诊"［J］.陕西中医学院学报，1982，5（1）：33-35.

［8］刘静庵.唇诊证治［J］.河南中医，1983（1）：28（2）：28-30.

［9］潘德年，林腮菊，黎昌琦，等.中医望诊法在消化道癌临床诊断应用初探［J］.中医杂志，1985（6）：51-53.

［10］周彦，曾慕晔.望唇法诊断肠蛔虫病 341 例临床观察［J］.北京中医杂志，1986；（4）：30-31.

［11］赵正山.翻唇看疳［J］.福建中医药，1960（4）：32.

［12］张家兴，谷孝令.观察唇系带诊断痔瘘的体会［J］.辽宁中医杂志，1984（12）：21.

［13］唐家兴.察唇系带诊痔法运用［J］.山东中医杂志，1989，8（2）：53.

［14］李诚，邓玉鹏.望诊法在蛔虫病诊断效果方面的评价［J］.陕西中医，1987，8（4）：187.

［15］蒋国华.对 110 例急性腰扭伤患者中部分出现上唇系带赘生物的观察［J］.上海中医药杂志，1986（6）：18.

［16］章湘平，吴友勤.望诊诊察蛔虫病点滴经验介绍［J］.广东医学·祖国医学版，1964（5）：19-20.

［17］南京中医学院.应用面部望诊诊断小儿蛔虫症的临床研究［J］.江苏中医，1960（8）：40-43.

［18］丁喜成，沈静德.问诊与望诊对成人蛔虫病诊断价值初步观察［J］.中医杂志，1963（4）：13-15.

［19］方云鹏.观察唇系带诊断痔漏［J］.中医杂志，1963（4）：149.

［20］张文俊，黄清容.切除上唇系带"痔反应点"治疗痔疮初步报告［J］.湖南中医学院学报，1985（4）：19.

［21］沈志忠.上唇系带点刺治疗痔出血［J］.江苏中医，1987（8）：47.

［22］张一民.关于龈交斑的某些知见［J］.哈尔滨中医，1960（7）：57.

［23］郑进，郭振球.胃脘痛血瘀证患者唇黏膜微循环的初步研究［J］.云南中医学院学报，1990，13（1）：1-4.

［24］郑进，郭振球.胃脘痛唇黏膜微循环检测与中医辨证关系之初探［J］.云南中医中药杂志，1990，11（1）：1-3.

［25］郑进，郭振球.微观望唇与诊病辨证——附270例常见病的唇微循环检测分析［J］.湖南中医学院学报，1990，10（3）：136-137.

［26］秦茂林.四诊观察战伤489例瘀证表现［J］.中西医结合杂志，1984，4（4）：218-219.

［27］吴鞠卿.味诊的临床运用［J］.浙江中医杂志，1984（10）：476-477.

［28］罗传富，李文崇，胡兴宇，等.口唇部的应用人类学研究［J］.泸州医学院学报，1995，18（4）：265-268.

［29］范松清，艾荷秀.正常成人口唇部的测量研究［J］.衡阳医学院学报，1993，21（2）：146-149.

第十节 人中诊法

人中，又名水沟，位于鼻下唇上正中处。古代医籍中常用"鼻下"表示人中部位。临床上通过诊察人中的形态、色泽、温度、干湿等来诊断疾病的方法，称为人中诊法。人中诊法最早见之于《内经》，书中已有望人中色泽、形态以推测膀胱子处病变的记载。如《灵枢·五色》云："面王以下者，膀胱子处也。"《灵枢·师传》云："唇厚人中长，以候小肠。"张景岳注曰："面王以下者，人中也，是为膀胱子处之应。子处，子宫也。"古代医家诊查人中每附于口、唇、鼻诊之范畴，如《灵枢·经脉》之"口喎唇胗"，《金匮要略·中风历节病脉证并治》之"正气引邪，喎僻不遂"；《中藏经》之"唇正赤者生，唇面俱青者死"以及"风之病，鼻下赤黑相兼，吐沫身直者，七日死"等。其后，从唐宋至明清亦有类似的论述。如《医学纲目》提出口眼歪斜之病因为风，其病属胃等。新中国成立以后，原广东中医学院编写的《中医诊断学》教材中提及人中之长短变化，可预示疾病的吉凶[1]，并有一些以察人中推测子宫正常与否的文献报道[2-10]。说明人中诊法日益受到人们的重视。

【诊断原理】

1. 人中部位是经络交错、经气贯注的要地，与经脉的关系密切。如手阳明大肠经"交人中"；足阳明胃经"挟口环唇"；足厥阴肝经"环唇内"；手太阳小肠经"别颊上颐抵鼻，至目内眦"等。由于经脉的络属关系，使人中与经脉及其相应的脏腑联系起来，故人体脏腑功能和气血津液等的变化，可以通过人中的形态、色泽、温度等改变反映出来。

2. 由于冲、任、督三脉皆起于人体会阴部的胞中，循行向上时，任、督二脉直接交会于人中，冲脉亦有一支络脉环绕于唇而与人中联系。而任脉为阴经之海，总领诸阴；督脉为阳经之海，统领诸阳，其气与肾通。因此，人中为人体经气汇聚之地，不仅可以反映脏腑经络的疾病，还可反映阳气的存亡和肾气的盛衰。人中是反映肾、命门、阳气的重要部位，诊察人中对泌尿生殖系统病症的诊断具有重要意义。

3. 从人体发生学角度来看，人中与子宫在发生学方面有一定的联系。因子宫形态异常与中肾旁管发育异常有关，而中肾旁管形成的时期，恰好是上唇（人中）形成的时期（胚胎生长的第 6～7 周），如果此时期胚胎受到某种因素的影响，则中肾旁管的形成和上唇的形成，均可遭受同一因素的影响而产生形态上的同步变异。因此说，观察人中的改变可以反映男女泌尿及生殖系统的状况。

【诊察方法】

人中之诊察，以望诊为主，包括望人中的色泽（白、赤、黑色等）、长度、人中的深浅、人中沟内有无异常隆起或明显的皱褶纹等，其次是触诊人中的温度（灼热、冷等）和湿度（汗出、干燥等）。

1. 人中长度的测量方法与标准 可参照《人体测量手册》[12]的有关规定，以鼻下点（鼻中隔与上唇顶部交点）至上唇缘中点的连线为人中长度。人中长度小于 12mm 为人中偏短；12～19mm 之间为中等；大于 19mm 为人中偏长。

2. 人中沟道深浅的观察方法与标准 受检者与检查者相对而坐，用聚焦灯光侧面照射人中沟，光线与上唇平面成 30°～45°角，观察人中沟的两侧沟缘隆起是否清楚。若沟缘隆起不明显，沟道浅平或上唇漫平，则在沟道内无照射阴影，列为人中沟浅平；沟缘隆起明显，两条沟缘间有明显凹陷，沟道内可见明显的照射阴影，为人中沟深；介于两者之间为人中沟中等深浅。

3. 人中沟形态观察方法与异常特征 方法同上，观察人中沟道内有无细线状或点状隆起，有无明显的纵行或横行皱褶纹。细线状隆起者，其形状似皮肤瘢痕，长度不一，大多呈纵向或斜向分布于沟道内；点状隆起者似针头大小，皮肤色泽正常，无充血红肿现象，可与毛囊炎鉴别；纵行皱褶纹大多在侧光照射时显现明显；横行皱褶纹则多见于微笑时。

人中沟将上唇平均分成两边，为人身左右的基准线，在人体发育成熟时定型。正常人人中正直不斜，两侧沟缘清晰，中滩外阔，长短与食指同身寸近似。身高面长者，人中稍长；身矮面短者，人中稍短；肥胖面宽者，人中偏宽；瘦削面狭者，人中稍狭。其温度和颜色与整个面部的温度和颜色一致。人中类型有以下几种，见图 1-54（据《中医疾病预测学》）。

【临床运用】

1. 正常人中 人中整齐端直，略呈上窄下宽的梯形，沟道深浅适中，沟缘清晰，均匀对称，为正常形态。提示子宫、阴茎等生殖系统发育良好，女性月经、排卵、生殖等功能正常。

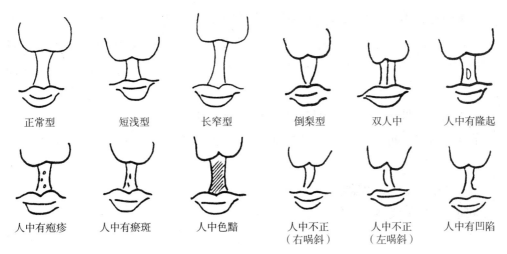

图 1-54 人中形状图

2. 人中短浅 人中特短，沟道扁平，沟缘隐约，其色淡者，一般提示子宫小（常为幼稚型子宫），宫颈短，发育差，多无内膜生长；或见宫颈松弛，受孕后易漏胎；或阴茎短小，睾丸先天发育不良。据临床观察，此种人性欲较低，女性可有月经初潮迟，经量少；男性多有不育症，可有阳痿遗精，精液检查见精子活动度往往低于50%，精子计数亦偏少。据报道，人中长度短于中指同身寸0.5cm以上者，男性可出现阳痿、遗精、不育症，精液检查为死精子占70%[4]。

3. 人中狭长 人中沟道狭窄细长，沟缘显著，或中段尤细，上下稍宽，其色黯者，为长窄型。提示子宫体狭小，宫颈狭长，男性可见包皮过紧或过长，女性多出现痛经。据报道，人中长度大于中指同身寸者常见子宫下垂，沟深者常为子宫后位，浅者为前倾，宽阔者为子宫肌瘤[4]。

4. 倒梨型人中 人中上宽下窄，似倒梨，为倒梨型人中，多提示子宫前倾或前位，常有经行胀痛。

5. 八字型人中 人中上窄下宽，呈八字，为八字型人中，多提示子宫后倾或后位，常表现经行腰酸，严重者可影响受孕，多见于矮胖体型之人。

6. 人中不正 人中沟道或一侧沟缘向左或向右偏斜（除先天性、损伤性及神经性的鼻唇沟变形外），为偏斜型人中。人中向左倾斜者，提示子宫体偏左；人中向右倾斜者，提示子宫体偏右。

7. 凹陷型人中 人中有凹陷者，称为凹陷型人中，提示骨盆异常或骨盆狭窄，易发生难产[3]。

8. 双人中 人中有双沟者，称为双人中，提示内有双子宫，甚至双阴道或双阴道横膈。

9. 浅坦型人中 人中沟道浅而平坦，沟缘不显，称为浅坦型人中，宽窄均可见。浅而窄者，提示后天性子宫萎缩，质硬，活动较差，常表现为经期紊乱，经量逐渐减少而致闭经；浅而宽者，提示先天性子宫发育不良，或生殖功能低下，或子宫萎缩（多见于老年人）。

李兆榱[3]，按照上述规律对妇女的月经及疾病做了观察：

①月经初潮时间：正常型、八字型均较早（12～14岁），浅坦型、短浅型均较迟（15～18岁）；

②行经：八字型、倒梨型行经时（前）伴腹痛、腰痛明显；

③闭经：以短浅型、长窄型、偏斜型为多；

④不孕：先天性者以短浅型、长窄型、浅坦型居多；继发性者以偏斜型、混合型（几种形态同时存在）为多。

10. 人中隆起 沟道中有位置及形态不定的增生物隆起，甚至引起沟形的改变，称沟道凸隆型人中。提示情况较复杂，一般为宫颈糜烂。一侧增生或变形，则多有一侧腹痛或压痛，或腰酸以及月经不调等症，妇科检查多有附件炎或增厚，子宫肌瘤或息肉、囊肿等。

11. 人中起疹子，多提示女性有宫颈糜烂、附件炎，男性则可见前列腺炎、精索炎等。

12. 人中有瘀斑，多提示子宫内膜结核、附睾结核、精索静脉曲张等。

13. 混合型人中，为多种异型人中复合交叉在一起出现，提示其临床意义与上述相同。

14. 人中松弛变长者，多见于子宫下垂。

15. 在孕妇，如果人中短于同身寸，多为先天肾气不足，提示有流产、早产之倾向；若人中原本正常，而孕后某一时期突然短缩，且伴腰膝酸痛，带下绵绵者，提示难免流产，这种迹象每在流产前7～15天即已显露。

16. 孕妇人中出现枯黄而浅平，且水沟呈上宽下窄的倒梨形，提示胎儿发育停止，甚或胎死腹中。

17. 孕妇人中较孕前变长，且气色黄活，多提示胎儿为男性。有人曾运用此中医方法辨别胎孕男女，共计264例，其中男性126例中有94例在孕中出现人中增长，占78%[4]。

据秦学义[5]观察70例原发不孕患者和100例经产妇之人中沟和子宫发育情况，证实人中与子宫二者之间确有联系。将人中沟形态归纳为五型，即端直型、梨状型、平坦型、横凹型和狭窄型。并发现70例原发不孕患者中，端直型和梨状型人中沟仅10例，占14.29%；而平坦型、横凹型和狭窄型者达60例，占85.71%。对照组100例经产妇中，端直型、梨状型人中沟有 97 例，占 97%。经统计学处理，$P < 0.001$，有非常显著性差异。说明原发性不孕症与人中沟的类型有非常密切的关系。且 170 例受检者中，子宫正常大者 110 例，其中端直型、梨状型人中沟者 105 例，占 95.45%；其他三型人中沟仅 5 例，占 4.55%。经统计学处理，$P < 0.001$，有非常显著性差异。说明子宫正常大者多见端直型、梨状型人中沟，而子宫不正常者多见平坦型、横凹型、狭窄型人中沟。

18. 泌尿系统疾病常反映于人中。如癃闭患者，若人中常变浅而呈㿠白色，为肾虚气化不及膀胱；若人中先萎弛，继则变浅而缩短，为肾虚之极，水毒内踞，邪有冲心蒙窍之趋势；如肾病出现氮质血症时，人中每有萎弛之象，继转尿毒症则反短缩，迫至昏迷临危则唇外翻[6]。

19. 人中亦示小肠与心脏之病变。如隐性冠心病者在临床症状尚不显著时，而人中每呈长窄型，其色晦滞，迫至心绞痛发作时，则人中紫暗，甚则短缩。

20. 危重患者，如人中短缩，唇且变薄，为脾阴绝；若短绝似无，则为阴阳离决之危象；人中卷缩者，谓之唇反，为脏腑之气欲绝，尤其是脾气败竭之征象。反之，人中满，为脾阳欲绝之象；若满而唇外翻，亦为阴阳离决之征。故《中藏经》曰："面青，人中反者，三日死……唇反，人中满者死……唇反者，肉先死。"

21. 人中形态的改变，在危重病证之中，最常见于中风。风邪中于经络，每见口眼歪斜；风中脏腑，可见口㖞、唇反张；唇颤动者，可由血虚风动或脾失濡养所致，多见于生育过多的年老妇人，或人流次数过多的贫血妇女，或中风后遗症。

22. 人中色泽与其人面部色泽相似，当病情严重时，可有异常色泽出现于人中。人中色黄而透红，肌肤丰润，为脾肾健旺，后天充盛之象；反之，人中色萎黄，肤松肉薄，为脾肾虚弱，阴血不充之征；人中显土黄色，为脾胃虚寒；孕妇人中隐黄，则提示胎漏下血，为子死腹中。

23. 人中色白者，病危难治；人中色淡白，见于虚寒泄泻（慢性溃疡性结肠炎）；色淡白面干者，多为血枯闭经；人中㿠白，冷汗涔涔，多见于咳嗽、咯血（支气管扩张、肺结核咯血）；人中上近鼻际处呈㿠白色，多为气虚崩漏。

24. 人中微见赤色，多病发痈；人中下段近唇际处潮红，多属血热崩漏，或为膀胱湿热之血淋；人中下段近唇际处色淡紫，甚则水沟短缩，多见于实热胃痛（十二指肠球部溃疡）；人中隐现紫红，多见于瘀热痛经。似疔而生于人中，形如赤豆，色紫顶焦，称龙泉疔，由上焦风热攻于督脉而成。

25. 人中色青主寒证；人中隐现青色，多见于寒性痛经。

26. 人中色黑，可见于肾病综合征及尿毒症；人中时青时黑，主肝病及肾病；撮口色青，人中颤动，为肝风侮脾；人中微黑，主热证；人中色灰暗失荣，男性多见于阳痿、不育、房劳过度、遗精及泌尿系统疾病，女性则多为宫颈炎、附件炎、卵巢囊肿、子宫肌瘤等；人中青黑，可见于睾丸炎、前列腺炎、输尿管结石等病变疼痛之时；下痢者，脐下忽剧痛，人中色黑，乃病危之征。

27．人中呈暗绿色，多见于严重胆囊炎、胆结石、胆绞痛患者。

28．人中出现黑褐色，或有片状黑斑，为天癸气竭，冲任不足；人中色泽偏晦滞而枯夭，或见色素沉着，多为肾虚不孕；人中光泽明润，提示孕妇气血旺盛，母子安康。故人中部位色泽的变化，可作为早孕的诊断参考。

29．人中温度与颜面温度近似，触之表面灼热者为外感温热病，重按始觉温热者为阴虚郁火潜藏；脾阳虚陷之久泻患者，每于子时后至午时前人中烘热，为阴火上乘之象；人中冰冷为阳虚阴寒太盛或寒厥、癫痫厥逆。

30．人中汗出蒸蒸而热，当辨是否服过发汗之剂，或为阳明潮热汗出；人中冷汗淋漓，多为虚阳外越之脱证。

31．血热崩漏患者常自觉人中灼热；气虚崩漏患者则每觉似有清涕欲下，而喜用手帕按压。

32．热厥之早期，肝风之欲临，类中之初始，人中常抽搐，或麻木。

33．检查与人中有关的局部症状，亦能提供人中诊断病症的辅助旁证。如：①孕妇人中色偏红而时生红疹者，多示胎毒甚重，娩出之小儿多有疮疖之灾。②人中偏斜，而舌体活动如常，则示病在经脉，病势轻浅；若舌体活动欠灵，则示病在脏腑，病重且深。

【现代研究】

李浩然[6]认为，人中诊断的意义，不仅是能提示重危疾病之预后和转归，而且能较早地反映消化系统、心血管系统以及泌尿生殖系统的病理变化，从而对疾病的诊断与防治提供重要旁证。

林伟芬[4]介绍江苏名老中医朱良春的临床经验，临床上凡是人中与中指同身寸长度不等的，无论男女，其"膀胱子处"均有病变，且长度差别越大，症状就越明显，男性则有阳事、生育等方面的病症，女性则见经带胎产诸异常与子宫下垂。并测量了男女各150例患者的中指同身寸及人中的长度，发现同身寸与人中之长度差距超过正常范围（大于0.3cm）的98例中除1例男性患者外，均有生殖系统病症；长度差距在正常范围（小于0.2cm）的则无生殖系统病症。其中男性中指同身寸长度大于人中0.5cm的有29例，占受检人数的19.33%，分别患有阳痿、早泄、不射精、不育、子痈、狐疝等病症；女性中指同身寸长度大于人中0.5cm的有69例，占受检人数的46%，分别患有痛经、崩漏、经前腹痛、习惯性流产、早产、不孕、闭经、妊娠恶阻、白带多等病症。且一般经治获效的患者，其人中的异常颜色如黑、赤、青等，均随病情向愈而转为正常，但人中长度不能改变。

张德林[9]则发现针刺人中穴可使月经逐渐减少，并继发痛经、闭经等；改刺承浆穴可使月经复常而怀孕，从而认识到了人中和子宫有一定的联系。

顾亦棣等[10]对284例育龄妇女的子宫和人中形态学进行了相关性研究。

（1）正常组与疾病各组人中长度比较 子宫发育不良组人中偏短的出现率（11/51），经 χ^2 检验，明显高于正常组（$P < 0.005$）。即正常组88例、畸形子宫组49例、子宫发育不良组51例、子宫肌瘤组55例、卵巢功能不全组61例，其人中长度偏短者依次为4、1、11、1、4例；人中长度中等者分别为77、40、39、31、52例；人中长度偏长者依次为7、8、1、3、5例。

（2）正常组与各组人中深度比较 上述5组人中浅者分别为14、10、28、8、29例；人中中等深者分别为47、31、18、22、26例；人中深者分别为27、8、5、5、6例。经 χ^2 检验，差异有非常显著性意义（$P < 0.001$）。其中子宫发育不良组（54.90%）和卵巢功能不全组（47.54%）人中浅平的出现率，明显高于正常组（15.91%）。

（3）正常组与各组人中沟形态比较 上述5组人中形态正常者分别为69、8、39、20、49例；形态异常者分别为20、41、12、15、12例。经 χ^2 检验，差异有非常显著性意义（$P < 0.001$）。其中畸形子宫组（83.67%）与子宫肌瘤组（42.86%）人中沟异常形态的出现率均明显高于正常组（22.73%，$P < 0.05 \sim 0.01$）。

（4）正常组与各组中指同身寸与人中长度关系比较 上述5组中指同身寸与人中长度之差≥5mm者分别为39、17、23、12、28例；长度差≤0mm者分别为11、13、5、7、6例；长度差在0～5mm之间者分别为38、19、23、16、27例。经 χ^2 检验，差异无统计学意义。

（5）正常组与各组体型比较 上述5组体型瘦者分别为47、23、30、19、20例；体型中等者分别为22、13、13、12、13例；体型胖者分别为11、6、4、2、4例。经 χ^2 检验，差异无统计学意义。

参考文献

［1］广东中医学院．中医诊断学［M］．上海：上海人民出版社，1972：36.

［2］湖北中医学院西学中班．从脏腑学说来看祖国医学的理论体系［J］．中医杂志，1962（6）：1-8.

［3］李兆樆．人中与子宫关系初探［J］．浙江中医药，1979（10）：355-356.

［4］林纬芬．人中诊法刍议［J］．江苏中医杂志，1984（1）：56.

［5］秦学义．人中沟形态与子宫发育关系的临床观察［J］．陕西中医，1984，5（3）：11-13.

［6］李浩然．略谈人中的诊查方法及诊断意义［J］．陕西中医，1985，6（9）：391-392.

［7］魏永庆.人中诊察初探［J］.云南中医中药杂志，1987（3）：9.

［8］辰鸣.望诊与相术（二）［J］.中医药研究，1988（1）：41–42.

［9］张德林.针刺人中承浆穴与子宫关系初探［J］.浙江中医杂志，1980，15（11，12）：525.

［10］顾亦棣.子宫与人中的相关性研究——附284例观察结果分析［A］.全国中医诊断第二次学术
会议论文汇编，1991.

［11］杨力.中医疾病预测学［M］.北京：北京科学技术出版社，1991：81.

［12］邵象清.人体测量手册［M］.上海：上海辞书出版社，1985：206.

［13］徐相富.针刺"人中沟"治疗某些疾病的体会［J］.吉林中医药，1983（5）：30–31.

第十一节 齿龈诊法

通过观察牙齿和牙龈的形态、色泽改变、功能异常等来诊断疾病的方法称为齿龈诊法。牙齿虽仅方寸之地，居于外却连于内，与脏腑经络息息相通。凡气血之往来，津液之敷散，经络之灌注，莫不辐辏并至而达于齿。《望诊遵经》云："齿者肾之标骨之余也，少长别乎此，盛衰见乎此……察其滋润干燥而知病之寒热，察其枯槁明亮而决病之生死。"《口齿类要》亦说："诸经多有会于口者，齿牙是也。"齿龈诊法，始于《内经》，早在该书中就以齿的生长来反映肾气之盛衰，以齿长而垢、无光泽，来预报疾病的凶兆。到后代，特别是清代，温病学家发展了齿龈诊法，将齿龈的变化作为温热病胃津肾液存亡的预兆。

【诊断原理】

1. 齿与肾、胃关系密切。齿为骨之余，肾主骨，故齿为肾之外候。龈者肉之延伸而主于胃。齿为肾之余，龈为胃之络。肾为先天之本，胃为后天之源，共同维持着齿龈的生长发育。脾胃健运，肾精充足，则龈健牙坚，能正常地发挥磨谷食、强消化、助发音等功能。若脏腑精气虚衰，将致龈萎牙堕。如《素问·上古天真论》云："女子七岁，肾气盛，齿更发长……三七肾气平均，故真牙生而长极。""丈夫……五八，肾气衰，发堕齿槁……八八……则齿发去。"《仁斋直指方》亦说："齿者，骨之所络，髓之所养，肾实主之。故肾惫则齿豁，精盛则齿坚，肾热则齿动。"可见诊察牙、龈可以反映肾、胃等脏腑的生理病理变化。

2. 齿龈除与肾、胃密切联系外，还与大肠有关，尤其是手阳明大肠与足阳明胃经，分别入上、下齿，其经气环贯齿龈，对齿龈的生理、病理有着重要影响。如《灵枢·经脉》云："手阳明大肠经……入下齿中……是动则病齿痛颈肿。"

3. 齿龈还与冲脉、督脉关系密切。因冲脉、督脉之循行环唇而上行，其经气必然渗注齿龈，因此又有齿龈根于冲、督之说。

4. 验齿还是诊断温热病的独特方法之一。清代叶天士尤其重视并发展了验齿诊病之法，他在《温热论》中指出："再论温热之病，验舌之后，亦须验齿，齿为肾之余，龈为胃之络，热邪不伤胃津，必耗肾液。"因此，验齿还对判断温热之邪的轻重，津液之存亡及病情之预后，有着重要的临床参考价值。

【诊察方法】

诊察齿龈，应询问有无牙痛等症状。检查时可令患者张开口，面对光线，充分暴露牙齿和牙龈，必要时借助检查器械如口镜、探针、镊子等进行。注意牙齿的排列、数目、润燥、形态、颜色、龋洞、残根、残冠，牙龈的形态、颜色、牙石、溢脓，牙齿松动程度，有无叩击痛及叩痛的程度等。

【临床运用】

（一）色泽形态异常

1. 牙齿色泽形态异常

（1）牙齿洁白润泽、坚固，为津液内充，肾气充足之象，虽病而津未伤，预后良；齿色枯白者，为血虚，若燥如枯骨，是肾阴枯涸。老年齿白润泽者，为寿考之征。

（2）年长者，齿渐变黄，此乃生理之常；或齿忽变黄，多为肾虚；齿如黄豆者，为肾气绝；齿色黄黯或带黑，或片片脱下者，面色青黄，此为腹中有久冷积，太阳阳明之阳气受困而累及于冲督；"肾中风"而齿未黄者可治，齿黄赤、发直、面如土色者不可治；齿黄枯落者为骨绝；温病齿黄而燥者，是热盛伤津，若光燥如石，是阳明热甚，津液大伤，见于温病极期。

（3）牙齿色紫，如熟小豆，其脉躁者，为阴阳俱竭，或齿忽变黑，皆为死证；齿黑腰痛，足厥冷者，为骨蒸。

（4）齿滋润者，津液犹充；形色明亮者，精气未衰；齿干燥者，津液已耗；形色枯槁者，精气内竭；齿燥毫无光泽，色如枯骨，为肾阴枯涸，肾水不能上承，难治；牙齿光燥并现寒热无汗等症，为卫阳被遏之表证；牙齿上半截润，下半截燥，乃肾水亏乏，心火燔灼所致；牙齿干燥，根部有垢，为火盛津伤，气液尚未枯竭；若齿焦无垢，主肾胃之精气枯竭，难治；前板牙干燥，身热目痛，鼻干不得卧，为欲发斑疹及行将衄血之先兆。

（5）小儿齿出偏斜稀疏，主阳明本气不足；小儿牙齿久久不生，谓之齿迟，属小儿五迟之一，主禀赋不足，肾气亏虚；齿牙稀疏松动，齿根宣露，为肾气亏虚，或虚火上炎；中老年人齿渐稀疏，或齿长而垢，逐渐脱落，乃肾气早衰之标志；外伤引起的牙齿折断，称为斗齿；齿根动摇而现牙龈臭腐，为肾亏兼有胃中虚火。

（6）牙根肿痛腐烂，时流脓血，牙齿发黑系齿内生虫，名为龋齿。由饮食余滓积于齿缝间，腐蚀淹渍所致；或胃经瘀湿痰火凝聚而成。若并见口臭极甚，则为阳明之火盛极上攻所致。

（7）齿长面垢，为秽恋肠胃；齿枯面垢，为热结腑聚；齿黄面垢，为瘟疫之象。

（8）另有望齿以候生死之法，如：水肿，齿黑唇肿者危，再加齿枯必死；热病，齿黄赤，面如土色者死；牙疳，牙床腐烂，牙齿脱落，口臭浊脓不等者凶；阴疽，齿黑而蛀，枯而无光者危，因肾阴竭而生气绝也。

2. 牙龈色泽形态异常

（1）正常牙龈，色红而津润，固护牙根；若深赤为太过，淡红为不及；牙龈色淡白，为气血亏虚，不能上荣；牙龈色红而肿（彩图15）为阳明热证，多是胃火上炎；牙龈淡红而肿，多为气虚；齿龈青紫而肿，多兼有瘀血；龈肉软却萎缩而色淡，多属肾元亏虚或胃阴不足。

（2）齿龈起疮或局部红肿，高起增厚，形似齿龈重叠，称为"重龈"，缘于胎毒或脏腑积热，或外感风热，瘀结于龈，聚湿、化痰、生瘀，致成此疾。而婴儿"马牙"，为出牙之前，齿龈上生出米粒大小之乳白色或乳黄色小硬块，与重龈不同，一般无证候表现，可自生自灭。

（3）齿间牙龈长出胬肉，与龈肿不同，称为"齿壅"，多与外感湿热、胃热或虚火上炎，牙龈长期充血肿胀，或好食动风之物等原因有关。

（4）齿龈之间有蓝迹一线者，多为沾染铅毒之症；若因服水银轻粉制剂所毒，亦致齿龈臃肿而有蓝线。

（5）牙龈红肿疼痛，为外感风热邪毒或胃火上炎；牙龈浮而肿胀，不红而痛，乃外感风寒所致；牙龈微红不肿，牙齿浮动，咬物时痛，午后痛显，为肾阴不足，阴虚火旺。

（6）齿龈缝间渗出血液，称为"牙衄"；血出如涌，血色鲜红，龈肿赤而痛者，为胃肠实热，实火冲激，灼伤龈络所致；渗流清血，龈烂不痛者，为胃肾阴亏，虚火灼络；淡血渗流不止，龈肉色淡者，多为脾虚气不摄血；小儿齿衄口臭，足冷痛泻，为肾疳。

（7）齿龈间结有血瓣，色紫如干漆，为阳明热盛动血；如黄若酱瓣，乃为阴血，为肾阴下竭，虚火上炎动血而然。

（8）牙龈腐烂，泌脓腥臭，黄稠量多，为肺胃火热壅盛；脓液清稀秽臭者，为肾阴不足，虚火上炎；脓液清稀无味，主脾胃虚弱。

（9）牙龈胬肉翻花，肿硬增生，腐烂凹蚀，恶臭剧痛，为火毒痰浊之邪凝结而成，属恶候。

（10）牙龈宣肿，龈肉日渐腐颓，以致牙根宣露（彩图16），齿牙动摇，常渗脓血，称为"牙宣"。有胃火上蒸者，乃胃经客热积久，邪热熏灼牙龈，以致失荣萎缩；有肾阴亏损者，乃精血上溉不足，虚火上灼，以致萎缩宣露；亦有气血双亏者，牙龈失于濡养，又兼虚邪乘虚客入龈间，久之龈烂软却。

（11）牙龈肿胀面大，坚肿疼痛，甚则腮颊浮肿者，为"牙痈"，乃胃经热毒上攻所致；牙龈肿胀局限，小如粟米者，为"牙疔"，为胃经火毒上攻或大肠经湿热所致；若破流血水，疼痛异常者，称为"黑疔"，为肾经火毒所致。

（12）龈肉赤烂疼痛，口臭出血，甚者穿腮蚀唇，牙枯脱落，称为"牙疳"，《诸病源候论》称为"齿漏"，现称牙龈腐烂。牙龈红肿赤烂，疼痛剧烈，流腐臭血水，甚或寒热交作，称为"风热牙疳"，系平素脾胃积热，复感风热之邪而发；若同时伴下肢疼痛，出现青色肿块，形如云片，色似青黑茄子，肌肉顽硬，行动不便，称为"青腿牙疳"，因久卧湿地，寒抑生热，胃肠郁火上炎而成。牙龈腐烂迅速，由灰白色随即变黑，流紫血水，黑腐蔓延，一时脱落，臭秽难闻，甚者腮穿腭破，鼻柱塌陷，寒热剧作，或出现神志昏迷，称为"走马牙疳"，多发生于儿童，常由伤寒、痘疹、疟痢等病余毒未清，癖积毒火攻牙所致；本病发病急骤，病情险恶，每至邪盛正衰而致不救。牙根肉内钻出骨尖如刺，疼痛异常，称为"钻牙疳"，多发生于小儿，因肝胃二经积热上攻所致。

（13）盘牙尽处腮颊与牙龈之间肿痛，牙关不能开合，汤水难入，憎寒身热，称为"牙龈痈"，因阳明胃火熏蒸而成；若溃不收口，经久不愈，致生腐骨，引起牙槽缺损，齿与牙床俱落而转变为"骨槽风"，系因膏粱厚味蕴于胃肠，与风火之邪郁结于少阳、阳明之络而发。

（14）牙龈肿胀结肉，高低如蕈，其色紫黑，称为"牙蕈"，乃火盛血热，夹滞气郁结于胃经而成。

（15）牙龈萎缩，周边溃烂色赤，为肾阴亏损，虚火上炎；溃烂边缘色淡，龈肉苍灰，属气血两亏。

3. 齿垢色泽形态改变

（1）齿垢为胃中垢浊之气所结，而病深动血，必先结瓣于齿上。垢黄厚，为胃热熏蒸；垢白厚，多为湿聚中焦；齿垢黄，面目爪甲上黄者，为黄疸；齿焦有垢，为肾胃液涸。

（2）齿垢如灰糕样，为肾胃津气俱亡，湿浊内盛，病属难治。

（3）垢坚而韧者多实，松而弛者多虚；垢多口臭者多实，垢少口和者多虚；垢间红缕，每周出血，垢挟坚粒，多因胃滞。

（二）齿龈的功能异常

牙齿的咀嚼功能，有赖于牙齿坚固，与肾脏精气盛衰和阳明经络气血多少有关。

1. 牙齿不固或稀疏摇动，或脆弱，或齿根浮露者，多为肾虚。

2. 牙齿迟生，多为肾精不足；齿龈肿痛，牙齿松动不能咀嚼，伴便秘尿赤、口臭口渴，为热积肠胃；牙齿松动，咀嚼无力，劳累后加重，伴身体困乏，多为肾虚。

3. 成人寐中咬牙（龂齿），略略有声，多因肝脾气结，痰火内扰；儿童出现此症，则多因虫积为患。

4. 患者出现单咬牙，多因胃热，气窜经络；若牙关紧闭，难以启口者，为风痰阻络或热极动风，欲作痉证；咬牙而脉证皆虚者，为胃气不足，筋脉失养，以虚则喜实故也；舌本不缩而硬，咬牙牙关难开者，非风痰阻络，即为热盛动风之证。

5. 温病当下失下，牙关紧闭，为火毒闭伏；若下后牙关开者可生；下后汗出不收，牙关紧闭，为胃绝不治。

6. 齿龈完好，或齿根稍露，无红肿松动，但遇热、冷、甜、酸等刺激即疼痛难忍，此为牙髓过敏。大多因刷牙过猛，损伤釉质所致。

（三）自我感觉

1. 牙痛得凉则减，为外感风热或胃火上冲；得热物而痛减，为外感风寒；若不论寒热刺激皆痛者，称为寒热齿痛。

2. 牙痛初起，患处红肿灼热，为外感风热邪毒；疼痛不显，患处不红微肿，为外感风寒；牙龈溃烂而疼痛轻微，或每在进食受刺激时疼痛，多为虚火上炎；患处痛剧，溃烂色赤，多为心脾积热上蒸。

3. 牙痛持续，无有减时，主实证；疼痛时轻时重，为虚实夹杂；牙痛隐隐，绵绵不止，为虚证；牙痛朝轻暮重，为阴虚见证；朝重暮轻，为阳虚见证。

4. 上牙痛乃胃火上炎；下牙痛主大肠有热。

5. 牙龈痛轻而肿胀明显，主湿热熏蒸，湿重于热；牙龈肿胀不甚，而疼痛明显，主湿热之邪上攻，热重于湿。

6. 齿痛连头，多为外感风寒之邪犯脑；痛如针刺，为瘀血攻龈；齿根有孔而痛，时作时止，为虫蚀龋痛；龈腮俱肿连及头面者，常为实热之邪上攻。

7. 牙齿酸软，弱而无力，称为齿齼，乃由恣食酸味，脾胃虚弱，或感受风寒而致。

8. 齿衄而痛，口臭龈肿，为阳明胃热上攻，属实证，病多轻浅；齿衄而无痛，血色淡红，或齿摇不坚，为肾水不足，病势较重。

9. 触按、叩击患齿疼痛明显，局部红肿焮热者，主实热证；触按、叩击患齿隐隐作痛，局部不红不热，肿胀轻微者，属虚寒证。

此外，据报道，齿的形状还可反映人的气质，如中国人的两个门牙都为铲形。一般而言，门牙长大坚实者，个性坚毅；门牙细小而脆者，禀性偏弱；门牙如虎者，个性凶勇；门牙如鹰鼻者，性多奸猾；门牙宽厚者，性多诚实；门牙尖细者，多禀敏性[1]。可供参考。

【现代研究】

郝文轩认为，齿诊虽不若脉诊重要，但亦是医家勘病问疾之要着，强调诊齿可以断病，验齿可以知疾，察垢可以求证。如认为齿痛颊肿，为风火郁闭；齿痛连耳，为火及少阳；齿痛唇肿，为湿郁太阴；齿痛恶热，为热聚太仓；齿痛恶寒，证涉大肠；齿缝出血，为阳明燥火；齿边生痛，为脾经湿热；新病啮舌，多为风痉；久病啮舌，为肾绝；垢黄者，为热盛阳明；垢白者，为湿聚太阴；龈生胬肉，为湿火奔斥；龈烂唇肿，为风热内壅；牙龈溃烂，为脏腑蕴热；牙肉萎缩，为气血困阻；龈生小瘤，为痰火内聚；边生小痛，为风热鸥张；齿红而肿者，为郁火；淡而肿者，为气亏；肿而暴者多实，胀而缓者多虚；肿而硬者，为脏腑积热；胀而软者，为虚火妄动；胀而色淡，为挟痰；肿而青紫，多为挟瘀；胀而痛者，为阳明气盛；胀而痒者，为心血虚等[2]。

夏翔等调查了1210例60岁以上老年人缺齿与肾虚的关系，发现：①在老年缺齿人的五脏虚证中，以肾虚最高，占31.3%，余下依次为肝虚（占19%）、心虚（占13.6%）、肺虚（占12.5%）、脾虚（占9.4%）、无虚证（占14.2%）。其中在缺齿大于50%的478例老年人中和小于50%的732例老年人中，又均以肾虚居首位，分别占45.6%和22%。②在老年缺齿人的气血阴阳虚证中，以阳虚居首位，占26.2%，余下依次为阴虚（19.8%）、气虚（18.8%）、血虚（16.8%）、无虚证（18.4%）。其中在缺齿大于50%和小于50%的老年人中，仍以肾虚出现率最高，分别为28.1%和25%。从而证实了老年肾虚和阳虚者缺齿情况最为严重[3]。

姚保泰对130例胃病患者的牙龈改变与胃黏膜病变的关系进行了研究，结果表明，正常胃黏膜4例，均牙龈正常；浅表性胃炎65例中，牙龈正常48例，萎缩11例（轻度10例，中度1例），牙龈有炎症表现8例；萎缩性胃炎35例中，牙龈萎缩33例（轻度7例，中度17例，重度9例），牙龈有炎症表现2例；胃溃疡8例中，牙龈正常2例，萎缩6例（轻度5例，重度1例）；十二指肠球炎1例，其牙龈正常；十二指肠球部溃疡5例，牙龈正常4例，1例有炎症表现；胃息肉4例，牙龈正常、中度萎缩、增生各 1 例，另 1 例牙龈有炎症表现；胃癌 6 例，牙龈均萎缩（轻度 1 例，重度 5 例）[4]。

陈长龙等根据《内经》及张颖清的《生物全息律》推断，认为各部位牙齿有一定的脏腑部位分属。通过对齿痛治疗用药的归经分析，以及参考舌诊、脉诊的脏腑部位分属规律，从而确定了齿诊的脏腑部位分属，即上切牙属心，下切牙属肾，上尖牙及前磨牙属胃，下尖牙及前磨牙属脾，上左磨牙属胆，下左磨牙属肝，上右磨牙属大肠，下右磨牙属肺[5]。

黄国义运用"望龈诊胃法"诊断胃肠道疾病 209 例，齿龈主要表现为门牙龈缘或龈乳头的增生或退缩，龈沟加深，或牙根外露，龈色紫红或暗红或苍白，点彩消失，或水肿，质地松软，或触之易出血，常无自觉疼痛和症状。经"四诊合参"后，将其中 186 例做了胃镜、X 线钡餐透视、B 超等检查，结果发现 139 例（占检查人数的 74.7%）患了胃、肠、胆道疾病[6]。

彭吉富等对齿唇鼻指"外形略等"的相关关系研究的结果，发现牙齿宽度、唇珠厚度、鼻底宽度、小指宽度四者大约相等，对临床美容矫形有重要价值[7]。

牙痛之因，主要由龋病及牙髓、牙周之炎性病变所致，临床一般将牙痛辨证分为风热、胃火及虚火牙痛三型[8]，张璞玉增加风寒一型，证见牙痛，遇风饮冷则痛剧，伴风寒表证[9]。李元聪则分为 8 种证型：①风热；②风寒；③胃火炽盛；④胃阴不足，虚火上炎；⑤气虚；⑥痰浊流注；⑦瘀血阻滞；⑧心脾两虚。并提出若患者兼有月经不调、更年期，或与情志有关，可按郁证辨治，此说可供参考[10]。冯根源提出"血热瘀阻"之病机，认为对牙痛热瘀阻证，既要泻火，又要祛瘀，方能提高疗效[11]。以上研究观点丰富了牙痛的辨证论治方法。

参考文献

[1] 杨力.中医疾病预测学［M］.北京：北京科学技术出版社，1991：67.

[2] 郝文轩.齿诊的意义及其主病［J］.福建中医药，1985（3）：38.

[3] 夏翔，戚清权，钱永益.老年缺齿与肾虚——附 1210 例老年人调查分析［J］.辽宁中医杂志，1985（2）：22.

[4] 姚保泰.牙龈改变与胃黏膜病变关系初探［J］.中医杂志，1988（9）：32.

[5] 陈长龙，郑成希，鲁守斌，等.齿诊的脏腑部位分属［J］.山东中医杂志，1997，16（7）：6-7.

[6] 黄国义.望龈诊胃法的体会［J］.实用中医内科杂志，1999，13（1）：10.

[7] 彭吉富，杨荣琴，高华，等.齿唇鼻指"外形略等"相关关系研究的初步报告［J］.云南中医学院学报，1991，14（3）：22-23.

［8］王德鉴.中医耳鼻喉科学［M］.上海：上海科学技术出版社，1985：92.

［9］张璞玉.分型辨治牙痛120例［J］.四川中医，1986（12）：49.

［10］李元聪.牙痛辨治八法［J］.辽宁中医杂志，1986（3）：31-32.

［11］冯根源.消瘀清热汤治疗牙痛52例［J］.四川中医，1986（12）：46-47.

［12］黑龙江中医学院西学中班三组.温病诊断的特征——辨舌验齿［J］.哈尔滨中医，1960（9）：54.

［13］王怡，柴霞.浅谈叶天士验齿诊法及临床应用［J］.天津中医学院学报，2002，21（1）：
43-44.

第十二节 舌诊法

舌诊在我国有悠久的历史，远在殷墟出土的甲骨文中即已有舌诊的记载，如"贞疾舌，奏于妣庚。"两千多年前的《内经》中已有关于望舌诊病的记录，如《灵枢·五阅五使》云："心病者，舌卷短，颧赤。"《素问·刺热》云："肺热病者……舌上黄。"但《内经》偏重于舌质及舌体的诊察。战国时代的《难经》和汉代的《中藏经》亦同样着重于舌质和舌体的记载，如《难经·二十四难》曰："足厥阴气绝，即筋缩引卵与舌卷。"《中藏经》云："心脾俱中风，则舌强不能言也。"东汉末年张仲景的《伤寒杂病论》对舌诊也颇有发挥。至 13 世纪，已有舌诊专著《敖氏伤寒金镜录》的出现，该书记载了 36 种病态舌，为辨舌奠定了基础。到了清代，由于温病学说的崛起，推动了舌诊的发展，于是舌诊在外感热病中得到了广泛应用，至今舌诊已成为中医诊断学中不可缺少的诊断方法，临床通过观察舌质、舌体、舌苔、舌下脉络的变化，来达到诊病辨证的目的。

【诊断原理】

1. 舌与脏腑密切相关，而舌和脏腑的联系，主要是通过经络和经筋的循行联系起来的。例如手少阴心经之别"系舌本"；足太阴脾经"连舌本，散舌下"；足少阴肾经"挟舌本"；足厥阴肝经"络舌本"等。在经筋方面，如足太阳之筋，"其支者，别结于舌本"；足少阳胆之筋"入系舌本"等。还有一些经脉通过口唇与舌间接发生联系，如足阳明胃经"挟口还唇"，手阳明大肠经"还出挟口"，手太阳小肠经"循咽"。其他如任、督、冲脉等经脉亦经过口唇，有些经脉还通过表里关系与口舌相通应。故有"无脉不通于舌"之说。表明舌与诸经百脉有密切联系。而五脏六腑则都直接或间接地通过经络、经筋与舌相联系。生理上，脏腑的精气上荣于舌；病理上，脏腑的病变也必然影响精气的变化而反映于舌。

2. 在脏腑之中，尤以心和脾胃与舌的关系更为密切。因舌为心之苗，心气通于舌，如《灵枢·脉度》云："心气通于舌，心和则舌能知五味矣。"《素问·阴阳应象大论》云："心主舌……在窍为舌。"《千金要方·卷六上·舌病第四》云："舌主心脏，热即应舌生疮裂破，引唇揭赤。"皆说明了舌与心的相关性。舌质的血络最丰富，与心主血脉的功能有关，舌的灵活运动可调节声音形成语言，又与心主神志的功能有关。因此，舌象首先可反映心的功能状态，而心又为五脏六腑之大主，主宰全身脏腑气血的功能状态，所以心的功能状态反映了全身脏腑气血的功能状态。可见脏腑气血的疾病，必然通过心而反映于舌。

以脾胃而言，足太阴脾经之脉"连舌本，散舌下"，脾主肌肉，舌为肌体，故舌与脾密切相关，如《灵枢·经脉》云："脾足太阴之脉……是动则病舌本强。"因此有"舌为脾之外候"之说。舌又为胃之外候，苔源于胃，由胃气熏蒸而成。再者，舌的味觉，可影响食欲，与脾主运化和胃主受纳的功能有关。而脾胃为后天之本，是气血生化之源，五脏皆禀气于胃，脾胃对全身各部分都有举足轻重的影响。因此，舌象不单单反映了脾胃的功能状态，而且也代表了全身气血津液的盛衰。然而五脏六腑之精又都归藏于肾，肾为先天之本，其经脉系于舌，因此说五脏六腑之精气，通过后天脾胃和先天肾脏而与舌联系，所以五脏六腑的病变都可反映于舌象。

3. 舌是人体反应最灵敏的一个器官，舌黏膜是体内细胞氧化代谢最活跃的场所。因此，人体各系统疾病均能在舌上最灵敏地反映出来，故有人提出"舌之改变，常伴有系统之紊乱"之说[14]。其中尤以舌质最能反映疾病。舌色则是脏腑本色的反映，舌质色泽的变化与气血的运行及盈亏有关，现代研究则发现与血液流速、血液黏稠度、血管的舒缩、血液的量有关。舌苔乃胃气熏蒸而成，故受脾胃的运化、清浊升降的影响较大。以现代医学而言，舌苔的厚薄或剥脱取决于舌乳头的状况，舌乳头萎缩则舌苔剥脱，舌乳头角化的上皮细胞分化过多不脱落，则舌苔变厚。

由于舌质与全身气血的关系较大，因此，舌质比较反映身体全局的病变，与舌苔相对而言，舌质多提示正气虚的征兆。舌苔与脾胃休戚相关，舌苔反映的则并非都是整个全局的病变，并且多反映邪气之实。故曹炳章在《辨舌指南》中提出："辨舌质可决五脏之虚实，视舌苔可察六淫之浅深。"

4. 舌诊的部位划分，大体可分为舌尖、舌中、舌根、舌边四部分。因心肺居上，故舌尖候心和肺；脾胃居中，故舌中候脾胃；肝胆之脉布胁肋，故舌之两边候肝胆；肾居下焦，故舌根候肾（图1-55），这是以五脏来划分的方法。还有一种以胃经来划分的方法是：舌尖属上脘，舌中属中脘，舌根属下脘（图1-56）。此法适应于胃病的诊断。

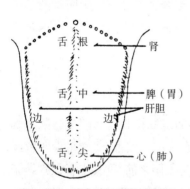

图1-55 舌诊脏腑部位分属图

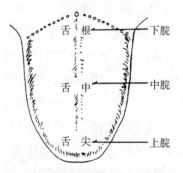

图1-56 舌诊胃经划分图

【诊察方法】

舌诊的方法，是让患者取正坐姿势，面对充足而柔和的自然光线，尽量张口，自然舒展地将舌伸出口外，充分暴露舌体，舌尖略向下，使舌面两侧舒展，然后细致地进行观察。观察的顺序，一般是先看舌质，从舌尖延向舌的两边到舌根，包括舌神、舌色、舌形、舌态；再看舌苔，从舌尖开始，依次察看舌的中部、根部，了解苔的有无、厚薄、色泽、润燥、腐腻等变化。

因为舌质位深而难以察辨，舌苔表浅而易于观察，加之舌质若因伸舌时间过久，易随血管变形而造成假象，而舌苔源于质上，一般不随观察时间的久暂而变。故医生在望舌诊断时，既要全面、迅速，又要尽量减少患者张口伸舌时间，以免口舌疲劳。如必要时，可让患者休息数分钟后，重复观察一次。对有的患者，为了进一步了解去苔后舌面和舌体的情况，还可以配合刮苔或揩苔方法，或使用放大镜进行诊察。其中刮苔，适用于较厚腻和坚实的舌苔。方法是用经过消毒的刮舌板或压舌板，以轻重适中的力量，由舌根向舌尖慢慢刮，可连续三五次。揩苔，适用于浮薄而疏松的舌苔。方法是用消毒纱布或棉球蘸生理盐水，使其湿润，以适中的力量，从舌根到舌尖，连续揩抹四五次。

诊舌时还应注意以下事项：

（1）望舌之前，要嘱患者自然伸舌，一定不要卷缩或过分用力，否则易因舌肌紧张，压迫血脉致舌色改变而形成假象。

（2）应尽量选择充足的自然光线，并使光线直射于舌面。光线强弱不恰当，常会导致舌色的改变。光线太弱，会使舌质颜色变暗；白炽灯光下望舌，易使舌苔变黄；日光灯下望舌，易使舌质偏青。此外，有色门窗透过的光线有一定的颜色，也往往会改变舌苔本来的色泽，所以应注意避免。

（3）应注意饮食、药物对舌象的影响。饮食常使舌苔的形、色发生变化，如某些食物或药物，会使舌苔染色，称为染苔。如饮牛乳或乳儿因乳汁关系，大都附有白苔；食花生、瓜子、豆类、杏仁等富含脂肪的食品，往往在短时间使舌面附着黄白色渣，好像腐腻苔；吃酸梅汤、咖啡茶、葡萄汁或酒、陈皮梅、盐橄榄，或含铁的补品等，往往使舌苔呈黑褐色或茶褐色；食蛋黄、橘子、柿子及有色糖果等，或服用黄连粉、核黄素等药物，都可使苔呈黄色；服用丹砂制成的丸散剂，常常染成红苔。由于进食的摩擦，或刮舌习惯，往往使厚苔变薄；过冷或过热的食物及刺激性食物，常常使舌色改变；张口呼吸或刚刚饮水，会使舌面润燥情况改变。

（4）正常舌象，往往随不同季节和不同时间而稍有变化。如夏季暑湿盛时，舌苔多厚，或有淡黄色；秋季燥气当令时，苔多薄而干；冬季严寒，舌常湿润。又如晨起舌苔多厚，白天进食后则舌苔变薄；刚刚起床，舌色可见暗滞，活动之后，往往变得红活。

（5）在正常人群中，随着年龄的不同与体质的差异，舌象也可呈现不同的情况。如老年人气血常常偏虚，舌多现裂纹，舌乳头也常见萎缩；小儿易患舌疾，出现白屑或剥苔等；肥胖之人舌多略大且质淡，消瘦之人舌体略瘦而质偏红等。诸如以上一些现象，在临床上应结合具体情况予以辨别。

正常舌象，可归纳为"淡红舌，薄白苔"。具体而言，其舌体柔软，运动灵活自如，颜色淡红而红活鲜明；其胖瘦老嫩大小适中，无异常形态；舌苔色白，颗粒均匀，薄薄地铺于舌面，揩之不去，其下有根，干湿适中，不黏不腻。总之，将舌质、舌苔各基本因素的正常表现综合起来，便是正常舌象。

【临床运用】

（一）诊舌质

1. 舌神　舌神主要表现在舌质的荣枯和灵动方面。"荣"就是荣润红活，有生气，有光彩，故谓之有神，虽病也是善候。"枯"是干枯死板，毫无生气，失去光泽，故谓之无神，乃是恶候。

2. 舌色　指舌质的颜色，临床分为淡红、淡白、红、绛、紫、蓝、青七种，除淡红舌为正常舌色外，其余均为主病之舌色。

（1）淡红舌　舌色白里透红，不深不浅，淡红适中，红活鲜明，此乃气血上荣之象，说明心血充足，阳气布化，故为正常舌色。古人认为，舌为心之官，红为心之气，浅者胃之气，应本红而泽，为平人之候。若见红光外露，即使为淡红舌，亦属主病之色。

（2）淡白舌　舌色较正常人的淡红色浅淡的，甚至全无血色，称为淡白舌。由于阳气不足，生化阴血的功能减弱，推动血液运行的力量亦衰，致使血液不能充分营运于舌质中，故舌色浅淡而白。淡白舌主虚证、寒证或气血两亏。若淡白湿润，而舌体胖墩，多为阳虚寒证；淡白光莹，或舌体瘦薄，则属气血两亏。

（3）红舌　舌色较淡红舌深，甚至呈鲜红色者，称为红舌。主热证。因血得热则行，热盛则气血沸涌，舌体脉络充盈，故色呈鲜红。若舌鲜红而起芒刺，或兼黄厚苔者，多属实热证；若鲜红而少苔，或有裂纹或光红无苔，则属虚热证；舌质红，苔白糙而涩者，多属温燥伤肺之象；舌质红，苔黄糙者，多属燥邪耗伤胃阴，不能上润于舌之故；舌质红而干涩者，乃血虚生热之征。

（4）绛舌　绛为深红色，如舌色较红舌更深浓，称为绛舌。为温热之气蒸腾于膻中之候，主热极之证，并有外感与内伤之分。在外感病，若舌绛或有红点、芒刺，为温病热入营血；在内伤杂病，若舌绛少苔或无苔，或有裂纹，则是阴虚火旺，或胃肾液竭；若舌绛而燥，苔黄厚者，多为津液已亏；舌绛而燥，无苔者，属津液极虚之候。另外，舌绛少苔而津润者，多为血瘀。

（5）**紫舌** 舌质色紫，即为紫舌。临床有淡紫、绛紫、青紫几种情况。其成因总由血液瘀滞之故，或因于寒，或因于热，或因阳虚气弱，或因酒毒、食积、痰结、停饮、湿热等，以致血行不畅，瘀而为紫色。故紫色主病，不外乎热盛伤津，气血壅滞；或血蕴湿热，热邪入血，营热夹瘀；或寒凝血瘀；或阳虚生寒；或酒后伤寒，酒食湿滞等。若舌青紫干晦如肝色，多为气血分离，内脏败坏之象，为不吉之兆。舌上有紫色斑点，称为瘀点或瘀斑，多为血瘀之证。紫舌主病有寒热之分，绛紫而干枯少津，属热盛伤津，气血壅滞；淡紫或青紫湿润者，多为寒凝血瘀。

（6）**蓝舌** 舌色如靛蓝，犹如染布之蓝色，谓之蓝舌，属病情危重之舌象。蓝舌有苔，是心、肝、肺、脾、胃为阳火内攻，热伤气分，以致经不行血之故，脏腑虽伤未甚，犹可治；若光蓝无苔，不论何脉证，皆属气血亏极，势难延年。此外，瘟疫病因湿温热邪不解，可出现微蓝而不满布全舌之舌象；若湿邪痰饮为患，可出现蓝色仅见于舌中而质滑腻之舌象，为阴邪化热之候。若舌质由淡转灰、黑转紫、紫转蓝，是邪毒攻心已甚，难治。

（7）**青舌** 舌色如皮肤上暴露之"青筋"，缺少红色，称为青舌，古人形容如水牛之舌。由于阴寒邪胜，阳气郁而不宣，血液凝而瘀滞，故舌色发青。主寒凝阳郁和瘀血。全舌青者，多是寒邪直中肝肾，阳郁而不宣；舌边青者，或口燥而漱水不欲咽，是内有瘀血。

3. 舌形 是指舌体的形状，包括胖瘦、老嫩、胀瘪以及一些特殊病态形状等。

（1）**老嫩舌** 老是指舌质纹理粗糙，形色坚敛苍老，不论苔色如何，都属实证。嫩是指舌质纹理细腻，形色浮胖娇嫩，一般都属于虚证。

（2）**胖大舌** 舌体较正常舌为大，伸舌满口者，称胖大舌。多因水湿痰饮阻滞所致。若舌淡白胖嫩，舌苔水滑，属脾肾阳虚，津液不化，以致积水停饮；若舌淡红或红而胖大，伴黄腻苔，多是脾胃湿热与痰浊相搏，湿热痰饮上溢所致。

（3）**肿胀舌** 舌体肿大，盈口满嘴，甚者不能闭口，不能缩回，称为肿胀舌。其成因有三：一是心脾有热，血络热盛而气血上壅，舌多鲜红而肿胀，甚者伴有疼痛；二是素善饮酒，又病温热，邪热夹酒毒上壅，多见舌紫而肿胀；三是因中毒而致血液凝滞，则舌肿胀而青紫晦暗。亦有因先天舌部血络郁闭，以致舌紫而肿胀者，如舌血管瘤患者便是。另外，舌肿大满口，而舌之苔质俱黄，色鲜明亮者，为酱黄舌，多为湿热蕴于脾胃，熏蒸肝胆，胆汁外溢之象；舌肿硬失于转动则为木舌，乃心经有热，心血灼损之候。

（4）点刺舌　点是指鼓起于舌面的红色、白色或黑色星点，又称红星舌；刺是指芒刺，即舌面上的软刺及颗粒，不仅增大，并逐渐形成尖锋，高起如刺，摸之棘手。点、刺多见于舌的边尖部分。若舌面上出现大小不等、形状不一的青紫色或紫黑色斑点，并不突出于舌面，则称为瘀斑。

无论红点、黑点和白点，皆因热毒炽盛，深入血分之故。一般来说，红点多主温毒入血，或热毒乘心，或湿热蕴于血分；白点多为脾胃气虚而热毒攻冲，是将糜烂之兆；黑点多是血中热甚而气血壅滞。

舌见瘀斑，在外感热病，为热入营血，气血壅滞，或将要发斑；在内伤杂病，多为血瘀之征。

舌生芒刺，是热邪内结所致，无论热在上焦、中焦或下焦，也无论在气分或营分，总属邪热亢盛。芒刺而兼焦黄苔者，多为气分热极；绛舌无苔而生芒刺者，则是热入营血，阴分已伤。据芒刺出现的部位，还可分辨热在何脏，如舌尖芒刺为心火亢盛；舌中芒刺为胃肠热盛。

（5）瘦薄舌　舌体瘦小而薄，称为瘦薄舌。总由气血阴液不足，不能充盈舌体所致，因此主气血两虚和阴虚火旺。瘦薄而色淡者，多是气血两虚；瘦薄而色红绛干燥者，多是阴虚火旺，津液耗伤。无论新病久病，凡见瘦瘪之舌，更兼枯萎无津者，多预后不良。

（6）裂纹舌　舌面上无苔，而有多少不等，深浅不一，各种形态明显的裂沟，称为裂纹舌。有深如刀割剪碎者，有横直皱纹而短小者，有纵形、横形、井字形、爻字形以及辐射状、脑回状、鹅卵石状等，统属阴血亏损，不能荣润舌面所致。故其主病有三：一是热盛伤阴；二是血虚不润；三是脾虚湿侵。红绛舌而有裂纹，多是热盛伤津，或阴虚液涸；淡白舌而有裂纹，多是血虚不润；若淡白胖嫩，边有齿痕而又有裂纹者，则属脾虚湿侵。

（7）光滑舌　舌面光洁如镜，光滑无苔，称光滑舌，也叫镜面舌或光莹舌，主要是由于胃阴枯竭，胃气大伤，以致毫无生发之气，故舌面光洁无苔。不论何种舌色，皆属胃气将绝之危候。若淡白而光莹，是脾胃损伤，气血两亏已极；若红绛而光莹，是水涸火炎，胃肾阴液枯竭。

（8）齿痕舌　舌体边缘见牙齿的痕迹，称为齿痕舌或齿印舌。多因舌体胖大而受齿缘压迫所致，故常与胖大舌同见。由于脾虚不能运化水湿，以致舌体胖大，因此齿痕舌主脾虚和湿盛。若淡白而湿润，则属寒湿壅盛；淡红而有齿痕，多是脾虚或气虚。

（9）重舌　舌下血络肿起，好像又生一层小舌，故曰重舌。若二三处血脉皆肿起，连贯而生，又称为莲花舌。主要是由于心经火热，循经上冲所致。故其主病为心火，或外邪引动心火。在小儿较为多见。

（10）**舌衄** 舌上出血，称为舌衄。多由心经热甚，迫血妄行所致，但亦有肺胃热盛，或肝火，或脾虚不能统摄所致者。所以其主病是心火、胃热、肝火、脾虚或阳浮。

（11）**舌痈** 舌上生痈，色红高起肿大，往往延及下颏亦红肿硬痛。一般也是因心经火热亢盛所致；若生于舌下者，多为脾肾积热，消津灼液而成。

（12）**舌疔** 舌上生出豆粒大的紫色血疱，根脚坚硬，伴有剧痛，称为舌疔。多由心脾火毒引起。

（13）**舌疮** 舌生疮疡，如粟米大，散在舌四周上下，疼痛，称为舌疮。若由心经热毒上壅而成，则疮凸于舌面而痛；若为下焦阴虚，虚火上浮而成，则疮多凹陷不起，亦不觉痛。

（14）**舌蕈** 舌生恶肉，初如豆大，渐渐头大蒂小，好似泛莲、菜花或鸡冠，表皮红烂，流涎极臭，剧痛而妨碍饮食，因其形似蕈故名。多由心脾郁火，气结火炎而成。溃烂者，多属恶候；若生长极慢，不溃不痛者，预后较好。

（15）**望舌诊伤** 舌的边缘有红色或黑色瘀点，可作为报伤舌征。若伤征显于舌尖部示心肺有伤；在舌中部示脾胃有伤；在舌根部示肾有伤；在舌两旁示肝胆有伤。

4. 舌态 是指舌体的动态，包括软、硬、颤、纵、歪、缩、吐弄等。

（1）**强硬舌** 舌体板硬强直，运动不灵，以致语言謇涩，称为舌强。其成因有二：一是外感热病，热入心包，扰乱心神，使舌无主宰；并且高热伤津，使筋脉失养，因而舌体失其灵活与柔和，呈现强硬。二是内伤杂病，肝风挟痰，阻于廉泉络道；或肝阳上亢，风火上攻，筋脉失于濡养，以致舌体强硬失和。因此其主病是热入心包，高热伤津，痰浊内阻，中风或中风先兆。因热盛者，舌质多见深红；因痰浊者，多舌胖而有厚腻苔；属中风者，舌多淡红或青紫。

（2）**痿软舌** 舌体软弱，无力屈伸，痿废不灵，称为痿软舌。多由气血虚弱，阴液亏损，筋脉失养所致。故其主病有三：一是气血俱虚；二是热灼津伤；三是阴亏已极。久病舌淡而痿，多是气血俱虚；新病舌干红而痿，是热灼津伤；久病舌绛而痿，是阴亏已极。

（3）**颤动舌** 舌体震颤抖动，不能自主，称为颤动舌，亦称舌战。其成因不外虚损和动风两个方面。由于气血两虚，亡阳伤津，使筋脉失于温养和濡润，因而抖颤难安，或为热极津伤而动风，于是颤动不已。久病舌颤，蠕蠕微动，多属气血两虚或阳虚；外感热病见之，且习习煽动者，多属热极生风；或见于酒毒患者，肝脏热毒，内结化风。

（4）**歪斜舌** 舌体偏于一侧，称歪斜舌。多因风邪中络或风痰阻络所致。病在左，偏向右；病在右，偏向左。主中风或中风先兆。若舌紫红势急者，多为肝风发痉；舌淡红势缓者，多为中风偏枯。若舌见瘀斑者，为瘀血内阻；舌淡红胖嫩者，为气血受损。

（5）**吐弄舌** 舌常伸出口外者，称吐舌；舌微露出口，立即收回，或舐口唇上下左右，掉动不停，称为弄舌。两者皆因心、脾二经有热所致，心热则动风，脾热则津耗，以致筋脉紧缩不舒，频频动摇。吐舌多见于疫毒攻心或正气已绝，往往全舌色紫；弄舌多见于动风先兆，或小儿智能发育不全。

（6）**短缩舌** 舌体紧缩不能伸长，称为短缩舌。无论因虚因实，皆属危重证候。其成因有四：一是寒凝筋脉，则舌多淡白或青紫而湿润；二是痰浊内阻，多舌胖而苔黏腻；三是热盛伤津动风，舌多红绛而干；四是气血俱虚，则舌多淡白胖嫩。

（7）**舌纵** 舌伸长于口外，内收困难，或不能收缩者，称为舌纵。多由舌的肌筋舒纵所致。若舌色深红，舌体胀满，舌形坚干者，为实热内踞，痰火扰心；若舌体舒宽，麻木不仁，是气虚之证。凡伸不能缩，舌干枯无苔者，多属危重；伸而能缩，舌体津润者，病情较轻。

（8）**舌麻痹** 舌有麻木感而运动不灵者，称舌麻痹。总因营血不能上荣于舌所致。其主病是血虚肝风内动，或风气夹痰。

（9）**自啮舌** 凡不由自主地自咬舌头，称为自啮舌。为热毒上扰神明或动风所致。自啮舌而舌苔白腻神昏者，责之风痰上扰；舌红苔焦黑起刺，而牙关紧闭者，责之热极生风；舌黑烂者，责之脏腑热极兼受秽毒。

（二）诊舌苔

1. 苔色 主病的苔色主要有白、黄、灰、黑四种，其他少见的还有绿苔和霉酱苔等。现分述如下。

（1）**白苔** 白苔是临床上最常见，且最为复杂的苔色，各种苔色皆由白苔转化而成，多主肺经病变的表证、寒证。

①薄白苔：苔薄色白，颗粒均匀，干润适中，舌色淡红而清爽，称为薄白苔。此为正常舌苔。薄白苔亦可见于感受风寒湿等六淫之邪，病犹在表，尚未传里，脏气未伤之时。

②薄白干苔：舌苔薄白，而津液较少，非常干燥，称为薄白干苔。常为风温袭表，燥气伤肺，肺脏气津两伤之故；或为气虚不能化津上润，苔失濡养所致。

③薄白滑苔：舌苔薄白，如涂米汤一层，非常湿润，称为薄白滑苔。在外感病中，为寒湿邪盛所致；在内伤病中，则系水气上溢，痰湿为患。

④白润略厚苔：苔白稍厚，平布舌面，颗粒均匀，润泽如常，为白润略厚苔。属

邪气较盛之候。外感病见之，或为风寒邪盛之表证，或主表邪渐入半里之少阳证。苔由薄变厚，是表邪渐入里之征；杂病见之，则主寒湿滞中之里证。

⑤白厚腻苔：舌苔白厚，如水调米粉状涂布全舌，或尖边较薄，中根部略厚。此乃水湿之邪上溢于舌所致。见于脾胃阳气不振，饮食停滞，或湿浊瘀积之证。

⑥白厚腻滑苔：苔白厚腻，水湿较多，如稠厚豆浆抹舌一般，称为白厚腻滑苔。系脾阳不振，水饮停留，甚或寒湿痰饮停聚，致使水湿泛溢于上而成。

⑦白厚腻干苔：苔白厚腻，水津甚少，干燥异常，是为此苔。由胃燥津伤，兼有湿滞热郁而成。

⑧白黏腻苔：此苔为白厚腻苔上罩一层浑浊黏液，如鸡子清样涂抹舌面，颗粒相互粘连，融合成片，多为有痰、有湿之征兆。若兼见口甜，则为脾胃湿热，浊气上逆之脾瘅病；若外感病见之，为湿邪滞于气分之征。

⑨白糙裂苔：苔白或薄或厚，燥裂如沙石，扪之粗糙，称白糙裂苔。皆因温病化热迅速，内热暴起，津液暴伤，苔尚未转黄而里热已炽，常见于温病或误服温补之药。

⑩粉白苔：白苔满布，颗粒疏松，如白粉厚厚铺堆于舌上，扪之涩而不燥，称粉白苔，或积粉苔。是由外感秽浊不正之气，毒热内盛所致。常见于瘟疫或内痈。

⑪雪花苔：苔色洁白，津少光亮，其形如片片雪花布散舌上。此乃脾阳衰竭，寒湿凝闭中焦之象，为恶候，预后多凶。

⑫偏白滑苔：舌苔纵分左右两半，一半是薄白苔，一半是白滑苔，左右偏见，主病不一。因右半属气，左半属血，故右半白滑，为邪气浅，病在半表半里或肌肉；左半白滑，其病深，邪气入脏，为脏结之征，较难治。

⑬半截白滑苔：舌苔横分为前后两半，一半白滑，一半则无。白滑苔仅在外半截，是寒湿在表；白滑苔仅在内半截，为寒湿在里，或寒湿滞于下焦。

（2）黄苔　大多见于舌面中央及舌根部，亦有满布全舌。一般主里证、热证。由于热邪熏灼，所以苔现黄色。淡黄热轻，深黄热重，焦黄热结。外感病舌苔由白转黄，为表邪入里化热的征象，在伤寒为阳明病，在温病为气分证；但是苔薄淡黄，也常见于外感风热表证或风寒化热。

①淡黄苔：薄白苔中带淡黄色，称为淡黄苔。此苔往往是由薄白苔转变而来，表明病变已开始由寒化热，由表入里。临床多主风热表证，或风寒在表化热；若苔色淡黄较厚，并见脘闷不畅，常为邪入胸脘，热中夹湿，气滞不宣所致。

②黄滑苔：苔呈正黄色而略厚，颗粒分明，湿润光滑，常见于热邪入里的初期，尚未伤津。若舌苔润滑，好像涂抹一层鸡子黄似的，称水黄苔，多见于湿温病，或湿热病而兼有水饮者；黄疸病也可见此苔，同样为湿热熏蒸所致。

③黄浊苔：苔色深黄，颗粒不清，垢浊胶结，浑成一片，称为黄浊苔。多见于湿

热秽浊内盛者；若苔黄浊光滑而不甚厚，为邪热散漫，尚未积聚之征；若苔暗黄而厚，如铺上碱粉，是湿热秽浊之邪已与胃肠中陈腐宿垢相结合的表现。

④黄黏腻苔：苔色黄而黏腻，颗粒紧密胶粘，有如黄色粉末调涂舌上，称为黄腻苔。主邪热与痰涎湿浊交结为患。如黄色浅，黏腻程度稀薄，是湿重于热，痰涎之邪亦轻；如黄色深，黏腻程度稠厚，是热重于湿，痰涎之邪亦甚。

⑤黄干苔：苔色黄，干而少津，称黄干苔，总属邪热伤津之病变。疾病的初期，苔由白转黄，由润而干，是外邪入里化热、邪热伤津之象。若见于疾病后期，苔由厚而薄，色由深而浅，是邪热虽退，津犹未生的反映。若苔色干黄，满舌厚积，则为实热里证。

⑥根黄尖白苔：舌尖部苔薄白，中后部苔黄而厚，为表邪逐渐入里化热之征，表邪少而里邪多。如果苔已干而无津，又无恶寒表证，则为里热证。

⑦尖黄根白苔：舌中根部为薄白苔，惟舌尖呈黄色之苔象，为热在上焦之征。

⑧双黄苔：舌的两旁各呈一长条形的黄色苔，其余都是薄白苔，称双黄苔。外感病见此苔，是表邪入里、表犹未罢之候；杂病见此苔，是邪热聚于肠胃，肠胃不和之征。

⑨半黄半白苔：舌苔纵分两色，一边苔色白，一边苔色黄。无论色之深浅、苔之薄厚，多为邪热郁于肝胆之候。

（3）灰苔　灰苔即浅黑色苔，常由白苔晦暗转化而来，主实证、热证，亦见于阳虚和寒湿证，总之均属里证，病情较重。当观察苔之润燥，以辨别病之深浅和寒热虚实。

①灰润苔：苔色灰而湿润有津，多主痰饮内停、寒湿中阻之象。始病初见，不变它象，为中寒夹食；若苔灰色兼面黑、神志狂乱者，为蓄血证。

②灰干苔：苔色灰而乏津，甚或干燥，为灰干苔。见于外感病，多为传经热证，热炽伤津；见于杂病，多为阴虚火旺所致。

③灰晕苔：苔色灰而圆晕套叠二三层，为灰晕苔。见于湿病热毒传变三阴之危候。毒邪内传一次，苔即灰晕一层，毒盛故有重晕。一晕轻，二晕重，三晕预后甚差。

④灰黄苔：苔色灰中夹黄，不同的部位主病各异。如夹灰根黄，为热转厥阴；若杂病见此，为里热实证。如中灰边黄，则为脏腑本热，毒疫复中脾胃所致；若灰中生刺，多是感受疫邪或实热人误服辛燥温补所致；若根灰中赤尖黄，多为胃肠燥热所致。

⑤灰滑苔：苔色淡灰，中间有滑苔如墨，称灰滑苔，此为邪热传里夹宿食未化之象。

（4）黑苔　黑苔较灰苔深，多由灰苔或焦黄苔发展而来，临床上寒、热、虚、实的证候都可以出现，每属疾病的严重阶段。由白而黄，或由黄而黑，是顺证；由白而灰，由灰而黑，不由黄而黑者，此谓黑陷苔，是逆证。故见到黑苔，了解其动态变化，有助于判断疾病的逆顺。

此外，临证时还须将灰黑色与浅黑色加以区分：灰黑色是黑中带紫，为邪热在三阴经；淡黑色是黑中带白，多属寒湿在里。

①薄黑苔：舌苔极薄，呈浅黑色，如煤烟所熏，隐隐可见，为薄黑苔。若见四肢发寒、口不渴等症状，为中焦阴寒所致。

②黑燥苔：苔色黑而干燥，或薄或厚，多属邪热伤津之故。若舌中黑燥，四周无苔，为津液受伤，虚火用事；若燥生芒刺，为热极津涸之实热证。

③黑滑腻苔：苔色黑且满布于舌，或出现于舌的中部或根部，较厚重润滑，为湿浊之邪停于胃肠的反映。若黑而滑润，为阳虚寒湿内盛；若厚腻而黏，是痰湿挟热，伏于中焦；若中暑见到此苔，则属湿痰兼有郁热。

④黑刺白苔：白苔之中满生黑芒刺者，称黑刺白苔。若苔刺均润，摸之不碍手，剥之即净，为真寒假热；反之舌上无津，苔刺粗糙，摸之碍手，多为寒邪化热之象。

⑤中黑边白滑苔：此苔可见舌中部苔灰黑滑润，边夹均为白滑苔，乃虚寒夹湿，多为脾阳不振，或水饮内停。

⑥双黑苔：此苔可见黑苔两片，分布舌之左右，其余均为白苔，舌色正常，干湿适中，多为中焦虚弱，寒湿入胃，饮食停积所致，属寒实证。另外还可见于寒邪入里化火，热逼脾胃。二证之鉴别点为前者可见手足厥冷、胸中结痛，后者则无。

⑦黑点白苔：即舌现白苔，其中散布黑色小点或黑斑者，多为邪热在里，或为邪入里化热，或为湿热内盛。

⑧半黑黄半白滑苔：舌的左右或黑黄或白滑，为邪热内结肝胆之象，反映病变主要在黑黄苔方面，右为胆，左为肝。

⑨黑腻黄边苔：舌的边尖部分都着黄苔，惟舌心部呈黑腻苔，为湿热内蕴中焦之象，嗜酒之人亦可见之。

（5）绿苔 绿苔多由白苔转化而来，无论浅绿、深绿，其意义皆与灰黑苔相同，但却主热不主寒。《辨舌指南》曰："邪热鸱张，肝阴焦灼，逼其本脏之色外现。"若满舌滑腻，中见绿色，为湿热痰饮，属阴邪化热之候，因湿热郁蒸之故。常见于瘟疫、湿温病。

（6）霉酱苔：因苔色红中发黑，又带黄色，类似霉酱而得名。往往是由于胃肠先有宿垢湿浊，积久化热而成。《舌鉴辨正》云："霉酱色者，有黄赤兼黑之状，乃脏腑本热，而加有宿食也。"因此，霉酱苔主病是湿热久郁，常见于夹食中暑，夹食伤寒传太阴者，或内热久郁者。

2. 苔质 即苔的形质。主要观察其形成变化，包括厚薄、润燥、腐腻、偏全、剥落、消长、真假等。

（1）**厚薄** 苔质的厚薄，以"见底"和"不见底"为标准，即透过舌苔能隐隐见到舌体者为薄苔，不能见到舌体者则为厚苔。厚薄可测邪气之深浅。

薄苔本是胃气所生，属正常舌苔；若有病见之，亦属疾病轻浅，正气未伤，邪气不盛，故薄苔主外感表证，或内伤轻病。

厚苔是胃气夹湿浊邪气熏蒸所致，故厚苔主邪盛入里，或内有痰饮湿食积滞。如苔白而厚，主中焦虚寒、痰湿不化；苔黄而厚，是内有湿热；苔厚如湿粉所涂，两边不能逐渐匀薄，无论苔白苔黄，多是胃气交绝。

（2）**润燥** 舌面润泽，是干湿适中的正常舌象。若水分过多，扪之湿而滑利，甚者伸舌涎流欲滴，此为滑苔。望之干枯，扪之无津，此为燥苔；甚者颗粒粗糙如沙石，扪之糙手，称为糙苔；若质地板硬，干燥裂纹，称燥裂苔。润燥可了解津液的变化。

润泽是津液上承之征，说明病中津液未伤。滑苔则为寒为湿，因三焦阳气衰少，不能运化水湿，湿聚而为痰饮，随经脉上溢于苔，故舌苔水滑，临床上常见于阳虚而痰饮水湿内停者。

干燥是津不上承所致，或由于热盛伤津，或由于阴液亏耗，也有因阳虚气化不行而津不上承或燥气伤肺者。因此燥苔的主病是：热盛伤津；或阴液亏耗；或阳虚气不化津，燥气伤肺。糙苔则属热盛津伤者为多。

但在特殊情况下，也有湿邪苔反燥而热邪苔反润者。如湿邪传入气分，气不化津，则舌苔反燥；热邪传入血分，阳邪入阴，蒸动阴气，则舌苔反润，均宜四诊合参。

（3）**腐腻** 苔质颗粒疏松，粗大而厚，形如豆腐渣堆积舌面，揩之可去，称为腐苔。若苔色晦暗垢浊，则称浮垢苔；若舌上黏厚一层，有如疮脓，则称脓腐苔；若舌生一层白膜，或出现饭粒样腐点，称霉腐苔。

苔质颗粒细腻致密，揩之不去，刮之不脱，上面罩一层油腻状黏液，称为腻苔。若颗粒紧密胶粘，上有垢浊滑腻者，称黏腻苔；若颗粒不清，垢浊胶结者，称垢苔或浊苔。察腐腻可知阳气与湿浊的消长。

腐苔多因阳热有余，蒸腾胃中腐浊邪气上升而成，多见于食积痰浊为患，也见于内痈和湿热口糜。一般病程中，舌苔由板滞不宣而化腐，由腐而渐退，渐生浮薄新苔，这是正气胜邪的苔象，为病邪解尽；若肺痈、胃痈、肝痈以及下疳结毒等，见有脓腐苔，则是邪盛病重；霉腐苔亦因胃脘腐败，津液悉化为浊腐上泛所致。

腻苔多是湿浊内蕴，阳气被遏所致。其主病常为湿浊、痰饮、食积、湿热、顽痰等。凡苔黄厚腻，多为痰热、湿热、暑温、湿温、食滞以及湿痰内结、腑气不利等；若苔白滑腻，则为湿浊、寒湿；若厚腻不滑，白如积粉，多为时邪夹湿，自里而发；若白腻不燥，自觉胸闷，多是脾虚湿重；若白厚黏腻，口中发甜，乃脾胃湿热，气聚上泛所致。

总之，腐苔为阳热有余，腻苔属阳气被遏。

（4）偏全 苔布舌面，薄而均匀，或中根部稍厚，这是正常现象。

所谓全，是指舌苔布满全舌。全苔主邪气散漫，多为湿痰阻滞中焦之征。

所谓偏，是指舌苔仅布于舌的某一局部，如偏于前，或后，或左，或右，或内，或外等。因所偏部位不同，其主病亦各有所异。偏于外者（舌尖为外），是邪气入里未深，而胃气却先伤；偏于内者（舌根为内），是表邪虽减，胃滞依然。舌苔偏于左右一侧者，为邪在半表半里，因为舌边属肝胆，故以半表半里病变为多，或为肝胆湿热等。若中根部少苔，是胃阳不能上蒸，肾阴不能上濡，阴精气血皆伤；若只中根部有苔，多见于素有痰饮，或胃肠积滞。

另外，《辨舌指南》云："偏左滑苔，为脏结，邪并入脏，最为难治；偏右滑苔，为病在肌肉，为邪在半表半里。"此说可供临床参考。

（5）剥落 舌本有苔，忽然全部或部分剥脱，剥处见底，称剥落苔。剥落苔的形成，为胃气匮乏，不能上熏于舌；或胃阴枯涸，不能上潮于口所致。胃气胃阴俱亏损的原因和程度不同，临床上亦可出现部位和范围大小不同的剥落苔。

如舌苔全部退去，以致舌面光洁如镜，称为光剥舌，即前述之光滑舌，又叫镜面舌，其主病已如前述。

若舌苔剥落不全，剥脱处光滑无苔，余处斑斑驳驳地残存舌苔，界限明显，称为花剥苔，为胃之气阴两伤所致。若花剥而兼腻苔者，多为痰浊未化，正气已伤，病情更为复杂。若不规则地大片脱落，边缘厚苔界限清楚，形似地图，称为地图舌，此舌儿童多见，与阴虚禀赋体质有关。若剥脱处并不光滑，似有新生颗粒，称为类剥苔，主久病气血不续。如舌中剥脱一瓣，称中剥苔；若舌中心苔全部剥落呈红路一条，称鸡心舌，主气血不足，阴血尤虚。若先天舌中剥落呈棱形，称棱形舌，为舌发育不良之遗痕，无临床意义。

（6）消长 消是舌苔由厚变薄，由多变少地消退；长是舌苔由无而有，由薄变厚地增长。苔的消长，反映着邪正相争的过程，可判断疾病的进退预后。

凡舌苔由少变多，由薄变厚，一般都说明邪气渐盛，主病进；反之，苔由厚变薄，由多变少，则说明正气渐复，主病退。无论消长，都以逐渐转变为佳。若骤增骤退，多为病情暴变的征象。如薄苔突然增厚，说明正气暴衰，邪气急剧入里；若满舌厚苔，骤然消退，往往是胃气暴绝的反映。

舌苔的消退有真退与假退之分。

真退者，必由厚而薄，由密渐疏，退后则生薄白新苔，此乃胃气渐复，谷气渐进之佳兆。

假退者，一是骤然退去，不再生新苔，以致出现镜面舌，这是胃之气阴衰竭的恶候；二是多处剥落，形成花剥苔，亦非佳兆，仍属逆证，为胃之气津两伤；三是满舌厚苔，忽然退去，舌面仍留污质腻湿，或见朱砂点，或见发纹，一二日间，必续生厚苔，此为湿浊邪盛，邪正相持；四是全舌厚苔，先由中部剥落，舌面红燥，须防津液脱失，中气衰竭；五是厚苔骤退，舌光而燥，为胃气渐绝。以上均为苔之假退，属病情加重之象。

（7）**真假**　判断舌苔真假，以有根无根为标准。凡舌苔坚敛着实，紧贴舌面，刮之难去，似从舌体长出来者，称为有根苔，此属真苔。若苔不着实，似浮涂舌上，刮之即去，不似从舌上长出来者，称为无根苔，即是假苔。辨舌苔的真假，可判断疾病的轻重和预后。

①真苔：凡病之初期、中期，舌苔有根比无根的为深为重，后期有根苔比无根苔为佳，因为胃气尚存。若舌面上浮一层厚苔，望似无根，其下却已生出一层新苔，此属疾病向愈的善候。有根之苔，是脾胃生发之气熏蒸，上聚于舌而成，主实证、热证。如有根的薄苔，匀铺舌面，属正常苔，乃胃有生气；有根的厚苔，四周必有均匀的薄苔铺之，虽有代表邪气的一面，但脏腑之气并未告竭。

②假苔：无根之苔，乃先有胃气熏蒸，舌生有根之苔，见病之后，胃气匮乏，不能续生新苔，而已生之苔逐渐脱落舌面，以致不能与胃气相通而无根。假苔的临床意义有三：一是清晨舌苔满布，饮食后苔即退去，虽属假苔，并非无根，此为无病；若退后苔少或无苔，则是里虚。二是有苔有色，刮之则去，病轻浅；若揩之即去，病更轻浅。三是厚苔一片而无根，其下不能续生新苔，是原有胃气，其后胃气虚乏，不能上潮。多由过服凉药伤阳，或过服热药伤阴所致。

（三）危重病舌象诊法

病至危重，阴阳气血精津告竭，则舌质和舌苔也有特殊的形色表现。

1. 唇青舌黑，好像去了膜的猪腰，为阴盛阳微，胃气将绝。

2. 舌红光滑，柔嫩无津如镜面，为热病伤阴，胃气、胃阴将绝。

3. 舌粗糙如刺，像鲨鱼皮，而又干枯燥裂者，为热极津枯。

4. 舌头敛缩有如荔枝干肉，完全没有津液者，为津液枯竭。

5. 舌如朱红柿色，或干晦如猪肝色，为气血败坏，或肝肾阴精将绝。

6. 舌卷而阴囊缩，为肝气将绝。

7. 舌质色赭带黑，为肾阴将绝。

8. 舌见白苔如雪花片，为脾阳将绝。

9. 舌如烘糕，为热极津枯。

10. 舌底干燥而见饭花苔，或舌与满口生白衣如霉苔，或生糜点，为胃气衰败。

11. 舌干晦枯痿而无神，为脏腑精气已竭。

12. 舌绛无苔干枯细长并有裂纹，为心气内绝。

13. 孕妇舌面俱青，或舌下之脉青黑，母子俱危。

【现代研究】

舌诊是中医局部诸诊法中研究得最为深入的课题，受到医者的普遍重视，文献资料也很丰富，陈泽霖等编著的《舌诊研究》一书，曾就 1980 年以前的舌诊研究情况做了全面系统的整理。近 20 多年来舌诊研究又有不少发展，现就笔者所掌握的 800 多篇文献报道，概述其现代研究进展。

（一）舌诊研究方法的探索

除普查和临床观察等传统研究方法外，还利用了现代科技手段。如：

1. 研制舌诊测色客观化的仪器 以光电转换原理研制测色仪器，以彩色照片、绘制色卡和利用国际色谱等方法建立比色色标。如北京中医药大学利用红、绿、蓝三种光谱反射的能量来测定各种舌象的不同颜色，曾测定了 112 名患者。上海研制的舌色仪，对分辨淡白舌、淡红舌、红舌、绛舌、青紫舌有较好的效果，符合率达 94%。

2. 舌活体显微镜检查 开始时用放大镜、眼底镜、血管显微镜，但因放大倍数低，实用价值不大。其后借用眼科裂隙灯，放大 15～47 倍，可以清晰地看到丝状乳头和蕈状乳头的外形、排列及分布情况，且能显示蕈状乳头的透明度和其中的血管形态等。近来利用微循环仪可看到舌尖蕈状乳头微循环，可放大 60～280 倍，用其观察舌乳头内毛细血管的变化较裂隙灯清晰，可借此从微循环角度研究不同舌质的形成原理。如舌质淡红时，微血管丛形态变化以树枝状及菊花形为主；舌质红时，则以网孔形及发团形为主。因此，蕈状乳头中微血管丛构型是影响舌质颜色的重要原因之一。近年许多研究发现，青紫舌者微循环呈现异形管袢比例增高、微血管流态异常和微血管周围渗出、出血等血瘀改变[15～22]。

3. 舌血流测量仪检查 舌血流测量仪由温差电动势探头、恒流电源、直流数字电压表三部分组成，根据探头温差电动势与流量之间的对应关系，可测出舌表浅血流量。通过临床测定发现：正常淡红舌表浅血流量最大，红暗舌次之，淡暗舌最少，三种舌色间有极明显差别。不同性别，舌血流量无明显差异；而舌质相同，病种不同的舌血流量有差异[20]。

4. 光镜及电镜观察 舌印片脱落细胞学检查对观察剥苔、镜面舌、厚苔、腻苔等舌象的舌上皮细胞更新速率及细胞变性、坏死等情况有一定的实用价值，且方法简便，利于进行动态观察。近年来舌脱落细胞的观察已用于正常人及各种病理舌苔的检查，胃癌等疾病的诊断，胃肠道疾病的中医辨证、卫气营血辨证和阴阳虚实辨证等[23～29, 48]。

国内从 1980 年起开始采用透射电镜和扫描电镜对正常及各类病理舌象进行了超微结构的研究，发现舌苔的形成与舌上皮细胞的增殖速度、桥粒结构、膜被颗粒的多寡等因素有关，各类病理舌象都具有超微结构变化的特征，从而为研究舌象形成机理提供了一种新的途径[1, 30, 31, 32]。

5. 血液流变学检查及血小板聚集性测定 不少研究提示，各类病理舌质具有不同的血液流变学特性，血液流变学特性的改变以青紫舌最为显著，血小板聚集性的增高与青紫舌形成有关，常提示为血瘀之证[4, 5]。

6. 舌荧光检查 研究表明，用紫外线照射舌面激发荧光来观察正常人与患者的舌苔变化，不论是红色荧光发生率，还是白色荧光发生率，均有显著差异；不论是黄苔的红色荧光发生率，还是其白色荧光发生率，均有显著差异。另外，观察舌荧光还可判断治疗的效果[33]。

7. 舌印检查 舌印检查可以观察舌乳头在各型舌苔中的变化，原因是舌印上可显示丝状乳头、蕈状乳头、舌的裂纹三种解剖结构，以及舌乳头计数、舌的分型等结果。舌印在追踪随访、连续记录舌象的变化上有一定价值，且可作为某些特殊病（如白塞病）辅助诊断的一种客观指标[1, 28]。

8. 纤维胃镜应用于研究舌诊 此法主要用于胃部疾患舌诊的观察。大量研究表明，舌诊对慢性胃炎、消化性溃疡、胃癌等的鉴别诊断有一定价值。如在慢性胃炎中，黄厚苔占大多数，且胃部的炎症越严重，舌苔也越显得黄而厚；胃炎由浅变性或肥厚性变为萎缩性时，舌苔也会逐渐消退而转向光剥。患者如果患消化性溃疡，从舌苔表现可以大致区分是十二指肠球部溃疡还是胃溃疡。一般而言，十二指肠球部溃疡之舌苔大多洁净如常，除外合有胃窦炎；胃溃疡在活动时大多有黄厚苔，因其常合并有慢性胃炎。胃癌患者有 1/3 表现为花剥苔，而良性的胃溃疡则无[34～41, 49]。

9. 动物实验 国外在这方面虽做了较多的工作，但与研究中医舌象的关系不够密切[8]。由于难以复制动物的病理舌象模型，故国内这方面的报道较少，虽有人以放血、小肠高位造瘘、维生素缺乏等造成气虚、阴虚、阳虚等虚证动物模型，但舌象变化不大。天津张氏曾以狗为实验对象，采用麻醉后气管插管，以人工呼吸机控制呼吸的方法，观察其缺氧、二氧化碳潴留、酸中毒、血管舒缩、静脉瘀血与舌质变化的关系，方法简便[3, 42]。

此外，还有人用半导体温度计测定舌温、用试纸敷贴测舌的干湿度等来说明苔的润燥及辨别其寒热属性；测舌对电刺激反应的敏感度可说明气血及邪气的盛衰；用电泳法检查舌背上皮组织中蛋白的成分；用超声波扫描检查舌厚度；用 X 线照相技术做舌微血管造影；用放射性同位素技术研究舌细胞内 DNA 的合成；用分析电镜作 X 线微量分析法测舌乳头上皮的透明质颗粒的元素成分；用电子表仪器测舌味觉，以及进行酸碱度、唾液分泌量、淀粉酶、舌肌电图、血细胞计数、血浆蛋白、血清电解质、尿 17- 羟皮质类固醇、尿 17- 酮类固醇、维生素饱和试验、冷压试验、基础代谢等各项生理生化指标的测定[43~46]；利用计算机进行识别和图像处理、舌象信息的数字化处理[320~322]等。以上这些研究方法不仅对阐明舌象形成机制有帮助，而且对中医诊断的客观化、定量化研究和对中医基础理论的研究也颇有价值。

（二）几种常见舌象的形成机理

1. 淡红舌 其舌微循环呈正常状态，即舌蕈状乳头血供丰富，管襻粗细均匀，张力良好。健康壮年和老年人中正常淡红舌的比例明显降低，与其舌微循环障碍比例升高和乳头内微血管丛的数目减少有关。淡红舌的形成还与蕈状乳头的多少也有一定关系，健康青少年舌尖部的蕈状乳头数较多，约占乳头总数的 70%（丝状乳头占 30%）；而老年人舌尖部的蕈状乳头只占 45%（丝状乳头占 55%），蕈状乳头减少，丝状乳头增多，可能是老年人中淡红舌比例远远低于青少年的一个因素。而血循环中的红细胞数量和血红蛋白的含量，以及正常的血氧饱和度，也是构成正常舌色必不可少的条件。

2. 淡白舌 其形成主要与血循环中红细胞数减少有关。舌色减淡大致和贫血程度成正比，但单有贫血而固有层毛细血管扩张充血也可使舌质变红。如陈泽霖等统计 100 例红绛舌患者，有 61% 患者红细胞数不足 300 万，可资证明。另外，淡白舌还与基础代谢降低（如脑垂体功能减退、甲状腺功能减退、慢性肾炎肾病型等），舌末梢微血管收缩甚至关闭，血液充盈减少，微血管周围渗出，组织水肿，蛋白代谢障碍，血浆蛋白偏低等因素有关。

3. 红刺舌 又称草莓舌、覆盆子舌，是急性热病的共有舌象。主要是蕈状乳头大量增生，丝状乳头则相对萎缩或向蕈状乳头转化，使舌边尖红，刺突出如草莓状。红星舌较红刺舌的红刺更大更透亮，是蕈状乳头增生、肿胀、充血而形成，犹如石榴子状，也是热毒太盛所致。

4. 红绛舌 常出现于感染性疾病、发热及一些慢性消耗性疾病，如肿瘤晚期、结核病等。此外，一切使基础代谢升高的疾病如甲状腺功能亢进、高血压、糖尿病等，也可使舌质发红。其形成原理主要是由于舌的炎症，使舌固有层血管增生扩张，管腔充血，舌血流量加快，微血管丛中管襻数目增多，血色鲜红，显露红绛之色。到后期加上棘细胞体积缩小，黏膜萎缩变薄，乳头萎缩，使舌上仅有数层上皮细胞覆盖，使红色舌质易于透露。另外，红舌患者的血浆比黏度和纤维蛋白原含量增高，全血黏度降低。而血清钾降低也常使舌质发红，这在肝硬化腹水患者利尿过程中是常见的，其机理尚不明。

5. 青紫舌　青紫舌与血瘀证密切相关，其形成主要与静脉瘀血有关，包括右心房瘀血（如肺源性心脏病、心力衰竭等）以及门静脉瘀血（如肝硬化等），使血流变慢，血液黏滞度增加，致血中氧合血红蛋白减少，还原血红蛋白增加，使舌呈青紫色。近来研究发现青紫舌的舌微循环障碍最严重，表现为异形微血管丛、瘀血微血管丛和扩张微血管丛增多，血细胞聚集，流速缓慢，血色暗红，出血，微循环呈严重瘀滞现象。电镜下青紫舌真皮乳头及固有层内毛细血管增多，甚至毛细血管管腔发生闭塞。另外，血液黏度升高、血小板聚集性增高等，也是青紫舌形成的一个病理因素[15, 47]。

青紫舌的舌边、舌尖有时可见瘀斑、瘀点，其形成机理部分是由于色素沉着，如阿狄森病（肾上腺皮质功能减退症）的舌瘀斑，应用活血化瘀法治疗不能消失；有些系由于舌局部出血后引起的瘀斑，还有一些则系舌上微循环阻塞，使舌尖蕈状乳头呈紫色点状瘀点，通过治疗后，瘀点瘀斑可以消失，这可能系由于出血吸收、微循环再通之故。

6. 胖嫩舌　主要由于组织水肿，尤其是舌黏膜棘细胞层明显增厚，胞质空泡化，再加上结缔组织增生和血管淋巴回流障碍等因素，使舌显得浮肿而娇嫩。此外，舌胖嫩也为机体营养不良的表现之一，一般都有血浆蛋白低下。国外有报道称，舌胖嫩及舌边齿印是机体营养不良的早期变化。

7. 裂纹舌　以往的光镜检查表明，舌之裂纹主要是由于舌黏膜上皮钉突变平，丝状乳头部分融合、分离，或舌黏膜上皮萎缩裂断所致。近年来用电镜进一步观察发现，裂纹舌上皮脚向下延长、增宽、角化障碍而致次级乳头缺乏，使次级真皮乳头泡沫细胞减少或消失[50, 32]。

8. 镜面舌　是伤阴严重的标志。凡血浆蛋白低下，消化吸收障碍，各种维生素严重缺乏，钾、钠、氯等电解质紊乱，各种贫血的晚期阶段均可见到此种舌象。主要是由于舌黏膜上皮细胞内氧化代谢发生障碍，细胞大量坏死脱落所致。镜面舌的舌印片脱落细胞学的观察表明，镜面舌的脱落细胞量显著增多，可见到较深层的棘细胞。脱落细胞均有不同程度的坏死现象，可见到核固缩、核碎裂、核溶解、胞质内空泡或胞质完全溶解等病理变化[28]。

9. 光滑萎缩舌　舌体瘦小，舌质红绛，舌面光滑如镜，丝状乳头及蕈状乳头均消失不见，一般表示伤阴严重。凡血浆蛋白严重低下，消化吸收障碍，各种维生素严重缺乏，各种贫血到晚期时均可见到此种舌象。这是由于舌黏膜上皮细胞因细胞内氧化发生障碍而产生的萎缩性病变所致。

10. 薄白苔　薄白苔是由丝状乳头分化的角化树与填充在其间隙中的脱落上皮、唾液、细菌、食物碎屑、渗出的细胞等共同组成。其形成与舌黏膜上皮细胞的正常生长、分化，桥粒结构对舌上皮细胞脱落的影响（能延长丝状乳头的上皮部分），膜被颗粒内含物对上皮细胞的粘合作用及口腔内的中性环境（pH 值为中性）有关。舌苔细胞学检查很少见白细胞，细菌培养也常为单一的条件致病菌，这也提示舌上无明显炎症存在[31]。

11. 厚苔 舌苔的厚度一般随病情的加重而增加。其形成主要是丝状乳头的长度延长，舌的自洁作用减弱，使丝状乳头角化细胞之间连接牢固，不易脱落。光镜下见舌上皮过度增生，覆盖着很厚的角化细胞层，PAS 染色显示角质细胞胞质内充满大而清亮的糖原颗粒。电镜下见丝状乳头明显延长，且主要由不全角化细胞组成，角蛋白内充满糖原颗粒，基底细胞增生活跃。另外，厚苔者唾液的 pH 值明显降低，有利于细胞间隙中正离子与细胞膜表面糖链末端负电荷相互吸收，从而增加了细胞间的黏着力，有利于厚苔的形成[32]。

12. 腻苔 表现为丝状乳头的密度增加，增生致密，乳头计数明显增加。在距舌边及舌尖各 1cm 处为中心，作一直径为 0.5cm 的圆圈，以计算丝状乳头的数目。在正常人丝状乳头平均值为 52.2 个，在腻苔患者则显著增加，平均为 80 个左右。且丝状乳头的角化树互相交叉纠缠，不易脱落，乳头间充满细菌、霉菌和渗出的白细胞等，使舌苔呈油腻状密布[3, 4, 55]。

13. 剥苔 部分丝状乳头萎缩变平，使舌质显露，呈花剥状，一般表示伤阴。剥于舌中示胃阴不足，剥于舌根示肾阴亏涸。剥脱区乳头轻度萎缩者，犹可见到低矮的乳头，经过适当治疗，乳头再生，可以恢复正常；如萎缩严重，丝状乳头及蕈状乳头全部萎缩，状如去膜猪腰，或称镜面舌，则恢复不易，仅少数人可恢复正常舌苔[51~54]。

14. 黄苔 主要由舌丝状乳头增殖，口腔唾液分泌的减少，使舌苔干燥，易于变色；加上口腔卫生不良，舌面上微生物大量繁殖，使某些产色微生物形成着色作用。电镜发现，舌苔由薄黄向黄厚过渡，细胞质内张力微丝、膜被颗粒逐步增多，不全角化细胞层次逐渐增加，丝状乳头延长，舌上皮脱落延迟。另外，舌的局灶性炎症渗出，有大量中性多核白细胞堆积舌苔表面，及口腔菌族中某些细菌优势增殖，共同形成了黄色舌苔。电镜下黄苔的固有层毛细血管扩张、充血，有以淋巴细胞为主的炎症细胞浸润，炎症浸润主要在固有层、基底层或棘层，舌表面聚集有大量细菌及炎症渗出物。舌苔细菌培养结果表明，黄苔中常有多种条件致病菌或主要致病菌存在，黄苔患者舌苔的细胞数明显高于白苔组[1]。

15. 黑苔 黑苔的生成，有两个阶段。先是丝状乳头角质凸起过久，呈细毛状，颜色可为淡黄或灰白色，是丝状乳头增延期；以后此过长的细毛逐渐转黑，即为第二阶段，所谓黑苔形成期。黑苔的形成，不能用单一因素来解释，而应看作是机体内在因素与外来因素共同作用的结果，如炎症感染、高热、脱水、毒素刺激使丝状乳头过长，出现黑苔特有的黑棕色角化细胞；大量广谱抗生素的长期应用，使口腔内正常寄殖菌大量被消灭，而霉菌趁机迅速滋长，可以产生棕褐色至黑色各种色素，而使舌苔变黑；黑苔患者口腔中唾液 pH 值的降低，又为霉菌生长创造了条件，并增加了细胞间的黏着力，使丝状乳头角质凸起延长，而有利于黑苔的形成。此外，中枢神经功能失调也与黑苔的形成有密切关系。在扫描电子显微镜下，黑苔丝状乳头变长，角化层堆积呈鳞状或屋瓦状排列，在角化层之间有很多的霉菌菌落、细菌和细胞脱屑[1]。

（三）舌诊的临床研究

1. 舌象的大规模调查　首先确定正常人的标准，设计严密的观察记录方法，对正常人进行大样本统计调查，通过普查结果，分析舌象与年龄、性别、职业、体质、嗜好、既往史、现在症、气候、进食等各种因素的关系，共计有 2090 例、3554 例、2086 例、5403 例等正常人普查资料[56, 57]，还有小儿舌象、老年人舌象的普查报告[58, 59]。据其中 5403 例分析，正常人淡红舌占 81.82%，青紫舌占 11.85%，红舌占 5.55%，绛舌占 0.07%；舌体正常者占 68.20%，舌体胖或伴有裂纹者约占 31.80%；正常薄白苔占 75.88%，黄、腻、剥苔等异常舌苔占 24.12%。对正常各年龄组的舌象分析后发现，淡红舌、薄白苔、舌体正常的比例随年龄的增长而递减；青紫舌、舌脉异常的比例随年龄增长而升高[3, 4]。这说明人体的异常首先可以反映于舌象，也说明正常人可有一定的异常舌象出现，临床不能单凭舌象诊断。

2. 各类疾病的舌象研究　有关临床各类疾病与舌象变化关系的报道很多[60~91]，现仅举例如下。

（1）急性心肌梗死　该病的舌质以紫暗、瘀斑舌为多，占 38%；淡胖舌次之，占 27.5%；舌苔以白苔为多，占 66.5%。根据舌象，结合脉症，中医辨证以气虚血瘀兼有痰湿为主，采用益气活血类中药治疗，疗效显著。舌有瘀点、瘀斑的出现率在再次梗死者中（50%）较早期梗死者（33%）高，合并室壁瘤者可达 62.5%。舌质转为正常者，有 83.3% 的患者病情稳定无死亡；舌质颜色变化大者，其病情不稳定。在病程中，舌苔骤然呈舌光者，提示胃气将绝，病情多危重；凡梗死初期即呈黄厚腻苔，多提示病情复杂，往往有并发症，以伴有心衰及心源性休克为多见[60, 61]。

（2）肺源性心脏病　本病早期急性发作时多见红舌，而晚期患者舌象以青紫舌、红绛舌、镜面舌、光红舌为主；舌苔以黄腻、厚腻、霉苔及舌光无苔为主。一般认为患者舌质的变化与血液气体及酸碱度的变化有较直接的关系，红舌患者中约 20%

的 PaO$_2$ < 6.67kPa（50mmHg），57% 的 PaCO$_2$ > 6.00kPa（45mmHg），25% 的 pH 值 < 7.35；紫舌患者中 65% 的 PaO$_2$ < 6.67kPa，80% ~ 90% 的 PaCO$_2$ < 6.00kPa，50% ~ 80% 的 pH 值 < 7.35。可见血气分析与舌质变化有较密切的关系，舌质从淡红→红绛→青紫转化，表示病情在恶化，缺氧趋向严重[62~65]。

（3）**脑血管疾病** 缺血性脑血管疾病患者的舌苔多腻而舌质紫暗，薄白苔患者则舌质很少见到紫暗，黄腻苔的血小板聚集型百分率明显增高，治疗效果以薄白苔及非青紫舌为高，分别为 95.6% 和 93.1%；黄腻苔者疗效差，尤以伴有紫暗舌者更差。若见舌苔转白，提示病情好转；舌质转为青紫并见到黄腻苔，提示病情恶化[3, 66]。中风患者以黄腻苔多见，有人对 40 例中风患者进行观察，黄腻苔者 31 例（其中黄腻苔 14 例，白腻苔 2 例，薄黄苔 15 例），均提示有湿邪、热邪或痰浊[67]。

（4）**高血压** 早期高血压的舌质、舌苔的变化不大。到第二期，一般舌质多偏红，尤其在第二期后及第三期有心、肾变化时，舌质变化更为明显，从舌质变化可推测高血压的严重程度。另有报告称，在高血压患者中，舌侧血管的变化与眼底血管改变相似，同样可以反映患者动脉硬化的程度[89, 90]。还有人通过对 201 例患者的观察，发现高血压患者舌边齿痕的出现率高，可达 42.29%，显著高于对照组[68]。

（5）**肝炎与肝硬化** 急性黄疸型肝炎患者的舌象以白腻苔和舌胖大者多见，如为白厚腻苔，则谷丙转氨酶升高明显；白厚腻苔持续不退者，谷丙转氨酶下降也较缓慢；免疫功能低下者，舌体多胖大或有齿印。肝炎患者的舌质，如由淡红转为红绛或青紫，或在舌两侧出现瘀斑，提示病变转为慢性，或有早期肝硬化的可能；慢性肝炎、肝硬化以舌质变化为主，常见紫暗舌，舌边尖可见紫色瘀斑、瘀点。肝硬化晚期失代偿时，舌质常转变成红绛光剥，或光滑如镜，或有裂纹，舌体瘦小，即所谓阴虚舌，为肝功能极度损害的表现，可视为肝昏迷的先兆[69~71]。

（6）**胃病** 一般以厚苔、黄苔为多。有人将上消化道疾病分成几个等级，即正常→浅表性胃炎→胃溃疡→萎缩性胃炎→胃癌。可以看到由正常到胃癌的舌象变化为：从薄苔到厚苔，从白苔到黄苔、黑苔，从鲜红舌向暗紫、光剥裂纹舌发展。浅表性胃炎舌质多鲜红，舌苔薄黄腻；但十二指肠溃疡患者则大多为净苔；萎缩性胃炎患者舌色多暗，舌苔常见薄黄腻和厚黄腻，光剥舌和裂纹舌的出现率分别为 37.5% 和 50%[72~74]。亦有人报道慢性萎缩性胃炎以舌质红（占 63.6%）、舌苔黄（占 54.4%）者为多；慢性浅表性胃炎以舌质淡红（占 63.8%）和舌苔薄白（占 58.9%）为多；胃溃疡以舌质红（占 54%）、舌苔黄（占 54%）居多；胃癌以舌质淡白无华（占 54.6%）、舌苔厚腻（占 54.6%）为多[75-76]。

（7）**大面积烧伤** 大面积严重烧伤患者在伤后数小时至 24 小时，舌质即可转红，甚至可见紫色瘀斑，且烧伤面积越大，程度越重，舌质的变化快而明显。据统计，烧伤面积在 20% 以下者，没有一例出现红绛舌；面积在 50% 以上者，则均出现红绛舌。红绛舌患者的病死率高达 37.5%，明显高于非红绛舌患者。故从舌诊的变化可推知其伤势的轻重和预后的好坏。此外，舌诊对烧伤后并发败血症的诊断，有一定价值。败血症组舌质红绛起刺者占 90% 以上，甚至有报道达 100% 的情况；其舌苔腐状、糜点、光剥无苔、焦黑、焦黄占 81.8%；非败血症组舌质淡红与红舌占 71.7%，红绛以上仅占 28.3%；其舌苔薄白、白腻、黄腻、白糙占 84%，而焦黄、焦黑仅占 16%，未见光剥无苔现象[3, 77]。

（8）肿瘤 舌诊可作为协助诊断恶性肿瘤的一项客观指标。例如原发性肝癌患者，有 77.68% 的患者在舌的两侧边缘呈现紫色或青色的条纹或不规则形状的斑状黑点，其他部位的恶性肿瘤阳性率不如肝癌高[78, 79]。肿瘤患者的舌象，因发病部位不同和病情轻重的不同而表现各异，综合各种文献报道，以青紫舌为最常见。如陈泽霖等观察了 1046 例肿瘤患者，青紫舌占 49.6%，较正常人高 3.9 倍；而花剥苔在肿瘤患者中，尤其是中、晚期患者中的出现率明显高于正常人；肿瘤患者舌淡胖（大多为白血病患者）以及裂纹舌的出现率分别为 30.2% 和 25.4%，较正常明显为高[3, 80-84, 87]。还有人研究发现，以舌诊中舌质紫暗为主可帮助筛选普查食管癌和癌前病变；在肿瘤的治疗中，用舌诊观察舌边瘀点的出现与消失，对估计病情的恶化与好转也有一定的帮助[85, 86]。

（9）重症急性呼吸综合征（SARS） 李宗信等探索舌象在防治 SARS 中的作用，采用前瞻性方法对入院的 92 例 SARS 患者的临床表现、舌象照片、胸片等临床资料进行归纳总结和统计分析。结果表明：患者的舌象出现芒刺与胸片的进展期和高峰期呈正相关，且与高峰期有显著性相关（$P < 0.05$）；舌体胖大、齿痕与痊愈期呈正相关，具有非常显著性相关（$P < 0.01$）；少苔或剥脱苔与吸收期、痊愈期和病程呈正相关，其中，与吸收期和病程具有显著性相关（$P < 0.05$）。提示：虽然 SARS 患者的临床表现、舌象、胸片呈多样化，但放射学仍有独特改变，且舌象与胸片之间具有一定的相关性，舌象的动态追踪有助于及早发现病情变化，中医舌诊在 SARS 的诊疗中具有重要意义[93]。

为了解 SARS 患者的临床特征及中医证候演变规律，探讨舌象特点与血象变化之间的关系及舌象在防治 SARS 中的作用。黄小波等采用前瞻性方法对入院的 99 例、170 例次 SARS 患者的临床表现、舌象照片、血象检查等临床资料进行归纳总结和统计分析。结果表明：SARS 患者白细胞计数、中性粒细胞比例与舌苔腐腻呈极显著正相关（$P < 0.01$）；淋巴细胞比例、嗜酸性粒细胞比例、单核细胞比例与舌苔腐腻呈极显著负相关（$P < 0.01$）；嗜酸性粒细胞比例与舌芒刺、裂纹、舌尖红呈极显

著正相关（$P < 0.01$）；单核细胞比例与舌质老嫩、舌红、润燥、剥脱呈极显著正相关（$P < 0.01$），与舌淡红呈极显著负相关（$P < 0.01$）；血小板计数与舌体瘦胖、裂纹呈显著正相关（$P < 0.05$），与舌红、苔厚薄呈显著负相关（$P < 0.05$）[94]。

刘保延等对 193 例 SARS 患者的舌象进行分析，采用 600 万像素富士数码相机、佳能数码相机、奥林巴斯数码相机，均在上午 9 ~ 10 时自然光线下单次摄影，经专家筛选后确定 193 舌象照片并结合 90 名 SARS 一线专家的问卷调查结果，采用 SPSS 软件存储处理。结果表明：

① 193 例 SARS 患者照片中，舌质淡红 70 例（36.27%），舌质红 60 例（31.09%），舌尖红 25 例（12.95%），舌质暗红 12 例（6.22%），舌质紫红 11 例（5.70%），舌质绛 6 例（3.11%），舌紫暗 5 例（2.59%）；

② 193 例 SARS 患者照片中，舌苔以白腻、薄白、灰黑苔、少苔、薄黄为主。舌苔白腻 65 例（36.68%），舌苔薄白 25 例（12.95%），灰黑苔 23 例（11.92%），少苔 20 例（10.36%），舌苔薄黄 20 例（10.36%），舌苔黄厚腻 15 例（7.77%），舌苔黄垢腻 13 例（6.74%），舌苔黄腻 10 例（5.18%），舌苔黄燥 5 例（2.59%）；

③ 193 例 SARS 患者照片中，舌体以边有齿痕、舌有裂纹和舌有瘀斑为主。舌边齿痕 90 例（46.63%），舌有裂纹 57 例（29.53%），舌有瘀斑 46 例（23.83%）。

结合调查问卷结果发现，SARS 早期多在发病后 1 ~ 5 天左右，病机以热湿遏阻，卫气同病为特点，舌质主要表现为：舌淡红或舌红，苔薄白或薄黄微腻为主。中期多在发病后 3 ~ 10 天左右，病机以湿热蕴毒，正邪交争，邪阻少阳为特点，舌质主要表现为：舌暗红或紫红，苔白腻或黄厚腻为主。极期（高峰期）多在发病后 7 ~ 14 天左右，病机以湿热毒盛，耗气伤阴，瘀血内阻为主要特点。舌质主要表现为：舌红绛，舌紫暗为主，苔白腻或黄腻。恢复期多在发病后 10 ~ 14 天以后，病机以正虚邪恋，易挟湿挟瘀为主要特点，舌象主要表现为：舌淡红，质嫩，边有齿痕，苔少或苔薄少津，或舌淡略暗，苔薄腻。结论：SARS 患者舌象和病情有一定相关性，研究 SARS 患者舌象对分析病情和判断预后有一定的指导意义[95]。贾立群也对 128 例 SARS 住院患者的舌象进行了观察，发热期 25 例中，舌质红 10 例，淡红 15 例；苔白腻 20 例，苔黄腻 5 例；舌燥津亏 22 例。咳喘期 44 例中，舌质淡白 6 例，舌质暗或有瘀斑 27 例，舌紫暗 7 例，舌红绛 4 例，其中伴有齿痕舌者 39 例；苔黄腻 24 例，苔白腻 12 例，少苔或剥脱苔 8 例。恢复期 51 例中，舌淡红 9 例，舌淡白 12 例，舌紫暗或有瘀斑 28 例；苔少或剥脱 18 例，薄黄腻苔 8 例，黑苔 3 例。危重病人 8 例，均舌态短缩，其中 6 例伸舌震颤，舌苔白腻或无苔[96]。

此外，还有不少通过观察舌象以诊断流行性乙型脑炎、流行性出血热、胃肠道霉菌感染、全身梅毒感染、肠道寄生虫、小儿肺炎、冠心病、小儿慢性营养紊乱症、急性肾炎、慢性肾盂肾炎、甲状腺功能亢进、糖尿病、腹泻和高热所致的高渗性脱水、系统性红斑狼疮、急性阑尾炎、急性胆囊炎、各种外科手术术后、皮肤病、危重患者、视网膜色素变性等疾病的研究报道，限于篇幅，不再赘述。相关内容，请参阅本节所列的部分参考文献及有关舌诊研究的专著。

参考文献

［1］陈泽霖，陈梅芳.舌诊研究［M］.第2版.上海：上海科学技术出版社，1982.

［2］陈泽霖，褚玄仁.中医舌诊史话［M］.南京：江苏科学技术出版社，1983.

［3］北京中医学院中医系.中医舌诊［M］.第2版.北京：人民卫生出版社，1981.

［4］陈泽霖.舌诊研究的新进展［J］.中级医刊，1983（3）：11（4）：6.

［5］陈泽霖.舌诊研究的进展［J］.铁道医学，1985，13（2）：96-99.

［6］蔡光先.传统中医理论现代研究［M］.长沙：湖南科学技术出版社，1990.

［7］岳在文.舌诊的临床应用梗概［J］.内蒙古中医药，1983（2）：18-21.

［8］张家庆.国外舌诊研究的进展［J］.中医杂志，1980（2）：76-80.

［9］胡庆福.国外舌诊研究的现状［J］.国外医学中医中药分册，1985（2）：12.

［10］中医年鉴［M］.北京：人民卫生出版社，1984：45.

［11］中医年鉴［M］.北京：人民卫生出版社，1984：270.

［12］中医年鉴［M］.北京：人民卫生出版社，1985：329.

［13］中医年鉴［M］.北京：人民卫生出版社，1986：371.

［14］庄建生.舌诊与纤维食管镜检查结果分析［J］.福建中医药，1980（1）：47-49.

［15］陈健民，陈泽霖.青紫舌研究的综述［J］.上海中医药杂志，1980（4）：39-42.

［16］金惠铭，阎友珍，陈达信，等.68例青紫舌患者的舌尖微循环观察［J］.中医杂志，1981（6）：18-20.

［17］周舒，李延延，黄曼影，等.儿童舌质与舌微循环的关系［J］.中西医结合杂志，1986，16（1）：31-33.

［18］袁肇凯.淡红、红绛、青紫舌质舌尖微循环观察的初步分析［J］.浙江中医杂志，1982，17（11、12）：520.

［19］袁肇凯，郭振球.高血压病血瘀辨证与舌尖微观变化的初步研究［J］.中医杂志，1982（11）：865-867.

［20］周舒，李延延，王玉瑾，等.关于舌质的探讨［J］.中医杂志，1982（4）：62-64.

［21］金惠铭，等.舌尖微循环观察方法的探讨和100例健康人的初步观察［J］.中华医学杂志，1979，5（3）：149-153.

［22］陈泽霖，胡庆福，潘晓霞.淡红、淡白、红绛、青紫四类舌质的舌尖微循环研究［J］.上海中

医药杂志，1983（6）：43-45.

［23］钱立伟，朱文锋，程韵梅.舌上皮萎缩坏死细胞与胃脘痛阴虚证关系的初步观察［J］.中医杂志，1993（4）：241-242.

［24］贺祖喜.舌苔细胞学检查诊断胃癌及胃溃疡的初步探讨［J］.辽宁医药，1980，9（7）：3-5.

［25］马永华，盛颖，朱宏，等.舌苔脱落细胞变化与女性月经周期关系（附126例分析）［J］.铁道医学，1985，13（5）：274-275.

［26］邹治文，刘韵远，谢锦玉.小儿常见病舌苔细胞学的初步观察［J］.中西医结合杂志，1983，3（2）：100-101.

［27］秦吉华.舌象实验室检查方法及临床意义［J］.山东中医学院学报，1987，11（2）：58.

［28］邱曾秀，应依，陈泽霖，等.镜面舌30例临床分析与舌印片脱落细胞观察［J］.中西医结合杂志，1984，4（12）：735-737.

［29］吴章芳，王雅芬.100例舌苔脱落细胞的观察［J］.福建中医药，1982（1）：33-36.

［30］陈泽霖，胡庆福，凌诒萍.舌上瘀斑、瘀点的形态学研究［J］.中医杂志，1984（11）：69-71.

［31］陈泽霖，戴豪良，凌诒萍，等.舌苔的电子显微镜研究——Ⅰ健康人薄白苔、淡红舌象的研究［J］.中医杂志，1982，23（3）：59-63.

［32］陈泽霖，戴豪良，凌诒萍，等.舌苔的电子显微镜研究——Ⅱ各类病理舌象的研究［J］.中医杂志，1982，23（5）：62-64.

［33］陈连起，张嘉英.荧光舌象与舌苔关系的观察［J］.中医杂志，1987（1）：57-58.

［34］胡庆福.消化系统疾病的舌象表现（综述）［J］.浙江中医杂志，1982（3）：135.

［35］石美珲，等.670例消化系疾病的胃镜象与舌象对照分析［J］.浙江中医杂志，1983（7）：300-302.

［36］杨如哲.舌诊、问诊与纤维胃镜观察胃部疾病558例简介［J］.浙江中医药，1979（2）：46-47.

［37］蔡慎初，诸兆虎，池仁远.舌象与慢性胃部疾病的关系——附纤维胃镜检查300例分析［J］.浙江中医药，1979（2）：29-31.

［38］徐振盛，等.上消化道疾病舌象与胃镜的对照［J］.浙江中医杂志，1982（8）：354.

［39］沈家足，陈泽霖，徐梨花，等.胃部疾病的舌象观察——303例胃镜检查资料分析［J］.上海中医药杂志，1979（5）：33-35.

［40］杨春波，潘秀珍.中医舌诊对慢性胃病的诊断意义——644例纤维胃镜资料分析［J］.中西医结合杂志，1982，2（2）：103-105.

［41］郑景田，于春先，于文秀.胃脘痛病人舌象与胃黏膜病变的关系——附169例资料分析［J］.中医杂志，1980（2）：22-24.

［42］施玉华，施九皋，陈计.阳虚模型的舌尖及颌下腺变化和某些助阳药作用的研究［J］.上海中

医药杂志，1980（5）：45-47.

［43］丁钰熊，钱永益，徐建中，等.舌和口腔pH正常值及其临床意义的探讨［J］.中西医结合杂志，1983，3（6）：350.

［44］温振英.小儿虚、实证舌象的临床实验研究［J］.中西医结合杂志，1984，4（12）：738-739.

［45］吴正治，周小青，李新华，等.常见舌苔细胞化学变化规律的定量研究［J］.中国医药学报，1993（1）：15-19.

［46］秦吉华，孙芝莲，王莉，等.阴虚阳虚病人舌象客观指标的初步分析［J］.中医杂志，1987（2）：57-60.

［47］胡庆福，陈泽霖.108例青紫舌的临床资料分析和探讨［J］.中医杂志，1983（6）：67-70.

［48］黄道生，等.虚、实及虚实挟杂证的舌象观察和脱落细胞检查［J］.浙江中医杂志，1982（1）：17-19.

［49］戴豪良.舌象与纤维胃镜象的对比观察和研究［J］.中医杂志，1984（10）：74-77.

［50］徐玉臣，等.光剥舌、裂纹舌对胃疾患诊断价值的探讨［J］.中华内科杂志，1989，19（2）：114.

［51］陈发永.剥苔研究的进展［J］.浙江中医杂志，1982（1）：20-23.

［52］时毓民.小儿剥苔调查和初步分析［J］.浙江中医杂志，1980（10）：448-451.

［53］黄景.点状丛剥苔108例的临床观察［J］.浙江中医杂志，1985，20（10）：475-476.

［54］朱静华.剥苔162例的临床分析［J］.浙江中医杂志，1980（4）：178.

［55］张金录.腻苔与舌面电阻及酸碱度的关系［J］.浙江中医杂志，1980（4）：177.

［56］陈泽霖，谢嘉文，陈健民，等.5403例正常人舌象检查分析［J］.中医杂志，1981（2）：18-22.

［57］江一平.舌诊研究近况［A］.全国中医诊断师资班专题讲座材料，1984.

［58］孙远岭.2721名正常小儿舌象调查［J］.中医杂志，1986（3）：57-58.

［59］陈炳煜，黄锡琛.127例65岁以上老人舌诊观察初步分析［J］.福建中医药，1985（3）：35.

［60］中国中医研究院广安门医院，等.急性心肌梗死61例的临床总结［J］.新医药学杂志，1975（6）：21-24.

［61］北京宣武医院内科，中国中医研究院广安门医院内科冠心组.169例急性心肌梗死舌象的初步观察［J］.新医药学杂志，1978（4）：27-29.

［62］魏辉，王淑芬，林春泽.194例肺心舌诊分析［J］.中医药学报，1987（1）：25-27.

［63］李廷谦，陈文彬，黄素珍，等.729例肺心病舌象与血气分析的关系［J］.四川中医，1987（8）：10-12.

［64］张久山，许连庆，孟进.肺心病患者舌质的临床与实验观察［J］.天津医药，1980（4）：206-209.

［65］张有明，刘方英，常玉环 .46 例慢性肺心病患者全血黏度与舌象的临床分析［J］.天津中医药，1987（6）：10-11.

［66］北医附一院神经病学教研组 .急性缺血性脑血管病的舌象观察［J］.中医杂志，1980（5）：22-25.

［67］石曾淑 .40 例中风病人腻黄苔的分析及治疗体会［J］.山东中医杂志，1986（3）：17.

［68］费海琪 .201 例高血压病患者舌边齿痕的观察［J］.中西医结合杂志，1985，5（6）：352.

［69］张荣显，严明，靖雨珍，等 .据舌象辨治 26 例乙型肝炎［J］.中西医结合杂志，1984，4（9）：551.

［70］王槐堂 .肝脏疾病舌诊的点滴经验［J］.新医学，1974（1）：44.

［71］曾祥国，赵善荣，蒋俊明，等 .感染性肝胆湿热病舌与肝的病理改变及其临床意义［J］.四川中医，1983（3）：11-13.

［72］秦子丁，高玉琴 .61 例慢性胃炎的舌象分析［J］.陕西中医，1984，5（8）：11-13.

［73］诸兆虎，蔡慎初，许立华 .胃癌及"癌前病变"的舌象观察与探讨［J］.中西医结合杂志，1985，5（1）：29.

［74］季哲生，黄福斌 .100 例萎缩性胃炎的舌象分析［J］.新中医，1987（12）：13.

［75］严孝本，曹向平，华雪娟 .胃黏膜病变的舌诊探讨（附 549 例舌象分析）［J］.江苏中医杂志，1983（4）：8-9.

［76］孙善林 .533 例慢性萎缩性胃炎舌、脉象观察［J］.四川中医，1982（创刊号）：63-65.

［77］孔昭遐 .舌诊在烧伤败血症中的应用价值——附 33 例烧伤败血症舌象分析［J］.中医杂志，1980（8）：26-28.

［78］童国璟，黄永融 .原发性肝癌舌诊特征的发现——肝瘿线［J］.福建中医药，1962，7（6）:7-8.

［79］启东县肿瘤防治组 .舌两侧青紫色斑块与肝癌关系的观察［J］.新医药学杂志，1975（9）：6.

［80］黄保民 .肿瘤与舌象［J］.浙江中医杂志，1980（3）：105-108.

［81］彭清华 .舌诊在癌症诊断中的应用进展［A］.湖南省中医药学会学术资料汇编，1991.

［82］中国中西医结合研究会中国抗癌协会中医诊断协作组 .12448 例癌症患者舌象临床观察［J］.肿瘤，1987，7（3）：129-130.

［83］候浚，姜为民，郭建文，等 .1800 例癌症患者舌象比色观察及临床意义探讨［J］.河北中医，1996（6）：7-9.

［84］宁春红 .1300 例癌症患者舌象观察［J］.中医杂志，1986（4）：27.

［85］武安县卫生局 .中医舌诊诊断食管（贲门）癌的初步探讨［J］.天津医药，1977，5（10）：508-509.

［86］张锡江，周克诚 .黧青紫斑块舌和厚腻苔与食管（贲门）癌关系的分析（附被检 47483 人）［J］.河南中医，1986（5）：41-42.

［87］陈泽霖，戴豪良，许得盛，等 .1046 例肿瘤病人舌象观察——附 500 例健康人舌象对照［J］.

中西医结合杂志，1981（1）：81-83.

［88］宋乃光.局部望诊在癌症诊断中的应用进展（综述）［J］.北京中医学院学报，1987，10（4）：16.

［89］金蓓文，许道声，林捷生.275例高血压病的舌侧血管变化与眼底改变的临床分析［J］.中华医学杂志，1980，60（4）：12-15.

［90］孙建英.动脉粥样硬化患者舌侧血管的变化［J］.湖南医学，1986，3（3）：152-153.

［91］刘大荣，杜坚.危重舌象初探（附310例死亡病例舌象分析）［J］.新中医，1991（11）：7-9.

［92］陈泽霖.望诊客观化研究的思路和方法［J］.上海中医药杂志，1983（11）：44-46.

［93］李宗信，黄小波，李斌，等.92例SARS患者舌象的分析［J］.首都医科大学学报，2003，24（4）：396-400.

［94］黄小波，李宗信，李斌，等.SARS患者舌象与外周血象的相关性分析［J］.中国中西医结合急救杂志，2004，11（4）：204-207.

［95］刘保延，翁维良，李鲲，等.193例SARS患者舌象分析［J］.中医药防治SARS学术交流专辑，2003：4.

［96］贾立群，郝迎旭，崔慧娟，等.SARS患者舌象观察［J］.中国全科医学，2003，6（7）：575.

［97］王长洪，陆宇平，陈山泉，等.10216例胃病患者消化内镜与舌诊观察［J］.中国中西医结合消化杂志，2002，10（4）：233-234.

［98］王长洪，陆宇平，王立新，等.1052例胃炎中医证型与胃镜HP感染及舌苔炎细胞关系的对比观察［J］.中医药学刊，2004，22（8）：1396-1397.

［99］甄君，蔡盛开.舌诊览要［J］.中医函授通讯，1997，16（3）：8-10.

［100］罗秀娟.106例中风先兆患者的舌象分析［J］.江苏中医，1999，20（3）：14-15.

［101］杜坚.115例癌症患者的舌象观察与分析［J］.江苏中医药，2003，24（6）：18-19.

［102］林乾树.137例慢性胃病患者舌、脉变化与胃黏膜病变关系之探讨［J］.福建中医学院学报，1998，8（4）：6-7.

［103］杜家和.137例肾病舌象的动态观察［J］.中国中医基础医学杂志，2002，8（8）：39-40.

［104］朱红.156例急性中风患者的舌象观察与分析［J］.江西中医药，1998，29（1）：14.

［105］俞亚琴，石喜之.178例慢性胃炎患者的舌象分析［J］.云南中医学院学报，2003，26（1）：24-25.

［106］梁嵘.1949年以前中医舌诊学术发展历程的探究［J］.自然科学史杂志，2004，23（3）：257-273.

［107］何玲，林冰.208例慢性乙型肝炎（中度）的舌诊规律探讨［J］.四川中医，2004，22（11）：9-10.

［108］杨亚平，岳沛平，申全宏.300例糖尿病的舌象研究［J］.南京中医药大学学报，1997，13（6）：19-20.

［109］周景伟.364例鼻病鼻镜象和舌象观察及对照分析［J］.浙江中医学院学报，1999，23（3）：

30–31.

［110］王淑静 .32 例急性胰腺炎舌象护理辨证体会［J］.中国中医急症，2000，9（2）：80.

［111］王淑英 .426 例蓝紫舌探析［J］.浙江中医杂志，2001（9）：40–41.

［112］梁文旺 .42 例婴幼儿重症肺炎指纹变化规律［J］.山东中医杂志，2001，20（11）：663–664.

［113］牟宇红，张毅，牟树理 .500 例老年人舌诊、脉象、证型的调查报告［J］.哈尔滨医药，2004，
25（3）：41–42.

［114］洪美丽 .500 例小儿化脓性扁桃体炎的舌诊探讨［J］.中国中医急症，1999，8（6）：265–266.

［115］严一秋 .50 例急性精神分裂症舌诊分析［J］.井冈山医专学报，2000，7（4）：82.

［116］杨满菊 .50 例脑血管病急性期舌象观察［J］.中华实用中西医杂志，2003，16（12）：1678.

［117］李明，吴正治，何朝，等 .Bax mRNA 和蛋白产物与常见舌苔舌上皮细胞凋亡关系的研究［J］.
中国中医药科技，2003，10（5）：299–300.

［118］杜乔，王米渠 .OMIM 中与舌诊相关的基因研究资料的整理分析［J］.上海中医药大学学报，
2002，16（2）：7–9.

［119］刘欣 .24 例黑苔辨证治疗体会［J］.广西中医药，1997，20（5）：14–15.

［120］徐志明 .正常妊娠和妊娠高血压综合征孕妇舌深静脉观测分析［J］.安徽中医临床杂志，
1998，10（2）：77–78.

［121］李哲，孙静，李震，等 ."劳倦过度，房事不节"肾阳虚模型小鼠舌象研究［J］.山东中医药
大学学报，2006，23（4）：324–326.

［122］严惠芳，马居里 .《内经》舌诊理论探究［J］.中医药学刊，2006，24（12）：2204–2205.

［123］张长城，王守友 .《内经》舌诊探析［J］.长春中医学院学报，1991，7（1）：16–17.

［124］宋乃光 .《温热论》舌诊发微［J］.中华中医药杂志，2006，21（2）：70–72.

［125］许兴国 .《温病条辨》舌诊初探［J］.福建中医药，1992，23（6）：40–41.

［126］张华军，何丽，郭盛，等 .《伤寒论》舌诊法浅议［J］.国医论坛，2000，15（4）：2–3.

［127］王融冰，王晓静，赵红心，等 .艾滋病患者舌象分析与辨证［J］.中医杂志，2006，47（4）：
291–292.

［128］张志枫，王志国，周昌乐，等 .WZX 中医舌色分析系统的设计与实现［J］.医学信息，2005，
18（6）：550–553.

［129］牟宇红，张毅，牟树理 .500 例老年人舌诊、脉象、证型的调查报告［J］.哈尔滨医药，2004，
24（3）：41–42.

［130］刘玉洁，赵敏 .312 例冠心病、心绞痛舌诊分析［J］.中华临床医药，2004，5（11）：80.

［131］杜玉玲，李文涛 .132 例中风后遗症患者舌象分析［J］.中西医结合心脑血管病杂志，2006，4
（8）：745–746.

［132］金明华，秦鉴，丘瑞香 .白腻苔和黄腻苔患者血浆 SOD、MDA 水平的变化［J］.中国中医药

科技，2003，10（3）：131-132.

［133］李新华，周小青.白苔和黄苔舌上皮细胞化学指标的观测［J］.湖南中医学院学报，2001，21（1）：1-2.

［134］黄衍强.白血病舌诊探析［J］.山东中医杂志，2004，23（6）：345-346.

［135］刘玥，陆小左.便携式舌象仪的研制［J］.天津中医学院学报，2005，24（3）：164-165.

［136］郑海文.辨舌象辨体质治疗乙型肝炎病毒标志物阳性96例观察［J］.河北中医，1998，20（6）：335-336.

［137］汪静，杨华秀，谢朝良，等.辨舌分型治疗无临床症状慢性乙型肝炎42例［J］.泸州医学院学报，2003，26（1）：25-26.

［138］韩鸿雁，孙晶波.辨证治疗剥脱苔及裂纹舌［J］.吉林中医药，2006，26（11）：33-34.

［139］魏葆琳.辨舌治疗中风昏迷偶得［J］.天津中医药，1992（6）：15-17.

［140］傅金汉.辨舌之神气——读曹炳章《辨舌指南》［J］.浙江中医杂志，2005（11）：465.

［141］宣文兰，乔世忠.中西医结合治疗肝炎并溶血性黄疸10例（摘要）［J］.中西医结合肝病杂志，1998（2）：371

［142］贾海霞，屈伸.剥苔基因分子机理的研究［J］.中国中医药科技，2005，12（3）：178-179.

［143］李灿东，兰启防，白介辰，等.不同舌象舌印片脱落细胞MI、MV的实验研究［J］.中国医药学报，2002，17（11）：697-699.

［144］王忆勤，李福凤，何立群，等.不同证型慢性肾功能衰竭患者舌象的定量分析［J］.上海中医药大学学报，2002，16（4）：38-65.

［145］李灿东，高碧珍，兰启防，等.不孕症患者证与舌象及舌印片的对照观察［J］.中国医药学报，2004，19（12）：739-741.

［146］吴正治，李明，张咏梅，等.常见舌苔舌上皮细胞TGF-β_3基因表达特点的研究［J］.中国中医药科技，2003，10（5）：296-297.

［147］吴正治，李明，陈光，等.常见舌苔舌上皮细胞凋亡与bax、bcl-2基因表达关系的研究［J］.中国中医药科技，2004，11（4）：193-195.

［148］李明，吴正治，陈光，等.常见舌苔舌上皮细胞凋亡与fas mRNA蛋白产物关系的研究［J］.中国中医药科技，2003，10（5）：297-299.

［149］金芬芳.齿痕舌的现代研究概况［J］.北京中医药大学学报，2002，25（1）：57-60.

［150］焦扬.从临床看舌诊在虚实夹杂辨证中的重要性［J］.浙江中医学院学报，2000，24（4）：10.

［151］韩鸿雁，孙晶波.辨证治疗剥脱苔及裂纹舌［J］.吉林中医药，2006，26（11）：33-34.

［152］刘春平，姚长虹，姚龙伟.从皮肤、舌诊早期发现肝癌［J］.中华实用医学，2005，7（2）：87-88.

［153］张岚，从古代自然观和思维方式看中医舌诊的特殊性［J］.医学与哲学（人文社会医学版），

2006，27（7）：67.

［154］钱心如，陈泽霖，戴豪良，等.齿印舌的病理形态学研究［J］.中西医结合杂志，1990，10
（6）：337-339.

［155］李敏，瞿岳云.齿痕舌形成机理及其与疾病相关性的临床研究概况［J］.湖南中医杂志，
2005，21（6）：80-82.

［156］龚一萍，陈素珍，连怡绍，等.常见病理苔质的定量研究［J］.中国中医药信息杂志，2006，
13（11）：28.

［157］周阿高，董佳容，洪声，等.恶性肿瘤患者舌象的研究进展［J］.浙江中医杂志，2006，41（12）：
726-730.

［158］严惠芳，张玉平，马居里，等.对中医舌诊现代研究的几点思考［J］.陕西中医，2006，27（8）：
971-973.

［159］叶笑昧，苏吉梅，阮文华，等.地图舌儿童血清锌铜测定的意义［J］.浙江预防医学，2006，
18（8）：54-55.

［160］刘智艳，姚小红.耳针治疗青少年地方性甲状腺肿的临床研究［J］.上海针灸杂志，2005，24
（7）：3-4.

［161］诸凯，李艳，邹瑾，等.动物舌横断面温度场的实验研究与数值计算［J］.生物工程学杂志，
2003，20（3）：455-460.

［162］淞浦达雄.对舌诊地图舌的探讨［J］.日本东洋医学杂志，1996，46（6）：98.

［163］岳小强，刘庆.对舌诊现代研究的几点思考［J］.山东中医药大学学报，2003，27（5）：
327-329.

［164］董连虹.耳穴望诊及其在临床治疗中的应用［J］.针灸临床杂志，2002，18（2）：13-14.

［165］姚小红，刘智艳，杜亦旭.耳针配合加碘盐治疗地方性甲状腺肿疗效分析［J］.新疆医科大学
学报，2005，28（2）：173-174.

［166］张岚.观物取象思维方式对中医舌诊发展的影响浅论［J］.中医药信息，2006，23（6）：3-5.

［167］梁嵘，张永涛，王召平，等.关于数字舌图的群体特征研究［J］.中医药学刊，2006，24（5）：
779-782.

［168］何子明.高血压性脑出血病118例舌象分析［J］.实用中西医结合临床，2006，6（5）：58-59.

［169］岳小强，高静东，邓伟哲，等.肝癌并发上消化道出血的危险舌象分析［J］.安徽中医学院学
报，2006，25（6）：6-8.

［170］闫秀丽，张辉.肺与支气管疾病的舌象变化观察［J］.辽宁中医杂志，2006，33（5）：553-
555.

［171］李志群，董丽萍.肺心病患者舌诊浅析［J］.中国社区医师（综合版），2005，7（9）：53-55.

［172］黄海茵，苏晋梅，韩明权，等.肺癌与一般呼吸系统疾病舌象的对比研究［J］.中医杂志，

2002，43（7）：535-536.

［173］董春发.骨伤病从舌辨治一得［J］.北京针灸骨伤学院学报，1998，5（2）：13-15.

［174］中田熏.高、初中及小学生与成人的诊断和舌诊的关系［J］.日本东洋医学杂志，1996，46（6）：27.

［175］万晓凤.肺癌的常见临床舌象观察［J］.实用中西医结合临床，2003，3（4）：32.

［176］许家佗，孙炀，张志枫，等.基于差分统计方法的舌象纹理特征的分析与识别［J］.上海中医药大学学报，2003，17（3）：56-58.

［177］郭振华，王宽全.基于Bayes公式的舌苔厚薄分析［J］.中国医学物理学杂志，2003，21（6）：332-333.

［178］丁明，张建正.基于Lab彩色模式的舌苔定量描述和分类［J］.仪器仪表学报，2002，23（3）：328-331.

［179］卫永琪.黄自立主任医师舌诊辨证用药经验介绍［J］.四川中医，2005，23（4）：5-6.

［180］杨爱萍，陈群.黄腻苔证治刍议［J］.甘肃中医，2005，18（7）：69.

［181］王子焱，张志枫，应荐.红外技术在中医舌诊中的应用［J］.中西医结合学报，2005，3（4）：326-328.

［182］张盖.国外口腔及舌脱落细胞学研究概括［J］.国外医学中医中药分册，2002，24（1）：3-6.

［183］孙敏，张华敏，曹洪欣.冠心病舌诊研究［J］.中医药信息，2004，21（3）：51-53.

［184］陈琳，饶莉.冠心病舌像变化的研究进展［J］.西部医学，2005，17（6）：620-621.

［185］曹宇峰，曹存根.基于本体的中医舌诊知识的获取［J］.计算机应用研究，2006（3）：31-35.

［186］沈新兴.灰黑苔验案举隅［J］.湖南中医杂志，1998，14（5）：46-47.

［187］廖铦.黄腻苔也主阴虚气滞及其证治［J］.四川中医，2003，21（7）：8-9.

［188］俞丽辉.急性中风患者治疗中的舌诊应用［J］.光明中医，2006，21（6）：18-21.

［189］高秀敏，张伯礼，陈东升，等.急性心肌梗死舌象动态观察及实验研究［J］.天津中医药，1992（2）：26-29.

［190］诸薇娜，周昌乐，徐丹，等.基于颜色纹理的图像多特征检索技术在中医舌诊中的应用研究［J］.中国图象图形学报，2005，10（8）：57-63.

［191］晏峻峰，季梁.基于图像分析技术的舌象研究方向之我见［J］.中国中医药信息杂志，2004，11（8）：664-665.

［192］胡志希，杨涛，明荷.基于生物特征的中医舌诊现代研究与对策［J］.中华现代中西医杂志，2005，3（5）：402-403.

［193］李圣春，凌昌全.计算机技术在中医舌诊研究中应用进展［J］.安徽中医学院学报，2001，20（6）：58-61.

［194］梁嵘，王大江，王召平，等.急性心肌梗死患者的舌象变化规律研究［J］.中医药学报，

2005，3（4）：61-63.

［195］梁嵘，王召平，侯杨方，等.急性呼吸系感染疾病的舌象及其与症状的相关分析［J］.中国中医基础医学杂志，2002，8（11）：9-36.

［196］马克英.急性发作期哮喘舌诊动态与疗效预后观察［J］.陕西中医学院学报，2001，24（5）：70-71.

［197］晏峻峰，季梁，施诚.基于图像分析技术的开放式舌象研究平台的构建［J］.医学信息，2004，17（1）：2-3.

［198］沈兰荪，赵忠旭，王爱民，等.基于图像处理的中医舌象分析仪的研究［J］.国外电子测量技术，1999（6）：33-35.

［199］宋麦芬，林谦，王彤.颅脑损伤患者舌象变化分析与其预后评估的相关性研究［J］.中国中医急症，2006，15（12）：1361-1364.

［200］陈颂芳，李桂菇，阎慧敏，等.刘韵远对小儿舌诊动态观察与研究［J］.北京中医杂志，1992（1）：8-11.

［201］郭力恒，张敏州，曾影红，等.岭南地区207例胸痹患者冠脉造影结果与舌象关系分析［J］.辽宁中医杂志，2006，33（9）：1098-1099.

［202］雍履平.临证察舌三辨［J］.中医杂志，2003，44（2）：155

［203］郝爱真，刘毅，王发渭，等.老年糖尿病患者舌下络脉的对照研究［J］.解放军医学杂志，2006，31（9）：915-916.

［204］严惠芳，马居里，刘净.历代舌诊的应用特点［J］.中国中医药现代远程教育杂志，2004，2（3）：32-34.

［205］郝宪恩，李楠，王四平，等.李士懋舌诊经验谈［J］.河北中医药学报，2003，18（4）：36.

［206］刘晓伟，戴方.老年虚秘不同舌象的血液流变学比较［J］.暨南大学学报，2000，21（1）：99-101.

［207］吴济川.老年慢性支气管炎诊治中舌诊的运用［J］.中医药学刊，2001，18（1）：65-66.

［208］吴济川.老年冠心病诊疗中的舌诊发微［J］.时珍国医国药，2001，12（10）：932.

［209］陈群，余丽娟.镜面舌象实验与临床研究进展［J］.中医药学刊，2005，23（5）：784-786.

［210］杰布.介绍藏医学中的舌诊［J］.中国民族医药杂志，1997（3）：97-98.

［211］杜君辉.绛舌在温病临床的指导意义［J］.黑龙江中医药，2004（3）：3-4.

［212］马玉双.慢性胃病的舌诊研究述评［J］.辽宁中医药大学学报，2006，8（5）：55-57.

［213］徐贵华，王忆勤，李福凤，等.慢性肾衰竭虚证患者临床辨证舌象客观化研究［J］.上海中医药大学学报，2006，20（2）：14-17.

［214］徐贵华，袁利，王忆勤，等.慢性肾衰竭患者不同肾功能分期舌象客观化研究［J］.中国中西医结合肾病杂志，2006，7（9）：530-531.

［215］宋金涛，王耀光.慢性肾衰的舌诊研究——附51例舌诊资料分析［J］.天津中医药,1992（6）：34-35.

［216］霍博雅，崔鸿峥，王庆.慢性呼吸衰竭52例舌象分析［J］.中国误诊学杂志，2006，6（14）：2757.

［217］王纪华.论舌诊在郁证中的诊断意义［J］.实践医学杂志，1999，12（2）：27-28.

［218］杜松松.略论温病之舌诊［J］.湖北中医杂志，1992，14（95）：30-31.

［219］黄继荣.慢性萎缩性胃炎舌诊浅识［J］.河南中医，2004，24（1）：71.

［220］季和平.慢性浅表性胃炎苔色与幽门螺杆菌抗体的关系［J］.北京中医杂志，2002，21（5）：291.

［221］宾彬.慢性前列腺炎患者特征舌象临床研究［J］.现代中西医结合杂志，2000，9（24）：2443-2444.

［222］顾友谊，杨文.慢性尿毒症118例的舌象观察［J］.辽宁中医学院学报，2003，5（3）：215.

［223］原金隆.论中风病舌态变化的辨证导向性［J］.甘肃中医，2001，14（5）：1-2.

［224］吴雄志.曾升平教授舌诊经验［J］.中医药导报，2000，6（5）：19-20.

［225］池建淮，万毅.腻苔主阴虚辨析［J］.浙江中医学院学报，2003，27（3）：21-22.

［226］梁嵘，王召平.腻苔与齿痕舌的流行病学调查［J］.国外医学中医中药分册，2002，24（1）:7.

［227］张建宾，曹东升，李建国.脑病辨证重在望舌（附370例脑病临床观察）［J］.中华现代内科学杂志，2006，3（9）：1038-1039.

［228］金小燕.脑溢血辨舌与治疗69例体会［J］.北京中医，1998（5）：28-29.

［229］英杰，李重锡，李梢，等.脑血管病患者舌象特征的提取与分析方法［J］.北京中医药大学学报，2005，28（4）：62-66.

［230］王国朝，程英串，王斌.内窥镜与舌诊相结合指导中医治疗食管癌胃癌术后胃食管反流病变［J］.肿瘤研究与临床，2005，17（4）：265-266.

［231］梁嵘.明末清初时期的舌诊研究特征分析［J］.江西中医学院学报，2005，17（3）：14-16.

［232］唐永祥，陈群，王晓玲.慢性阻塞性肺病急性发作期瘀血舌象的相关性研究［J］.广西中医药，2004，27（2）：8-9.

［233］刘文兰，于玫，张炎，等.慢性乙型肝炎舌苔厚薄与其他舌象特点关系的研究［J］.上海中医药杂志，2005，39（5）：9-11.

［234］刘文兰，张炎，于玫，等.慢性乙型肝炎舌色与舌象其他特征关系的研究［J］.浙江中医杂志，2004（12）：516-519.

［235］周晓燕，钟汉林，温惠贤，等.慢性乙型肝炎"大三阳"舌象与免疫功能关系的探讨［J］.广州中医药大学学报，2003，20（1）：31-34.

［236］冯培民，谢朝良.慢性乙型病毒性肝炎舌象研究进展［J］.泸州医学院学报，2005，28（1）：

92-93.

［237］刘文兰，于玫，张炎，等.慢性乙型肝炎色诊客观化研究［A］.第七次全国中西医结合四诊研究学术会议论文汇编［C］.2004：127-129.

［238］石献忠，韩卉，朱国臣，等.舌黏膜血管铸型扫描电镜观察及其临床意义［J］.安徽医科大学学报，2001，36（2）：116-118.

［239］贾海霞，屈伸.舌黏膜上皮bax,bcl-2基因表达与舌苔厚薄关系的研究［J］.中国中医药科技，2005，12（3）：176-177.

［240］邱绮玉，章菊花.舌脉诊对中医药治疗慢性萎缩性胃炎的临床指导意义［J］.湖北中医学院学报，2000，2（4）：37-38.

［241］曹红宝，王学民，徐英舜.舌脉客观化互动式辨证诊疗系统［J］.北京生物医学工程，2005，24（4）：261-263.

［242］诸凯，李艳，邹瑾，等.舌横纵剖面温度场的实验研究与计算［J］.工程热物理学报，2003，24（2）：292-294.

［243］何尚宽，徐达传，王兴海，等.舌动脉的常见类型及其临床意义［J］.解放军广州医高专学报，1997，20（1）：4-6.

［244］张冬梅，姜良铎.舌病辨证初探［J］.中国中医药信息杂志，2004，11（12）：1103-1104.

［245］向荣.上消化道癌与消化系统良性疾病舌象的对比研究［J］.云南中医中药杂志，2005，26（2）：38-39.

［246］王怡，李玉红，康立源，等.犬舌体传热与中医舌诊机制的实验研究［J］.天津中医学院学报，2002，21（4）：35-36.

［247］郑爱义，薄子波.青紫舌之研究［J］.大同医学专科学校学报，2005（2）：29-30.

［248］于彦，赵兰才.青紫舌在血瘀证中的运用［J］.实用中医内科杂志，2005，19（5）：398-399.

［249］刘梅，陈群，郝小梅.青紫舌现代研究进展［J］.国医论坛，2000，15（2）：54-56.

［250］王怡，柴霞，张伯礼.浅谈叶天士验齿诊法及临床应用［J］.天津中医学院学报，2002，21（1）：43-44.

［251］刘惠武.浅谈叶天士对温病舌诊的贡献［J］.辽宁中医学院学报，2003，5（1）：45-46.

［252］王晓峰，刘淑霞.浅谈望舌在中风病诊治中的作用［J］.陕西中医，2001，22（2）：97-98.

［253］吴济川.浅谈舌诊在慢性支气管炎、肺心病诊治中的应用［J］.湖北中医杂志，2000，22（12）：19.

［254］张远炎，陈红珍，郁书亮，等.气虚证舌象的临床观察［J］.成都中医药大学学报，1999，22（1）：21-25.

［255］马树恒，张远炎，谭德银，等.气虚证舌苔脱落细胞学研究［J］.成都中医药大学学报，2000，23（1）：9-10.

［256］梁嵘，李燕，王盛花，等.清代温病医案488例的舌象分析［J］.中华医史杂志,2006,36（3）：131-134.

［257］孙丽敏，马士田，耿满.青紫舌患者血浆 β-TG、PF₄ 水平与脑血流量等改变分析［J］.实用中医内科杂志，2006，20（6）：670-671.

［258］程晓丽，徐凤阳.浅谈中风病舌象的变化［J］.实用中医内科杂志，1997，11（1）：36.

［259］刘岩，张跃明，姚晓波，等.舌象生理的现代化研究及进展［J］.科技与经济，2006（1）：134-135.

［260］张伯礼，徐宗佩，刘华一，等.舌象色度学研究［J］.天津中医药，1992（4）：38-40.

［261］武哲丽，陈群，徐志伟，等.舌象动态变化规律初探［J］.广州中医药大学学报,2005,22（2）：157-159.

［262］丁兴，詹臻.舌苔形成的分子机制研究进展［J］.中医药学刊，2006，24（10）：1832-1834.

［263］李谨，李媛.舌苔的光谱分析［J］.陕西中医学院学报，2002，25（3）：67.

［264］许家佗，方肇勤，张志枫.舌象客观化识别方法的研究进展［J］.上海中医药杂志,2002（2）：42-45.

［265］高秀娟，丁成华.舌象变化与心血管疾病的相关性研究［J］.上海中医药杂志，2003，37（7）：60-62.

［266］汪少林，汪培玲，汪汉，等.舌纹与肝硬化［J］.甘肃中医学院学报，2001，18（4）：36-38.

［267］王怀平.舌为五脏六腑之外候［J］.陕西中医函授，1998（5）：7-8.

［268］卫保国，沈兰荪，蔡轶珩.舌体歪斜的自动分析［J］.计算机工程与应用，2003（25）：22-25.

［269］卫保国，沈兰荪.舌体胖瘦的自动分析［J］.计算机工程，2004，30（11）：25-26.

［270］陈群，徐志伟，武哲丽，等.舌苔形成机制的现代研究进展［J］.国外医学中医中药分册，2004，26（6）：326-329.

［271］李灿东.舌苔脱落细胞学研究概况［J］.福建中医学院学报，2000，10（3）：42.

［272］李兰，王莉，秦吉华.舌苔脱落细胞学的几种检查方法及应用［J］.山东中医药大学学报，2004，28（3）：227-228.

［273］王静，邹才华.舌苔的微生物学研究进展［J］.国外医学中医中药分册，1999，21（1）：3-5.

［274］盛光，吴正治，李明，等.舌苔变化与凋亡相关基因分子机理的研究［J］.中国中医药科技，2005，12（4）：201-202.

［275］吴济川.舌象诊断在老年慢性支气管炎诊治中的应用［J］.武汉市职工医学院学报，2001，29（3）：26-27.

［276］李伏虎，张鸿.微量元素锌等与幼儿地图舌的关系［J］.浙江临床医学，2006，8（7）：740.

［277］马树恒，张占平.维汉两族气虚证的舌苔脱落细胞学对照观察［J］.新疆中医药,2002,20（1）：

9-10.

［278］林俊哲.胃脘痛寒热辨证中舌诊与喜凉饮热食的比较［J］.福建中医药，2002，33（6）：
29-30.

［279］陈松鹤，梁嵘.纹理分析技术应用于舌象研究的问题与对策［J］.世界科学技术——中医药现
代化，2006，8（5）：22-25.

［280］李艳.舌象与食护［J］.河南中医，2004，24（12）：86-87.

［281］俞亚琴，石喜之.消化性溃疡的临床分期与舌象关系探讨［J］.浙江中医杂志，2001，36
（12）：524.

［282］余毅，陈杭军，戴映平，等.消化性溃疡与幽门螺杆菌和舌象关系的初步观察（附：356例病
案报告）［J］.成都中医药大学学报，2005，28（2）：14-16.

［283］阎兆君.小儿剥脱苔证治探讨［J］.中医药学刊，2005，23（9）：1641

［284］板谷隆义.眩晕患者脑部MRI检查与舌诊的关系［J］.国外医学中医中药分册，2000，
22（1）：27.

［285］翁维良，黄世敬，洪尚杓.血瘀舌诊的研究［A］.第五次全国中西医结合血瘀证及活血化瘀
研究学术大会［C］.2001：22-28.

［286］李乃民，张永丰，王淑英，等.血瘀证的舌象研究［J］.中西医结合杂志，1991，11（1）：
28-30.

［287］王怡，翁维良，刘剑刚.血瘀证患者微循环容积波与舌诊比较研究［J］.中国微循环，1997，
1（1）：42-44.

［288］许海燕.血瘀证及舌诊临床意义的初探［J］.中医函授通讯，1997，16（1）：34.

［289］筱原昭二.颜面部望诊的客观化（3）：腹部外科手术后面色（皮肤温度）的变化［J］.国外医
学中药分册，1998，20（2）：28

［290］陈海燕，卜佳俊，龚一萍，等.一种基于多色彩通道动态阈值的舌苔舌质分离算法［J］.北京
生物医学工程，2006，25（5）：466-469.

［291］王艳清，卫保国，蔡轶珩，等.一种基于先验知识的自动舌体分割算法［J］.电子学报，
2004，32（3）：489-491.

［292］钟柏松，苏树蓉，石锦萍，等.易感儿不同舌像与体液免疫关系的研究［J］.中国中医基础医
学杂志，2001，7（3）：64-65.

［293］钟柏松，苏树蓉，陈海红，等.易感儿舌象与红细胞免疫和淋转关系的研究［J］.辽宁中医杂
志，1997，24（5）：201-202.

［294］刘清平.益气活血法对76例胸痹舌象变化的观察［J］.海南医学，2006，17（11）：146-147.

［295］耿建芳，肖月升，张炳君，等.应用抗肿瘤药物前后的舌象变化［J］.时珍国医国药，2006，
17（7）：1326-1327.

[296] 刘庆，岳小强，刘伟哲，等.应用舌诊综合信息分析系统对原发性肝癌舌质颜色的定量分析［J］.中西医结合学报，2003，1（3）：180-183.

[297] 吴成翰，严晓华，吴松鹰，等.影像学正常的头痛病人舌象异常与脑膜炎的关系［J］.中国实用内科杂志，2004，24（10）：618-619.

[298] 王永录，吕锦芳，王普选.幽门螺杆菌感染与胃脘痛舌诊关系探讨［J］.中华实用中西医杂志，2000，13（17）：999.

[299] 张建英.幽门螺杆菌阳性胃炎与舌诊关系探讨［J］.浙江中西医结合杂志，1998，8（1）：22.

[300] 柴雅倩，徐志伟，陈群.瘀血舌辨证分型与血液流变学指标变化的关系探讨［J］.中医药通报，2006，5（4）：43-46.

[301] 陈群，杨爱萍.瘀血舌象的现代研究进展［J］.甘肃中医，2003，16（6）：46-48.

[302] 李灿东，高碧珍，兰启防，等.原发性不孕症患者舌苔脱落细胞与女性性激素的相关性研究［J］.中国中医药科技，2005，12（2）：65-67.

[303] 李灿东，高碧珍，兰启防，等.原发性不孕症舌印片与阴道脱落细胞的对照观察［J］.福建中医学院学报，2004，14（2）：3-6.

[304] 苏晋梅，韩明权，林琴娟，等.原发性肺癌380例舌象分析［J］.山西中医，2000，16（5）：12-13.

[305] 刘庆，凌昌全，马传红.原发性肝癌的舌象研究［J］.肿瘤防治研究，2003，30（4）：337-339.

[306] 刘庆，岳小强，高静东，等.原发性肝癌华蟾素治疗前后舌质颜色的变化［J］.中国中西医结合外科杂志，2005，11（3）：192-194.

[307] 刘庆.原发性肝癌舌象"肝瘿线"探析［J］.安徽中医学院学报，2002，21（6）：3-5.

[308] 卢玲，赖申昌，马晓露，等.原发性肾病综合征加用活血法的疗效与舌质变化的相关性研究［J］.广西中医药，2002，25（1）：14-16.

[309] 翁维良，黄世敬，洪尚杓.运用"中医舌诊专家系统"对血瘀证舌质的研究［J］.中国中医基础医学杂志，2000，6（10）：58-61.

[310] 杨俊.张仲景舌诊规律初探［J］.浙江中医杂志，2006，41（2）：75-76.

[311] 马居里，严惠芳，刘净，等.张仲景舌诊临证辨证特色诠释［J］.中医药学刊，2004，22（8）：1472-1473.

[312] 范松清，艾荷秀.正常成人口唇部的测量研究［J］.衡阳医学院学报，1993，21（2）：146-149.

[313] 崔敏圭，项宝玉，黄世敬，等.中风病舌诊定量研究［J］.中国中西医结合杂志，2001，21（9）：670-673.

[314] 梁嵘.中日传统医学中舌诊图的特征及其医学观的探讨［J］.自然科学史研究，2003，22（2）：

157-167.

[315] 杨阳.中西医结合舌诊的探讨［J］.中华中西医学杂志，2006，4（12）：34-35.

[316] 王晓燕，胡国华，谈月娣.中西医舌诊与妇科疾病关系的临床研究进展［J］.医学综述，
      2006，12（14）：893-895.

[317] 徐彬彬，路楷.中型或重型颅脑外伤患者的舌苔观察及中医病机探讨［J］.临床和实验医学杂
      志，2006，5（12）：2033.

[318] 魏艾红，肖景文.中医辨证及体质学说与舌尖微循环［J］.微循环学杂志，2006，16（3）:4-6.

[319] 沈兰荪，蔡轶珩，卫保国，等.中医舌象分析技术的研究［J］.世界科学技术——中医药现代
      化，2003，5（1）：15-19.

[320] 岳小强，刘庆.中医舌象计算机识别研究的现状分析［J］.中西医结合学报，2004，2（5）：
      326-329.

[321] 周越，杨杰，沈利.中医舌象信息的数字化方法研究［J］.生物医学工程学杂志，2004，21
      （6）：917-920.

[322] 张荣，吴强，金冶.中医舌象形成机理的思考［J］.中国中西医结合杂志，2000，20（10）：
      782-783.

[323] 王永刚，杨杰，周越，等.中医舌象颜色识别的研究［J］.生物医学工程学杂志，2005，22（6）：
      lll6-1120.

[324] 王爱民，赵忠旭，沈兰荪.中医舌象自动分析中舌色、苔色分类方法的研究［J］.北京生物医
      学工程，2000，19（3）：136-142.

[325] 吴芸，周昌乐，张志枫.中医舌诊八纲辨证神经网络知识库构建［J］.计算机应用研究，
      2006，23（6）：188-189.

[326] 丁成华，高秀娟.中医舌诊的临床研究与应用［J］.江西中医药，2003，34（243）：21-23.

[327] 陈辉，林霖.中医舌诊的源流与发展［J］.实用中西医结合杂志，1997，10（2）：690.

[328] 许家佗，黄晓昱，费兆馥，等.中医舌诊多媒体教学系统的设计与实现［J］.中国中医基础医
      学杂志，2001，7（11）：67-71.

[329] 陈玉玲，莫穗林，黄海，等.中医舌诊多媒体课件的设计和制作［J］.中国医学教育技术，
      2001，15（4）：245-246.

[330] 陈群，徐志伟，刘梅.中医舌诊客观化识别技术的现代研究［J］.中医药学刊，2004，22（7）：
      1215-1216.

[331] 莫传伟，武哲丽，陈群.中医舌诊客观化识别与图像技术的探析［J］.中医药学刊，2005；23
      （6）：1032-1034.

[332] 翁维良，黄世敬.中医舌诊客观化研究［J］.中国工程科学，2001，3（1）：78-82.

[333] 高丽，令晓明.中医舌诊客观化研究进展［J］.仪器仪表学报，2005，26（8）：724-731.

［334］叶建红.中医舌诊客观化研究思路［J］.泸州医学院学报，2001，24（4）：292-293.

［335］肖二钢，王益民.中医舌诊研究的回顾与展望［J］.天津中医药，2006，23（4）：348-350.

［336］王怡，陈辉.中医舌诊研究进展与展望［J］.实用中西医结合杂志，1998，11（1）：13-14.

［337］杨汉辉，苏芳瑟，林瑞福，等.中医舌诊与肠镜对照在结肠疾病诊断中的意义［J］.中医杂志，2000，41（6）：365-366.

［338］代荣.舌苔变厚有原因［J］.中华实用中西医杂志，2002，15（11）：1401.

［339］赵立国.周围血管病舌诊初析［J］.云南中医中药杂志，1992，13（3）：15-17.

［340］刘英斌.舌象与临诊辨证用药浅谈［J］.浙江中医杂志，2003，38（9）：396.

［341］王启华，伍思琪，靳士英，等.舌血管构筑及计量学研究［J］.中国临床解剖学杂志，1997，15（2）：122-125.

［342］陈群，林雪娟.舌与五脏六腑相关论［J］.中国中医基础医学杂志，2006，12（8）：564-565.

［343］宋丽娜，陈桂敏.舌诊的辨证论治初探［J］.张家口医学院学报，2004，21（4）：78-79.

［344］梁嵘.舌诊的历史沿革［J］.江西中医学院学报，2006，18（3）：23-24.

［345］胡占盈，栗振华.舌诊的临床研究与思考［J］.深圳中西医结合杂志，2001，11（3）：145-147.

［346］吴云霞，刘伟，李元善，等.舌诊的血液流变学与甲襞微循环观察［J］.中国血液流变学杂志，1998，8（2）：34-35.

［347］邵华.舌诊的最新研究进展［J］.实用中西医结合杂志，1991，4（9）：570-572.

［348］安真光，陈天铎.舌诊对肺心病的诊断价值［J］.甘肃中医学院学报，1990，7（2）：33-34.

［349］田志高.舌诊对糖尿病辨治的指导意义［J］.北京中医，1997（2）：9-10.

［350］窦丽萍.舌诊和中医辨证于胃、十二指肠疾病诊治中作用［J］.齐齐哈尔医学院学报，1999，20（2）：164-165.

［351］方之勇，李歆国.舌诊结合CT征象在急性中风诊断中的意义［J］.中西医结合心脑血管病杂志，2004，2（10）：577-578.

［352］朱洁华，阮邦志，励俊雄，等.舌诊客观化研究的一种图像处理方法［J］.中国生物医学工程学报，2001，20（2）：132-137.

［353］李兰，王莉，秦吉华，等.舌诊客观化研究方法［J］.山东中医药大学学报，2005，29（5）：351-352.

［354］沈祥立，师晶丽.舌诊客观化研究概况［J］.湖北中医杂志，2005，27（11）：56-57.

［355］丁成华，黄丽萍，章文春，等.舌诊数字图象数据库建立与应用研究［J］.江西中医学院学报，2003，15（1）：37.

［356］刘庆，岳小强，凌昌全.舌诊现代化研究的回顾与展望［J］.中西医结合学报，2003，1（1）：66-70.

［357］马振坤，刘更生.舌诊应包含味觉诊察［J］.现代中医药，2005，25（6）：8-9.

［358］刘骁，田维君.舌诊与肠镜对照在虚性肠炎诊断中的意义［J］.实用中医药杂志，1999，15（3）：36-37.

［359］金明媛，马洪彬.舌诊与脾胃病［J］.卫生职业教育，2002，20（5）：73.

［360］李玲秀，王宗殿.舌诊与脾胃病的相关性研究［J］.江西中西学院学报，2006，18（4）：74-75.

［361］长坂和彦.舌诊与生化学检查的关系［J］.郭恒岳，译.国外医学中医中药分册，1998，20（6）：14.

［362］黄晓莺.舌诊与糖尿病［J］.河北中医，2005；27（5）：397-398.

［363］邢锦秀，刘春霞，张惠平，等.舌诊与血液流变学的研究［J］.辽宁中医杂志，1998，25（10）：456-457.

［364］荆平.舌诊与血液流变学关系的探讨［J］.中国现代临床医学，2000，13（20）：1634.

［365］邢锦秀，刘春霞，王宏平.舌诊与血液流变学关系的研究［J］.空军医学高专学报，1998，20（1）：9-10.

［366］张元振，张惠芳.舌诊与中风浅述［J］.西藏医药杂志，2000，21（4）：47-48.

［367］原晓英.舌诊在耳聋、耳鸣辨证中的运用［J］.山西医学教育，2003，3（8）：47-48.

［368］李凤陈，李萍，李凯，等.舌诊在肝硬化中的应用［J］.中医药学报，2001，29（4）：60-61.

［369］孙抗美.舌诊在感染性疾病中的意义［J］.浙江中医学院学报，1999，23（5）：15.

［370］王忆勤.舌诊在急腹症中的应用进展［J］.上海中医药杂志，2000（2）：47-49.

［371］常素清.舌诊在精神科的临床意义（附腻苔100例报告）［J］.中华现代中西医杂志，2003，1（7）：626.

［372］李天海，李瑞英，李瑞阳，等.舌诊在食管贲门癌防治中的应用［J］.河北中医，1997，19（1）：2-3.

［373］王晓雯.舌诊在术后康复护理中的应用［J］.辽宁中医学院学报，2005，7（5）：505-506.

［374］王德昌，李景琰.舌诊在特重烧伤休克期的应用［J］.山东中医杂志，1998，17（3）：111.

［375］黄淑芳，宋秀珍.舌诊在温病通下泄热治疗中的应用［J］.中国医刊，1999，34（12）：43-44.

［376］田松.舌诊在现代医学中的应用进展［J］.中国中医药信息杂志，2002，9（11）：85-86.

［377］高万飞，张振尊，马腾寰.舌诊在小儿病毒性心肌炎诊治中的指导意义［J］.浙江中医杂志，2005，40（9）：391.

［378］伊藤刚.舌诊在心理学诊断中的意义［J］.陈延光，译.国外医学中医中药分册，1998，20（4）：36-37.

［379］赵兰稳.舌诊在乙型病毒性肝炎诊治过程中作用初探［J］.河北中医，1999，21（5）：290.

［380］黄柳华.舌诊在诊治老年脑血管病中的意义［J］.中日友好医院学报，1997，11（2）：151-155.

［381］张凤霞.舌诊在中风病诊治中的临床意义［J］.现代中西医结合杂志，2002，11（19）：1924-1925.

［382］魏葆琳.舌诊在中风昏迷急性期治疗中的指导作用［J］.吉林中医药，1999（3）：8-9.

［383］耿桂铃，陈新，史静，等.舌诊在重度烧伤治疗中的应用［J］.实用医技杂志，2004，11（2）：251-252.

［384］逄金岐.舌诊指导辨证论治经验点滴［J］.河南中医，1998，18（3）：162.

［385］吴也平.舌诊指导临床辨证论治初探［J］.河南中医，2003，23（2）：5-6.

［386］和辻直.舌诊中色识别能力的探讨［J］.国外医学中医中药分册，2003，25（2）：110.

［387］和辻直.舌诊中色泽的意义［J］.国外医学中医中药分册，2004，26（1）：31.

［388］傅雪萍.舌症不相符的成因与辨证探析［J］.闽西职业大学学报，2000（2）：30.

［389］诸凯，何坚，李艳，等.生物传热学在中医舌诊定量化中的应用研究［J］.中西医结合学报，2003，1（2）：135-137.

［390］和辻直.手术前后舌象的变化［J］.国外医学中医中药分册，1997，19（6）：30.

［391］耿俊，王怀新.数码相机在中医舌诊教学中的应用［J］.医学信息，2004，17（4）：233-234.

［392］卫保国，沈兰荪，王艳清，等.数字化中医舌象分析仪［J］.中国医疗器械杂志，2002，26（3）：164-169.

［393］祁长荣.谈舌在诊断中的价值［J］.河北中医，2004，26（6）：432-433.

［394］赵世芬.谈温病辨舌的临床意义［J］.中医函授通讯，1991（4）：17-19.

［395］松原邦彦.特应性皮炎的舌诊与皮肤症状的分析［J］.马志明，译.国外医学中医中药分册，1997，19（1）：25.

［396］梁嵘，王召平，金芬芳.体检者的齿痕舌与脾气虚证症状之间的相关性研究［J］.中国医药学报，2003，18（7）：400-403.

［397］牧野健司.通过舌诊、脉诊决定糖尿病的治疗方法［J］.汪运富，译.日本医学介绍，1998，19（12）：573.

［398］侯启年，侯启柱.土家医舌诊证治［J］.中国民族医药杂志，2006（6）：41-42.

［399］张靖敏.中医舌诊与妇科病的关系［J］.光明中医杂志，1997（1）：20-23.

［400］陈茂华，陈涛.中医舌诊与临床病证关系的研究［J］.实用中医内科杂志，2006，20（2）：116-118.

［401］李灿东.中医舌诊与内分泌相关性研究的进展［J］.福建中医学院学报，2001，11（2）：58-60.

［402］肖景文，魏艾红，黄世林.中医舌诊与舌微循环检测［J］.微循环学杂志，2002，12（1）：

36–40.

［403］王惠娟，陈宪海.中医舌诊与胃部疾病对照研究的现状与展望［J］.山东中医药大学学报，2000，24（6）：474–476.

［404］王红梅，雍银霞，刘本忠，等.中医舌诊在飞行人员大体检中的意义［J］.中华航空航天医学杂志，2002，13（2）：129.

［405］何晋森，刘宇.中医舌诊在现代医学中的应用［J］.长春中医学院学报，2000，16（2）：39.

［406］诸凯，马一太，李艳，等.中医舌诊中的生物传热问题研究概况［J］.上海中医药杂志，2003，37（2）：58–61.

［407］张书河，郭爱银，刘梅.中医舌诊中舌色的色度学特征研究［J］.广州中医药大学学报，2005，22（4）：323–326.

［408］梁嵘.中医数字舌图的信息处理及其应用［J］.世界科学技术——中医药现代化，2003，5（3）：28–32.

［409］陈群，路艳.肿瘤患者瘀血舌象的研究辨识［J］.中医药学刊，2004，22（1）：18–19.

第十三节　舌下诊法

舌下诊法是一种通过望舌下的脉络（即舌下静脉，又称舌脉）、舌脉分支以及舌下有无瘀点、血丝等来诊断疾病的方法。有关舌下诊法的最早文献记载是宋代陈自明的《妇人良方》，该书指出："身重体热寒又频，舌下之脉黑复青，反舌下冷，子当死，腹中须遣子归冥。"其后，施桂堂（施发）的《察病指南·产难外候》亦说："寒热并作，舌下脉青而黑，舌卷上冷，子母皆死。"两位医家均认为，观察舌下络脉色泽之紫暗可验胎。虽然在古代医籍中有关舌下脉络诊法的记载少见，但近四十年来舌下诊法的研究取得了很大的进展，并认为舌下诊法和舌质、舌苔一样，是中医舌诊的一个重要组成部分。由于舌下诊法在中医舌诊中的特殊性，故本书将舌下诊法从舌诊中列出单独讨论。

【诊断原理】

在"舌诊法"一节中已指出舌与五脏六腑、经脉皆有密切联系，舌下是舌的一个组成部分，它与心、肝、脾、肾等脏腑和经络亦关系密切。舌下血络丰富，心主全身之血脉，心又为五脏六腑之大主，主宰全身脏腑气血的功能状态，心开窍于舌，舌为心之苗，故脏腑之虚实、气血之盛衰，必然通过心而反映于舌下。因而诊察舌下，可以了解脏腑气血的功能状况。

五脏之中，舌下与脾肾关系最为密切。因脾的经络直接散于舌下，肾的玉液、金津两穴也分布于舌下。如《灵枢·经脉》曰："脾足太阴之脉……连舌本，散舌下。"《素问·气府论》曰："足少阴舌下，厥阴毛中急脉各一。"因此，舌系带与脾肾极为相关。此外，舌下络脉暴露充分，是观察周围循环的良好部位，尤其是反映血液病的首选之处，因其能灵敏地反映血液的虚实寒热，故对血瘀证的早期诊断最有价值。

舌下脉络分别和脏腑相应，其分布原则大致和舌面相同，即舌下络前上部属心肺，中央属脾胃，两侧候肝胆，后下根部主肾（图 1-57）[5]。

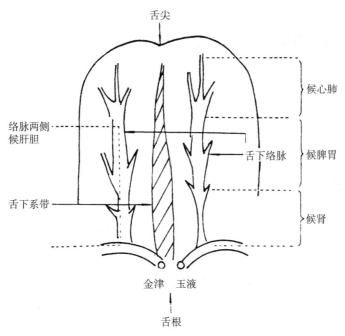

图 1-57　舌下络脉脏腑相关图

【诊察方法】

检查舌下时，被检者取端坐位，面对充足的自然光线，张口至最大，把舌轻轻地向上翘起，舌尖抵上腭或门齿内侧，使舌腹面充分暴露。注意舌面保持松弛，切勿紧缩。检查者用肉眼观察，或借助放大镜、舌脉镜及量具观测，在有条件的地方，还可应用彩色摄影技术、舌色仪或其他现代科学仪器等，以观察其舌下络脉及瘀点的形态与颜色。

舌脉是指舌腹面黏膜层的舌下静脉，它可分成主络和支络。主络即舌下静脉主干，支络系舌下静脉分支。舌下静脉分支越近舌尖及侧缘则越多。舌下络脉是舌下浅静脉，其中内含静脉血，透过舌下黏膜，正常颜色是淡紫色。舌脉主络的数目、形态和分布有个体差异。舌下静脉的主干数目、分支的分布状况、管径粗细、血液充盈程度及血液化学成分的不同，可形成舌脉主络及分支的各种不同形态和变化。

20 世纪 90 年代有人为了减少肉眼观察的误差，对舌下脉采用综合评分的方法，评分项目共 6 大项、17 小项，积分从 0～22 分，其中积分为 0～5 分表示轻微异常，6～9 分表示中等度异常，≥10 分表示重度异常，其项目为：

1.舌下脉主干曲张形态　①单、双、多支干，不曲张（0 分）；②局限性曲张（2 分）；③弥漫性曲张（4 分）。

2.舌下脉主干长度　①不超过舌系带与舌尖中点（0 分）；②超过舌系带与舌尖中

点（2分）。

3. 舌下脉主干充盈度 ①下端略隆起，上端平坦（0分）；②饱满隆起，轻度弯曲（2分）；③明显隆起，圆柱形明显弯曲（4分）

4. 舌下脉色泽 ①淡红、浅蓝、紫红、淡紫等色（0分）；②青紫色（2分）；③紫黑色（4分）。

5. 舌下脉外带 ①致密网状小带（0分）；②囊柱状、粗支状、囊状凸起似葡萄一串（2分）；③见瘀点（4分）。

6. 舌下脉直径 ①＜2mm（0分）；②2～2.7mm（2分）；③≥2.7mm（4分）。

【临床运用】

正常情况下，舌下脉络不粗，也无分支和瘀点。若舌下络脉有许多青紫或紫黑色小疱，多属肝郁失疏，瘀血阻络；若舌下脉络有青紫且肿胀，其意义与青紫舌相似，或为痰热内阻，或为寒凝血瘀。总之，舌底络脉青紫曲张是气滞血瘀所致。

有关舌下诊法在古代医籍中记载很少，而近代的研究报道却较多，详见"现代研究"介绍。

【现代研究】

（一）正常舌下

国内不少学者对正常舌下进行了研究，1983年青岛全国中西医结合四诊研究学术会议纪要指出：舌下以伞襞为界分为两个带，伞襞以外称外带，以内称内带。正常舌下，外带看不到舌脉变化，内带中的舌脉主干粗细长短均匀，两根舌脉对称分布于舌系带两旁[5]。

沈绍英认为，正常的舌底应是淡红色，质地嫩软光润，其微细血管应呈粉红色，其形如细索状平行无曲张，舌系带与两侧静脉均应柔软润泽，涎阜（即舌下肉阜）红润有津。舌底与舌面相比，由于望诊时舌尖上翘，故舌底中部因紧张而色泽变淡，而其边尖之色则深于舌面之红[6]。苏敬武认为，正常时舌下当津液充足，气血畅达，显红活色泽，经络清晰可见[7]。

陈泽霖等对5403例正常人舌脉进行检查分析，结果表明：其中舌腹面静脉仅隐现于舌下黏膜，绝不粗胀者占93.65%；舌脉为单支干者占83.77%，双支干者占10.99%，多支干者占5.24%。舌脉色泽多呈淡紫，舌脉长度不超过舌尖到舌阜连线的3/5者占总数的98.61%，正常人舌脉管径最粗为2.0mm±0.37mm。各年龄组的舌脉长宽度，随着年龄增长有不断加长和变粗的趋势[8]。余美祺等和李寿山等人的观察结果与上述内容基本接近[9-13]。余氏等还把舌下静脉主干充盈度分为三度：

①+：静脉干下端略隆起，上端平坦；

②++：整条主干都隆起、饱满，伴轻度弯曲；

③+++：主干明显隆起，呈圆柱状伴有明显的弯曲。

正常人舌下静脉充盈度95%为+，5%为++；主干管粗细正常范围为0～2mm[9]。

国外学者也注意到在正常老年人中也可以在舌腹面见到静脉曲张发生[14]。Sharp报道老年人正常时在舌下黏膜上可看到紫色小颗粒状变化，称之为"鱼子酱舌"[15]。后来Kocsard等把鱼子酱舌处作组织切片检查，认为这种黏膜下紫色小颗粒状变化是由于弹力纤维支持减弱，局部毛细血管扩张所致[16]。由于正常老年人也可有此种变化，故在分析舌下静脉的变化时，要注意这些因素，以免造成误诊。另有一些医者认为，舌脉干以外的舌脉分支，正常时呈粉红色网状分布，或覆盖舌体腹侧面的黏膜平滑而薄弱，色泽红润[8, 17, 18]。还有一些健康老人舌脉分支增多，黄铭新等认为，可能是多种生理功能衰退、微循环障碍的缘故[19]。

（二）异常舌下

在舌脉形态上，余美祺等认为，如见到舌脉主干长度超过"0"点以上者，取"0"点高度的管径作测量，或主干明显隆起，呈圆柱状伴有明显弯曲，或外带网状小血管扩张，均为舌下络脉的异常表现，一般称为舌脉曲张。外带舌下血管扩张可分为三种形态：囊状（络脉及分支高度扩大成囊状凸起，一个接一个，形如一串葡萄）、囊柱状（络脉扩张弯曲成结节状和圆柱状）、粗支状（络脉扩张伸长，稍有弯曲）。另还有小泡（丘疹状红点，为小血管的分叉处局部膨大，多发生在外围地带，沿曲张静脉末梢附近分布，小泡可扩大也可闭塞萎缩，萎缩的成为褐色小斑点，表面不光整）、囊泡（比小泡大，比囊小，直径2～4mm，色暗红，多发生在中间地带，沿伞襞外缘分布）。其颜色，如见到舌下络脉青紫色、紫红色、紫黑色、淡红色或淡蓝色，均为异常[9]。陈泽霖、李寿山等认为，凡舌脉粗（超过2.7mm）、长（大于3/5）、曲张或细短紧束，舌脉分支增多、扭曲，舌下出现瘀点等，均是舌下异常表现，属于病理现象[8, 10]。

（三）临床意义

关于舌下诊法的临床意义，许多医者在中医理论体系的指导下进行了深入的研究，现已将此法运用到内、外、妇、儿、传染、肿瘤各科疾病的诊断中，现分述如下。

1. 诊疗血证 舌下诊察对瘀血的诊断有重要价值。如舌下脉络弯曲、怒张和分支多，或伴有青紫色等，往往提示内有血液瘀滞的情况，诸如气滞血瘀、寒凝血脉或痰瘀阻络等病理皆可见之。李蔚生统计分析590例正常人与1001例具有典型血瘀证的不同病例的舌下血管异常发生率，发现冠心病、心肌梗死、慢阻肺、肺心病、脑梗死、慢性肝炎、肝硬化、脉管炎、糖尿病、紫癜、痛经等患者舌下血管异常率（733/1001）较正常人（68/590）增高，两者差异极显著（$P < 0.01$）。说明舌下血管异常可作为血瘀证的一项重要诊断指标。治疗血瘀证，参照舌下脉情况，酌情选用活血化瘀之药，能够提高疗效。李蔚生还观察了 17 例脑梗死伴舌下络脉异常的患者，经用改进的补阳还五汤 30～90 剂治疗后，随着病情的好转，有 50% 左右的患者其舌下血管得到改善[21, 22]。

李寿山亦认为，有瘀血证时，舌下脉的颜色、形态、长短就会发生异常，常见者为青紫、淡紫、粗长或紧束细短，甚或怒张弯曲，有多数小结节[11]。李寿山还认为，若舌下络脉青紫、主干充盈为 +++ 以上，脉形粗长怒张，小络脉青紫或暗红怒张，呈囊状或囊柱状者，为气滞血瘀或夹痰瘀阻之证，常见于瘕、积、臌胀、厥心痛、痰阻血瘀喘息、咯血吐衄下血、脘腹胀痛、血瘀痛经及痰核等病；若舌下络脉淡紫曲张或呈小结节者，为寒凝或阳气不运、气滞血瘀之证，常见于中风半身不遂、胸痹心痛、水肿臌胀、脘腹冷痛以及妇女月经不调、痛经、闭经等病；若舌下络脉紫红色伴有粗长曲张，多为热壅血瘀或湿阻血瘀之证，常见于温病热入营血、外科痈肿瘀腐、湿热黄疸、血瘀头痛、崩漏、痹证等病[10]。

张雅洁等认为，妊娠高血压综合征多见舌下静脉曲张，提示有瘀血存在，治疗的中心环节亦以消除瘀血为主[23]。我们在对视网膜色素变性患者和视网膜静脉阻塞患者的舌下脉观察中，亦发现其舌下脉粗胀、弯曲，呈青紫色，为临床采用活血化瘀药治疗此病提供了依据[24, 25, 63]。上海第一医学院华山医院生物物理教研组对舌脉增粗属于瘀血有关的舌象，进行血液流变学指标（包括血细胞压积、全血比黏度、血浆比黏度、红细胞电泳时间、纤维蛋白原）的测定，34 例中有 27 例超过正常者，占79.3%[26]。靳士英等还对老年瘀证患者的舌下脉变化进行了探讨[61]。

范继宝通过对肝硬化、肝脾大、冠心病、脑血管疾患、肿瘤等多种疾病的观察，发现舌下"瘀血丝"比舌色青紫、舌面瘀点、瘀斑等先出现，而舌色青紫等在血瘀证较重时才出现，故初步认为舌下"瘀血丝"对早期诊断血瘀证有一定的临床参考价值，且瘀血丝的多少似与患者血瘀之轻重成正比，无血瘀者舌下多无瘀血丝[27]。上海电业职工医院对 131 例患者的舌下瘀点进行了临床观察，发现舌下瘀点多见于心血管疾患，特别是高血压、冠心病，也见于慢性肝病和慢性支气管炎、肺气肿等有血瘀的疾患。此外，对照观察了正常人 100 例，未见假阳性，故认为舌下瘀点是血瘀证的阳性舌征，特别是对于无紫舌的血瘀患者是一个较明显的指标[28]。

2. 诊肿瘤 近年来许多研究发现舌下静脉深紫对恶性肿瘤的预报有一定的意义，肿瘤患者的舌脉异常率远较正常人组高。海军某医院报道，癌症患者的舌象多呈舌脉粗张、舌下瘀点、舌质紫绛等变化[5]。施边镇对恶性肿瘤患者的舌下静脉观察发现，舌下静脉深紫型，恶性肿瘤组占 56.67%，非肿瘤组占 34.57%，健康人组占 5.12%；舌下静脉轻度迂曲与瘀滞怒张型，恶性肿瘤组占 35.00%，非肿瘤组占 8.33%，健康人占 4.82%；舌下黏膜下小血管网Ⅱ度曲张，恶性肿瘤组占 63.33%，非肿瘤组占 27.78%，健康人组占 2.56%；舌下瘀斑瘀点，恶性肿瘤组占 75.00%，非肿瘤组占 8.02%[30]。

上海电业职工医院报道，多数肿瘤患者，特别是肝癌患者，舌下静脉多有曲张或紫黑瘀点，舌下瘀点如出现紫黑色，要考虑恶性肿瘤的可能性[28]。原湖南中医学院曾分析 50 例癌症患者，舌脉粗张者 35 例（70%），再加瘀斑、瘀点、条纹、出血点、小动脉扩张可达 46 例（92%）[91]。徐飞等对 213 例各种癌症的舌下静脉进行了观察，发现绝大多数患者（203/213）有舌腹面静脉不同程度的瘀紫怒张或粒状增生，正常者仅为 10 例（占 4.7%），并认为凡慢性疾病如肝硬化、胃溃疡等出现舌脉怒张紫黑，则有癌变的可能[32]。陈泽霖等观察了 1046 例肿瘤患者的舌下静脉，其舌脉增粗者 520 例，占 49.7%，比健康对照组高 3.9 倍。且不同癌症的舌下脉异常亦有差异，肺癌为 86%，肝癌为 64.3%，食管癌为 55.2%，淋巴癌为 53.9%，胃癌为 50.8% 等[33]。刘庆等应用舌诊综合信息分析系统，对不同临床分期的原发性肝癌患者舌下络脉的形态、颜色及舌图像分析模块的红绿蓝值进行定量分析。结果表明，舌下络脉脉形宽粗迂曲、颜色青紫或紫黑，且随病情演变而加重；临床Ⅲ期的原发性肝癌患者舌下络脉的异常程度较Ⅰ期和Ⅱ期高（$P < 0.05$）[78]。

徐荷芳等对 1835 例上消化道患者的舌下静脉进行观察，发现上消化道各类疾病中，阳性舌脉出现率从高到低依次为：肿瘤 85 例，见阳性舌脉者 77 例，占 90.59%；溃疡病恶变 48 例，见阳性舌脉者 40 例，占 83.33%；萎缩性胃炎 38 例，见阳性舌脉者 19 例，占 50%；消化性溃疡 335 例，见阳性舌脉者 45 例，占 13.42%；各类炎症 1319 例，见阳性舌脉者 56 例，占 4.24%。提示阳性舌脉对炎症和癌瘤的鉴别诊断有一定意义。肿瘤、溃疡病恶变、萎缩性胃炎与各类炎症组相比，均有非常显著的差异，其中肿瘤组阳性舌脉出现率比炎症组高 21 倍。萎缩性胃炎的阳性舌脉出现率越高，说明其恶变机会就越大。另发现阳性舌脉和癌症出现均随年龄增长而相互接近，提示年龄越大，上消化道疾病的阳性舌脉对癌症诊断的准确性就越大[34]。

中国中西医结合研究会中国抗癌协会中医诊断协作组对 12448 例各种癌症、1628 例非癌症患者和 5578 例健康人的舌下脉进行观察，结果表明，癌症组舌脉正常者占 62.44%，异常者占 37.56%；非癌症组分别为 69.85%、30.15%；健康组分别占 90.71%、9.29%。三者经统计学处理，有非常显著性意义（$P < 0.001$）[35]。张伦等对 433 例肺癌和 400 例正常人的舌下静脉进行观察，结果肺癌患者舌下青筋暴露（Ⅰ～Ⅲ级）者为 374 例，占 86.4%，而正常人中仅 30 例，占 7.5%，经统计学处理，$P < 0.01$，说

明有显著差异[36]。旅大市（现大连市）中医院对 6 个不同疾病组共 563 例进行对照观察，发现恶性肿瘤患者舌下呈蜘蛛血管瘤状瘀点远比其他病种为高（$P < 0.01$）[37]。另外，翟范、孙伟和原江苏省中医研究所等个人和单位对癌症患者舌下脉的观察，也出现了上述相似的结果[38~41]。

陈健民等采用舌下脉评判记分法，分别观察了癌症组、非癌症Ⅰ组（有血瘀证的心脑血管病、肝胆病、痛经、良性肿瘤、糖尿病等）、非癌症Ⅱ组（无血瘀的其他疾病）各 140 例，其舌下脉异常的相互差别极为明显，癌症组较Ⅰ、Ⅱ组高，与二组比较，$P < 0.005$。同时对癌症组的血液流变学的检测发现，舌下脉异常的形成与血液流变性异常密切相关。癌症组血液流变性正常者仅占 12.1%，其 6 项指标异常率依次为：全血黏度比 45%，纤维蛋白原量 42.8%，血细胞压积 40%，红细胞电泳时间 35.7%，红细胞沉降率 31.4%，血浆黏度比 18.5%。且舌脉异常亦与癌症转移成正比，$P < 0.005$。认为不管有无其他原因，血液高黏状态是引起舌下脉异常的原因之一[42, 43]。

胡彩仙等对 548 例各种癌症的舌下脉进行观察，结果表明，舌下脉的异常率高达 92%，且 2/3 的患者属于中度及重度异常（评分为 6~9 分及 ≥ 10 分）。病种中以肝癌、胆癌、胰癌和肺癌最为突出，这极可能是上腔静脉及肺血管邻近舌下血管网有关[45, 46]。

吴周强在普查食道癌时，把舌下脉异常曲张作为阳性舌象之一，认为在防癌普查中具有筛选意义[47]。耿稚江指出，把望舌脉与青紫舌、厚腻苔结合起来观察，可提高食管癌的检出率[48]。总之，舌下诊法对于恶性肿瘤的初筛、病情判断、估计预后及指导临床治疗，均具有一定的价值。

3. 诊心脏疾病 余美祺等观察 167 例肺源性心脏病患者的舌腹面静脉（舌下脉络），发现其中 158 例（占 94%）呈阳性曲张，阴性者仅 9 例（占 6%）。其他各类疾病 158 例中仅 21 例（占 13%）呈舌脉阳性曲张。肺心病舌脉曲张的特点为：囊柱状占 63%，囊状占 21%，粗支状占 10%。余氏还将此应用于肺心病的普查，对有慢性咳嗽、气喘、心慌病史的 297 人进行舌诊检查，检出阳性舌脉者 55 人（占 18%），其中 28 人确诊为肺心病，7 人为冠心病，7 人为高血压性心脏病，1 人为风心病，12 人无心脏病证据。提示舌下络脉异常曲张对普查肺心病有一定的临床诊断意义[9]。

谢彦等观察到肺心病患者的舌脉主络饱满，隆起变粗，呈圆柱状弯曲，支络呈弥漫性曲张，有广泛的瘀点[49]。李寿山观察 41 例肺心病患者，发现其舌脉异常率为 100%。其中舌脉青紫色粗长者为 32 例（兼怒张者 30 例），小络脉暗红偏紫怒张弯曲为 32 例，淡紫色粗长怒张者为 3 例[10]。张问渠等认为，舌下络脉曲张不单是诊断瘀血证的指征，也是早期肺心病的诊断依据。慢性支气管炎患者尽管 X 线胸透、心电图均正常，只要舌脉曲张为 ++ 以上，就应考虑肺气肿、肺心病的可能[50]。金起荣则证实舌脉曲张的肺心病组与健康人组之间存在着非常显著的差异（$\chi^2 = 67.35$，$P < 0.001$）[51]。王午桥发现晚期肺心病患者的舌下伞襞及其周围组织均呈 Ⅱ 度瘀紫而干枯，舌下系带及两侧静脉均粗紫而曲张[52]。

原武汉医学院附属第一医院用血液流变力学方法测定 50 例肺心患者，肺心病组各项参数均高于正常人组数倍，血气分析 PaO_2 降低，$PaCO_2$ 增加，均与舌脉曲张程度和舌脉色深浅变化成正比。不难看出，观察舌脉变化对肺心病的诊断、呼吸衰竭分级、病情顺逆转归都有一定的参考价值[53]。原上海第一医学院病理生理教研组在治疗肺心病的同时，对照观察舌脉怒张与舌质青紫的变化。当病情好转时，青紫舌的消退比舌脉怒张的改善要快，说明二者形成原理有差别[54]。王素文亦将观察舌脉充盈度作为肺心病治疗前后对照检查的主要项目之一。究其病理机制，可能与静脉瘀血、静脉压升高、缺氧、舌血流量增多有关[55]。

余美祺等观察冠心病 40 例，舌脉曲张阳性率为 68%（27 例），舌脉形态多为粗支状和囊柱状，囊状极少；风湿性心脏病 21 例，阳性率为 80%（17 例），舌脉多为粗支状，囊柱状较少，未见囊状；高血压性心脏病 27 例，阳性率为 37%（10 例）。比较以上各种类型心脏病舌脉阳性的发生率，$P < 0.001$，差异十分显著。肺心病舌脉阳性率最高，其次为风心病、冠心病和高血压性心脏病[9]。李寿山观察冠心病心绞痛 32 例，舌下络脉青紫色粗长怒张者 5 例，小络脉暗红色怒张伴有小结节者 18 例，淡紫色者 22 例，脉形粗长者 21 例[10]。梁民里道观察冠心病 102 例和正常人 50 例，冠心病组有舌下小血管异常变化（Ⅰ～Ⅱ度）者 88 例（86.2%），而对照组仅有 Ⅰ 度 4 例，两者差异极为显著（$\chi^2 = 86.01$，$P < 0.005$）。梁民里道还对有舌下小血管变化的 42 例患者和无变化的 25 例患者，进行了血液流变学 8 项指标的测定，结果表明，有变化组 8 项指标中的全血黏度、血浆黏度、全血还原黏度、纤维蛋白原与无变化组相比，均有非常显著的差异，且有变化组的全血黏度、血浆黏度、全血还原黏度均增高[3]，提示冠心病有瘀血病理存在。

4. 诊肺脏疾病 肺脏疾病的舌下脉亦有改变，郗增亮检查 113 例慢性阻塞性肺疾病，划分舌脉曲张 Ⅰ、Ⅱ、Ⅲ 级阳性标准。其中慢性支气管炎 20 例，有 18 例舌脉正常，2 例为 Ⅰ 级阳性；肺气肿 78 例，有 29 例舌脉正常，Ⅰ 级阳性 36 例，Ⅱ 级 10 例，Ⅲ 级 3 例；肺心病 15 例，Ⅰ 级 2 例，Ⅱ 级 8 例，Ⅲ 级 5 例。经统计学处理，肺心病组明显高于肺气肿组（$\chi^2 = 14.9$，$P < 0.001$）[56]。

蔡纪明按余美祺所定舌腹静脉曲张的分级标准，观察慢阻肺 58 例。其中伴肺心病 10 例，Ⅲ 级 2 例，Ⅱ 级 2 例，Ⅰ 级 3 例，正常 3 例；伴肺气肿 7 例，Ⅰ 级 5 例，正常 2 例；喘息性慢支 13 例，Ⅱ 级 1 例，Ⅰ 级 2 例，正常 10 例；单纯性慢支 16 例，Ⅰ 级

4 例，正常 12 例；支气管哮喘 13 例，Ⅰ 级 2 例，正常 11 例。舌腹静脉曲张的阳性率及程度亦与慢阻肺的分型及疾病发展有一定关系，尤其是肺气肿、肺心病患者的阳性率很高，肺心病的阳性率高达 90%，并且慢阻肺早期的患者也有 19.5% 的舌脉曲张阳性率[57]。

王午桥曾观察 20 例长期低热的肺结核患者，其舌下组织瘦薄而干，尤以伞襞部明显，舌下小血管及舌下两脉全不暴露，据此诊断为心肺积热、阴津大伤，均用沙参麦门冬汤加味，症状很快获得改善。王氏又对 10 例支气管扩张咯血患者进行舌下观察，其伞襞及舌下小血管均呈深度青色；对 30 例慢性肺气肿患者进行观察，其舌下伞襞部及舌下两脉均呈深度青紫[52]。

5. 诊糖尿病　20 世纪 80 年代初，陈泽霖等检查了 200 例糖尿病患者的舌象，发现舌下络脉有粗长、迂曲、延长、色泽紫黑及舌脉管径大于 2.7mm 者为 119 例，占 59.5%，说明糖尿病患者中有半数以上有舌下络脉异常，存在血瘀的情况。而且在轻、中、重三型糖尿病的患者中，舌下络脉异常占的比例分别是 40%、56.76%、77.77%，大致随着病情加重而递增[85]。

肖丽明等对 140 例Ⅱ型糖尿病患者舌下络脉异常的病例进行对照研究，结果发现，糖尿病患者舌下络脉异常（10.94±5.22）明显高于对照组（6.23±4.98），经 t 检验，两组差异有显著性。60 岁以下与 60 岁以上两组的舌下络脉异常差异也有高度显著意义（$P < 0.001$）[86]。

杨亚平等所观察的 300 例糖尿病患者中，除了 12 例有舌下络脉变短，颜色变浅淡及周围小络脉不明显、舌下黏膜色偏淡之外，其余的 288 例患者多出现不同程度的紫红、绛紫、紫黑，或舌下细小络脉呈黯红色或紫色网状，或舌下脉曲瘀张，甚至有如紫珠状瘀血结节；并且发现，当疾病初起时，舌下络脉的变化有时会出现在舌色变化之前；而经治疗后，舌下络脉反映的气血病理变化表现仍较前者明显[87]。

施赛珠等在观察 76 例糖尿病患者中发现，舌下络脉异常为 52%，以脉形充盈明显，脉形呈柱状枝、囊状枝异常为常见，甚则葡萄球状；舌下络脉长度的增长或管状增粗亦很突出，脉色改变、舌下脉分支增多也很明显[88]。高彦彬等则采取记分方法对糖尿病瘀血证进行辨证，观察了 436 例Ⅱ型糖尿患者，其中有血瘀证患者 207 例，占 47.48%[89]。周建扬等观察了 56 例Ⅱ型糖尿病患者舌底络脉的颜色，其中 20 例有轻度瘀血，占 36%；重度瘀血者有 17 例，占 30%，合计占 66%。治疗前有瘀血患者的血糖、糖基化血红蛋白、血脂与无瘀血患者比较，均有差异[90]。唐彩平等对 218 例糖尿病慢性并发症患者的中医辨证特点进行总结，发现其中有 160 例患者舌底脉络迂曲，占 73.39%[91]。有关调查资料表明，舌下络脉异常与糖尿病并发症有很大关系，并发症越多，病情越严重，舌下络脉异常越明显。用活血化瘀中药治疗后，舌下脉络瘀血程度可改善，同时血糖亦下降[88, 90]。

6. 诊肝胆疾病 梁国荣观察了 98 例慢性肝炎的舌下静脉，发现 44 例有舌下静脉曲张或有出血瘀点，其中仅 20 例有舌质紫暗的表现，而且 44 例中肝脾大的比例较无舌下血管变化组为高[58]。李寿山观察 18 例肝硬化腹水患者，舌脉有明显异常者达100%[10]。谢彦等观察 60 例肝病患者，其中舌脉异常者占 63.35%[49]。究其机理，有人认为是肝硬化患者的门静脉循环受阻，则舌色变紫，舌体胀大，舌下静脉曲张[59]。王午桥则认为，舌腹面边缘青色为痛证，他通过 20 例胆绞痛患者的观察，70% 以上患者该区均为深度青色[52]，说明舌下色泽变化对疾病的诊断具有参考价值。

7. 诊脑血管疾病 李寿山观察了 17 例脑血栓形成、脑溢血后遗症患者的舌下络脉，呈淡紫色者 15 例，脉形粗长者 10 例（兼小络脉怒张者 8 例），短细紧束者 5 例，淡红色而脉形细短紧束者 2 例，异常率为 100%[10]。

8. 诊胃病 沈家足等观察了 303 例慢性胃炎、胃溃疡、胃癌患者的舌下络脉，发现有 134 例（占 44.2%）患者的舌脉粗胀瘀滞[60]。

9. 诊肾病 王午桥观察 20 例慢性肾炎患者的舌下，见其在舌系带下方周围色淡欠华，滞而失泽。其中 15 例使用温阳益气法治疗后，发现舌底之色迅速转向光泽，但其中有两例由于温阳太过，伤及阴分，而出现涎阜周围组织鲜艳，舌下小血管暴露突出，患者尿量忽然减少，证实内脏阴阳的偏盛偏虚，在舌下的反映相当敏感[52]。

10. 诊老年病 舌脉异常在老年患者中很常见。朱宝亮等对 662 例老年人舌脉分析，发现老年患者中舌脉主干充盈度异常达 44.1%，颜色呈青紫色或紫黑色者为68.14%，外带舌脉分支异常为 72%，舌脉主干长度超过舌尖到舌阜连线 3/5 者达 66%，主干管径大于 2.7mm 为 68.73%。并认为老年患者舌脉异常发生率高的病理基础之一是由于老年患者动脉硬化，心泵功能严重减退，心输出量减少，静脉回流受阻[17]。Eddy 等测得多年素食的老年人血浆及白细胞中维生素 C 较高，而他们的舌下瘀点和静脉曲张的发生率较低，仅 30% 左右，在一般人中则为 60%[64]。杨力认为，舌下根阜的荣枯可预报肾气的盛衰。中、老年人因血管硬化，静脉回流受阻，静脉压升高，故脉络充盈度增大。因此，舌下络脉的紫暗及怒张，常可作为早衰及中风的先兆症候之一[1]。

11. 诊静脉压的高低 Friedberg 认为，观察舌黏膜下的静脉可以用来测定静脉压的增高情况，正常人在取坐位时，此静脉是萎缩的，仅隐约可见青紫色线状，当静脉压力升高至 1.96kPa（正常时静脉压为 0.3 ～ 1.42kPa，中心静脉压为 0.59 ～ 0.98kPa）时，这些静脉即扩张而明显突出[65]。说明舌下静脉粗张可能与静脉压升高有关。

12. 诊慢性前列腺炎 张明选介绍戴春福教授观察慢性前列腺炎（CP）患者舌下络脉（静脉）瘀阻状况在诊断中的意义。选择 200 例 CP 患者观察其舌下络脉瘀阻程度与 CP 的关系，并与 40 例健康者作对比观察，并对患者组治疗前后舌下络脉瘀阻、前列腺液检查进行比较。结果显示：200 例明确诊断的慢性前列腺炎患者中有 180 例存在不同程度的舌下络脉瘀阻；健康对照组有 6 例存在不同程度的舌下络脉瘀阻，该 6 例的前列腺液检查结果提示有 4 例患有慢性前列腺炎。两组舌下络脉瘀阻程度差异非常显著（$P < 0.005$）。说明舌下络脉瘀阻状况对 CP 的诊断具有重要的特征性指导意义[73, 76]。

13. 其他　张赞臣认为，舌下络脉与心肝两经有密切关系，不论身体任何部位有所瘀积或痰湿内阻、脉道不利时，皆可现之于舌下络脉。如见舌下络脉粗胀、颜色青紫，甚则带青黑者，大多为肝郁失疏、痰热内阻或瘀血郁积之证[66]。李寿山认为，若舌下络脉呈淡红或淡蓝色，脉形细小而短，小络脉无变化，多属气血两虚或阴阳亏虚之证，常见于慢性消耗性疾病，如久泻久痢、崩漏、妇女宫寒不孕、虚损劳症、消化不良、脘腹隐痛、月经不调等病[10]。沈绍英结合临床实践，对舌下望诊的临床意义做了比较全面和切合实际的归纳，如认为察舌下青筋、紫脉可以判断气血运行是否畅通；望舌下神色、荣枯可辨病之新旧和预后；察舌下金津、玉液穴之润泽与否可知津液之存亡；察舌下根阜充盈程度可知肾气是否旺盛；舌底中部色淡而夹白，多见脾虚中气不足等[6]。

苏敬武将舌下络脉分为四型：

①膨胀型：又称气滞血凝型。表现为舌下络脉呈短粗状隆突，甚者簇拥结球，或似肠样屈曲，色质红紫。多见于高血压、高血压性心脏病、冠状动脉硬化、左室高电压、阴虚阳亢者。

②苍白型：又称衰败型。表现为络脉长而瘪，呈灰白色而失红活，多数患者支络不显露，或可见 1～3 个小紫色红点。多见于呼吸系统、消化系统的恶性肿瘤，或慢性消耗性疾病和免疫功能低下的患者，如肾病、肝病、胃病的后期。

③郁虑型：又称气型。表现为形态纤细，甚或呈螺旋状扭曲，或两者间有之，多呈暗淡红色，偶有针尖样小红点。常见于神经系统疾病，如自主神经功能失调、失眠、梅尼埃病（即美尼尔病）、癫痫等。

④隐匿型：表现为支络不露，表面可见数个小的黏膜皱突，呈凹凸不平，犹如不毛之地，色泽淡红或淡红之上浮以黄色。多见于耗竭性的慢性病、失血过多、贫血等[7]。

参考文献

［1］杨力. 中医疾病预测学［M］. 北京：北京科学技术出版社，1991.

［2］彭清华. 舌下诊法的研究进展［J］. 江苏中医，1988（5）：40–45.

［3］梁民里道.舌下望诊法初探［J］.福建中医药，1985（3）：36-37.

［4］乔子虹.舌下诊察法临床研究概况［J］.北京中医杂志，1986（2）：29-32.

［5］陈泽霖，魏振装，黄小愚.全国中西医结合四诊研究学术会议纪要［J］.中西医结合杂志，
　　　1984，4（4）：253-256.

［6］沈绍英.舌下望诊初探［J］.四川中医，1986（12）：10.

［7］苏敬武，舌下络脉初探［J］.安徽医学，1987，8（1）：36-37.

［8］陈泽霖，谢嘉文，陈健民，等.5403例正常人舌象检查分析［J］.中医杂志，1981，22（2）：
　　　18-22.

［9］余美祺，陈锦荣，马素娥，等.舌腹面静脉曲张对慢性肺源性心脏病的诊断价值［J］.新医学，
　　　1978，9（3）：113-115.

［10］李寿山.初论"舌下络脉"诊法在临床上的应用（附135例分析）［J］.新中医，1982（5）：
　　　4-6，17.

［11］李寿山.从舌下脉诊谈瘀血证［J］.黑龙江中医药，1987（1）：29.

［12］李寿山.谈瘀血的证治和运用活血化瘀的体会［J］.辽宁中医，1979（1）：1-7.

［13］王榕平，陈利铭，林宝桑，等.1463例正常人舌下静脉观察分析［J］.福建中医药，1986，17
　　　（5）：39-40，22.

［14］Best E J，Wiggers I M.Dental Digest--75 years of publication［J］.Dent.Digest，1970，76（1）：
　　　13-76.

［15］Sharp G E.The hot tongue syndrome.Etiology and treatment［J］.Arch Otolaryrgnol，1967，85（1）：
　　　90-92.

［16］Kocsard E，et al.The histopathology of caviar tongue.Ageing changes of the undersurface of the
　　　tongue［J］.Dermatologica.1970，140（5）：318-322.

［17］朱宝宽，等.662例老年患者舌象舌下静脉检查分析［J］.浙江中医杂志，1984（6）：279.

［18］黄铭新，等.对老年人舌下小血管的观察［J］.中华内科杂志，1982（8）：486.

［19］黄铭新，黄定九，梁国荣.老年医学和老年病学简介［J］.上海医学，1981（4）：45-48，33.

［20］尤昌厚.舌诊要察舌腹静脉［J］.山东中医杂志，1986（5）：3-4.

［21］李蔚生.舌下血管的观察对血瘀辨证的意义［J］.江西中医药，1987（4）：48-50.

［22］李蔚生.舌下血管异常对血瘀证诊断的意义［J］.中西医结合杂志，1984，4（5）：305.

［23］张雅洁，潘明.活血化瘀法为主治疗妊娠高血压综合征的初步探讨［J］.中医杂志，1984（5）：
　　　38-39.

［24］彭清华.38例日本籍视网膜色素变性舌下脉的临床观察［J］.江苏中医，1990（5）：43-45.

［25］彭清华.视网膜色素变性228例的舌象观察［J］.辽宁中医杂志，1991（5）：20-25.

［26］上海第一医学院华山医院生物物理教研组.紫舌患者血液流变学的研究［J］.中华医学杂志，

1978（6）：360.

［27］范继宝 . 舌下"瘀血丝"与瘀血的关系［J］. 新医药学杂志，1978（4）：37.

［28］上海电业职工医院 . 舌下瘀点 131 例临床观察［J］. 新医学，1979，10（3）：126-128.

［29］吴先明，何世银，邓水明，等 . 青紫舌、唇甲发绀、舌腹静脉瘀阻的血液流变学测定［J］. 陕西中医，1986，7（2）：89-90.

［30］施边镇 . 恶性肿瘤患者的舌象表现［J］. 山东中医杂志，1985（6）：30-32.

［31］湖南中医学院 .206 例舌象临床观察的初步分析［J］. 湖南省肿瘤防治研究，1979（1）：52.

［32］徐飞，汪自源 .213 例癌症患者的舌质改变分析［J］. 中西医结合杂志，1984，4（1）：28-29.

［33］陈泽霖，戴豪良，许得盛，等 .1046 例肿瘤患者舌象观察——附 500 例健康人舌象对照［J］. 中西医结合杂志，1981，1（2）：81-83.

［34］徐荷芬，等 .1835 例上消化道患者舌下静脉的观察报告［J］. 浙江中医杂志，1986（11）：499.

［35］中国中西医结合研究会中医诊断协作组 .12448 例癌症患者舌象临床观察［J］. 肿瘤，1987，7（3）：129-130.

［36］张伦，陈锐深 . 肺癌舌象的临床研究［J］. 新中医，1987（7）：34-35，33.

［37］旅大市中医院 . 恶性肿瘤特征的发现［A］. 全国首届中医学术会议论文摘要选编，1979：347.

［38］翟范，李登銮，吴岩，等 .600 例上消化道疾病的舌象观察［J］. 辽宁中医杂志，1984（6）：24-25，30.

［39］孙伟，王俊时 .137 例癌症患者舌下诊观察［J］. 中医函授通讯，1987（3）：48.

［40］徐荷芬，张文杰，周克芳，等 . 恶性肿瘤病人 200 例舌象观察［J］. 江苏中医杂志，1987（4）：44-47.

［41］陈健民 . 癌症患者舌象的临床观察及原理研究［J］. 中国医药学报，1990，5（1）：35-37.

［42］陈健民 . 癌症舌下脉临床观察［A］. 全国第三次中西医结合防治肿瘤学术会议论文汇编，1985.

［43］陈健民，张萍 .420 例舌下脉的临床观察及研究［J］. 上海中医药杂志，1987（5）：46-48.

［44］陈健民 . 舌下脉刍议［J］. 天津中医药，1986，3（2）：30-31.

［45］胡彩仙，陈健民 .548 例癌症患者舌象与治疗中医辨证关系临床分析［J］. 中医药学报，1987（2）：11-14.

［46］胡彩仙，陈健民 . 舌脉异常的临床价值初探［J］. 中国医药学报，1987，2（6）：33-35.

［47］吴周强 . 颊舌异变与食管癌关系的初步探讨［J］. 辽宁中医杂志，1981（2）：15-19.

［48］耿稚江 . 全国中西医结合四诊研究学术会议［J］. 医学研究通讯，1983，3（12）：9.

［49］谢彦 . 望舌脉是中医舌诊的重要内容［J］. 中医药学报，1982（3）：54-57.

［50］张问渠，杨忠俊 . 舌诊在心血管病上的运用［J］. 福建中医药，1984（3）：36-37.

［51］金起荣，王光杰，过中方 . 肺源性心脏病及肺气肿的舌下静脉观察［J］. 江苏中医，1981（4）：29.

［52］王午桥 . 舌下视诊初探［J］. 江苏中医杂志，1984（2）：6-8.

［53］武汉医学院附属第一医院．湖北省慢性肺心病科研十年资料汇编，1983：238.

［54］上海第一医学院病理生理教研组．活血化瘀专辑，1975.

［55］王素文．慢性肺心病急发期血液流变学改变及与活血化瘀和氧疗关系的探讨［J］．北方医学，1982（5）：14.

［56］郗增亮．慢性支气管炎舌腹静脉观察小结［J］．河南中医，1981（4）：33–34.

［57］蔡纪明．两颧蟹爪纹、舌腹静脉曲张与"慢阻肺"的关系［J］．浙江中医杂志，1982（9）：424.

［58］梁国荣．98例慢性肝炎的舌下血管观察和探讨［J］．中华内科杂志，1980，19（4）：252.

［59］山东医学院．中医基础学［M］．山东科学技术出版社，1973：153.

［60］沈家足，陈泽霖，徐梨花，等．胃部疾病的舌象观察——303例胃镜检查资料分析［J］．上海中医药杂志，1979（5）：33–35.

［61］靳士英．老年瘀证患者的舌下络脉变化［J］．中西医结合杂志，1988，8（10）：630.

［62］李蔚生．舌脉对血瘀证诊断的研究［J］．中西医结合杂志，1988，8（10）：629.

［63］彭清华．从眼病学角度探讨血瘀证的诊断标准［J］．云南中医中药杂志，1991（1）：11–13.

［64］Eddy T P，Taylor G F.Sublingual varicosities and vitamin C in elderly vegetarians［J］.Age Ageing，1977，6（1）：6–13.

［65］Friedberg C K.Disease of the Heart，2nd edition［M］.Saunder，1956：216.

［66］张赞臣，等．舌下望诊法［J］．中医杂志，1964（2）：68.

［67］黄明贵．诊络脉法及其应用［J］．云南中医中药杂志，1988，9（2）：5–9.

［68］吴艳环，等．舌下望诊与疾病的诊断和预后［A］．全国中医诊断第二次专题学术会议论文，1991.

［69］贾育容，伍杰."舌下络脉诊"临床运用体会［J］．甘肃中医，2001，14（3）：53–54.

［70］郑舜仁，蒋依吾，陈建仲，等．中医舌诊计算机化舌下络脉特征撷取及分析［J］．苏州大学学报（医学版），2005，25（3）：426–430.

［71］翁维良，黄世敬，洪尚杓．运用中医舌诊专家系统对血瘀证舌下络脉的观察［J］．中医杂志，2001，42（4）：233–235.

［72］郝爱真，刘毅，王发渭，等．老年糖尿病患者舌下络脉的对照研究［J］．解放军医学杂志，2006，31（9）：915–916.

［73］张明选．慢性前列腺炎患者舌下络脉瘀阻的诊断价值［J］．北京中医药大学学报，2002，25（6）：61–63.

［74］陈群，徐志伟，柴雅倩．舌下络脉诊法研究概述［J］．北京中医杂志，2003，22（2）：53–55.

［75］司兆学，靳士英，何尚宽，等．舌下络脉诊法的组织学基础［J］．解放军广州医高专学报，1997，20（1）：1–2.

［76］戴春福，张明选，吴臣义，等．舌下络脉瘀阻与慢性前列腺炎诊断的相关性研究［J］．新中医，

2002, 34（7）: 25-26.

［77］靳士英, 何尚宽, 司兆学, 等. 舌下络脉显现类型及其实质的研究［J］. 广州中医药大学学报, 1998, 15（1）: 1-4.

［78］刘庆, 岳小强, 任荣政, 等. 不同临床分期原发性肝癌患者的舌下络脉特征［J］. 中西医结合学报, 2004, 2（3）: 175-177.

［79］周俊琴, 陈建国, 黄东华. 肺癌患者舌下络脉形态变化规律探讨［J］. 河北中医, 2006, 28（11）: 820-821.

［80］李树棠, 沈立民, 于会成, 等. 舌下络脉诊治意义探析［J］. 辽宁中医杂志, 1992（1）: 37-38.

［81］张立群, 李学志, 王淑玲, 等. 望诊舌系带蜘蛛球诊断肿瘤173例［J］. 人民军医, 1999, 42（2）: 119.

［82］傅家武, 罗小宁. 望诊舌下静脉变化对冠心病治疗的观察［J］. 广州医药, 2000, 31（4）: 66-67.

［83］陈群, 徐志伟, 柴雅静. 舌下络脉诊法的研究概况［J］. 新中医, 2003, 35（3）: 70-72.

［84］黎湘娟. 糖尿病舌下络脉诊法的研究概况［J］. 浙江中医杂志, 2004（7）: 316-319.

［85］陈泽霖, 等. 200例糖尿病患者舌象检查分析［J］. 浙江中医杂志, 1995（3）: 137.

［86］肖丽明, 施赛珠, 王倩. 140例糖尿病舌下脉异常的病例——对照研究［J］. 山西医药杂志, 1991（1）: 29-30.

［87］杨亚平, 岳沛平, 申全宏. 300例糖尿病的舌象研究［J］. 南京中医药大学学报, 1997（6）: 338-339.

［88］施赛珠, 陈剑秋, 石志芸. Ⅱ型糖尿病中的瘀血证和益气活血药预防其血管病变的疗效观察［J］. 中医杂志, 1989（6）: 21-24.

［89］高彦彬. 益气养阴活血法治疗非胰岛素依赖型糖尿病临床观察［J］. 中国医药学报, 1990（2）: 26-29.

［90］周建扬. 舌底脉络瘀血与糖尿病［J］. 浙江中医杂志, 2000（2）: 88-89.

［91］唐彩平, 冯维斌. 糖尿病慢性并发症证候演变规律探讨［J］. 深圳中西医结合杂志, 2000（3）: 122-123.

［92］王媛, 杨亚平. 舌下络脉的观察研究方法概述［J］. 中医药导报, 2010（5）: 125-127.

［93］李白羽, 岳小强, 高静东, 等. 舌下络脉诊法的临床研究进展［J］. 江苏中医药, 2009（6）: 78-80.

［94］潘颖. 舌下络脉诊法与血瘀证相关疾病诊断的研究概况［J］. 中国当代医药, 2014（26）: 194-196.

［95］吴朦, 胡镜清. 舌下络脉诊法及其在血瘀辨证中的应用研究［J］. 环球中医药, 2015（6）: 646-649.

［96］刘君. 探讨舌下络脉诊法在肿瘤中的研究［J］. 中医临床研究, 2012（10）: 194-196.

第十四节 腭、颊黏膜诊法

翘起舌头，在牙齿的范围内能舔着处就是腭。腭分为前后两半部，前半部致密坚韧，不能运动，上覆骨组织，称为硬腭；后半部则柔软，能运动，称为软腭。口腔内左右两侧壁称为颊。腭、颊黏膜中有丰富的血液供应，在疾病的过程中，该部位可有不同程度的小静脉曲张、小动脉扩张、出血及黏膜面的色泽改变等，这些统称为腭、颊黏膜征异常。通过观察这些病理改变以诊断疾病的方法，称为腭、颊黏膜诊法。

【诊断原理】

1. 腭、颊黏膜上皮血运丰富，而且血管位置表浅，易于显露，是观察人体细小血管变化的理想部位。中医理论认为腭、颊黏膜的解剖学位置在鼻咽部的中心，是人体"表"与"里"的交接区。因此，不论是外邪侵袭入内，还是体内发生病理变化，均最易在腭、颊黏膜上体现出来。

2. 腭、颊黏膜位于口中，《素问·阴阳应象大论》云："脾主口……在窍为口。"腭、颊黏膜上血络丰富，《内经》认为心主血脉，肝主藏血，脾统血。因此，脾、心、肝等脏腑功能失调，即可反映于此。

3. 全身不少经络与腭、颊黏膜有联系，如手阳明大肠经、足太阳膀胱经、足少阴肾经和足厥阴肝经等均络于此，因而腭、颊黏膜上的病理改变可反映这些经脉及其相应脏腑的病变情况。

因此，腭、颊黏膜上血络的扩张、充血、瘀血等变化，可以反映机体内的某些病理变化，尤其是迁延性及难治之症在该部位可出现明显的变化。腭黏膜的各个部位，分别代表某一脏腑。一般而言，腭前部代表肺，分线及中柱两侧代表脾胃，中柱代表心，腭后及臼齿处代表肝肾（图1-58）。人体（尤其是小儿）患病后，其腭黏膜与内脏相应的部位也会发生相应的变化。

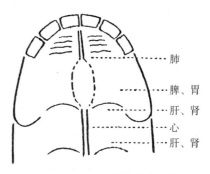

肺

脾、胃

肝、肾

心

肝、肾

图1-58 腭黏膜的脏腑分属

【诊察方法】

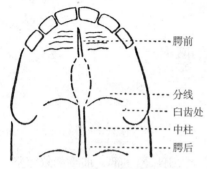

图 1-59　上腭各部位的名称

饭后 1 小时，受检者取坐位，口张大，头尽可能后仰，使上腭及两颊充分暴露，由两名医师在自然光线或手电筒的照射下共同观察，按顺序依次检查两颊、上腭前部、中柱、硬腭齿后部、硬腭分线前部、软腭部、咽腭部等。上腭的位置、各部位的名称见图 1-59。

腭黏膜主要检查软、硬腭黏膜上的血管变化（包括充血、扩张、瘀血、出血等），黏膜色调的改变（单纯性贫血淡色调、带黄的色调等），颗粒增生及小凹等。

颊黏膜上主要观察有无瘀血斑、小白色斑点，或有无绛红、暗红色充血带，有无小米粒样的浅黄色硬结或其他小瘤状物簇集成群，注意其发生的位置、形态、有无苔膜等。还可以用三棱针试刺黏膜，观察其出血的颜色、量和速度等。

正常健康儿童整个上腭红润而有光泽，中柱、硬腭、软腭均以粉红色为主，其软腭很少充血、瘀血，中柱亦无小静脉。

健康老年人之中柱呈浅黄色或粉红色，各部分轮廓清晰，无断裂及弯曲，表面干净，少见褐色斑点，无小动脉分布及出血点，左右可各见一条细小静脉。硬腭齿后部黏膜皱襞色泽粉红，分裂中柱两侧，横行排列，对称整齐，未见出血点及动静脉分布；分线前部可有小紫褐色透明点，近中柱侧色泽粉红或略带紫色，个别人有一条细小静脉。软腭则呈黄色，半数有充血或瘀血，尤以咽腭弓、悬雍垂明显，个别有透明颗粒及小凹。

【临床运用】

1. 小儿上腭黏膜色白，如蒙乳皮状者，多为脾胃虚弱；上腭黏膜呈粉红或淡白色者，为贫血、气血双亏；上腭黏膜色黄者，主脾胃功能失调；色深黄为实证，主脾胃湿热；色浅黄为虚证，主脾虚不能运化水湿；上腭黏膜色深紫者，为瘀血、出血及血分有热；上腭黏膜色红紫者，多为实热证。

2. 小儿腭前、腭后均为深红色，二臼齿处为黄色、红色，中柱色淡白者，主实热型腹泻；腭前、腭后均为粉红色，二臼齿处乳白色，中柱乳白色者，主虚寒型腹泻；小儿腹泻，臼齿处乳白色且厚者，说明腹泻重，脾肾虚亏，病情重；上腭臼齿及腭前为乳白色，中柱顶端为粉红色者，为虚寒型小儿消化不良。

3. 小儿腭前、腭后黏膜均为红色，中柱及分线为淡黄色，臼齿处为浅红或干黄色者，主热毒疫痢。

4.腭前黏膜为红色，分线左右为橘黄色，二分线突出，臼齿处为红色，主外感风热、内有停滞的感冒。

5.上腭分线为黑紫色，中柱两旁呈深紫红色，腭前及臼齿均为紫色，多见于血热壅盛和出血严重的患者；而上腭有紫红色小出血点，尤以中柱两侧出血点增多者，一般多为出血性疾病。

6.上腭及中柱均为正常色泽或浅黄色，惟中柱两旁有 2～4 个如针尖大小的小孔，多则为 6～8 个小孔，多属肝肾不足型遗尿症（在成人则多为失眠健忘）。

7.腭黏膜色红、深红或紫暗，其上的小动脉扩张充血，小静脉曲张瘀血，或有出血现象，可诊断为血瘀证。依据日本学者伊原信夫制定的标准可将腭黏膜征分为：

①0度：在软、硬腭黏膜上基本看不到显露的小血管，黏膜面呈淡红色。

②软腭黏膜征（简称软腭征）：

Ⅰ度：腭弓处黏膜稍红，可见较清晰的细小血管显露，此型基本属正常范围；

Ⅱ度：在Ⅰ度腭征的基础上，并可见到充血扩张的小动脉和曲张的小静脉；

Ⅲ度：软腭黏膜上的小动脉明显充血扩张或小静脉明显曲张瘀血，或有出血现象，或在Ⅱ度变化的基础上再加黏膜面色调深红或紫暗的改变。

③硬腭黏膜征（简称硬腭征）：

Ⅰ度：在硬腭黏膜上可见清晰的小血管；

Ⅱ度：黏膜上小动脉扩张、充血，或小静脉曲张、瘀血；

Ⅲ度：黏膜上可见明显的小动脉充血、扩张，或小静脉瘀血、曲张，或有出血现象，或在Ⅱ度变化的基础上再出现黏膜面色调深红或紫暗的改变。

上述软腭征Ⅰ、Ⅱ度改变和硬腭征Ⅰ、Ⅱ、Ⅲ度改变均可反映瘀血改变，只不过有轻重程度的不同。腭黏膜的瘀血、充血征象易见于妇科、肝炎、心血管病、骨关节病、泌尿生殖器疾病、皮肤科、眼科疾病及恶性肿瘤等患者，这些疾病，均有两个重要的共同点：一是均有复发、迁延倾向，并为进行性难治之症；二是从瘀血证开始，具备一系列血证综合征，即：①充血征象（小动脉扩张）；②瘀血性血滞征象（小静脉扩张）；③黏膜背景的血虚；④颗粒增生；⑤出血及其他。

8.上腭中柱直，周边清晰，无弯曲断裂，中柱上多见褐色斑点；硬腭部有散在的紫褐色透明小点，硬腭以暗紫或紫色为主，软腭部出现小凹，为冠心病之征象。

9.颊黏膜上见瘀血斑或绛红色充血带及小米粒样的浅黄色硬结，为食管癌的征象。一般认为，其瘀斑出于颊黏膜，乃瘀滞为患，有形之疾积于食道；其色淡青，斑形隐隐，细如缝线者，常主虚寒，多见于食管癌的晚期患者；斑形如带，其色青紫者，多主邪实，邪正相搏，见于食管癌中期的患者；瘀斑上生颊膜者，乃正不胜邪，致使食道之毒邪得以蒸腾上乘之故。

10. 颊黏膜上出现特殊的斑点分布，称为口斑，可诊断为钩虫病。根据口斑的颜色、形状、大小的不同，大体可分为三度：

Ⅰ度：黏膜斑点小而少，约如针头大，多数只1～3点，色苍白或灰白，分布在相当于第二磨牙的颊黏膜上。

Ⅱ度：斑点略大于针头，呈粉红色或黄色，分布于齿缘平线上下。

Ⅲ度：斑点密集，或成片状，大小不等，大者如黄豆，或小如Ⅱ度斑点，其色紫或呈蓝色，分布于大白齿处黏膜上。

一般而言，钩虫感染的程度与口斑的程度相一致。

11. 在相当于第二磨牙的颊黏膜处出现针头大小的白色斑点，称为麻疹黏膜斑（Koplik斑），多见于小儿，为麻疹的早期特征。

12. 颊黏膜上出现蓝黑色色素沉着斑片，为肾阳不足，常见于肾上腺皮质功能减退（Addison病）。

13. 颊黏膜下出现大小不等的瘀斑和出血点，多因血热妄行或脾虚不能统摄血液，致血液溢于黏膜下，见于各种出血性疾病和维生素C缺乏症等。

14. 颊黏膜充血、肿胀，并伴有小出血点，称为黏膜疹，常为双侧对称性发生，乃风热邪毒为患，见于猩红热、风疹及某些药物中毒。

15. 颊黏膜溃烂，经久不愈，反复发作，因于脾肾亏虚，多见于衰弱的病儿或老年患者，也可出现于长期使用广谱抗生素和抗癌药之后，见于慢性复发性口疮、鹅口疮等病。

16. 上腭或颊黏膜生疮，局部红肿高起，胀痛，影响进食，称为重腭，因外感风热邪毒或胎中伏热，蕴积心脾而上攻所致。

【现代研究】

在腭黏膜诊法研究上，李醒华等[3]对90例老年人（其中健康者30例，高血压、冠心病患者30例，老年性慢性支气管炎30例）和60例儿童（健康者30例，确诊为气管炎、消化不良、急性肾炎等患儿30例）的上腭黏膜望诊结果：

①老年人三组在上腭中柱均可见到褐色斑点，而两组儿童无论有病与否均无此变化，且褐色斑点与吸烟有关。证明褐色斑点的出现与年龄、衰老有关，疾病是加速衰老的重要因素。

②老慢支患者中柱断裂，边界不清占绝大多数，而在健康老年人组、高血压和冠心病老人组及儿童组中，均很少见到，说明这一现象与年龄无关，而与该种老年疾病有关，提示上腭中柱的形态改变对于老年人肺部的病变，具有辅助诊断意义。

③上述上腭中柱边界不清、断裂、褐色斑点等，均以中柱的壶腹部为多见，且这些变化多出现在老慢支和部分冠心病患者中，与王鹏飞[2]关于中柱代表心肺的观点一致。观察这一指标，对呼吸、循环系统疾患的诊治有一定意义。

④正常老年人之上腭色泽，中柱以淡黄色、硬腭以粉红色、软腭以黄色为正常，其他颜色都为病态。

⑤健康儿童整个上腭红润，中柱、硬腭、软腭均以淡红色为主，与病儿中柱以淡黄色为主不同，有明显差异（$P < 0.01$）；健康儿童软腭很少充血、瘀血，而病儿软腭充血及小静脉怒张者多，两者有显著性差异（$P < 0.01$），但对于中柱外形，两者无差异（$P < 0.05$）。

⑥软腭部小凹提示肝肾不足，其临床症状表现为，儿童多遗尿，成人多失眠健忘。

⑦软腭部颗粒以两组老年病组多见，与老年健康组比较有明显差异（$P < 0.01$）。故提出腭黏膜征可作为衰老的重要标志之一。

陈泽霖等[4]为了观察健康人群中腭征变化情况和探讨其在中医临床辨证中的意义，对1144例健康人和1032例各类疾病患者的腭黏膜做了调查，发现在健康人组中，男性软腭征异常的比例明显高于女性，有非常显著的差异（$P < 0.01$）；疾病组软腭征异常和硬腭征异常的比例高于健康人组，差异均为极显著（$P < 0.001$）。健康人软腭征异常的比例随年龄增高而逐渐递增，20岁以下组仅为9.2%，而60岁以上组却为20.2%。在20岁以上各年龄组中，患者组的腭征异常率均高于同年龄组的健康人，且多数有统计学意义（$P < 0.05 \sim 0.01$）。肝癌、冠心病、肝硬化、糖尿病、月经不调五种疾病中，血瘀证患者的腭征异常率均高于同年龄组的健康人，其中多数有统计学意义。为了进一步探讨腭征异常与血瘀证的关系，他们又将上述5种疾病中舌质瘀紫或舌脉曲张、中医辨证属血瘀证者的腭征变化情况与同年龄组的健康人做了比较，结果表明，腭征异常和血瘀证之间关系密切。肝癌血瘀证的软、硬腭征异常率均明显高于对照组（$P < 0.001$），冠心病血瘀证的硬腭征异常率、月经不调和糖尿病血瘀证的软腭征异常率均显著升高（$P < 0.001$）；腭征异常患者组的淡红舌比例明显低于腭征正常的健康人组，而红舌、青紫舌、舌脉粗张等病理舌象的比例显著高于腭征正常的健康人组（$P < 0.001$），提示腭征异常和青紫舌、舌脉粗长一样，都是血瘀证的外部表现。

余桂清等[5]报告52例肝癌患者的软、硬腭异常的出现率分别为50%和52%，显著高于其他各类疾病。柯联才等[6]于1986年观察了40例肺心病腭黏膜征与瘀血证的关系，发现Ⅰ度腭黏膜征者12例，Ⅱ度者16例，Ⅲ度者12例，腭黏膜下静脉的变化随瘀血程度的加重而加重。而将腭黏膜征与舌下静脉变化的关系进行比较，经统计学处理，两种诊断方法在作为血瘀证的诊断上无明显差异（$P < 0.05$）。1987年，柯

联才等[7, 8]通过对 130 例不同病种患者的腭黏膜征的变化与血液流变学的检测作对照观察，结果提示，腭征度数越高，其全血比黏度也随之增高，而正常腭征（0 度、Ⅰ度）与异常腭征（Ⅱ度、Ⅲ度）的血细胞压积及女性组血浆比黏度也存在着显著性差异（$P < 0.05 \sim 0.01$）。说明中医辨证属于"瘀血"的患者，其腭征度数一般在Ⅰ度、Ⅱ度，其血液流变学的改变表现为全血比黏度和血细胞压积的增加。而腭征与青紫舌、舌腹静脉征的血液流变学各指标的比较结果，均没有显著性差异（$P < 0.05$）。说明将腭征作为瘀血证的辅助诊断手段，与青紫舌、舌腹静脉征具有同样的诊断价值。

1991 年，柯联才等[9]又从甲皱微循环方面探讨了腭征异常与血瘀的内在联系，通过对 268 例腭征（其中Ⅰ度 92 例，Ⅱ度 117 例，Ⅲ度 59 例）各种患者（高血压、冠心病、慢性气管炎、消化道溃疡、动脉硬化症、风湿性关节炎、慢性结肠炎、月经不调等）和 63 例没有瘀血征象的健康人的甲皱微循环进行观察，结果发现，观察组患者各度腭征分别与健康组的甲皱微循环对照，均有显著性差异（均 $P < 0.01$）；观察组各度腭征之间分别比较，其甲皱微循环异常率也均有显著性差异（$P < 0.05$ 或 0.01）。说明随着腭征度数的增加，血瘀程度的加重，甲皱微循环的异常项目也逐渐增加。如健康组甲皱微循环的异常率为 23.81%，腭征Ⅰ度为 52.17%，Ⅱ度为 65.81%，Ⅲ度为 84.75%。

胡庆福等[10]观察了 163 例恶性肿瘤和 45 例健康人的腭黏膜征与血小板聚集性、血液流变性和微循环的关系，结果：

①恶性肿瘤者的微循环障碍均较明显，且肿瘤腭征异常者的微循环障碍比腭征正常者更为严重，主要表现为异形管袢增多，微循环中血细胞聚集明显，血流速度减慢，故腭征异常对判断微循环障碍及血瘀的严重程度有一定意义。

②肿瘤腭征异常组的全血黏度、血浆黏度和红细胞电泳率均显著高于正常人，但腭征异常与腭征正常组相比，各项指标之间均无显著性差异（$P < 0.05$）。提示腭征异常患者虽有血液黏滞性增高的表现，但血液的高黏状态并不是导致腭征异常的主要病理因素。

③肿瘤腭征异常患者的血小板聚集性无明显升高，与健康人和肿瘤腭征正常患者相比，均无显著性差异（$P < 0.05$），说明腭征异常的发生与血小板聚集性关系不大。

朱培庭等[11]观察了 141 例急腹症患者的腭黏膜征，并与 120 例健康人进行对照，结果表明，观察组 24 小时内的腭征分布值与对照组无明显差异，而发病 24 小时到 72 小时腭征异常者显著增高（$P < 0.001$）；且慢性胆囊炎急性发作和胆囊结石患者的异常腭征分布值较慢性阑尾炎急性发作者更显著（$P < 0.001$），说明腭征变化与病程和病种有关。此外，腭征异常分布还与白细胞计数和嗜中性粒细胞分类值增高密切相关；薄白苔和白腻苔的腭征分布值与对照组比较无差异（$P < 0.05$），而黄腻苔患者异常

软、硬腭征显著增高（ $P < 0.01$ 或 0.001）。

李耀谦等[12]通过对 328 例口腔颊部黏膜异常者（淡嫩有齿痕、紫筋、紫斑、黏膜发红充血、黄点、红点、黏膜苍老、颊部及上颚弓发黄）的观察研究，证明此项望诊对诊断上消化道疾病具有临床前瞻性意义，其与胃镜阳性诊断的符合率达 88%。且绝大部分患者病情好转后，其颊部黏膜的变异指征随之改变；病愈后，其变异指征亦随之逐渐消失。故对判断疗效、确定预后均有意义。通过颊部黏膜望诊，可作为对健康人群体检的初筛手段，筛检出隐性上消化道疾病患者。

在国外，日本伊原信夫[13]把腭黏膜征作为血证望诊的一种新手段，通过对合并盆腔器质性疾病的妇女自主神经紊乱症、有复发性或难治性上呼吸道炎症及高血压患者的观察，发现上腭黏膜异常与瘀血证有密切关系。在现代医学中，口腔黏膜征的观察也很受重视，在系统性红斑狼疮、硬皮病、遗传性出血性毛细血管扩张症、阿狄森病（肾上腺皮质功能减退症）的诊断中，腭征具有重要意义。另外，腭征也可以作为类似蜘蛛痣的体征出现，在肝硬化、病毒性肝炎、类风湿关节炎、糖尿病等疾病的诊断中有一定意义。腭征与舌苔的关系不密切，但腭征异常与红绛舌、青紫舌、舌脉粗张之间有较高的相关性，伊原信夫在临床观察中发现在高血压与盆腔器质性疾病中，患者若出现腭黏膜瘀血征象，则大都伴有舌质瘀紫的表现。他还发现红舌与腭黏膜充血表现间的关系密切，认为腭黏膜的单纯充血反应是血热的一种表现，病理切片可察见腭黏膜下层血管扩张、水肿，并有轻度炎症细胞浸润及淋巴细胞聚集。

在颊黏膜诊方面，吴周强[14]通过对 103 例食管癌患者、106 例非癌症患者和 48 例正常人颊黏膜望诊进行观察，结果发现，食管癌患者颊黏膜异常发生率（100%，内容见前文）远较非癌症组（42.62%）和正常人（0%）为高，其他肿瘤和某些心血管疾病中虽亦可出现异变，但常不典型，故认为该体征对食管癌的诊断、治疗有一定参考价值。王福产等[15]观察颊黏膜上有无特殊的斑点（称为口斑）来诊断钩虫病，口斑检查 1359 人，阳性 259 人（占 19.8%），阴性 1100 人（占 80.20%），其中粪检 822人，阳性 256 人（占 31.13%），阴性 566 人（占 68.87%）。将接受粪检的 822 人，与口斑组对照，与粪检符合者 611 人，不符合者 211 人，其准确率为 74.3%。扬州市中医院[15]观察了 2500 例消化系统疾病患者，认为颊部黏膜的异常表现对判断消化道疾病的性质有一定帮助。

参考文献

[1] 戚仁铎.诊断学[M].第3版.人民卫生出版社，1991：71.

[2] 北京儿童医院.王鹏飞儿科临床经验选[M].北京：北京出版社，1981：1-4.

[3] 李醒华，徐荣清，谢雁鸣，等.老年人上腭黏膜望诊的初步研讨[J].新中医，1986（1）：10-12.

［4］陈泽霖，周月明，章勤荣，等.腭黏膜征2176例的观察分析［J］.中医杂志，1986（2）：51-54.

［5］余桂清，陈健民，王济民，等.肿瘤患者四诊研究新进展［J］.中医杂志，1989，30（5）：53-54.

［6］柯联才，洪英杰，陈铭钟.腭黏膜征与瘀血关系初探［J］.新中医，1986（9）：16-17，35.

［7］柯联才，王细川，洪英杰，等.从血液流变学探讨腭黏膜征与瘀血关系［J］.福建中医药，1987
（6）：22-23.

［8］柯联才，王细川，洪英杰，等.腭黏膜征与瘀血关系续探［J］.新中医，1989（3）：15-16.

［9］柯联才，洪英杰.腭黏膜征与瘀血关系再探——附268例甲皱微循环资料分析［J］.新中医，
1991（1）：17-18.

［10］胡庆福，陈泽霖，戴豪良，等.腭黏膜征与血小板聚集性、血液流变性和微循环的关系［J］.
中医杂志，1988，28（3）：58-60.

［11］朱培庭，凌庆成，徐长生.急腹症患者腭黏膜征141例观察［J］.天津中医药，1988（3）：
21，24.

［12］李耀谦，戴金梁.颊部黏膜望诊诊断上消化道疾病328例分析［J］.江苏中医，1998，19（6）：
13-14.

［13］伊原信夫.口盖黏膜——血证望诊［J］.日本东洋医学志，1981，32（3）：7.

［14］吴周强.颊舌异变与食管癌关系的初步探讨［J］.辽宁中医杂志，1981（2）：15-19.

［15］王福产，蔡泽璋.非粪检法诊断钩虫感染的初步观察报告［J］.福建中医药，1961，6（1）：
30，36.

［16］陈泽霖，张家庆，胡庆福.全国中西医结合第二届四诊研究学术会议纪要［J］.中西医结合杂
志，1988，8（4）：254-256.

第十五节　咽喉诊法

咽喉古称"咽嗌"，位于口腔下部，食管上端，下连气道，与肺相通，为呼吸上下出入之门户，饮食必经之通道。咽喉上端之会厌与悬雍垂等均为咽喉所属。会厌又称"吸门"，是咽喉通向口腔的门户，其开阖主司气之出入；悬雍垂俗称"小舌"，声音经此而出。故《灵枢·忧恚无言》曰："咽喉者，水谷之道也；喉咙者，气之所以上下者也。"因此，临床通过观察咽喉的色泽、形态等变化来诊断疾病的方法，即为咽喉诊法。

【诊断原理】

1. 咽连食道，直贯胃府；喉连气管，为肺所属；咽喉外接口腔，上通于鼻，是呼吸和饮食之要冲，为肺胃之门户，故肺、胃功能失调即可反映于咽喉。

2. 咽喉为全身经脉循行交会之要冲，人身 12 条经脉绝大多数直接循行于咽喉，咽喉通过诸多经脉，不仅与肺、胃密切联系，还与脾、肾等其他脏腑密切联系，从而依赖脏腑精气之濡养而发挥其司饮食、行呼吸、出声音等生理作用，当脏腑功能失调时，咽喉则首当其冲，产生诸多病变。

3. 喉为发音之主要器官，但声音的协调和语言的构成还需肺、气管、咽部、口腔、鼻腔、鼻窦等脏器的配合才能完成，以上任何部分发生病损时皆会使声音发生变异，故辨别声音的变异可以了解脏腑及器官的病变情况。

因此，诊察咽喉可以判断疾病的病位，了解脏腑气血之盛衰和阴阳寒热之属性，推测疾病的预后等。

【诊察方法】

咽喉病的诊察方法，主要依靠望诊、闻诊、问诊，辨清咽喉部位出现的红肿疼痛、腐烂溃脓、痒干不适、吞咽困难、发音异常等情况。现代医学将咽分为鼻咽、口咽和喉咽三部分，临床通常所说的咽部是指口咽而言。

咽部望诊时，可令患者坐于椅上，头略后仰，口张大并发"啊"声，便可看到咽部，必要时可用压舌板按压患者的舌根部，此时软腭上抬，在照明的配合下可使软腭、悬雍垂、软腭弓、扁桃体、咽后壁等咽部组织暴露。喉咽及喉的位置较低，其检查需借助间接或直接喉镜才能进行观察。

【临床运用】

1.正常咽喉淡红润滑。若咽喉部位红赤，主肺胃郁热；色深红，多主火毒壅盛，搏结于咽喉，为实热证；红而娇嫩，主肺肾阴虚火旺；色白干燥湿润，口渴微痛，咽吞津液其痛加重，为气阴不足；咽喉肿闭，其色白而无光彩，脉虚，乃神气外泄、阳气外越之危证；色红而暗滞、漫肿，为痰浊凝聚，气滞血瘀；色淡白，多为虚寒之证。

2.正常咽喉不肿无痛，吞咽顺利。若新病见咽喉痛痒红肿，为风邪外感；咽痛剧烈，主里热壅盛；咽肿尿赤，夜寐不宁，为心火上炎，心肾不交；咽痛不显或仅不适感，多属虚证；咽喉干痛，朝轻暮重，为肺肾阴虚，虚火上炎；咽痛午前明显，多为阴虚所致。

3.疾病初起，咽喉黏膜腐烂，分散浅表，周围色红微肿，为热毒上攻；溃烂连片或洼陷，为火毒壅盛，熏灼肌膜；溃烂微肿，其色赤黄、口秽、腹满便结、苔黄厚，主胃肠积热上蒸咽喉；久病溃烂，分散浅表，反复发作，主虚火上炎；溃烂日久，疮色灰白，干而不润，其周边无红肿，咽隐作痛，主内伤虚证；溃烂日久，疮面不平，触之质硬，状若翻花，主气血瘀结，阴毒内生，难治；肌膜溃烂肿胀，以棉擦之疼痛者，易治；若不知疼痛，乃为死肉，难治。

4.喉关两侧红肿胀大，形似蚕蛾，局部疼痛，吞咽不利，每现寒热等外感证，称为"风热乳蛾"（彩图14），乃因肺胃火热上蒸，与风热邪毒搏结于咽喉所致；肿于咽之两侧者为"双蛾"，肿于一侧者为"单蛾"，前者较重，后者较轻；若证见喉核肿大潮红，以物压之每有脓汁从陷窝口溢出，局部或痛或痒，干燥不适，午后诸症明显，称为"虚火乳蛾"，可反复发作，多因肺肾阴虚，虚火上炎而成；若乳蛾常年肿大，不红不痛，名为"石蛾"，易为外邪所感，邪毒常不甚，滞留咽喉，凝结不散。

5.喉关肿胀疼痛，吞咽困难，言语含糊，口涎外溢，甚者所饮之汤水从鼻窍中流出，并现寒热，称为"喉关痈"（彩图11）；在小儿则每起病急，喉痛剧烈，痰涎壅盛，易于阻塞气道而窒息者，称为"里喉痈"；若喉关肿胀不明显，喉颈部痛剧，下颌肿痛明显，牙关紧，张口及吞咽困难，称为"颌下痈"。此三者均因脾胃积热与风热邪毒搏结，上循咽喉，熏灼肌膜而成。

6.咽喉部肿痛迅速，痰涎壅盛，呼吸困难，言语难出，甚至牙关拘急，神志不清者，称为"紧喉风"；若牙关紧闭，口噤如锁者，称为"锁喉风"；咽喉局部糜烂，称"缠喉风"。常由喉痛及小儿急喉喑、白喉等病发展而成，多因痰火疫疠之邪壅盛，气血痰火聚集，痹阻于咽喉所致，乃极危证。

7. 喉部红肿溃烂，呈点状分散，大小不一，白点周围必布有红晕，音哑气急，或作寒热，称为"喉疳"，因外感风热，引动胃火，上攻咽喉，或肾阴不足，虚火上炎所致；亦有因于杨梅结毒所致者，或在上腭，或在喉关，肿烂凸起，呈片状或洼陷状，其色黄白不一，出气秽臭，可侵及耳鼻窍等处，最为难治。

8. 喉关两旁生出疔疮，根深形如靴疔，麻痒剧痛，并现寒热者，称为"喉疔"。疔色红者轻，紫者重，色黑者危，乃因肺胃痰火燔结咽喉而成。

9. 喉部生出小瘤，形如龙眼，红丝相裹其外，顶大蒂小，表面光滑，不触不痛，吞咽不利，可致音哑，呼吸困难，甚至窒息，称为"喉瘤"。因于肝肺郁热，气血瘀结而成。

10. 喉头生出灰白色黄豆大之小蒂，形如菜花，咽部异物感，略高且厚，日后逐渐增大，坚硬疼痛，破溃后流出秽浊液体，腥臭异常，颈项两侧多有瘰核，称为"喉菌"，即"喉岩"或"喉癌"（彩图 12）。乃因郁怒忧思，过食炙煿，心胃郁火内蕴，气血火毒凝结而成，难治。

11. 悬雍垂粗长，垂至舌根，咽中异物感，寐多鼾声，称为"悬雍肿"，《诸病源候论》称之为"垂倒"。因热毒上冲，气滞血瘀而成。

12. 口腭中生出紫色血疱，迅速胀大，形似黄豆，或大如桃李，胀痛剧烈，血疱破溃后则现糜烂，疼痛更剧，若血疱生于上腭者，称"飞扬喉"；若血疱生于悬雍垂下端尖头处者，称"悬旗风"。因素嗜辛辣，脾胃积热，上熏口窍而成。

13. 咽喉干痛，继则红肿溃烂，泌出黄色污秽，形如苔藓样，咽干声嘶，口气腥臭者，称为"阴虚喉癣"。乃因阴虚火炎，肺金受灼，喉失滋养而成。

14. 咽喉红肿灼痛，吞咽不利，并现寒热表证者，称为"风热喉痹"（彩图 13），又称"红喉"，因风热之邪侵及咽喉，伤及肺卫所致；咽喉淡红不肿，微痛，吞咽不顾，寒热头痛无汗者，称为"风寒喉痹"，较为少见，临床上易寒从热化；若迁延不愈，咽喉痛痒，干灼不适，有异物感，诸证午后及夜间明显，称为"虚火喉痹"，乃因肺肾阴虚火旺，灼伤黏膜而成。

15. 咽峡生出粟粒状疱疹，晶莹似珠，紫红或黄白色，破后每溃烂成疮，咽痛流涎，称为"帘珠喉"，又称"风热喉疾"。乃因脾胃积热上犯而成。

16. 咽喉及乳蛾红肿疼痛剧烈，肌膜溃烂，汤水难下，颈项胸腹出现痧疹，密如沙集，宛如锦纹，称为"疫喉痧""烂喉丹痧"，即当今之"猩红热"，极具传染性，乃外染疫毒，肺胃火热上蒸而成。若出现神昏谵语，声哑气息，滴水难入，泄泻不止，无汗，乃心液亏耗，邪毒内陷心包之逆证。

17. 喉部生瘤，肿痛溃烂，肌骨被蚀，腭穿咽腐，吞咽困难，称为"杨梅喉癣"，又称"天白蚁"。乃因杨梅之毒结于咽喉所致，多为肺肾阴虚，虚火上炎所致。

18. 咽痛干燥，喉核上生出白腐，灰白污秽，状若苔膜，呈片状或点状，剥之出血，白膜旋即复生，称为"白喉"，又名"白缠喉"。因阴虚肺燥，外染疫毒所致，此证传染迅速，极易疫毒内陷，阻遏肺气，深入营血心包，为极危证。

19. 咽喉部位高肿漫肿，其色深红，发病迅速为外感邪热或火毒壅盛搏结于咽喉，为实热证；肿胀与疼痛均不明显或朝轻暮重，多为肺肾阴虚火旺；咽喉久久漫肿，淡红质硬，疼痛不显，多为痰浊凝聚；质硬而色红暗滞，多为阴毒结聚；咽喉肿痛，头项红肿，延及胸前，为毒气攻心之候。

20. 咽喉部位化脓，多见于实热证，虚证少有化脓；咽喉部红肿高突，四周红晕紧束，红肿焮热明显，身热不退，提示正在酿脓；若触之有波动感，以物压之柔软凹陷者，为脓成之征象；若肿势散漫不高突，周边无明显界限，其色浅淡，焮痛不甚，大多无脓。脓液黄而黏稠者，主实证；脓液清稀或污秽，长流不止者，主脾虚湿聚，正虚不能胜邪；脓液易于排出，为正气充盛，创面愈合快；脓液难以消除，为正气亏虚，溃处愈合慢。

21. 声音洪亮，多言语，主外感邪实；声音低微，少言，主内伤正虚；声音嘶哑称为"音哑"，发音不出称为"失声"；新病而哑为暴哑，乃因外邪袭肺，肺气失宣而成，即所谓金实不鸣之实证；久病失声为金破不鸣，因肺肾阴虚，虚火灼肺，津液不能上承声门所致。

22. 新病声重粗浊为外感实证；声音重浊，如从瓮中发出者，称为"声重"，为外感风寒或湿浊困阻，气道不畅所致；音哑形羸多见于痨瘵之人；新病语音不清，流出口涎，状若含物，咽喉肿痛，为喉痈已成。

23. 语音低微，不易出喉，气短乏力，懒于言谈，为肺脾大虚；气短不续，言止复言，此为夺气；语言难出，呼吸气粗，喉鸣如拽锯，为痰阻气道之重证；言语謇涩不清，多因风痰上扰，经脉阻滞而成。

24. 久病重病之人声音突然嘶哑，为脏气将绝之危象；音哑或失声，咽喉不适为喉喑，有急慢性之分。急喉喑起病急，并见肺卫表证，多因外感风热之邪引动肺胃之热而成；慢喉喑经久不愈，神萎懒言，出音费力，五心烦热，多为肺肾阴虚。

25. 妇人孕期音哑，呼吸不畅，咽干痛，称为"子喑""胎喑"，因气血不足，肾水不能上承声门而成，待分娩后即可自愈；分娩后音哑失声，咽喉干燥，称为"产后喑"，因于心肾不足，咽喉失养；中年以上妇人突然失声，情志不畅，称为"脏躁"，乃肝气郁结所致。

26. 咽喉间似有梅核梗阻的感觉，时聚时散，吐之不出，吞之不下，但饮食下咽无梗阻现象，每遇情志不畅则加重，称为"梅核气"，为肝气郁结，痰气阻滞于咽喉所致。

27. 吞咽食物时，咽部饮食下行不畅，甚则梗阻疼痛，或食入作吐，偶然短暂性出现，可由痰热交阻，浊气上泛，胃失和降所致；吞咽梗死而痛，食物日渐难进，食入即吐，形瘦便结，因胃津亏耗，食道失于濡润所致；如吞咽困难，进行性加剧，伴声音嘶哑者，须防恶性病变，应及时做进一步探查。

28. 咽喉干燥，疼痛微渴，或现身热恶风，为风热袭肺；咽干口燥，易饥嘈杂，为胃阴不足；咽干口燥烦渴喜饮，口泛臭味，为胃火亢盛，上灼口窍，咽不适，微痛，黏膜色白，久久不愈，为气阴不足，咽喉失养；咽喉干痒，咳嗽少痰，为阴虚肺燥；咽干，夜间明显，伴腰膝酸软，为肾阴不足；孕妇或分娩后出现咽喉干燥，出音不利，为气血不足，肾水不能上承咽门；咽干口燥，但欲漱水不欲咽，为瘀血阻滞。

【现代研究】

广州市海珠区中西医结合研究班介绍江少岐老中医对小儿咽部望诊的临床经验，并观察了200例小儿患者的咽部变化，与脉、舌、指纹作对照分析。本组患儿以上呼吸道感染为最多（104例），中医辨证多为风热在表（74例）、热在气分（33例）及风寒表证（28例）三证。观察结果为：本组热证而见咽部不同程度充血者，脉数、舌红、指纹紫的比例较高；而寒证中咽淡者，脉缓、舌淡、指纹淡红不现的比例较高。咽腭弓及扁桃体充血，色鲜红者，为外感初起风热表证；咽峡、咽后壁充血呈深红色者，为表热较甚或热郁入里，肺胃热盛；整个咽部及扁桃体高度充血红赤者，为里热炽盛；扁桃体肿大超出软腭弓，红肿痛甚或化脓溃腐者，为热毒炽盛，上冲咽喉；热性病分泌物多而滑润者为热未伤津，干燥者为热已伤津；咽无充血，呈淡红或淡白者，为虚寒证，多为肺、脾、肾虚；虚寒证分泌物多，如丝状外溢，或黏稠、痰涎状者，为痰湿内蕴；咽后壁黏膜有结节状淋巴滤泡增多者，见于慢性咳嗽或咽炎；悬雍垂淡白属虚属寒，红肿下坠属实属热；咽喉腐白刮之可去而不复生者，为肺胃有热；如白膜整齐刮之不去，重剥出血，且随之复生者，多是白喉，属肺热阴虚之证[1]。

孙丰雷介绍陈渭良望喉诊法的经验，认为正常的咽喉，色泽淡红润滑，不肿不痛，呼吸、发声、吞咽皆通畅无阻。病理情况下，咽喉部色泽可发生变化，或出现脓点、溃烂，甚则影响呼吸、发声、吞咽等功能。其中，色泽变化最为常见，咽喉色红者多为有热；咽喉红肿疼痛，甚则化脓溃烂者，多为肺胃热毒壅盛；若红色娇嫩，肿痛较轻，多为阴虚火旺，虚火上炎，亦可因肝气郁结，化火上炎，《医学入门·卷四》："忿怒则动肝火……火炎上攻，咽喉干燥。"其阴虚多为肺胃阴虚或肝肾阴虚，当结合其他辨证手段综合考虑。色白者多为阳虚；咽喉漫肿色淡，多为痰湿凝聚；咽喉色淡，如水浸泡，多为阳虚水泛；咽喉色黯，或有瘀斑，多为瘀血内阻。咽喉望诊，色泽诊断较为重要，还要根据具体情况辨别伪膜、脓液之有无和性质，并需结合听声音、嗅气味等其他诊法综合判断。陈氏认为，望喉诊法有其深厚的中医理论基础和理论源泉，在《内经》《伤寒论》等经典医籍中就非常重视咽喉的功能和在辨证中的重要性，与温病诊法中强调验齿和上颚黏膜有异曲同工之处。喉部诊法应四诊合参，望诊只是关键的一环，应根据患者的主诉及喉部情况询问病家的饮食偏嗜及咽痒、咽痛等症状。局部辨证应与整体辨证相结合，特别是当喉部表现与整体表现不一致时，更应根据具体情况分析。不应"一叶障目，不见森林"，譬如咽红疼痛，当结合患者的其他表现进行分析，如伴有恶寒发热、头痛咳嗽，则多为外感风热；如伴有吐酸呕恶，则多为胃火上炎；如伴有烦躁不宁，或郁郁寡欢，则多为肝郁化火[2]。

参考文献

［1］广州市海珠区中西医结合研究班区一院组.200例小儿患者咽喉部观察分析［J］.新医药通讯，1979（6）：24-26.

［2］孙丰雷，李伟强，刘继洪.陈渭良望喉诊法刍议［J］.辽宁中医杂志，2003，30（4）：251.

［3］盛威，谢强，刘文杰.盱江名医梅启照论治喉症经验探析［J］.江西中医药大学学报，2015，27（4）：4-6.

［4］钟艳萍，李伟强.从咽论治小儿炎症性斜颈临床研究［J］.中华中医药学刊，2007，25（11）：2359-2360.

［5］周小军.读中医喉科新作《周氏喉科家珍》有感［J］.中医耳鼻喉科学研究杂志，2009，3（7）52-53，13.

［6］牛凤云.儿科局部望诊的临床意义［J］.辽宁中医药大学学报，2007，9（5）：21.

［7］陈玉鹏.清代中医喉科学专著研究概况.光明中医，2007，22（2）：46-48.

［8］陈丽云，吴鸿洲，严世芸.金元四大家对耳鼻咽喉科的贡献［J］.上海中医药大学学报，2009，23（5）：13-16.

第二章　躯体部诊法

　　躯体部包括颈项、胸胁、腹、脐、肩、背、腰等，是人体主要脏器的居所，是诊察五脏六腑等内脏疾病的重要部位。如颈项是连接头颅与躯体的枢纽，内含气道、食道及人迎脉等，又为十二经脉循行的要冲，是诊察十二经脉及其相应脏腑的要道；胸胁部包含膻中、髑骺、虚里，内藏心肺，是心肺疾病最直接的内窥镜，尤其虚里不仅是心脏的外相，还对某些急危病变有独特的预报价值，因为此时诸脉皆伏，惟虚里独见；腹内藏诸多脏腑，其上经脉、穴位密布，且有募穴通过经气与背俞相通，是人体内脏的重要外镜；脐居人体正中，为人体阴阳交会之处，内通五脏，外达四旁，人体阴阳失衡及腹内脏器疾患皆可外露于脐；由于人体胸腹与肩背相应，肩、背、腰也是人体的重要信息站，尤其脊柱是人体的缩影，故体内脏器及其他器官病变也可以通过肩、背、腰反映于外。因此，诊察躯体各部，对于了解机体状况尤其是脏腑功能情况有重要价值。

第一节 颈项诊法

通过观察颈项的外形改变、活动异常等来诊断疾病的方法，称为颈项诊法。早在《内经》中就有"项强""项痛"等记载，但自古以来，颈项诊法的内容均散见于历代医学书籍中，缺乏系统归类，至《外科大成》始列"颈项部"，到秦伯未等方将颈项部病症整理成章，共列项强、项软、颈粗、颈脉跳动、颈侧结核、颈间生瘤、颈项疮毒等七个条目，共计十余个证候[2]。

【诊断原理】

颈项是连接头颅与躯体的枢纽，前面称颈，后面称项。颈前正中为气管，上通鼻窍，下连肺脏，是气体呼吸出入的要道。两侧人迎脉为血液上荣于头目的总干线。食管居气管之后，颈椎之前，上通口腔，下达胃脘，是饮食入胃的必经之路。故颈项部是人体的重要"通道"，气、血、精髓、饮食物及津液的运行都要经过这一通道，故以通调为常。若有阻滞或壅闭，均可导致头脑、五官，或心、肺、脾、胃、肾等脏腑的病变。反之，脏腑的生理功能失常，亦往往可以在颈项部反映出来。

颈项部又为十二经脉循行的要冲。任脉、手太阳小肠之脉、手阳明大肠之脉、足少阳胆之脉、足阳明胃之脉皆循行于颈部；手少阳之筋、手阳明之筋亦走颈或上颈；足太阳膀胱之脉、手少阳三焦之脉、督脉及督脉之别、足阳明之别、足太阳之筋、足阳明之筋、足少阴之筋，皆下项或上项而行。由于经络系统与颈项部的密切关系，气、血、精髓、津液上荣头脑面部五官，头面部同各脏腑的联系，都必须通过颈项部，因而诊察颈项可以了解十二经络及其相应脏腑的病变。所以，颈项为人体重要的部位，诊察颈项为诊断学的重要内容之一。

【诊察方法】

诊察颈项时，让患者取坐位或卧位，暴露整个颈项部及锁骨上窝（缺盆），并请患者尽量放松颈部肌肉。医生观察患者颈项部外形之粗、细、长、短，有无痈、疽、疮疡、肿块，以及吞咽、转动、俯仰等情况，并用手切按颈项部人迎脉搏动及触摸颈项部其他组织的情况。常用的几种颈项诊法如下。

1.气管位置检查法 检查时，患者取坐位或仰卧位，医师将食指与无名指分别置于两侧胸锁关节上，中指触摸气管，并置于气管正中，若中指恰在食指与无名指中间，则气管居中；若中指偏向一侧，说明气管有偏移（图2-1）。

2.瘰疬触摸法 患者稍低头，医师用食、中、无名指循颌骨下沿触摸，检查有无核形及串珠状肿块。通过触诊，主要了解肿块的大小、软硬，以及有无疼痛，与周围组织是否粘连等（图2-2）。

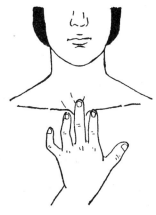

图 2-1 气管位置检查法

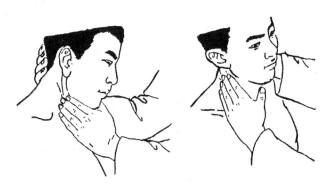

图 2-2 颈部肿块瘰疬触摸法

3.瘿瘤触摸法 医师可站在患者的背后，双手拇指置于颈后两侧，其余四指由两侧绕到颈前区触摸，亦可站在患者的斜对面，以右手的拇指和中间三指触按。在甲状腺部位触及肿物后，让患者做吞咽动作，如肿物随吞咽而上下，则是瘿瘤（甲状腺肿块）的证明。此外，还应注意肿块的位置、大小、硬度、活动度，有无压痛等（图2-3）。

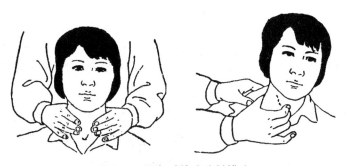

图 2-3 颈部肿块瘿瘤触摸法

正常人直立时颈项部两侧对称，矮胖者较粗短，瘦长者较细长；男性喉结比较突出，女性则平坦不显露；皮肤光滑，无结节痛疤，触不到肿块；颈项两侧隐约可见较粗的血脉（颈静脉），肉眼不见其搏动，按之搏动应指的为人迎脉（颈外动脉）；后项正中为颈椎，端正挺直，颈部筋肉两侧对称，故使头部俯仰、转侧运动自如。正常情况下，颈项的活动范围为左右旋转 75°，后伸 35°，前屈 35°，左右侧屈 45°。

【临床运用】

1.气管偏移 指气管不在颈前正中而偏向一侧。多由肺气壅阻，气道不畅所致。因病在单侧，气管及喉头皆可被牵引或压迫而移位，肺胀则偏向健侧，肺痿则移向病侧。

2.颈项部肿块 颈前颌下喉结处有肿块凸起，或大或小，或单侧或双侧，可随吞咽而上下移动者，称为瘿病，或称夹瘿、瘿瘤，常伴有烦躁、易怒、心悸、气急、汗出等症状，多由肝郁气结，痰凝阻滞所致；或与地方水土有关。瘿色红，外形高突或呈现下垂者，属阳；瘿色白，漫肿者，属阴。临证常有肉瘿、筋瘿、血瘿、气瘿、骨瘿之分。

（1）**肉瘿** 属脾，其瘿皮色不变，边缘清楚，形如覆碗，或软如棉团，或硬似馒头，乃郁结伤脾，内有湿痰，气血凝结而成，相当于甲状腺腺瘤。

（2）**筋瘿** 属肝，其瘿色青紫、质硬，青筋累累，盘屈甚著，由怒动肝火，血燥筋变所致，相当于颈海绵状血管瘤；也可能是甲状腺肿大压迫颈深静脉，使颈浅静脉扩张充盈。

（3）**血瘿** 属心，其瘿往往呈半球状或扁平状隆起，边缘明显，质软如棉或软硬相间，色微红微紫，皮肤可见隐隐血丝，压之可暂缩小或退色，擦破可流血不止，多为心火暴急，逼血沸腾，复被外邪所搏而致，相当于颈前毛细血管瘤，或颈部恶性肿瘤晚期，表面血管扩张者。

（4）**气瘿** 属肺，其瘿软而不坚，皮色不变，或消或长，多由劳伤元气，腠理不密，外邪搏结而致，相当于普通甲状腺肿。

（5）**骨瘿** 属肾，其瘿形色紫黑，坚硬如石，疙瘩高起，推之不动，按之不移，紧贴于骨，多因恣欲伤肾，肾火郁结，骨失荣养，寒邪与瘀血凝结于骨所致，相当于甲状腺癌与慢性甲状腺炎。

3.瘰疬 在颈侧颌下耳后，皮里膜外有结节如垒，少则一个，多则累累如串珠，小者为瘰，大者为疬，一般总称为瘰疬。破溃后此愈彼起者，称为"鼠瘘"或"鼠疮"。多由肺肾阴虚，虚火灼津结成痰核。该症分类历代文献所载名目繁多，常见分类如下。

（1）**据原因分类**

①风毒：患处浮肿微热，皮色如常，易消、易溃、易敛，伴恶寒发热者。因外感

风寒，痰食内停所致。

②热毒：结节坚肿，色红微热，肿缓难溃者。因感天时亢热，或恣食膏粱厚味而成。

③气毒：耳、项、胸、腋骤起肿块，色红皮热，颈项强痛，恶寒发热，头晕目眩者。因感四时杀厉之气而成。

（2）据局部形状分类

①瘰疬：结节先小后大，初发疼痛轻微，三五枚大小不等，累累如串珠，日久疼痛渐重，结节粘连成片，按之不动者。常由误食不洁之物所致。

②筋疬：项侧筋间，大小如棋子，质地坚硬，或陷或突，病久身体羸虚，多伴寒热交错者。每因郁怒伤肝，筋缩成核而成。

③痰疬：结节初起如梅如李，久则微红，破溃后易于收敛者。为脾气虚弱，不能转输精微，遂成痰结。

（3）据病程分类

①急性者：其结节大如鸽卵，根盘散漫，色白坚肿，伴见恶寒发热，颈项强痛，常由外感风热，夹痰而凝所致。如发热不退，肿痛增剧，顶尖皮色渐转淡红；若破溃后脓泄邪退，容易收口。

②慢性者：多由肝气夹痰，凝滞于肝胆二经所致。其结节初起如豆，一至三五枚不等，渐渐串生，皮色不变，按之坚硬，推之能动，无寒热痛痒，日久可微痛，推之不移，不易溃破。如将溃时皮肤颜色发绀，破溃后脓液清稀，夹有败絮状物，迁延日久，收口较难，可伴潮热盗汗、形瘦神疲等虚劳证候。

4. 对口疽 又称项中疽、脑疽，该症相沿称疽，实多为痈症之表现。为疮毒生于后项正中哑门或风府穴附近，初起硬结上有一粟粒样疮头，发痒作痛，继之肿块扩大，疮头也增多，色红焮热，疼痛加剧。当疮内化脓时，疮头开始腐烂，形如蜂巢，腐烂面积大小不一，最大者能上至枕骨，下至大椎，旁及耳后，多因过食膏粱厚味，火毒湿热内盛，复因外感风邪，以致气血瘀阻经络而成。

5. 结喉痈 又称猛疽。生于结喉外正中，初起红肿绕喉，壮热口渴，来势猛烈，甚至堵塞咽喉，汤水难下，乃因肺胃风火痰热上壅而发。若根盘松活、易脓而外溃者为顺；反之，坚硬难溃，或脓成不外溃而向内穿溃者为逆，预后多不良。

6. 偏脑疽 生于对口疽之旁，疮势平塌，坚硬难溃，溃后难敛，多因膀胱经湿热所致。

7. 发际疮 生于项后发际，形如蚕豆，顶白肉赤坚硬，疼痛如刺，痒如燎，破流脓水，多由内郁湿热，外风相搏而成，常见于肥胖之人。若日久不瘥，兼受风寒凝结，形如卧爪，破烂流水，时破时烂，俗称"肉龟"。

8. 天柱疽 生于项后天柱骨（颈骨），即大椎穴处，初起形如卧蚕，形陷色黑，极痒入骨，因上焦郁热，蓄于督脉所致。重者可见肩背拘急；若出现溃烂，出血不止，神昏，呕吐者，多为难治之症。

9. 百脉疽 环绕颈项而发，漫肿大小数块，其色紫红，疼痛发热，乃热毒上攻，百脉不和所致。

10. 夹喉痈 乃痈疮生于结喉两旁，又名"夹疽"，乃肝胃二经火毒上攻所致。

11. 钮扣风（白屑风） 生于颈下天突穴之间，初起如粟米，瘙痒无度，抓破流水，浸淫成片，因汗出风袭于皮里所致。

12. 石疽 又名上石疽，生于颈项两旁，坚硬如石，形如桃李，皮色不变，初小渐大，难溃难消，溃后难敛，多由肝气郁滞，气血凝结于经络所致。

13. 失荣 生于肩项耳前后等处，初起如痰核，日久扩大，顶突根深，坚硬如石，推之不动，按之不移，年余之后，气血渐衰，方生隐痛，疮面破烂紫斑，渗流血水渐至口大肉腐，疮口高低不平，形如翻花瘤证，疼痛剧烈，多由思欲不遂，郁火凝结而成，为绝症之一。

14. 颈脉搏动 颈部血脉显露而搏动明显者，又称大筋起落，多见于心肾阳虚，水气凌心导致的水肿病；若颈脉怒张，起坐仍然显现，伴面部浮肿，面色紫暗者，为心血瘀阻，或肺气壅滞，或胸中气机痹阻不畅，多见于喘证。

15. 项强 指颈项部肌肉筋脉牵强板直不舒，俯仰转动受限。若项背牵强板滞，转侧不利，头项疼痛，恶寒发热，多由外感风寒入络，经气不利的表寒证。颈项牵强疼痛，活动受阻，伴肩臂手指麻木酸痛，甚则上肢抬举困难，头重如裹者，多见于风寒湿痹证，或因老年颈部椎骨肥大所致。睡后颈项不能转侧，或一侧颈项拘急疼痛者，多因睡眠时头部位置不正，或颈项部感受风寒所致。项部牵强不舒，伴头晕头胀，面赤易怒，脉弦者，多由肝阳上亢所致。颈项强直，伴见神昏肢厥，面赤身热，躁扰不宁者，见于肝风内动之中风。小儿颈项强直，角弓反张，壮热口噤，惊搐抽掣者，见于小儿急惊风。外伤后面呈苦笑，项强背直，角弓反张，四肢抽搐者，为破伤风，又名金创痉，由外伤创口不洁，感受风毒之邪所致。如见伤口反为平陷，流出污黑水，伤口结白痂，则其症入阴，毒气内攻，预后多不良。

16. 颈软 指颈项软弱倾斜，头项不能抬举。婴儿四个月以后，颈项软弱而不能抬头者，属五软之一，多见于先天胎禀不足，肝肾亏损，骨骼软弱；或后天失调，脾胃虚弱，气血不足，筋骨痿弱；或出生时因产程过长，胎儿窘迫，颅脑损伤所致。若久病、重病之后，见颈项软弱，头重倚倾，目陷无光者，称为天柱骨倒，为精气衰败、精神将夺的征兆，病属难治。头颈软弱无力，伴吞咽功能减退，眼睑下垂，面部表情呆板，劳累后症情加重者，多为中气不足，清阳不升。

17. 斜颈 指颈项斜向一侧不能转正者。病侧肌肉筋膜板强僵硬，用力亦不能使其复位，头面偏旋向对侧。病久者可见肌肉萎缩，并可扪及条状筋腱上下连接。该症多属新生儿产伤失治，筋肌受伤所致；亦可见于成人颈骨损伤和其他原因造成骨质畸形而引起。幼儿期体位不当，亦可因颈项两侧肌肉发育不均匀而形成斜颈。

18. 颈动不止 即颈项连带头面不自觉地摇动而不能自控。多因肝阳亢盛，肝风上扰所致；或热病后期，津伤阴亏，筋惕肉瞤；或年老体弱，产后失血等致气血虚弱，筋脉失养；或见于中风之后，遗留头项摇动不止。

19. 颈粗 指颌下颈前结喉两侧部位的粗肿，多见于瘿病、瘰病、失荣等病症。常因痰气郁结，或气血瘀结，或心肝阴虚所致。

20. 颈项痛 此症可伴有强直，但以疼痛为主。多由于居处潮湿，兼感外风，风湿合邪，侵犯体表，脉络阻滞所致；或由于外感风热，夹痰凝于颈项，脉络阻滞所致；或由于颈部突然后伸或长期低头牵拉，或上肢突然上举等动作，使颈项部肌肉受伤，气血不畅，脉络阻滞；或由于睡眠时头部处于过高或过低的位置，致使颈项部肌肉被牵拉致伤，脉络不通所致，即落枕。

21. 颈项酸 本症以颈项部酸困为主，不伴有疼痛，或疼痛轻微。多为纵欲伤肾，或年老精血亏耗，髓海不足，督脉失养，常伴见腰酸胫软、阳痿遗精、小便频数等症；亦有因于外感风寒者，常伴有疼痛连及背部。

【现代研究】

现代研究发现，人的脖子（颈项）是人体健康的一面镜子。脖子粗的人，给人以身强体健的感觉，其抵抗力强，不容易感染疾病；颈项长的人，因其活动量大大超过脖子短粗者，颈部肌肉的弹性和韧性都被强化，所以较少患中风。颈部是由三种胚层组织发育而成，所以又是先天性畸形、肿块的好发部位[4]。

现代医学认为，颈部运动受限并伴有疼痛，见于软组织炎症、颈肌扭伤、肥大性脊椎炎、颈椎结核或肿瘤等；颈项强直为脑膜受刺激的特征，见于各种脑膜炎、蛛网膜下腔出血等；在安静状态下出现颈动脉的明显搏动，多见于主动脉瓣关闭不全、高血压、甲状腺功能亢进及严重贫血者；大量胸腔积液、积气、纵隔肿瘤以及单侧甲状腺肿大者，可将气管推向健侧；而肺不张、肺硬化、胸膜粘连者，可将气管拉向患侧等[5]。

现代医者在颈项诊法的基础上开展了颈针的研究，临床通过针刺项中哑门、风府、下脑户等15个穴位，可达到治疗全身疾病尤其是神经系统疾病的目的。如用颈针治疗脑外伤后遗症、癫痫、震颤麻痹、高血压、偏头痛、瘫痪、失眠、神经官能症、感冒、慢性鼻炎、过敏性哮喘等，常可获得良好的疗效[6,7]。

参考文献

［1］费兆馥.中医诊法学［M］.上海：上海中医学院出版社，1987.

［2］秦伯未，等.中医临证备要［M］.第2版.北京：人民卫生出版社，1981.

［3］李文旭.望诊［M］.广州：科学普及出版社广州分社，1984.

［4］刘宏生，等.百病自测秘诀［M］.上海：上海科学技术文献出版社，1992：34.

［5］戚仁铎.诊断学［M］.第3版.北京：人民卫生出版社，1991：76.

［6］郭长青.微针疗法［M］.重庆：重庆出版社，1989.

［7］华延令，等.项丛刺在临床上的应用［J］.上海针灸杂志，1982（2）：22.

［8］彭清华.百病望诊与图解［M］.北京：科学技术与文献出版社，1996.

第二节　胸胁诊法

胸胁是人体外壳的一部分，内藏心、肺、肝、胆等诸脏腑，其中缺盆下、腹之上有骨之处名曰"胸"；胸骨体下端尖突谓之"鸠尾"；肌肉部分谓之"膺"；腋下至肋骨尽处谓之"胁"；肋骨之下软肋处谓之"季胁"；胁下无肋骨处称"胁"；左乳下心尖搏动处为"虚里"（图 2-4）。临床通过观察胸胁、乳房的形态，虚里的搏动，触按胸胁各部有无压痛、肿块等以诊断疾病的方法，称为胸胁诊法。

关于胸胁诊法，历代医籍没有专门论述，但对于胸胁诊法的运用，早在《内经》和《金匮要略》中就有记载。如《内经》云："实者外坚充满，不可按之，按之则痛。""心热病者，先不乐，数日乃热，热争则卒心痛。"汉代《伤寒杂病论》中涉及胸胁诊法的内容就更多了。书中有关"心下悸""胸中痞硬""胸痹""胸痛"等症的病机及治疗的论述，至今仍指导着临床，可见早在古代，胸胁诊法已是中医的重要诊断方法之一。

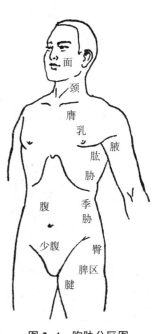

图 2-4　胸胁分区图

【诊断原理】

1. 胸胁部是人体的重要部位，内纳心肺、膻中等重要器官，为宗气之所藏。如《灵枢·邪客》曰："故宗气积于胸中，出于喉咙，以贯心脉，而行呼吸焉。"《灵枢·五味》曰："其大气之抟而不行者，积于胸中，命曰气海。"故又有气海之称，为候内脏精气的重要部位。《灵枢·胀论》曰："夫胸腹，脏腑之郭也。"说明胸廓是藏纳脏腑的重要处所，内脏有疾患，可从胸部及早反映出来。

2. 胸部内含膻中，膻中乃心主之宫城，又为气之海，为心之外围。《灵枢·胀论》曰："膻中者，心主之宫城也。"《灵枢·海论》曰："膻中者，为气之海。"故胸部又可候膻中的状况。膻中又为宗气之所聚，膻中的作用在于蓄精气，保卫心主。膻中宗气足则气化旺盛，阴阳和调，精神情绪正常，故《素问·灵兰秘典论》云："膻中者，臣使之官，喜乐出焉。"膻中穴为任脉募穴，又为八会中之气会，膻中病变时，膻中穴可出现异常，故膻中穴为膻中之外候，通过膻中腧穴的异常，可测知膻中的状况。而膻中又为心肺的反映，因此通过膻中穴不但可以治疗心肺疾患，还可窥察心肺的虚实状况。

3. 髑骭即胸骨剑突，也是胸部诊察疾病的重要部位，可候胸部脏器的坚脆强弱。《灵枢·本脏》曰："无髑骭者心高，髑骭小短举者心下。髑骭长者心下坚，髑骭弱小以薄者心脆。髑骭直下不举者心端正，髑骭倚一方者心偏倾隔不久也。"明确阐述了髑骭与心的关系。《灵枢·师传》亦曰："心为之主，缺盆为之道，骺骨有余，以候髑骭。"进一步阐明了髑骭候心的理论。因此，据髑骭的大小、厚薄、偏正、色泽等可诊察内脏（尤其是心脏）的虚实状况。

4. 虚里位于左乳正下三寸，内为心尖搏动处，为心气之所至。因此根据虚里的状况，可直接得知心气的虚实盛衰，比寸口脉候心更为直接有利，尤其因虚里内应心系，为心之外窗，因此诊虚里是诊心的重要部位。临床上通过虚里的悸动、应衣、疼痛、弥散、内陷等可预知心的病理状况。虚里又为宗气之外候，宗气为心肺之气，宗气为十二经脉经气之所宗，故虚里又为诊察体内各脏腑经络尤其是心肺的重要部位。虚里又为"胃之大络"（《素问·平人气象论》），人以胃气为本，胃为宗气之源，宗气出于虚里，故虚里又为诊察胃气盛衰的处所。另外，虚里诊常与人迎、寸口、跗阳及腹诊相应，在危急之变或暴虚暴实的恶候下，诸脉皆伏而不见，惟虚里仍可察之，故在危急情况下，虚里诊有其特定意义（图2-5）。

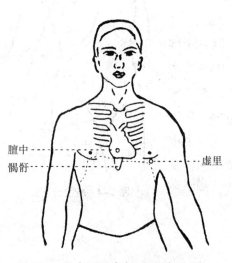

图2-5 虚里、膻中、髑骭部位图

膻中
髑骭
虚里

5. 胸膺部经脉密行，腧穴满布。循行于胸膺部的经络有手少阴心经、手太阴肺经、手厥阴心包经、任脉和冲脉。此外，足少阴肾经、足厥阴肝经、足太阴脾经、足阳明胃经、足少阳胆经，以及手阳明大肠经、手太阳小肠经、手少阳三焦经、阴维脉、阴跷脉等皆循行于胸部。即十二经脉除足太阳膀胱经之外，其余十一经皆循行于胸，奇经八脉除带脉、督脉、阳跷脉之外，全都走于胸膺，可见胸部是经络循行最丰富的部位。胸膺部穴位极多，并有膻中、乳中、虚里等重要穴位。因而诊察胸部对许多疾病有重要的诊断价值。

【诊察方法】

诊察胸胁时，令患者解开衣襟，充分暴露胸胁区域。观察胸廓的形状（高突、桶状或扁平等）；虚里有无搏动，搏动范围的大小、强度及其频率；乳头的颜色（红赤、黧黑等），有无皲裂、凹陷；乳房的形状（大小、松弛下垂等）。询问胸部有无疼痛、满闷、撑胀、闷热、心悸、乳胀、乳痛、乳溢、乳少及无乳等情况。

切胸胁时，医师以右手自患者颈下，顺锁骨上、下部，左右胸部、膺、膻中、虚里穴，然后由胸中央而下至胁肋处进行轻按、轻叩，以了解胸胁部有无触痛、塌陷及皮肤的凉温、干湿等。

切虚里时，以手掌外侧（相当于小鱼际部）轻放于左乳下部（图2-6），以了解虚里的悸动情况。

切按乳房时，医师应在患者侧面，患者取坐位或侧卧位，充分暴露两侧乳房以作比较，患者两臂上举或抱头，使乳房平贴于胸壁上。医师以手指的掌面，用适当的压力将乳房组织压向胸壁，并作滑动触诊，勿捏起触诊，以免将乳腺组织误认为肿块。当扪及乳房肿块时，应注意肿块的大

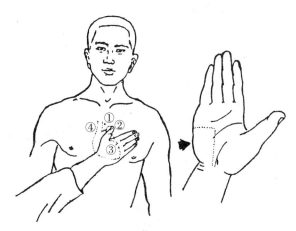

图 2-6　胸胁部切诊示意图

小、硬度、形状，有无压痛，能否移动，肿块表面皮肤的温度等。

如需检查乳房肿块能否移动，医生先用两手指按压肿块的两侧，然后用一手指向对侧推挤肿块，如能滑到另一指下时，说明肿块有移动。如需检查肿块与皮肤有无粘连，可用食指与拇指揪起肿块上面的皮肤，如无粘连，则皮肤可揪起，而肿块仍在深处；如有粘连，则不能将皮肤揪起。如需检查肿块与深部组织有无粘连，可令患者正坐，两上臂用力扶紧两侧胸壁，使胸大肌紧张，然后用前述方法检查肿块的移动性。如推移肿块时滑动较小，则表示肿块与深部组织有粘连。乳房发生恶性病变时，上述三种移动度检查，多出现粘连现象。

正常人胸部外形两侧对称，呼吸时活动自如、均匀、快慢适中；胸廓宜坚满均匀，不凹不偏，无桶状，肋骨微露，间隙不膨出，肌肉丰腴。但正常人因年龄的不同而有显著差别。如儿童的胸形呈桶状或圆柱形（前后径和左右径相等），成年时期则前后径较短而呈椭圆形，以后随年龄的增长又近于桶状。

虚里搏动除少数肌瘦之躯，胸露于外时可见外，其他人均不十分明显，其搏动范

围为 2.5cm²，搏动和缓有力，其频率为一呼一吸四五至。而肥胖者或女性，其虚里搏动一般不易察觉。

正常人两侧乳房大小基本对称，乳房内可有数个小结，但无触痛。胸胁部切之有弹力感，随呼吸均匀运动，凉温不过，干湿适中，无塌陷，无触痛。两侧肋弓在剑突部的夹角称为腹上角，亦与体型有关。正常体型的腹上角接近于直角；瘦弱型者腹上角多呈锐角，矮胖者腹上角多呈钝角。

【临床运用】

（一）诊胸胁

1. 桶状胸　胸廓前后径增大如桶状，肋骨抬高，肋间隙增宽，两肩高耸，颈部变短，呈深吸气的姿势，即《内经》所说的"反膺""巨肩""陷喉"的特征，是肺胀的重要体征。多由痰饮久伏或肺肾气虚，肺气壅滞不畅所致（图 2-7，彩图 17）。

2. 扁平胸　为胸廓前后径变小，呈扁平状。可见肋骨极度下倾，锁骨显著突出，锁骨上窝下陷明显，肩背薄，肩胛骨呈翼状翘起。多为体虚营养不良，或见于久咳肺肾两虚的肺痨患者（图 2-8，彩图 18）。

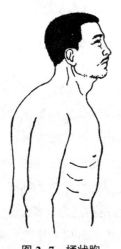 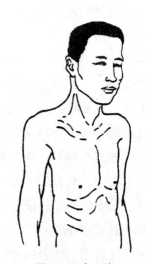

图 2-7　桶状胸　　　　　　　　　　　　图 2-8　扁平胸

3. 鸡胸　指胸骨向前方突出，胸骨前后径增大，横径缩小，形如鸡之胸骨隆突。多为小儿先天禀赋不足，肾之精气亏损；或在幼儿肋骨稚嫩，尚易弯曲时，久病喘咳，痰涎壅塞，肺气不畅所致。

4. 漏斗胸　指胸骨下部内陷，呈漏斗形状，由先天肾精亏损，或胸骨下部长期受压，或因慢性肺部疾病，长期吸气受阻所致。

5. 佝偻病串珠 指沿胸廓前面肋软骨与胸骨的移行部有串珠状的隆起。为瘀痰久积，或肾精不足，骨体不坚，骨软变形所致。

6. 两侧胸廓不对称 一侧平坦或缩陷，肋间隙缩小，另一侧特别饱满，肋间隙增大，即所谓"胁偏疏者肺偏倾"。缩陷侧多为肺痿（肺不张），饱满侧多由水、气结于胸腔所致的肺胀。

7. 呼吸 胸廓运动是呼吸功能的主要组成部分。正常成人呼吸平均为 14～20 次/分，呼吸频率较正常快，多见于中焦有病或腹部剧痛，或因臌胀、横膈不能下降所致，亦可见于热邪壅肺的患者。呼吸时肩胛亦随之动摇，称"息摇肩"，俗称抬肩呼吸。严重者，可伴见张口呼吸，呼吸时头部上下点动，肩亦振动，是呼吸极度困难的表现，多在濒死前出现。慢而深的呼吸，多见于神志昏迷或肾气不足时。胸胁呼吸运动不对称，一侧强另一侧弱，常见于肋骨骨折，痰饮充盈于一侧胸胁，或热邪壅肺而偏于一侧等病证。呼吸时快时慢，时深时浅，快慢深浅相间而作，如潮水之往复或不时中止，为病情危笃的征象。

8. 咳喘 咳喘喜坐者，多为痰涎壅盛的肺实证；坐而喜伏、气短懒言、少气不得息者，多为肺气虚；若静坐时也感气短，活动时更甚者，多为肾不纳气；但坐不得卧，卧则气逆，伴心悸、浮肿者，多为心阳不足，水气凌心；咳逆倚息不得卧，每发于秋冬季者，多为内有伏饮。

9. 胸胁压痛 按之痛剧，为血实；按之痛止，为气虚血燥；按之痛减，而中有一点不快者，为虚中夹实；按之酸痛，为寒湿在筋；两胸胁中部切痛，多为气管疾患日久；胸骨柄压痛，往往提示血癌（白血病）。因跌仆坠堕，损伤胸络，肋骨断折，肺气不畅，宣降失常，则出现胸胁损伤部压痛；胁下按之痛显，多为肝胆或脾经气滞血瘀所致。另外，膻中穴压痛，常提示心肝二经的病变，经 100 例统计分析，阳性率达96%[12]。

10. 胸胁叩痛 胸胁叩痛往往与外伤、突然过力劳动或胸部慢性震动有关。叩痛部位局限，多系肝郁气滞，胸阳痹阻，强努岔气，血瘀凝结，瘀阻胸部经络所致；肋骨及胸骨部叩痛者，多因体质虚弱、肝郁脾虚、痰湿凝聚所致的阴寒证；患侧肋间隙饱满，叩痛伴呼吸困难者，多为饮停胸胁、脉络受阻、气机不利的悬饮证。

11. 胸胁疼痛 胸胁部刺痛，固定不移，多属血瘀为病，多因跌打外伤，瘀血阻滞胸胁部脉络所致；胸胁胀痛或疼痛走窜无定处，胸闷喜太息，属气滞为病，多因情志郁结不舒，胸中气机不利所致；胸胁部隐隐作痛，时作时止，多属虚证，见于气虚或阳虚。

12. 胸痛 胸痛伴全身恶寒发热、呼吸气短、咳嗽痰多诸症者，病多在肺。胸痛，壮热面赤，喘促鼻扇，属肺热实证，系外感风热犯肺，肺失宣肃所致；胸痛，咳嗽痰多，或咯清稀痰涎，短气不能平卧，身体转侧或咳嗽时胸痛加剧，病侧叩击音浊，为悬饮，由痰饮上扰，犯肺阻络所致；胸痛，潮热盗汗，痰少带血者，属肺阴虚证，为阴虚化燥生热，虚火灼伤肺络所致；胸痛身热，咯吐脓血痰，味腥臭者，为肺痈，因热毒蕴肺日久，气血瘀结，肉腐成脓所致。

13. 胁痛 胁痛以胀满为主，痛无定处，疼痛每随情志变化而增减，胸闷不舒，善太息者，为情志不畅，肝气郁结所致；胁肋灼痛，面红目赤者，为肝火郁滞、火灼胁络所致；胁肋胀痛，身目发黄，为肝胆湿热蕴结所致的黄疸病；胁痛，伴胸满，寒热往来，心烦呕恶，不思饮食，常为外感风寒之邪内传少阳所致；胁肋隐痛，悠悠不休，口干咽燥，两目昏花，为肝阴不足所致；胁肋胀痛，咳唾、转侧、呼吸时疼痛加重，气短息促，为痰饮内停所致；胁下癥块拒按，昼轻夜重，伴舌质紫暗、脉涩者，为气滞血瘀所致。

14. 心痛 心前区闷痛，多闷重痛轻，无定处，兼见胁胀、善太息者，属气滞；兼见多唾痰涎、阴天易发作者，属痰浊为患；隐痛而闷，伴气短心慌者，属心气不足。灼痛伴烦躁、气粗者，由火邪犯心所致。刺痛，固定不移者，为心脉瘀涩所致，绞痛，疼痛如绞，遇寒则发，得冷则剧者，为寒凝心脉所致。卒然大痛，无声，手足青过节，冷如冰者，为真心痛，旦发夕死，夕发旦死，多因痰浊内闭，致胸阳痹阻；或由气虚血瘀，心脉失养，闭塞不通所致。

15. 胸痛彻背 胸痛憋闷，痛引肩臂，为胸痹，乃胸阳不展，痰浊内阻或气虚血瘀而致心脉气血运行不畅所致。彻痛剧烈，面色青灰，呼吸窘迫，大汗淋漓者，为心脉急骤闭塞不通所致。

16. 胸闷 指胸部痞塞满闷的感觉。胸闷咳嗽，痰白量多，为痰湿犯肺，因脾虚聚湿生痰，痰湿上犯胸间所致。胸满而不痛，常见于心阳不振，气血运行不畅；或痰湿阻于上焦，致胸阳不展，心血运行不畅。胸闷憋气，上气咳逆，咯吐黄痰，发热、口渴，为邪热壅肺所致。

17. 撑胀 胸腹胀大，胁下与腰背牵引作痛，惊悸恍惚，颜色不泽，善忧喜怒者，多由心气虚损所致。若两胁支撑满闷，胁下疼痛，胸前背后、臂臑、腋下疼痛者，乃由心气实所致。

18. 胸烦 指胸中烦闷觉热。胸中烦闷、懊侬、发热者，多由外感邪热，留恋胸膈所致；胸中烦热，口舌糜烂，口渴尿赤，多为心火亢盛所致；胸中烦热，思虑不宁，心烦不寐，多为血虚火炎所致；胸中烦热，兼手足心俱热，称为五心烦热，由阴虚内热所致；妊娠见胸中烦热者，称"子烦"，因心气不畅，胎热上扰所致。

19. 心悸 指患者自觉心慌，不能自主的一种症状。若心慌，坐卧不宁，善惊易恐，不思饮食，脉虚小者，为惊恐伤神；若心中空虚，气短乏力，汗多，肢体欠温，为心气虚所致；若心胸躁动不安，心烦少寐，手足心热，为心阴虚所致；心悸，气短胸闷，颧红如妆，关节疼痛，为风湿困心所致：心悸眩晕，胸脘痞闷，尿少浮肿，为饮邪上犯所致；心悸怔忡，面色不华，唇淡爪白，为心血不足所致；心悸烦躁，口舌糜烂疼痛，口苦咽干，头晕失眠，为痰火扰心所致。

20.心下硬块 腹中有块如臂，起自脐上，上至心下，经久不愈，伴见心烦、口干、腹热，甚则吐血，称为"伏梁"，为五脏积聚之一，属于心经。

21.胸部汗出 别处无汗，只有胸部多汗，称为心汗，常见于心气衰弱证。

22.胁下硬块 为五脏积聚之一，在左胁下者名曰"肥气"，大如复杯，久不愈，使人呕逆，或痛引少腹，足冷转筋。在右胁下者名曰"痞气"，痞塞不舒，影响胸背亦痛，久则腹满呕恶，出现黄疸。疟疾日久，左胁下结成癥块，按之有形，脘腹不舒，食少力乏，形体消瘦，面色萎黄，稍有劳累，寒热复发，称为"疟母"，乃久疟不已，血瘀痰凝所致。

23.腋下结核 腋下结核如卵，皮色不变，俗称"痰核"。多因肝气痰浊凝滞而成。

24.髑骬大而厚，色泽明润，端正居中，提示内脏（主要指心脏）坚实；髑骬小而薄，色泽枯滞，偏斜不正，提示内脏脆弱。

（二）诊虚里

1.虚里搏动微而不见，为不及，主宗气内虚。若虚里搏动微弱，见于久泄或大吐之后，伴面黄呃逆，食谷不下，为胃气将竭之兆；虚里搏动欲绝，见于久咳喘嗽后期，兼见喘息气微，面色青灰，张口抬息，心悸脉微，为宗气欲绝之征；虚里绝而不至，见于怔忡心悸喘息之后，伴见面青唇紫、冷汗淋漓、气短息促者，为心气将竭之恶候；若虚里搏动三四至而一止，则主内有瘀滞。虚里搏动停止，为临床死亡之标志。

2.虚里搏动明显，动而应衣，是为太过，称为"虚里大动"，常见于高热喘咳、心悸怔忡、水肿等病。具体而言，虚里动甚，证见高热、喘咳、心悸、气急、鼻煽，为邪热壅肺，心气被耗，心力亢奋；如高热腹胀、便秘谵妄、胸高气粗、虚里动甚，则为阳明火炽，邪扰心舍致心气外逸；如血虚或心神过劳，致心悸、惊惕不安，虚里动甚，则为血虚心失所养，心气不敛；如虚里动甚，见面色㿠白、形寒肢冷、唇青甲紫、冷汗淋漓、气短息促、脉疾数而散乱，或伴心痛，则为心阳暴脱，心气欲绝之险证。此外，虚里搏动位置过高，多为先天性损害。

3.虚里出现疼痛，无论是何种性质的疼痛，包括刺痛、压痛、锥痛、钝痛等，皆为不吉之兆。虚里隐隐作痛，伴有面色萎黄、乏力、心悸等症，为血虚心失荣养作痛；如虚里刺痛，兼胸闷气憋，舌质紫暗有瘀斑，脉涩不利，为心血瘀阻之象；如虚里疼痛如锥，见面色苍白，冷汗淋漓，气短心悸，脉微欲绝，为心络暴阻，心阳欲脱之症；

如心胸憋闷，气短乏力，虚里隐隐作痛，则为心气不足之兆。

4.虚里悸动，按之应手，动而不紧，缓而不急，是宗气积于胸中，为无病之征。按之动气过盛，范围过大，为心气亏损；按之搏动减弱，为心包络病，或肺气亏虚；按之其动微而不显，或跳动甚剧，喘气急促，兼有断绝之象，为宗气内虚，病情危重之象；若按之动甚，仅一时不动，不久即恢复原状者，常见于惊恐愤怒，或大醉狂奔之后；按之跳动无力，不相接续，为血行不畅；按之动而涩滞不利，是心脉瘀滞之象；按之其动已绝，其他各处脉也停止搏动者，是为死证。

（三）诊乳房

1.女子乳房增大，乳头周围颜色增深，范围增宽，呈对称性改变，是为妊娠的征象；乳房瘦小，为气血虚损；乳房松弛下垂，多为肝木克土，胃虚血燥，乳房失于摄养所致。

2.女子乳头鳖黑，为早孕的表现；乳头凹陷，多属气虚下陷，也可见于少数哺乳期妇女；乳头红肿、皲裂，多为肝火上扰；乳头皲裂伴泌乳色赤，多为肝火炽盛，热灼血络所致；而乳头泌乳，色白无味，则为正常。

3.妇女哺乳期内，乳房硬块，肿胀疼痛，乳汁不畅，寒热头痛，称为"外吹乳痈"，多因婴儿吮乳吹气，乳络壅滞，或乳多婴儿少吃，乳汁积滞所致。经过2～3天后，热退痛减，为消散现象；假使热不退，肿块增大，焮红疼痛加剧，势将化脓。若持续10天左右，硬块中央渐软，按之应指者，为脓已成熟。溃后一般肿消痛减，逐渐痊愈；若脓流不畅，肿势不消，疼痛不减，身热不退，为脓液波及其他乳络，致成传囊之变。

妇女怀孕6～7个月时，初起乳房结块肿痛，皮色不变，日后逐渐转红，化脓而溃者，称为"内吹乳痈"。多因胎气旺盛，胃热壅滞，以致结肿成痈。

男子发生乳痈，多因胃火炽盛，壅于乳房而致；初生小儿患乳痈，多由胎热蕴结，加之挤伤染毒而成。以上两种又称为非哺乳期乳痈。

4.乳发 指初起乳房部焮红漫肿疼痛，毛孔深陷，恶寒发热，2～3天后皮肤湿烂，随即变成焦黑腐溃的疾病，本病来势较凶，多由火毒外侵，以及肝胃二经湿热蕴结乳房而成。

5.乳疽 初起乳房结块，坚硬微痛，皮色少变，渐渐肿大，疼痛加剧，身热不退，一月左右脓成溃破，流出黄色脓液，先稠后薄，溃孔较深者，称为"乳疽"。多由肝气郁结，胃热蕴蒸，以致气血凝滞而成。

6.乳疬 指初起在乳晕中央生一肿块，如棋子大小，呈扁圆形，质地稍硬，微痛的病变。多发于女子月经将行的青春发育期，偶发生于中年与老年男子。多由冲任不调及气滞痰瘀而成。

7. 乳癖 指妇女乳房有肿块，形如核桃或鸡卵，皮色不变，边缘清楚，表面光滑，活动度大，与皮肤不粘连的病变。多因思虑伤脾，郁怒伤肝，以致气滞痰凝而成；亦有兼因冲任失调所致者。

8. 乳疬 又称乳痰。指初起乳中结核，形如梅李，推之可动，硬而不坚，皮色如常。数月之后，肿块增大，皮色微红，隐隐作痛，为脓已成，溃后流稀薄白脓，疮内腐肉不脱，周围皮肤暗红，并串延胸胁腋下的病变。多由身体虚弱，肝气郁滞，胃经痰浊凝结，失于调治而成。

9. 乳岩 指妇女乳房初起如桂圆或核桃大结块，高低不平，质地坚硬，皮核相连，推之不移，不痛不痒，不红不热。逐渐长大，经年累月之后，始觉疼痛，且痛无休止。此时肿如堆粟，或似覆碗，顶透紫色，网布血丝，先腐后溃。溃烂后根肿愈坚，时流污水，臭气难闻，疮口不齐，中间凹陷，流溢血水的病变。多因忧郁思虑过度，肝脾气逆，以致经络痞塞而成。

10. 乳头破碎 指乳头或乳颈部破碎，痛如刀割，揩之出血，或流黏液，并结黄痂，愈后容易复发的病变。多因小儿生牙时吮乳咬破，或乳头内缩，被小儿强吸，或乳汁过多流溢，浸润湿烂等诱因，以致肝火不能疏泄，或阳明湿热蕴结而成。

11. 乳晕孕征 指妇女停经，乳房膨胀，乳头起晕而色褐者，为怀孕的征象。晕大3分，为胎有3月；晕大5分，为胎有5月，余类推。晕至寸许，正圆不偏，为胎足10月[13]。可供参考。

12. 乳痛 妇女经前乳痛，多为气滞血瘀；经期乳痛，多为气虚肝旺；乳痛伴乳房肿块，多为痰郁阻络；乳痛伴衄血，情志抑郁，多因郁久化火，肝脉受伤，藏血无权，血热妄行而成。

13. 乳胀 多见于妇女情志不畅，多愁善郁，肝气不舒所致。哺育期妇女乳肿胀无红痛者为正常。若伴有红、肿、痛，皮肤焮热，拒按，口苦烦躁，便秘者，为产后恣食厚味而致阳明积热，气血凝滞，乳络阻塞所致；妇女乳胀有结块，但无寒热，肤色正常，时痛时止，病程长，不发红，多不溃脓，形体消瘦，多为阴虚生热，灼津为痰所致；中青年妇女乳胀，每于经前加剧，无红微痛，胸胁胀满者，多为肝气郁结，气机阻滞，气血逆乱所致；乳房时感发胀，无明显规律，头晕心悸，气短乏力者，多为气血虚弱所致。男子乳胀，一侧或对称性增大，多由胃火炽盛，壅于乳房而成。

14. 乳溢 妇女产后乳汁分泌过多而自溢，为经血盛而津液有余所致；孕妇乳汁自出，则为气血虚弱不能收摄所致；非哺乳期妇女泌乳汁，色带血丝，味臭，则为胃热壅滞，肝气郁结，瘀血阻络所致；乳汁不断自行漏出，量少质脓，两乳胀硬疼痛，精神郁闷，性急易怒，为肝郁气滞所致；乳汁终日自漏，量少质稀，乳房柔软无胀满感，面色苍白，心慌气短，为气虚不摄所致。

15. 乳少及无乳 产后乳少或无乳，多因产后气血亏虚，乳汁化源不足；或产后脾胃虚弱，脾失健运，不能化生水谷精微；或肝郁气滞，气血运行不畅，乳汁壅滞不利所致。

16. 乳漏 为乳房部化脓性疾患溃脓后经久不敛，形成漏管，多发生于乳房部和乳晕部。发生于乳房部者，多因乳痛、乳发、乳疽疮口过大过深，脓毒旁窜，伤及乳络而成；或由于体虚乳痨，失于调养，溃久难敛而成漏。发生于乳晕部者，多因乳晕部脂瘤后遗所致。

【现代研究】

刘中明介绍肺结核的胸部按摩诊断，认为诊断是否肺结核，可在锁骨下缘、胸骨体的平面及两侧的边缘、背部胸椎1～5两侧及2～5的肋骨平面等处按摩。病征未明显前，即出现压痛点，但反应小而轻；如病已发生，则压痛点大。如病变严重，则胸骨及1～4肋骨的下缘，均有压痛点。病变部位如在左肺，则右侧的胸、锁、肋部有压痛点；如在右肺，则左侧胸、锁、肋部有压痛点[7]。

朱择甫认为，肺部疾患，多在病灶侧的中府穴按之疼痛，或在肺俞穴处有按痛；肺上部的病变，于缺盆上、下按之痛闷感明显；肺下部的病变，于胁下按痛较剧，并有拘急之感；若胸的某一部按之灼手者，多为肺痈。并在论述诊胁时提出，期门穴按之不痛且皮肤满实有力者，肝之平也；期门穴按之痛或肝俞按痛，再按中封穴时肝痛可减轻者，肝之病也；两胁下空虚无力者，肝之虚也；胆病则多在胆穴周围有明显压痛[8]。

现代医学认为，胸部呈阵发性的灼痛或刺痛，为肋间神经痛；呈酸痛为肌肉痛；呈酸痛或锥痛为骨痛；胸痛伴咳嗽，见于气管、支气管、胸膜疾病；胸痛伴吞咽困难，见于食道疾病；胸痛伴咯血，见于肺结核、肺梗死和原发性肺癌；胸痛呈阵发性，常于用力或精神紧张时诱发，呈压榨样痛，并伴有窒息感，为心绞痛；胸部闷痛，见于原发性肝癌、纵隔肿瘤；胸部持续性剧痛，为心肌梗死；胸痛常因咳嗽或深呼吸而加剧，见于胸膜炎、自发性气胸和心包炎；胸痛伴有呼吸困难，见于大叶性肺炎、自发性气胸、渗出性胸膜炎、过度通气综合征等；胸部皮肤红肿热痛，见于胸壁皮肤炎症；胸部出现小水疱群，沿神经分布，不越过中线，有明显的痛减，为带状疱疹；胸骨压痛以胸骨体下部（相当于第4、第5肋间的胸骨体部）明显，无外伤史，多见于急性白血病；胸痛伴胸闷、心悸，与此同时或在此之前，出现发热、身体酸楚、咽痛、腹泻等症状，见于急性心肌炎。

急性咳嗽多见于上呼吸道感染、急性支气管炎、肺炎、胸膜炎；慢性咳嗽多见于支气管炎、肺结核、肺癌。咳嗽声犹如破竹，见于急性喉炎、白喉；咳嗽轻微短促，见于肺结核病初期；犬吠样咳嗽，多见于主动脉弓瘤、纵隔肿瘤或支气管癌等直接压迫气管所致；痉挛性阵咳，见于百日咳及气管异物。清晨或晚间咳嗽加剧，常见于支气管扩张、慢性支气管炎；发生于夜间的咳嗽，常见于肺结核、心力衰竭、支气管哮喘、百日咳；白天咳嗽多见于支气管及肺部炎症。咳嗽时常有高热，常见于肺部感染，伴有低热，多见于肺结核；咳嗽伴有呼吸困难，常见于哮喘、心力衰竭；咳嗽痰中带血，常见于急性支气管炎、肺结核等；咳嗽大量咯血，常见于支气管扩张及晚期肺结核；咳嗽伴有很快消瘦，应警惕肺癌。

乳头回缩如系自幼发生，为发育异常；如为近期发生，可能有癌变；乳头有血性分泌物，多见于乳腺癌；分泌物清，呈蓝色或黄色，常为慢性囊性乳腺炎；乳房皮肤表面凹陷出现酒窝征，或皮肤呈橘皮样改变，为乳腺癌的晚期特征。乳晕呈明显棕色或褐色，见于肾上腺皮质功能减退；男子乳房一侧或双侧肿大，常见于内分泌紊乱，如使用雌激素，或睾丸功能不全、肾上腺皮质激素分泌过多、衰老及肝硬化等。

现代医者在胸胁诊法的基础上开展了胸部指压疗法的研究，将胸部侧面分为胃 $_{1\sim5}$，腹 $_{1\sim7}$、腋肋 $_{1\sim4}$、背胛 $_{1\sim4}$、腰腹 $_{1\sim4}$、背腹、腰肢等穴区，将胸部正面分为锁骨上部 $_{1\sim2}$、肩臂部 $_{1\sim4}$、胸部 $_{1\sim5}$、胸肋 $_{1\sim8}$、剑突部等穴区，通过指压这些穴区，治疗相应内部脏器，如胃、肝、胆、肠、膈肌、腰、背、肩胛等发生的病变。临床有人用之治疗胃痉挛、急性胃炎、肠蛔虫症、肠粘连痛、胆道蛔虫症、落枕、肩周炎、急性腰扭伤、网球肘、头痛、肌纤维组织炎、腰腿痛、喘息性气管炎、窦性心动过速、拔牙、痛经等病症，以及用于指压麻醉拔牙，均收到良好的效果[9~11]。

参考文献

［1］费兆馥.中医诊法学［M］.上海：上海中医学院出版社，1987.

［2］杨力.中医疾病预测学［M］.北京：北京科学技术出版社，1991.

［3］李文旭.望诊［M］.广州：科学普及出版社广州分社，1984.

［4］秦伯未，等，中医临证备要［M］.北京：人民卫生出版社，1963.

［5］戚仁铎.诊断学［M］.第3版，北京：人民卫生出版社，1991.

［6］刘宏生，等.百病自测秘诀［M］.上海：上海科学技术文献出版社，1992.

［7］刘中明.肺结核的按摩诊断［J］.福建中医药，1960（4）：32.

［8］朱择甫.北京市老中医经验选编（第二辑）［M］.北京：人民卫生出版社，1985：135.

［9］郭长青.微针疗法［M］.重庆：重庆出版社，1989：120-132.

［10］临泉县中医药研究所.胸穴指压疗法［J］.新医药学杂志，1976（7）：303.

［11］临泉县中医药研究所.胸穴指压疗法介绍［J］.中医药研究参考，1978（4）：1.

［12］高德元，等.膻中穴压痛诊断的临床意义［A］.全国第二次中医诊断学术会议，1991.

［13］杨春波.几种中医简易诊断法［M］.北京：人民卫生出版社，1964：26-27.

［14］彭清华.百病望诊与图解［M］.北京：科学技术与文献出版社，1996.

第三节 腹诊法

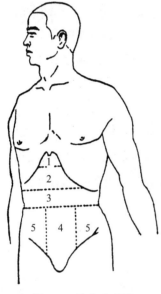

图 2-9 腹部分区图

1. 心下；2. 胃脘；

3. 大腹；4. 小腹；5. 少腹

腹位于身体前部，上连胸，下接股，侧临胁，后有背，其性属阴，内藏脾、胃、肾、膀胱、大肠、小肠、女子胞等脏器，为内在脏器的屏障和宫城，有保护脏腑的作用。腹部大体分为心下、胃脘、大腹、小腹、少腹五部分（图 2-9）。剑突下方称心下，上腹部相当于胃脘，脐周为大腹，下腹部系小腹，小腹两侧为少腹。心下、胃脘、大腹部位又名中焦，内居脾胃；小腹、少腹部位又名下焦，内居肾、膀胱、大肠、小肠、女子胞等脏腑。

临床通过望腹形、观腹色、听腹音、测腹温、按腹力、诊压痛、问腹痛、察腹中动气、探腹中癥块等以诊断疾病的方法，称为腹诊法。通过腹诊，可得到诸多反映胸腹部脏腑、经络等病理变化的腹证。而腹证是临床各种疾病判断病位、病因、病性、转归、预后以及辨证用药的重要客观指征与依据。

中医腹诊的历史源远流长，它是在《内经》《难经》的理论基础上发展起来的一门诊断学科。《内经》是我国现存第一部记载有腹诊内容的医籍。汉代《伤寒杂病论》一书的问世，把腹诊腹证与临床诊断、方药治疗密切联系起来，全书涉及腹诊法的文字有 300 多处，论及有关腹诊的条文达 141 条，是历代任何书籍都不可比拟的。隋唐时期的《诸病源候论》初步奠定了腹证的病理学基础，并载有腹诊手法，腹诊的范围也进一步扩大到内、外、妇、儿各科病症中。

宋金元时期成书的《类证活人书》《注解伤寒论》《伤寒明理论》《卫生宝鉴》《幼幼新书》《妇人大全良方》《圣济总录》《太平圣惠方》和金元四大家的书籍中有关腹诊的研究，体现为三个方面：一是关于《伤寒论》腹诊的研究及补充；二是对脏腑理论的深化对腹诊发展的促进；三是出现了以内、儿、妇科等专科著作为特征的腹诊论述及医案。

明清时期的医家对温热病的腹诊、脏腑腹诊部位的确立、脏腑的经穴诊断、脏腑病证腹诊内容的补充、腹部动气诊法和中医腹诊的全面整理等方面进行了研究。如清代医家俞根初创造性地提出："胸腹为五脏六腑之宫城，阴阳气血之发源，若欲知脏腑如何，则莫如按胸腹，名曰腹诊。"其论断明确地指出了腹诊的生理病理意义及临床价值。

【诊断原理】

腹部为阴海，内纳五脏六腑。《灵枢·胀论》曰："脏腑之在胸胁腹里之内也。"俞根初之《通俗伤寒论》曰："胸腹为五脏六腑之宫城，阴阳气血之发源。"日本吉益东洞提出："腹者，生之本，百病皆根于此。"说明腹部是人体之外廓，是保护脏腑进行正常生理活动的坚强护卫，为水谷之乡、气血津液生化之源和输布气血津液营养全身的重要枢纽。腹部是生命之根本，且又是全身经气最集中的部位，故腹部可谓全身之阴府，五脏六腑之宫城。根据《内经》"有诸内，必形诸外"的原理，胸腹之形色能反映脏腑、经络、气血的生理病理变化，因而对诊断疾病具有重要的参考价值。

从经络循行来看，任脉、冲脉、足少阴肾经、足厥阴肝经、足太阴脾经、足阳明胃经、阴维脉、阴跷脉、带脉等经脉主要循行于腹。另外，手太阴肺经"起于中焦，下络大肠"；手阳明大肠经"下膈，属大肠"；手少阴心经"出属心系，下膈络小肠"；手厥阴心包经"下膈，历络三焦"；手少阳三焦经"下膈，循属三焦"；足少阳胆经"贯膈，络肝，属胆"。这些经络又皆起于腹和止于腹，即十二经脉中除足太阳膀胱经外都和腹有直接联系，奇经八脉中除督脉、阴跷脉、阳维脉之外，也都和腹有直接联系。因此，腹部为全身经脉走循最多、穴位分布极密的部位。故诊察腹部可了解上述经脉及其相应脏腑的病变情况。

由于腹部内藏有脾胃、肾等重要脏器，脾胃为后天之本，气血生化之源；肾为先天之本，内藏真阴真阳，又受五脏六腑之精而藏之，为生命精气之根本，故腹部是脏腑阴阳气血汇聚之地。又由于腹为阴，手足三阴经及任脉皆循于腹，故腹部为阴脉之海，主候阴气的盛衰。当人体脏腑发生病变以致阴阳之平衡被打破时，即可反映于腹。

此外，腹部经穴密布，腹部之十二募穴内通五脏六腑，为窥视脏腑之孔道。更由于腹部还有神阙、气海等要穴，为观察内脏，尤为候脾胃冲任之要地。因此，腹部是窥视人体内脏的一个重要哨所。故《灵枢·胀论》曰："夫胸腹，脏腑之郭也。"再者，由于腹部募穴通过内气与背俞穴相通应，因此在诊断方面，二者必须互参，所谓"审募而察俞，察俞而诊募"是也，于此有利于增加诊断的准确性。外腹与内脏对应关系

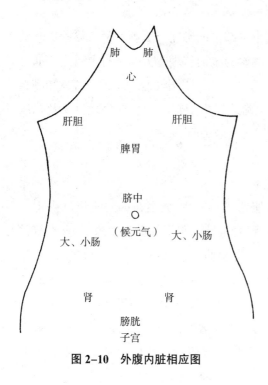

图 2-10　外腹内脏相应图

如图 2-10。

【诊察方法】

诊腹时，让患者仰卧于床上，两手放于身体两侧，头部垫起，大致与身体平衡。袒露胸腹，全身放松，体态自然，排空二便，心绪安宁。医者立于患者一侧，首先察看腹部的外形、紧张度、皮肤色泽、性质，有无黄疸、皮疹、瘀斑、水肿、溃疡、青筋，并闻其有无肠鸣等异常声音。然后，问其是否进食，有无痞满、疼痛等不适感觉。最后，暖手，集中精神，以心下、胃脘、大腹、小腹、少腹为序，循序渐进，由上而下，先左后右，从轻到重，由表及里地切按腹部，诊察有无痛、硬、急、结、悸等病变征象。

腹诊的手法，虽然各家有所不同，但大致上可分为以下两种：

1. 伏手压按法　医者以右手掌伏于患者腹部，五指微浮起，先徐徐抚摸胸上二三次，然后转向腹部。诊时手掌轻轻随患者呼吸进行，无阻其气，再渐渐重压，左旋右还，候胸腹内之静躁，诊肌肤之滑涩润燥。

2. 三指深按法　医者以右手食、中、无名指之侧，微微按腹皮，审候凝滞、结聚。若深按有结聚，宜辨大小以及疼痛与否。如按有微小之征，再以中指深按之；或以三指直立深探，以察腹底之候。

正常人腹部肌肤细密润泽，颜色如常，上腹稍低，下腹微丰，中间微凹，两旁略高，常与胸骨下端到耻骨联合的连线相平，脐孔稍凹陷。小儿及肥胖者腹部可稍凸起，身体瘦弱者可稍见凹陷。正常之腹部无膨满、紧张，心下舒适。腹壁按之柔软而有弹性，腹肌张力适中，皮肤光洁，与肌肉不分离，青筋不显露，无黄染、皮疹、溃疡、水肿、瘀斑，扪之无硬结、肿块、动悸、压痛等。

【临床运用】

（一）色泽

1. 腹皮色赤者，主热证，包括实热与虚热。局部皮肤焮红者，为疮疡或内痈。全身皮色如常，仅有腹皮变赤，按之退色，放手则色赤如故，为火热之邪壅聚于腹部的征象，常因胃肠溃破引起，常伴有剧烈的腹痛，腹皮按之疼痛，放手时疼痛更甚。

2. 腹皮色黄者，主黄疸或虫积；麻疹出而忽隐，腹皮色白者，为正气不足；腹皮色白，又主虚证、寒证；色青者，主寒证、痛证及惊风；色黑者，主寒证、痛证、劳伤及瘀血；外感时邪，腹皮卒然青黑者，为危证。

3. 腹皮色淡，腰带部位呈褐色者，多为正常，亦可见于肾上腺皮质功能减退之肾阳虚者。左腰部呈蓝色，为腹内出血外渗，见于急性出血性胰腺炎。脐周发蓝为腹内大出血的征象，称为 Cullen 征（卡伦征），见于急性胰腺炎、异位妊娠破裂者。腹部和腰部出现不规则斑片状色素沉着，见于多发性神经纤维瘤。此外，妇女妊娠后，在脐下正中线上有褐黑色线，常持续至分娩后才逐渐消退。

（二）形态

1. 腹部凹陷，腹壁松弛者，多为虚证。如上腹部及右季肋部出现局限性凹陷，多见胃脘胀痛，为胃、十二指肠穿孔的早期征象。若整个腹壁瘦薄，腹皮甲错，腹皮以脐腹为中心下陷于里呈舟状者，称为舟状腹，严重者深凹着背，脐周搏动明显可见。多见于严重消瘦，伤津脱液，脏腑精气极度耗竭的患者，如霍乱、泄泻、痢疾等。

2. 腹部胀满，隆起，腹壁紧急者，多为实证。腹皮紧急光亮，抚之太热者，为内痈重症；腹皮因胀满或腹水而致腹大无纹者，为危证；腹膨满见于腹胀，未满心窝者其病尚轻，已满心窝者病重。麻疹见腹胀满者，为逆证。

3. 臌胀，又称单腹胀，以腹部胀大，皮色苍黄，甚则腹部青筋暴露，四肢不肿或微肿为特征，乃由气、水、血积于腹内所致。如患者平卧时腹部高于胸部，坐位及站立时腹部突出于身前，按之柔软无凹痕，叩之如鼓，无波动感者，为气臌，多因气结所致。如腹部坚满，皮色光亮，平卧如蛙腹，按之如囊裹水，腹壁有凹痕，叩之音浊，摇动有水声，有波动感者，为水臌，多因水聚所致。如见腹上青筋暴露，面颊、颈胸部出现红缕赤痕，是以血瘀为主。本病腹未见青筋者，虽胀易治；青筋暴露，腹臌胀者，难治。

4. 疳积，小儿形瘦，腹大如鼓，青筋暴露，伴厌食、便溏诸症者，为疳积。乃因脾胃久虚，滞积内停所致。

5. 疝气，表现为直立时或用力后，腹壁呈半球状隆起，平卧后可回纳腹腔者。多因寒滞肝经，或气虚升提无力，气滞腑气不通所致。发生于脐部者，称为脐疝，多见于小儿，啼哭时尤甚；出现于腹部正中线上者，称为腹壁疝；位于腹股沟中部者，称为股疝，多见于女性；发生于髂窝部者，称为腹股沟疝。一般有轻度胀痛感，如平卧不得回纳者，可产生剧烈绞痛。

6.瘢痕，腹部瘢痕多为外伤、手术或皮肤疮疡愈后的遗迹，特别是手术瘢痕，对诊断很有帮助，应仔细询问，以便了解过去所患的疾病。

7.腹纹变异，妇女怀孕后，在下腹壁丰满处多出现纵行条纹，色淡蓝或粉红，产后可转为银白色而长期存在，称为妊娠纹。乃怀孕之后，血养胎儿，冲任失养所致。另外，臌胀、腹水及久病积聚患者亦可出现紫色的腹部纹，但多伴有大腿上部和臀部紫色纹及其他体征。腹纹还可见于长期服用大量激素的患者。

8.腹筋怒张，指腹部出现青紫色的脉络怒张，多见于久病体羸、血瘀气滞之证。如果出现以脐为中心向上、下走行的青筋怒张，其血流方向正常，此为经脉不畅，气滞血瘀于脉中，病情相对较轻；若出现以脐为中心向上、向下、向左、向右走行的腹壁青筋怒张，血流以脐为中心呈放射状走行者，常伴见蟹爪纹和血丝缕（即蜘蛛痣，见彩图22），多因经脉阻塞，血流不畅，血液瘀滞所致，病情较重，见于臌胀患者。

9.腹皮厚实者肠厚实，腹皮薄者肠薄。腹皮厚廓大，按之柔而有力，或按之如水上浮板，有根底可应，为有神之相，主寿；反之，腹皮薄廓小，按之硬而无弹性，或按之虚软如水上浮纸，无根底可应，为无神之相，主夭。

10.妇人腹皮宽大者多子。孕妇腹部隆起，上小下大者，怀胎为女；中正圆高者，怀胎为男。孕妇腹部松弛下陷者，多为胎萎不长，或胎死腹中。

11.腹上凹陷而下部凸出呈袋状，多为内脏下垂（胃下垂），多因中气不足所致；腹部大而均衡凸出，皮肤有厚的皱褶，肚脐深陷，是肥胖的特征。

12.腹部动气高者，主虚亦主热；其动散而不聚者，为脏气大虚之象。腹部包块时起时无者，为虫积。腹中有块冲起，有头足者，为寒痛。

13.腹皮枯而无泽，腹皮拘急，或如板者，为内有瘀血之兆；腹中有动气，为内有恶血的信号；小腹右旁凝结，为内有蓄血的标志；脐下甲错，为小腹必有瘀血之象；小腹痛而见腹皮甲错者为肠痈。

14.腹中蠕动，腹部见到明显蠕动者，多为脏腑功能紊乱，属于病态。若蠕动见于胃脘部分，由左胁下近处开始，缓慢地向脐的右上方移动，形成宽大的波形，一起一伏，周而复始者，为病在胃，多为胃下口狭窄梗死，水谷难通，可使人食入即吐，大便燥结状如羊屎，形容枯槁。若蠕动见于脐周，其形近乎平行排列，此起彼伏，状如索条而或粗或细，腹部隆起者，为病在肠，多为肠中梗死不通，常并见呕吐不已、大便矢气尽无、腹中剧痛等症。

15.腹部皮肤出现斑疹，多见于急性热病患者，或由风邪、湿热之毒侵犯肌肤所致。具体内容可参见"皮肤诊法"章节。

（三）声音

1. 肠鸣音 即腹中漉漉作响之声。肠鸣音高亢洪亮者，病属阳属实；肠鸣音低弱者，病属阴属虚。若其声在脘部，如囊裹浆，振动有声，直立行走或以手托按，其声则漉漉由上转下者，为痰饮留聚于胃；如声在脘腹，漉漉如饥肠，得温得食则减，受寒饥饿时加重者，为脾肾阳虚，肠胃不实之病；若腹中肠鸣如雷，气冲全腹，频频而作者，多属风、寒、湿邪停滞中焦，湿胜则脘腹痞满、大便濡泄，寒甚则脘腹疼痛、肢厥吐逆；肠鸣伴脘腹胀满，嗳气叹息，每遇生气则肠鸣腹痛加重，为肝脾不和，肝气横逆，克伐脾土，脾气不升所致；肠鸣且发烧，里急后重，大便奇臭，腹痛即泻，泻后痛减者，多因饮食不洁，湿热内生所致；肠鸣音增高呈金属声，多因肠道梗阻，腑气不通所致；肠鸣音消失，多见于肠麻痹。

2. 震水音 常人在饭后或空腹饮大量水后，晃动身子或用手撑击腹部可发出叮当水击震荡声，不为病态。若在饭后 6～8 个小时或空腹时仍有震水音则为病态，多为胃气不足，水谷运化失司，饮滞胃脘所致，常见于胃下垂、胃扩张、幽门梗阻及肠道梗阻等病症。

（四）疼痛

1. 胃脘痛

（1）胃脘部冷痛剧烈，得热则减者，属寒邪犯胃。为寒邪直接损伤胃腑阳气，使胃脘收缩拘急所致。

（2）胃脘灼热疼痛，消谷善饥，口臭便秘者，属胃热炽盛。多由火盛灼津，胃的腐熟功能亢进所致。

（3）胃脘胀痛，嗳气，郁怒则痛甚者，属胃腑气滞，系气郁不舒，肝气犯胃所致。

（4）胃脘刺痛，痛有定处者，属胃腑血瘀，是因瘀血内停，胃腑脉络阻滞而致。

（5）胃脘隐痛，喜暖喜按，呕吐清水者，属阳虚，由阳虚生寒，胃的腐熟功能减弱而致。

（6）胃脘灼痛嘈杂，饥不欲食，舌红少苔者，属胃阴虚，为阴津亏虚，虚火内扰所致。

另外，胃脘疼痛，伴畏寒，面色㿠白，懒言纳呆者，为中气不足；胃脘胀满攻冲作痛，连及两胁，喜叹息者，为肝郁气滞；胃脘胀满，疼痛拒按，嗳腐酸臭，恶食呕吐，吐后痛减者，为饮食积滞；胃脘刺痛，臌胀，日久痛剧肿大，按之痛，大如盘者，可能为息积、肥气所致；胃脘剧痛不胀，按之不痛，呕吐频作，身热口渴者，可能为肠痈初期，肠功能紊乱，肠气阻塞不通，上冲胃脘而作痛。

2. 腹痛

（1）大腹（上腹）隐痛，喜暖喜按，便溏者，为脾胃虚寒，运化失职所致。

（2）小腹（脐下正中部）胀痛，小便不利者，为癃闭或蓄水证，乃膀胱气化不利所致；小腹刺痛，小便自利者，为蓄血证，系瘀血停于下焦所致。

（3）少腹疼痛，多与肝经病有关。包括寒凝气滞、湿热下注、血瘀癥瘕、肠痈、疝气等实证，以及肝肾虚损，冲任不固之虚证。如少腹疼痛，牵引睾丸，坠胀剧痛，或兼阴囊收缩，遇寒痛剧，得温痛缓者，为寒滞肝脉；少腹胀满，痛引阴睾，时作时止，时急时缓者，为肝郁气滞；左少腹痛甚，下痢脓血，里急后重者，为热毒结肠；右少腹拘急疼痛，拒按，或有包块，或伴寒热者，为肠痈；左少腹绵绵作痛，面色㿠白，倦怠乏力，形寒肢冷者，为下焦虚寒。

（4）绕脐疼痛，起包块，按之可移者，为虫积；腹痛绕脐，按之如山峦高下不平者，为寒疝，多因小肠受寒所致；脐腹绞痛，欲吐不吐，欲泻不泻，烦躁闷乱者，为干霍乱，多因暑热湿邪阻滞中焦，气机窒塞不通所致；腹痛绕脐，满硬拒按，日晡潮热，大便秘结，或下利稀水者，为阳明热结；脐腹疼痛而满，矢气而减，或脐部有气瘕攻动而痛，情志不畅加重者，为肠胃气滞；脐腹疼痛，痛则欲泻，下而不爽，里急后重，便下脓血者，为湿热毒痢。

（5）凡腹痛暴急剧烈，胀痛，拒按，得食痛甚者，多属实证；凡腹痛徐缓，隐痛，喜按，得食痛减者，多属虚证。

（6）凡腹痛得热痛减者，多属寒证；腹痛喜冷者，多属热证。

3. 压痛

（1）腹部压之疼痛者为实证；按之痛甚或拒按者，为邪实内阻，如胃肠燥结、瘀血等，亦主寒甚。胃脘胀闷，按之则痛者，称小结胸，因邪热内陷，痰饮互结心下，胃气上逆所致；胸脘腹皆硬满疼痛，手不能近者，称大结胸，乃由热与痰、水相结而致。腹部疼痛，按之痛甚，痛处固定不移，刺痛不止者，为瘀血留内；按之胀痛，病处按此联彼者，为病在气分，多属气逆。

（2）心下胃脘部正中线偏左或偏右处压痛明显者，提示有胃脘痛（胃和十二指肠溃疡）；右少腹压痛明显，常见于脐与右髂骨棘连线的中外 1/3 交界处，称为阑尾点，提示有肠痈；右侧上腹外缘与肋弓交界处压痛明显者，称为胆囊点，提示有胆腑病变。

（五）胀满

1. 痞满 自觉心下满闷，堵塞不通，按之濡软者，为心下痞证，乃由脾胃气伤，无形之邪内陷，结于心下，中焦气机失常所致。

2. 腹胀

（1）腹胀，按之如鼓者，为气胀；按之如水囊者，为水胀；按之坚硬如板者，为血胀；腹胀凸起，腹筋暴露者，为膨胀，即单腹胀；腹皮胀大如鼓，按之痛或不痛，青筋暴露，腹脐凸起，腹肌强硬者，为臌胀。多因寒热湿邪入侵，或气滞、痰饮、食积、瘀血、虫积等，以致气机不畅，气滞血瘀；或气化失司，气运不宜所致。

（2）上腹胀，多属脾胃病变；小腹胀，多属膀胱病变，如蓄水、蓄血等；胁下胀，多属肝胆病变，为气滞血瘀；妇人少腹微胀，逐月渐大者为妊娠，若坚大而痛者，可能是癥瘕。

（3）腹胀时减，复如故者，为寒；胀不减，且燥实者，为热；卒然腹胀甚者，为气郁；胀无休止，痛有定处，为有形之食积、瘀血、虫积、癥块所致；时胀时止，痛无定处，为无形之气郁、寒热、血虚所致；胀久不减为实，常因于气结、水停或燥屎所致；胀满时减者为虚，常见于脾虚。

（4）腹胀，腹皮软，不泄不喘者易治；如迁延日久，身瘦喘息不安，腹皮硬结，腹内拘急有拍水音者皆难治。单腹胀，四肢面容消瘦，而腹部肿胀甚，按之硬满而痛者亦难治。

3. 腹满 多因寒邪凝结，聚而不散所致。腹满属寒者多，属热者少。腹部胀满，按之有充实感觉，有压痛，叩之声音重浊者，为实满，主实主热；腹部膨满，但按之不实，无压痛，叩之作空声者，为虚满，主虚主寒。腹满身重，难以转侧，口不仁面垢者，多为邪热内盛，胃气不通之证。

（六）软硬

腹壁按之柔软，而重按脐腹有力者，为正常。腹壁瘦薄，脐腹按之柔软无力者，多为虚证；腹部按之陷软无力者，为脏气虚损；若按之如指入灰者，为脏腑精气衰竭；按之腹皮陷而久久不起者，为水停肌肤。

腹壁按之硬者，为邪实居内；若腹肌肿胀，按之痛硬，或反跳痛，甚或腹肌硬如板，痛不可近手者，为急腹症；腹壁强硬如板，也见于癌瘤晚期。

外感病按之腹未硬者，为邪在表；按之腹硬痛则为邪已入里。

（七）积块

1. 积聚 腹中扪及肿块，痛有定处，推之不移者为"积"，为阴凝所结，累及血分；痛无定处，发作有时，推之能移，时聚时散者为"聚"，为气滞所致，病在气分。积聚多因七情郁结，气滞血瘀；或饮食内伤，痰滞交阻；或寒热失调，正虚邪结而成。

腹部积聚因位置不同而有不同名称，如肿块位于脘腹，自心下至脐上一条扛起，其大如臂者，为"心积"，又名伏梁；位于中脘，腹大如盘者，为"脾积"，又名痞气；左胁下如覆杯，有头足者，为"肝积"，又名肥气；右胁下覆大如杯者，为"肺积"，又名息贲；腹中有块，不时上下，如豚自少腹直奔心下者，为"肾积"，又名奔豚。

2. 癥瘕 指腹内按之有硬块。一般以硬块按之形证可验，坚硬不移，痛有定处者为"癥"，属于脏病；聚散无常，推之游移不定，痛无定处者为"瘕"，属于腑病。常由情志抑郁，饮食内伤，致肝脾受损，脏腑失和，日久正气不足，气滞血瘀所致。本病与积聚相类，但积聚多见于中焦，癥瘕多见于下焦。

3. 疝癖 脐旁两侧有条索状肿块物者为"疝"；痞块隐伏于两胁，平时寻摸不见，痛时方能触及者为"癖"。多因饮食不节，脾胃受伤，寒痰结聚，气血凝滞而致。本病亦与积聚相类，但以上焦为多见。

4. 石瘕 指妇女下腹增大，状如怀子，扪及积块，伴有月经不调、白带增多等症，其病在胞宫，为胞中损伤，瘀血结成。

5. 肠覃 指妇女小腹内生长肿物，始如鸡卵，久如怀孕，按之坚，推之不动，月经仍下，或多或少的疾病。多为寒气客于大肠，气阻血瘀，结而为瘕。

6. 虫块 腹中按之形如筋结，久按转移，细心诊察，觉指下如蚯蚓蠕动，腹壁凹凸不平，按之起伏聚散，往来不定者，为虫积，多见于儿童。

7. 左少腹作痛，按之累累有硬块者，为肠中有宿粪；右少腹作痛，按之疼痛且有包块应手者，为肠痈；男子小腹扪之有包块者，多为疝。

8. 腹中肿块按之软柔，有水鸣者，为饮邪内聚；结块硬而按之不痛者，常与结核、瘰疬等病症有关。

（八）动悸

1. 心下悸急

（1）**心下悸** 患者自觉心下悸动不安，按之扑扑跳动者，为"心下悸"。由肾阳虚衰，制水无权，寒水之气上乘，凌心犯胃而致；或水停胃中，胃阳被水寒所抑，阴来搏阳所致。

（2）**心下急** 心下胃脘部或胀满之极，或疼痛之极，或拘急紧张不可耐者，为"心下急"。为少阳阳明合病，阳明胃热结聚之象。

2. 脐部动气

（1）**脐上动气**

①动气在脐上，脐跳躁急，渐浮于表面，腹肌板窒，少活力者，为下焦虚寒，阳气浮越而致。

②脐上筑动，按之虚弦或大而不实，上及脘中或虚里，腹壁软绵，环脐无力者，乃阴精亏损，虚阳浮越之象。

③脐上动气，连及虚里而憺憺大动，虚跃不息者，为下虚已极，摄纳无权，病情危重，亟宜培元固脱。

（2）当脐动气

①动气在当脐，脐跳濡弱，腹肌板窒，脐腹时痛，痛而喜按，肠鸣呱呱有声者，为脾肾虚寒，命门火衰，不能温煦中土，冲脉失于镇护，冲气逆动所致。

②当脐筑筑跳动，其势充满搏指，腹肌灼热，满腹虚胀而不拒按者，因肠热蕴结，阳明气逆而致。

③脐跳当脐或左旁，或上冲脘中，其势如新张弓弦，按之弦劲搏指者，由水亏火旺，冲阳上冒所致。

（3）脐下动气 动气在脐下，脐跳弦紧或弦细，腹部拘急，腹中线有较明显的弦急感，患者喜蜷卧以缓其急，为脾肾阳虚，寒邪内郁，寒伤冲脉，冲气于上所致。

3. 冲任脉动

（1）冲任脉动高者，主虚主热；动微者亦主虚；外感病内有积热时，可见冲任脉动高；动而低者热尚轻，动而高者热甚重；邪热退后，冲任脉动渐微者佳；久泻之人而冲任脉动跃震手者，为亡阴之候；冲任脉动沉微，按之虚冷者，为命门不足；冲任脉动甚，兼虚里脉亦动跃，或并心胁皆振动者，为真阴失守的大虚之候。

（2）按冲任脉动而热，热而灼手者，症虽寒战咬牙，肢厥下利，是为真热而假寒之候；若按腹两旁虽热，而冲任久按无热而冷者，症虽面红口渴，脉数舌赤，亦为真寒假热之候。

（九）凉热

腹皮按之不温暖而冷者，为寒证，喜暖手按者属虚寒；按之热或灼手者，为热证，喜冷物按者，属实热证。

脉候有热而腹皮候无热者，为表热；按腹而其热灼手者，为伏热，热不易去；小儿肚腹按之热者，为宿食；热退后，腹部按之热者，为热未尽解。

危重患者少腹冰冷者，为阳气欲绝；治疗后脐下转温者，为阳气回复之征。

（十）常见腹证

1. 胸胁苦满 是患者两季肋区出现的一种自我充满感，而他觉症状是在诊断时，诊者拇指自季肋下向胸腔内上方按进去，有明显抵抗感，同时患者感到气短，痛苦加重（图2-11）。胸胁苦满可于两侧同时出现，也可在

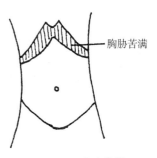

图 2-11 胸胁苦满

一侧单独出现，但多见于右侧。该项腹证的出现为肝胆经的病变，是用柴胡汤一类方剂的指征。

2. 心下痞和心下痞满 心下痞为自觉心下部位有痞塞不适，但触摸时无心下部的抵抗感或压痛感觉，多为痰饮上犯所致，临床常选用苓桂术甘汤。

心下痞满为心下痞兼在心下部位有膨满状，多为虚证，常选用人参汤一类的方剂。

3. 心下痞硬 为心下部位的腹直肌紧张。腹诊时，拇指除外，四指并起，在心下部位探索，有弹性的抵抗感，但无压痛（图2-12）。可单独出现，也可与胸胁苦满同时出现，并有虚实之分。虚证较明显时多采用三泻心汤加减；若伴有胸胁苦满，可与柴胡汤类方合并化裁。心下痞硬，按之痛者，为实证，如心下硬满、心下痞坚、心下石硬等，可选用大陷胸汤之类的方剂。

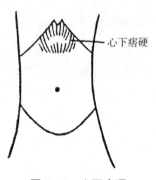

图 2-12 心下痞硬

4. 心下支饮 为心下部闻及有振水音的一种腹证，若以指掌抚摸心下，稍用力即听到水声，指掌似摸暖水袋一样的感觉（图2-13），为胃部停留水湿，多属虚证，可选用苓桂术甘汤一类的方剂。

5. 心下支结 为上腹部腹直肌拘急，支撑心下的一种状态（图2-14）。触诊时患者可有紧张感，腹下部柔软。该类腹证可选用柴胡桂枝汤加减方。

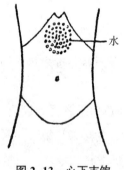

图 2-13 心下支饮

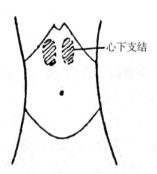

图 2-14 心下支结

6. 拘急 指腹肌，特别是腹直肌的拘急。腹诊时在脐两侧抚摸到犹如按琴弦一样的感觉（图2-15）。此乃腹壁深层拘急而被触到的一种状态，又称里急，属于虚证，常用大建中汤、小建中汤缓解拘急。

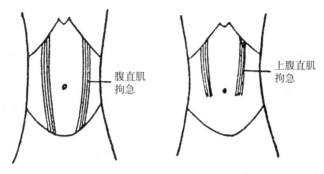

图 2-15 腹直肌拘急

7. 腹满 为一种自觉或他觉的全腹部膨满状态，有虚、实之分。实证腹满，内容充实、紧张，用力按压腹壁有底力（图 2-16）。虚证腹满，腹壁松弛或紧张，但按之无底力。腹满便秘者多实；腹满腹泻，或伴有腹水者多为虚证。

8. 胸腹动悸 系腹动脉搏动而显现出来的一种跳动。诊者在腹诊时易从腹表望到，并可通过指掌感觉到跳动。如诊者不能看到和感觉跳动，仅患者自我感觉者称为悸，即自觉心跳不安的感觉。动悸的部位因病情而异，如心下悸、脐下悸、肾动悸等（图 2-17），均属虚证。不同的动悸部位，需用不同的方剂。如心动悸用炙甘草汤；心下动悸用茯苓甘草汤、苓桂术甘汤；脐上、脐旁动悸用补中益气汤；脐下悸和肾动悸用五苓散等。

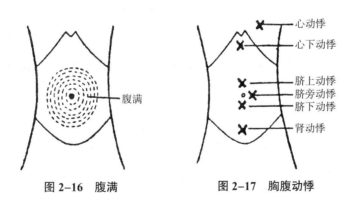

图 2-16 腹满　　　　图 2-17 胸腹动悸

9. 少腹满和少腹硬满 下腹部的膨满称少腹满，同时有抵抗感者称少腹硬满。少腹满有自觉与他觉症状同时并见者，也有仅自觉满者（图 2-18）。自觉与他觉症状并见者，多为虚证。少腹硬满还有水证与血证之分，水证者小便不利，为蓄水；血证者小便自利，为蓄血。

10. 小腹拘急和小腹弦急 均属下腹部拘挛状态，可见到腹直肌从脐下至耻骨联合附近痉挛（图 2-19）。常见于

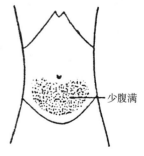

图 2-18 少腹满和少腹硬满

下焦虚证。小腹拘急和小腹弦急虽属同类，但后者在发病程度上较前者为重。

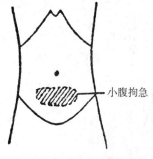

图 2-19　小腹拘急和小腹弦急

11. 少腹急结　可见于少腹左侧，触之如条索状，对于擦过性之压力有急迫性疼痛（图 2-20），多见于女性。腹诊时让患者伸直两腿，用手指尖轻轻地触及皮肤，然后迅速从脐旁擦过样移向髂窝，如有少腹急结证，患者就会突然感到疼痛而屈膝，即使是意识不清的患者也会皱眉，并努力避开医生的手。少腹急结是瘀血的体征。仅用力按压时产生的疼痛并不是少腹急结。

12. 小腹不仁　为小腹麻痹之意，并有无力空虚状，为肾虚元气不足的一种体征。不仁又为感觉不灵敏及功能障碍之意，故截瘫、昏迷或腹部手术后大小便功能未恢复等患者，亦属于小腹不仁的性质（图 2-21）。

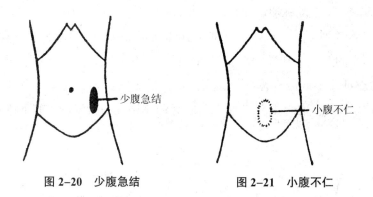

图 2-20　少腹急结　　　　　图 2-21　小腹不仁

13. 正中芯　指人体腹部腹皮下沿正中线可触到如铅笔芯状线（图 2-22）。腹诊时可用食指和中指与芯线成垂直角度上下探摸，除手指有感觉外，患者可有疼痛感。此为腹证之虚证。正中芯出现的部位不同，用方亦不同，在脐上用四君子汤，脐下用八味丸，贯脐之上下用真武汤等。

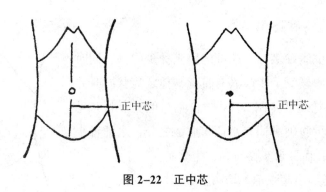

图 2-22　正中芯

14. 瘀血腹证　除少腹急结、少腹硬满外，还可能触到有抵抗、压痛的条索状物。部位不同，用药也不同。少腹左侧用桃核承气汤；脐左侧用桂枝茯苓丸；脐右侧用大黄牡丹汤；小腹部用抵挡汤等。

15. 全腹紧张　多为危重患者的一种腹证。全腹紧张多兼腹痛，常是外科、妇科急腹症的表现，多为实证，应及时处理。

16. 腹皮枯燥　腹诊时，手心扪之感到皮肤有明显的枯燥感者，为腹皮干涩，说明津液已伤。

17. 腹壁的厚薄与弹力　腹壁缺乏弹力，皮肤能被手指抓起来者，多为虚证；反之，皮下脂肪丰富，腹部有弹力，腹皮不能抓起来者，多为实证。

【现代研究】

（一）理论研究

1. 腹诊源流探索　关于腹诊的起源，中日两国学者曾有不同的认识，但中日两国许多文献记载均表明腹诊起源于中国。梁嵘通过对历代有关中医腹诊文献的整理，说明中医自古以来就很重视探讨胸腹部的病理征象与疾病之间的关系，腹诊是中医辨证论治的重要依据之一，并将中医腹诊的源流发展分为内经、汉晋六朝、隋唐、宋金元、明清五个时代[29]。日本大塚敬节通过对日本现有腹诊著作的分析，将其划分为难经派、伤寒派、折衷派[30]，体现了以《难经》《伤寒论》和《金匮要略》作为其理论依据和方法来源的特点，也从一个侧面说明了日本汉方医腹诊源于中国。张鸣鹤和王琦等人对中医腹诊的源流及日本汉方医腹诊的形成和流派等，亦做了简要的概述[31, 32]。

2. 医家腹诊探述

（1）经典著作中的腹诊得到了阐发　《内经》《难经》中有关腹诊的论述，说明了腹诊的方法论原理、腹诊的理论基础、腹诊的方法以及腹诊在某些疾病诊断和鉴别诊断上的应用。《伤寒杂病论》创造性地以理法方药一线贯穿于腹诊的临床运用，将腹诊和辨证论治有机结合在一起，用于分析病因病机，进行临床辨证，指导治疗和判断预后，创立了中医腹诊的理论体系。刘志勇、周朝进等许多学者对这些经典著作中的腹诊进行整理阐发，使一些对腹诊持有不同观点的学术认识趋于一致[33～39]。如我国中医界和日本汉医界对腹诊的基本概念认识不尽相同，国内一些学者对此也有不同的见解，腹诊文献的研究使对这个问题的认识得到基本统一，认为中医腹诊应遵循传统中医的基本理论和方法，腹诊方法虽以切诊为主，但应结合望、闻、问、切四诊合参，这一认识在首届全国中医腹诊学术研讨会上得到了普遍赞同[40]。

（2）后世医家的腹诊文献得到了研究　汉代以后许多中医著作皆有关于腹诊的论

述，但其论述多散在而未成系统。梁嵘依据各家著述和医案，对中医腹诊体系进行了初步的整理，包括腹诊的方法，从望闻问切的不同角度对腹诊的内容及其临床意义进行分类归纳，阐述了腹诊时出现的病理变化与脏腑病证之间的内在联系[29]。

靳士英整理了《诸病源候论》中的腹诊内容，认为该书对腹诊的描述颇为精确，很具特色，其应用范围包括腹痛、腹胀、腹水、急腹症、腹部包块等内容，腹诊方法有抑按、起按、揣摸、推移、切按、动摇、转侧、持之八种[43]。

梁嵘研究发现，戴天章在《广瘟疫论》中详细论述了多种温病症候的腹部体征、诊断与鉴别诊断以及治疗方法，从而使腹诊在外感温热病的诊治中发挥了重要作用。认为根据腹诊可准确地判断温病类证邪气的性质；当温病之病位在表时，患者一般不出现胸腹部的病变征象；而当诊断里证时，腹诊是一个重要的依据[44]。

沈万生认为，清代医家俞根初十分重视腹诊，推腹诊为"诊法之第四要诀"，在所著《通俗伤寒论》中，立"按胸腹"一节，重于实用。其腹诊特点为：候腹辨证，以五脏虚实为纲；按胸切腹，以虚里腹脐为先[45]。田煜对《傅青主女科》的腹诊亦做了探讨[46]。

3. 腹诊理论探讨

（1）遵循中医理论，探讨腹诊原理 刘智壶认为，腹诊之所以能诊断疾病及辨别其病因病机，是由于胸腹与脏腑、经络及某些重要腧穴有着生理病理上的内在联系，其临床意义既可辨病，又可辨证，并能判断预后，指导处方用药。腹诊的证候包括观腹形、按腹力、测腹温、诊压痛、触痞硬、扪动悸、视青络、探癥块、察虚里[47, 48]。

王琦等认为，腹诊是通过诊察患者胸腹部的病变征象，以判断内在脏腑、经络、气血、津液等方面的病理变化，从而指导临床治疗的一种中医诊断方法，通过腹诊所获得的胸腹部胀、满、悸、痞、硬、急、结等自觉症状和他觉征象则称为腹证[40]。傅德元认为，腹诊不仅可了解腹壁局部情况，还能了解全身情况，可诊断腹部及其以外的疾病[40]。王琦等还从脏象、经脉、气血津液三个方面分析了胸腹的生理、病理意义，胸腹与脏象（脏腑位置、脏腑功能）、经络（经脉循行、特定经穴）的关系，对诊腹以判断病位尤为重要，而气血津液理论可以说明证候的虚实，鉴别某些病邪性质。认为作为局部诊法的腹诊，能够反映整体功能状况及其病理变化，体现了整体观的特点[32]。

陆云飞就腹诊与脏腑的位置、功能，与经脉循行、特定穴位、气血津液理论的关系，以及从现代科学的认识等方面，阐述了腹诊的基本原理，并将腹部体表区域与辨证定位关系分为对应关系（胸腹某部位为某脏腑所主）和重叠关系（某一胸腹部位可内属多个不同脏腑）[49]。另有不少医者结合古代医学文献，对中医学之腹诊从诊断价值、辨证内容、腹诊方法和临床意义等方面进行了理论上的研究[42, 50, 51]。

（2）探讨腹部划区，腹诊趋于规范 关于中医腹诊区域的划分，王琦等在研究腹诊原理的基础上，通过对古今多种划分方法的系统研究，提出了胸区、心区、心下、左胁部、右胁部、左胁下、右胁下、脐部、小腹、左少腹、右少腹共 11 个区域的划分方法，并总结了各部腹证的内属脏腑，还对胸胁苦满、心下痞、心下痞满、心下痞硬、心下痞坚、心下急、心下支结、心下濡、心下痛、心下悸、脐上悸、腹胀满、腹痛、少腹急结、少腹拘急、少腹弦急、少腹硬满、小腹不仁、正中芯、肠管蠕动亢进、腹皮拘急、瘀血腹证等的腹诊部位、诊断要点及参考方剂进行了详细的论述[52]。

赵文郁从解剖生理角度将中西医学的内脏部位、生理功能统一起来，探讨了腹部的定位诊断，将腹部的病理区划分为同位反应区（即腹部脏器的病变可反映于该脏器的体表投影）和异位反应区（即疼痛发生区与该脏器体表投影差别很大或完全不同）[53]。

武定一则根据自己的经验，采用腹诊线和腹诊区来划分腹部，其中腹诊线有前正中线的第一线，沿着左右腹直肌的第二线，从乳头直下之肋缘下至髂骨窝的第三线，从章门穴起至髂骨里侧的第四线。腹诊区有胸胁区、心下区、胃脘区、脐区、脐下区、右少腹区、左少腹区、京门区等，并指出了各线、区常见的病理变化[54]。也有人据《伤寒论》并加以改进，将腹诊区域划分为虚里、胸腹、心下、脐部、小腹和少腹等部位[40]。

4. 日本汉方医腹诊介绍 腹诊作为日本东洋医学的诊察方法约有 400 年的历史，日本汉方医学家认为，据于一定的腹证，可决定汉方医诊断疾病的证而处方投药，因此腹诊在日本东洋医学中占有重要地位。日本仅现存的腹诊专著就达 77 种，其中属于难经派的 36 种，伤寒派的 36 种，折衷派的 5 种。为了提高我国医者对腹诊的认识水平和程度，以及推动我国的腹诊研究进程，近十年来我国加强了对日本汉方医腹诊的介绍，先后翻译及编著出版了《诊病奇侅》[55]《腹证奇览》[56]《中医与汉方医腹诊》[4]等腹诊专著，还在医学杂志上发表了不少介绍日本汉方医腹诊的论文和译文[30, 57-68]。

日本汉方医的腹诊是在腹部按摩的基础上由针灸医、按摩师所开拓，首倡者为竹田定加，现存最早的腹诊书籍是白行院的《腹诊之法》。日本腹诊可分为两派：

一是"难经派"腹诊，为针医所创，其理论依据是以《难经》"肾间动气"为中心，其代表作为《诊病奇侅》，该派腹诊的特点为，把腹部配与相应脏腑，据此诊断邪气部位，它无视经络即可判定预后，知脏腑虚实，定治疗方针。

二是"伤寒派"腹诊，为后滕艮山所创，其诊法源于《伤寒论》和《金匮要略》，代表作为《腹证奇览》和《腹证奇览翼》，该派不仅论腹诊之诊法、治则，而且有论治和方药，核心内容是胸胁苦满、腹皮拘急和瘀血腹诊。

日本各家腹诊之手法可分为覆手压按法和三指操按法。日本腹诊的辨证包括查腹力、辨虚里、候五脏、心下满、心下痞硬、心下软、胸胁苦满、心下部振水、腹软无力、腹满、腹皮拘急、小腹拘急、小腹急结、小腹不仁、小腹满、小腹硬满、动悸、脐下不仁、胃内停水、正中芯、肠管蠕动亢进、瘀血腹诊等内容。

日本医者通过注入肝脏处理不了的大量抗原，诱发慢性炎症，制成胸胁苦满的病理动物模型。将佐剂关节炎鼠注射酪蛋白抗原发生的结缔组织增生症候群，看作是胸胁苦满，并投与大柴胡汤、小柴胡汤，观察到了预计的显著抑制作用。以四氯化碳造成家兔肝损伤，可见到胸胁苦满部位呈现低电阻状态以及纤维样变性、毛细血管破裂等浆液性炎症的初期阶段变化。用细针刺入并留置于家兔的左、右膈肌边缘部，在出现胸胁苦满的部位，也呈低电阻状态，局部皮肤、皮下结缔组织呈现增厚、浮肿和轻度硬结样改变。从而说明弥漫性肝炎和膈肌炎症时皆可出现胸胁苦满，其病理改变是结缔组织炎[14]。

日本有地滋认为，胸胁苦满是间叶系统的免疫性炎症，是机体的一种反应，当体力下降时，其有关表现也即消失。胸胁苦满在急慢性肝炎都可以明显看到，而当发展成为肝硬化时，胸胁苦满也随即消失。这可能是由于肝硬化时，患者抵抗力减退所致。因此胸胁苦满的发生，决定于致病因素及机体防御力两个方面的对比[14]。

日本土佐宽顺等探讨了伴随心下痞硬出现的自觉和他觉症状，综合这些症状，认为均与湿邪有关，而心下痞硬则是湿邪侵犯机体出现在腹部的反应。并对平均年龄为51.7岁、腹诊为心下痞硬的136例患者，进行了腹部平片检查，发现心下痞硬腹证与胃的形态学改变（胃窦部有气影及黏膜皱襞影等）呈正相关的关系[15]。土佐宽顺等还研究了心下痞硬腹证与血清儿茶酚胺的关系，结果心下痞硬患者血中去甲肾上腺素明显增高，从而得出心下痞硬腹证的产生与交感神经功能失调有关的结论[16]。

日本高桥宏三等从超声波探讨发现，心下痞硬者肝右叶的右侧胸壁中腋窝线附近额面断层的计测值（R_L）与肝左叶腹主动脉的矢状面断层的计测值（L_L）的比值（R_L/L_L）有变小的趋势[17]。因而认为心下痞硬的发生与交感神经功能以及肝左叶的大小有关。

日本角田朋司通过对3300多名患儿的检查，发现小儿正中芯的出现率，男孩多于女孩，并且不同疾病其正中芯出现的部位亦不同。哮喘男孩正中芯的出现率高，低年龄层尤为明显，4～5岁以后有减少的趋势，与无哮喘组呈明显不同的分布，故认为这是哮喘患儿的特征[18, 19]。

王阶等认为，急、结、硬、满为瘀血的典型腹证。少腹急结、少腹硬为较急重之证，而少腹满者，虽证较缓，但蓄血亦已成。瘀血腹诊的区域主要是脐区、脐下区、京门区和少腹区。脐区诊察脐腹的结痛、压痛、刺痛等；脐下区诊察少腹满、少腹硬、少腹硬满、少腹满痛、少腹急结等；京门区诊察软块、条索状物等；左少腹区主要诊察血之凝块及其压痛；右少腹区诊察少腹肿痞（肠痈时的反应）。王阶等对诊断为血瘀证又同时具有瘀血腹证的 50 例患者进行观察，结果发现，瘀血患者中精神异常症状常与瘀血腹证相随出现，是运用活血化瘀方药的一个指征[20]。

有日本学者发现，腹诊时将手指轻按脐左（有时为脐右）斜下方两横指部位，腹部出现抵抗，再向其深部加压时，患者主诉疼痛向上或向下放散，称为瘀血压痛点。这种拒按现象与瘀血的存在有重要的关系，为察知瘀血是否存在不可缺少的诊断方法。瘀血压痛点可分为脐旁压痛点、回盲部压痛点和乙状结肠部压痛点，通过指压大腿内侧的血海穴，可使瘀血压痛点消失，其消失率接近 100%。腹部瘀血压痛点越明显，血海穴的压痛反应越敏锐[21]。

日本医者小川新将脐旁及脐以下的腹部瘀血性变化进行重新分类，并以自行建立的检查法对 3 万余人进行检查，认为脐周围及下腹部抵抗压痛为瘀血症状之一。在具有瘀血腹证的 600 例患者中，544 例有不同程度的腰椎、骨盆等病变，其中大部分为距盆腔最近的骶椎、耻骨、坐骨、骶髂关节下缘等部位的变化，即具有瘀血腹证的患者多有骨盆的变化[21]。

用热象图及超声波观察瘀血腹证，发现少腹急结患者的左髂窝附近压痛部位的体表温度低，皮下脂肪组织的层次排列紊乱，但随着服用桂枝茯苓丸后，压痛缓解，低温影像也随着消失。另外少腹急结的患者，静脉血氧分压低下，血栓弹力图呈凝固亢进状态，肝促凝血酶、尿激酶升高[22-24]。用末梢血流量变动光谱对骨盆瘀血综合征进行探讨时发现，该病患者 10 秒周期以下的频率区域，其频率急剧下降，而服用桂枝茯苓丸后自觉症状改善者，其波型接近正常。褐噪声型光谱可显示流体力学中的瘀滞，从而反映了骨盆瘀血综合征患者有微小血管狭窄，或血液黏度增大，红细胞变形能力低下等征象[25]。因而确认瘀血腹证与微循环障碍、血液流变性异常、血小板功能及生化代谢异常等存在一定的联系。

日本柴田良治研究瘀血腹证与放射线征的关系，认为瘀血初为流动的血液（包括淋巴液、组织液），受到炎症等因素的影响后导致水肿、血液黏稠度增高和循环障碍，并引起腹征的变化。用中药治疗后，不仅腹证消失，而且放射线征象亦有明显改善[26]。

史载祥等对 31 例瘀血腹证组和 25 例正常人组腹部表浅血流量进行观察，结果发现，瘀血腹证组下腹部、右髂部、左髂部的表浅血流量均较正常人减少，其中下腹部和右髂部的表浅血流量具有极显著差异（$P < 0.01$）。用红外热图像仪同步测定瘀血腹证组 15 例和正常人组 12 例的腹部温度，结果表明，瘀血腹证组腹部最低温度为 29.82 ± 0.21℃，正常人组腹部最低温度为 31.14 ± 0.26℃，两组比较，有极显著性差

异（$P < 0.01$）。分析腹部低温区出现的部位，瘀血腹证组腹温最低部位多出现在下腹部，其余依次为右髂部、左髂部；正常人组腹部低温区多出现在右髂部，其次为下腹部[27]。

（二）临床研究

1. 腹诊方法的研究　关于腹诊的方法和具体内容，刘文巨将手法分为覆手压按法和三指深按法两种，腹诊的顺序一般自上而下，先观胸胁及虚里，次为上腹部，再为脐部，最后为下腹部[10]。李灿东将腹诊手法归纳为触按、推按、叩击三种[73]。胡爱平将腹诊手法归纳为按（双手按、单手按）、压、摸、拍、弹五种。唐先钰将腹部按诊归纳为按、指压、起按、滑按、持按等，以察腹部冷热、软硬、疼痛、痞块、动悸等。也有人将腹证归纳为观形态、视脉络、按腹力、听声音、测腹温、试肌肤、探虚里，诊拘急、疼痛、痞硬支满、胀满、动悸、癥块等，并分别论述不同腹诊的四诊所见特征[40]。

2. 腹诊时脐部位置的解剖学研究　腹诊在汉方诊疗特别是运用古方时十分重要，除了肋弓外，脐部也是重要的诊察部位，尤其是诊察脐旁压痛点时，脐部位置更显重要。日本冈田耕造对有腹部症状的 125 名患者采取分别拍摄立位和卧位单纯腹部平片的方法，研究了日本男女因年龄不同而在脐部解剖位置上的差异。结果表明：

（1）卧位时的脐部位置　125 例中有 94.4% 的患者在卧位时，脐部位置对应于第四腰椎到第五腰椎的狭窄范围内，第三腰椎至第四腰椎以上者占 3.2%，第五腰椎至骶椎者仅占 2.4%。进一步探讨其年龄方面的差别，20 岁年龄组均毫无例外地分布于第四腰椎至第五腰椎的小范围内；从 30 岁开始，其脐部位置向上移动，且此倾向一直延续到 50 岁以后；但 60 岁年龄组的此倾向突然消失，相反出现向第五腰椎及骶椎以下逐渐移动的倾向；到了 70 岁以后，同 20 岁以下者一样，又回到第四腰椎至第五腰椎的狭窄范围内。由此可知，临床进行腹诊时，作为脐部位置可大略固定于第四腰椎至第五腰椎（94.4%）的范围内，有少部分因年龄关系而有微小的移动。

（2）立位时的脐部位置　对 125 名患者中能保持立位的 123 名患者摄立位腹部平片，以研究脐的位置。在卧位时，脐部位置几乎集中在第四腰椎至第五腰椎狭窄范围内；在立位时，有向第五腰椎以下移动的倾向，此部分占 52.8%；另外，脐部位置在第四腰椎以上的患者，无论卧位（3.2%）或立位（4.1%）几乎没有变化。可以认为，脐部位置在第四至第五腰椎的患者，由于立位姿势的变化，其脐部位置有向尾部移动的倾向。而更详细地探讨各年龄组的情况时发现：20 岁年龄组与卧位时一样，脐部位置均局限地分布于第四腰椎至第五腰椎之间；30 岁以后的患者也与卧位时一样，其脐部出现于第四腰椎以上的位置。与卧位时不同的变化在于，40 岁组以后，其脐部位置在第五腰椎以下者迅速增加，同时对应于第四至第五腰椎之间的脐部位置者急速减少；70 岁以上者的立位脐部位置，分为第四腰椎以上及第五腰椎以下两种情况，其中，第五腰椎以下者占 70%。即立位时的脐部位置变化形式与卧位时完全不同。因此，腹诊时就应该考虑脐部位置因体位不同而造成的变化[95]。

3. 临床应用的研究

（1）中风病 金鸿伟总结分析了 200 余例中风病患者的腹诊情况，如以腹诊定病位深浅，对主诉肢麻无力又无阳性体征者，令其仰卧，伸直抬高两腿与床面呈 45°，半分钟后，凡见一侧下肢无力而下垂，并见同侧腹肌张力上下均减低或增高者，为中风中络之征；半身不遂，两侧腹肌张力及反应性差别较大者，多为中经已深，差别不大或无差别者为中经尚浅；中风意识障碍，两侧腹肌张力明显增高或降低，多提示病情危重（中脏），非闭即脱。如以腹诊断病性虚实，则以深按腹壁深层有充实感（抵抗力）者为实，无抵抗力者为虚。如以腹诊辨风痰瘀热病理性质，则起病时腹肌强硬或手按腹壁后局部出现肌肉强直为风象；自觉心下痞塞，腹诊按之无抵抗和压痛为湿痰，若有抵抗和压痛为风痰和热痰；出现少腹急结、满、硬、硬满是瘀血的表现。如以腹诊定通疏之治法，则项强伴腹部板硬但不胀满为刚痉，用葛根汤治疗；项强伴腹软为柔痉，用瓜蒌桂枝汤治疗；项强伴腹满，或腹虽不满但心下硬满者，均急当通下，用大承气汤治之[74]。

（2）胃下垂 黄肖功曾对 20 例胃下垂患者做立位或卧位腹诊，并以 X 线摄片作对照，发现均有不同程度的胃形低垂、下腹膨起、抱腹后舒服、腹壁脂肪菲薄和腹肌松弛等表现。剑突下沿中线向下触及空瘪的止点（相当于胃小弯处）与 X 线片示胃小弯位置呈现一定的相关性；8 例剑下空瘪止于上脘穴与中脘穴间者，X 线示胃小弯平髂脊；10 例空瘪止点在中脘与建里穴间者，胃小弯在髂脊下 2 ～ 3cm 处[75]。在此基础上，他又用腹诊计量法对 45 例胃下垂患者进行诊断，与 X 线片所示结果对照，45 例中 X 线片示胃小弯在髂脊下 2cm 者有 17 例，根据腹诊计量法，鸠尾至上腹空瘪止点除以同身穴距的商数是 3，± 不超过 0.5；28 例 X 线片示胃小弯在髂脊下 3cm 以上者，其商数是 4，± 不超过 0.5；45 例之外凡商数在 2 ～ 2.5 之间者，均列入胃缓[76]。

（3）急性胰腺炎 李艳冬观察 30 例急性胰腺炎患者之腹证，发现均有上腹正中或偏左、偏右的压痛，拒按，局部硬（肌肉紧张）。认为本病是以上腹正中为主的腹证表现，辨证属少阳阳明合病，经用大柴胡汤加减治疗，平均 7 天后腹诊体征可基本恢复正常[77]。

（4）慢性胆囊炎急性发作 李艳冬对 30 例慢性胆囊炎急性发作患者之腹证进行观察，结果 30 例均有右上腹胁下硬满拒按，5 例有反跳痛者之腹证更明显，合并胁满胀的 13 例为少阳气机受阻，故本病为少阳肝胆的腹证表现[77]。

（5）**阑尾炎** 李灿东对 31 例阑尾炎进行术前腹诊，发现各种阑尾炎在轻按时均以肤荣、湿热为特征。而急性单纯性阑尾炎又以兼见重按时胀痛、刺痛、局部疼痛为特点；慢性复发性阑尾炎以兼见刺痛、局部疼痛为特点；坏疽性阑尾炎以兼见刺痛、局部疼痛，叩击时有鼓音、浊音为特点；穿孔性阑尾炎以兼见刺痛、全腹痛、板状腹、弹按痛，叩击时有鼓音为特点；阑尾周围脓肿以兼见局部痛，推按时隆起，弹按痛，叩击时有浊音为特点[73]。

（6）**慢性前列腺炎** 李夫道观察了 360 例慢性前列腺炎的腹诊反应，126 例湿热下注型在左右维道穴区有阳性反应，而血瘀型 24 例则在左右天枢穴区有阳性反应。深压痛为瘀血和肾虚；条索结节多属湿热；按压则舒多见于虚损型[78]。

（7）**妇科疾病** 朱斌认为，腹诊可辨别痛经腹痛的部位、时间、性质，以确定治则；可辨析流产前的胎漏与胎动不安，辨析流产或宫外孕的腹痛，辨析产后腹痛的虚实，辨析肠覃、石瘕等女性盆腔生殖系统发生的肿块等[79]。郑其国也探讨了妇科腹诊的内容以及对于病位、病性、病邪种类及胎别的诊断意义。认为望腹之隆凹、滋润、枯燥等可辨虚实，望肌肤甲错可诊断瘀血[80]。郑其国还探讨了腹诊在不孕症辨证治疗中的应用，认为通过腹诊，可以辨不孕症的虚实、分寒热、诊痰阻、候气滞、察血瘀；可以确诊不孕症的病位，如肾、肝及胞宫等；还可以指导临床治疗[81]。

张红认为，妇科腹诊当四诊合参。问诊时如腹部刺痛固定不移，拒按拒揉者，属瘀血实证；少腹如扇，冷痛不适，属阳虚寒甚，凝滞胞宫；经前腹痛多实，经后腹痛属虚；腹中烦满不得卧者，多为气滞血瘀；少腹坚痛，恶露不尽，属血瘀内结；小腹坠胀，气短食少，属气陷不固；腹中满胀，灼热不适，多为湿热下注。望诊时如腹部皮肤松懈下陷，萎黄不泽，多属气血亏虚，或胎萎不长，亦见于胎死胞中；妊娠腹大异常，多见于羊水过多；腹大胀满，矢气频作，常见气机郁滞；腹色枯燥，状若鳞甲，多属瘀血内结。闻诊主要为腹部听诊，可监测胎儿的状况等。切诊时凡见腹中积块，应细心诊察肿块的大小、形状、硬度、活动度及喜按拒按等情况，以辨识其良恶性质。如坚硬如石，推之不移，活动度差，多属恶疾；质软可移，触痛不甚，多为气滞；妊娠腹痛，按之腹皮绷紧、压痛、反跳痛，多为宫外孕；脐中及其周围，触之应手，动微无力，多属冲任气虚；下腹硬肿、疼痛，多属湿浊阻滞，或瘀血内结；腹中如裹，多属胎水肿满，或羊水过多等[96]。

（8）**儿科疾病** 杨卫平阐述了小儿腹诊的范围、具体方法及临床运用。认为通过小儿腹诊可辨虚实、审寒热、辨表里、审脏腑、求病因等。如轻按即痛者病在表，重按始痛者病在里；若见发热患儿，按其腹无热者病在表，按腹热甚灼手者病在里。关元、天枢有压痛或硬结，提示为肠痈；中极有压痛，提示病在膀胱；腹诊见胸胁苦满者，为病在肝胆；若见胃脘与脐腹部不温者，为脾胃虚寒；全腹膨胀，且见压痛，腹中雷鸣者，多属肠结；腹绞痛兼现肠鸣如蛙者，为肠盘气痛；腹痛阵发性加剧，位于右上腹者，提示蛔虫钻胆；腹痛见于右下腹者，为肠痈；肚大青筋，若现波动感者，多为水肿；若兼见胁下有痞块者，常属癖积；兼见面黄肌瘦者，多属疳积[82]。

（9）其他疾患 钱守章临床体会到：凡青年男子形体瘦弱，按虚里穴跃动剧烈，应手明显，范围广泛，是肝肾阴亏，多有遗精病；妇女见此为低热带下，或兼肝胃气痛；老年人见此为高血压、肝风内动、眩晕抽搐、唇及四肢发麻或燥咳痰血等。通过按脐下腹主动脉还可诊断相火妄动，若按抵脐下时，触知弦硬刚劲的搏动，则是相火妄动[83]。叶橘泉在临床上常运用腹诊诊断脏躁、寒实结胸、热实结胸等病证[84]。王琦等在临床上常借助腹诊以诊断特异性的疾病，辨别证候，审察病机之所属，判断病位之所在，病性之寒热虚实，病因之气滞、血瘀、水饮，指导立法论治，选方遣药，观察疗效，判断其预后转归[85]。黄肖功常运用腹诊诊断肺气肿引起的肝界下移、肺心病并发的肝脏瘀血、胆囊炎、胆道蛔虫、脾脏疾病、肾虚喘息久嗽、奔豚气、膀胱病之癃症、妇科疾患之癥瘕、前列腺肿瘤、疝气、结肠折叠扭曲等病症[86]。潘德孚则根据腹诊反应，拟定治法治疗腰部闪挫伤、上肢及腰脊疼痛走窜等[37]。

叶橘泉报道，对少女狂躁型精神分裂症，根据少腹急结，投以桃核承气汤，不数剂而愈；胆囊炎、胆结石、胰腺炎，诊得心下急、郁郁微烦、腹满痛、呕吐、往来寒热，投以柴胡汤为主，随症加减，往往应手奏效；妇科病、月经障碍，诊得少腹急结，属瘀血证，予桂枝茯苓方，屡获良效[87]。冯振兴对100例腹部动悸的临床观察，发现脾胃虚弱、中气下陷者易扪及腹部动悸，且以脐部多见，胃下垂者必有腹部动悸，二者轻重程度一致，肋下角越窄，动悸越明显[88]。

刘智壶对巨阙、膻中穴压诊与心电图的对照观察表明，二穴反应为重度压痛（+++）之病例，与心电图ST-T的异常改变有密切的关系；中度压痛（++）也多有ST-T的异常改变；轻度压痛（+）则很少出现ST-T的异常改变。但老年人和气血亏虚者二穴轻度压痛或不痛者，不能排除ST-T异常改变的可能性。从中医辨证分型来看，气滞血瘀证二穴全部表现为重度压痛，而气血亏虚者则未见重度压痛；痰湿内阻证则以轻度和中度压痛为主。因此，巨阙、膻中穴出现重度压痛，可提示心病属气血瘀阻之病机。而对腹证与血脂对照观察证明，腹证可作为血脂增高的明显指征。并且，这种肥满大腹、按之濡的腹证，亦是痰湿内阻证的重要体征[48]。

（三）实验研究

1. 人工指的研究 日本光藤英彦等试验研究了一种腹诊用的"人工指"，这是靠诊断时接触胸腹产生的流变学变化来代替手指的感觉，可以把中医腹诊所见变为客观的数字指标。但他们认为人工指在临床实践中还存在着许多问题，其临床诊断和用药只有 50% 的把握[9]。

2. 腹证与方剂相对应实验研究　日本汉方医通过中药提取物进行对应治疗腹证的实验研究，其方法是对平时出现率最高的腹证（胸胁苦满和脐旁压痛）患者，让其手握装有中药提取物的容器，医师一边进行腹诊，一边观察症状是否发生变化，用药大多是小柴胡汤或桂枝茯苓丸，容器的材料可用纸、玻璃或塑料等。实验结果：胸胁苦满的 47 人中症状消除者为 45 人；脐旁压痛的 97 人中症状消除者为 83 人；同时具有胸胁苦满和脐旁压痛的 66 人中，二者均消除的为 55 人。其作用机理是患者握药时药气直接从手中传导至病所，而使腹证发生了变化，腹证与方剂之间这种微妙关系的维系是肉眼看不到的气的作用[9]。

3. 腹证与影像诊断的相关性研究　日本医者对 95 例患者腹诊后，立即进行胃和十二指肠的造影检查，经过统计学分析发现，腹力虚者，胃角呈低位，十二指肠憩室发生率高；腹力实者，胃糜烂程度高。有振水音者，胃角呈低位，十二指肠憩室发生率高，呈轻度胃萎缩性变化。从而提示腹力与胃角的高度相关，反映出腹壁横纹肌的紧张度与胃壁或十二指肠平滑肌的紧张度密切相关，说明古方派从腹壁的紧张度推测半表半里乃至里证的虚实是有一定道理的[89]。

日本新谷卓宏等通过探讨灌肠 X 线所见与腹证及有效方药的关系，确认了腹证左右脐旁压痛的患者多为乙状结肠滞留于骨盆腔的 A 型患者，且乙状结肠屈曲次数增加，提示了反映瘀血病态的大肠形态的特征是乙状结肠滞留于骨盆腔内[90]。

日本小林诏司等分别对 30 例原因不明的不快感患者（男性平均年龄为 25 岁，女性平均年龄为 35.7 岁）进行腹诊，记入腹诊构造分析表，计 51 项，各分《难经》痛积、牢积、动积三种，共 153 个变量，筛选其中有统计学意义的 30 个变量，然后用明治针灸大学研制的东洋医学影像测定装置，用光谱分析法把腹证立体影像化。由此产生的腹诊鸟瞰图像山脉一样高低起伏，以对应地反映腹诊各变量数值的大小[91]。

（四）研究思路与方法

吴正治从腹诊文献系统整理、临床群体调查及其规范化、中医与汉方医、中西医腹诊的比较研究，以及腹诊的实验研究等方面探讨了中医腹诊研究的途径和方法，其中实验研究应在充分把握腹诊文献、广泛进行临床验证和深入比较研究的基础上，利用现代科技知识、方法、手段，逐步实现诊断手段的仪器化、腹诊指标客观化、辨证诊断计量化、腹诊实质明晰化[92]。张鸣鹤等提出光电腹诊仪应用于中医腹诊的构想，即利用光电转换作用，借 X 线荧光屏探测胃肠含气量，以反映胀满程度，可望对气虚、气滞、血瘀等证型的腹胀之腹证诊断提供客观指标[93]。

王阶提出《伤寒论》腹诊客观化研究的设计方案，分总体设计和具体腹证设计两种。在总体客观化设计方面，应询问患者的主观感觉，给腹证定位，给腹证定性和作客观定量检查，并循序进行。其中，客观定量检查包括利用医用热像仪和深部温度计测试定位处的浅表和深部温度，利用肌电图分析仪测试定位处肌电信号的改变情况，利用多普勒血流计测试定位处的血流情况。在具体腹证设计方面，对每一腹证，其研究亦应包括主观感觉、定位检查、手感检查和仪器定量检查（同上）四个方面。腹诊的客观化研究具有广泛的前景和重要的意义，能为选方用药提供定量依据，有助于探索胸腹部所循行经脉的一些奥秘，有利于弄清内脏的许多生理病理机制，有助于评价处方用药的疗效等[94]。

参考文献

[1] 杨力.中医疾病预测学［M］.北京：北京科学技术出版社，1991.

[2] 秦伯未，等.中医临证备要［M］.第2版，北京：人民卫生出版社，1981.

[3] 戚仁铎.诊断学［M］.第3版，北京：人民卫生出版社，1991.

[4] 刘文巨，等.中医与汉方医腹诊［M］.南昌：江西科学技术出版社，1985.

[5] 孙忠年，等.中医腹诊学［M］.西安：陕西科学技术出版社，1991.

[6] 彭清华.腹诊研究的进展（连载）［J］.国医论坛，1991（2）：44；（3）：42.

[7] 王琦，等.中医腹诊研究进展［J］.中医药研究，1989（2）：44-46.

[8] 张志军.日本运用现代科学技术对腹诊的研究［J］.国外医学中医中药分册，1991，13（3）：1.

[9] 蔡光先，彭清华，等.传统中医理论现代研究［M］.长沙：湖南科学技术出版社，1990.

[10] 刘文巨.关于中医腹诊的初步研讨［J］.中国医药学报，1987，2（4）：10.

[11] 萧熙.腹诊的整体性和实用性［J］.新中医药，1955，6（10）：20.

[12] 骆竞洪.按摩疗法的"腹诊"及其临床意义［J］.中医杂志，1958（2）：93.

[13] 张谷才.漫谈中医的腹诊［J］.中医杂志，1958（5）：301.

[14] 有地滋.胸胁苦满腹证的研究［J］.汉方医学，1980，4（3）：10.

[15] 土佐宽顺，等.心下痞硬腹证与胃的形态学改变的关系研究［J］.日本东洋医学杂志，1986，36（3）：1.

[16] 土佐宽顺，等.汉方腹证"心下痞硬"和血清儿茶酚胺的关系［J］.和汉医药学会志，1985，2（3）：656.

[17] 高桥宏三，等.腹诊与腹部超声波所见的关联性的研究［J］.日本东洋医学杂志，1990，40（4）：158.

[18] 角田朋司.3300例不同疾病患儿正中芯出现率的观察［J］.日本东洋医学杂志，1989，40（2）：1.

[19] 角田朋司.哮喘患儿正中芯的观察［J］.日本东洋医学杂志，1990，41（1）：31.

[20] 王阶，等.瘀血腹诊的探讨［J］.中医杂志，1989，30（10）：41.

287

［21］小川新.瘀血研究［M］//第1回瘀血总合科学研究会讲演记录集.东京：自然社，1982：93.

［22］赤丸敏行，等.证的科学阐明——以热录象仪为主［M］//第3回瘀血总合科学研究会讲演记录集.东京：自然社，1985：143.

［23］中岛一.皮肤病与瘀血［M］//第3回瘀血总合科学研究会讲演记录集.东京：自然社，1985：185.

［24］丁章森.腹诊临床应用探讨［J］.中国医学研究与临床，2006，4（11）：70.

［25］槙本深，等.运用末梢血流量变动光谱挥讨骨盆瘀血综合征［J］.和汉医药学会志，1989，6（3）：524.

［26］柴田良治.瘀血腹证与放射线征的关系［J］.汉方研究，1982（5）：10.

［27］史载祥，等.瘀血腹证的表浅血流及红外热图像改变［J］.中医杂志，1991（4）：41.

［28］谢建军.中日腹诊比较研究［J］.国医论坛，1991（5）：24.

［29］梁嵘.中医腹诊源流概述［J］.北京中医学院学报，1987，10（3）：44.

［30］李文瑞.日本汉方医腹诊简介［J］.中医杂志，1982（3）：77.

［31］张鸣鹤.张仲景腹诊的考查与临床实践［J］.山东中医学院学报，1984，8（4）：26.

［32］王琦，等.论中医腹诊源流与原理［J］.山东中医学院学报，1989（4）：6.

［33］刘志勇.《伤寒》《金匮》腹证辨析［J］.山东中医学院学报，1982（1）：55.

［34］周朝进.《内经》腹诊初探［J］.浙江中医杂志，1986（2）：81.

［35］郭家襄.论仲景腹诊法之重要性［J］.新中医，1982（9）：3.

［36］冯五金.仲景腹诊与辨证关系探析［J］.中医药研究，1991（3）：25.

［37］潘德孚.腹诊浅识［J］.浙江中医药，1979（8）：284.

［38］吴杰.张仲景运用腹诊法初探［J］.浙江中医学院学报，1987，11（6）：8.

［39］毛德西，等.对《伤寒论》腹证诊治的认识［J］.河南中医，1982（2）：5.

［40］陆云飞，等.首届全国中医体质学说及腹诊研讨会学术总结［J］.中西医结合杂志，1987，7（11）：702.

［41］王海龙，等.浅谈中医腹部四诊［J］.浙江中医学院学报，1987，11（6）：42.

［42］骆竞洪.对祖国医学中"腹诊法"的探讨［J］.成都中医学院学报，1980（1）：49.

［43］靳士英.《诸病源候论》和中医腹诊［J］.云南中医中药杂志，1982（6）：5.

［44］梁嵘.戴天章对温病腹诊的研究及贡献［J］.云南中医中药杂志，1988，9（5）：5.

［45］沈万生.论俞根初对腹诊的贡献［J］.浙江中医杂志，1987（6）：277.

［46］田煜.《傅青主女科》腹诊初探［A］.首届全国中医腹诊学术研讨会论文集，1987.

［47］刘智壶.中医腹诊概述［J］.湖南医药杂志，1982（2）：24.

［48］刘智壶.中医腹诊基本理论及临床意义的初步研讨［J］.湖南中医学院学报，1982（3）：48.

［49］陆云飞.胸腹证象与脏腑病机相关论——《伤寒杂病论》腹诊研究［D］.湖北中医学院研究生

毕业论文集（1983～1984级）：12.

［50］郁觉初，等.中医腹诊简介［J］.南京中医学院学报，1982（2）：18.

［51］唐朝霞.中医腹诊简谈［J］.铁道医学，1979（6）：373.

［52］王琦，等.常见腹证的诊断［J］.云南中医中药杂志，1988，9（6）：6.

［53］赵文郁.腹部定位诊断初探［A］.首届全国中医腹诊学术研讨会论文集，1987：16.

［54］武定一.腹诊划区及腹诊顺序探讨［A］.首届全国中医腹诊学术研讨会论文集，1987：26.

［55］丹波元坚.诊病奇侅［M］.太原：山西科学教育出版社，1986.

［56］腹证奇览［M］.陈玉琢，等，编译.北京：中国书局出版部，1988.

［57］木下晴郎.腹诊和经络的判定［J］.莫国万，译.广东中医，1960（6）：307.

［58］刘文巨.日本应用中医腹诊的情况简介［J］.国外医学中医中药分册，1980，2（3）：1.

［59］张铁忠.腹诊在日本东洋医学中的应用［J］.中西医结合杂志，1987，7（9）：559.

［60］王益平.日本汉方腹诊法简介［J］.陕西中医函授，1987（5）：62.

［61］俞雪如.腹诊［J］.中医药国外资料摘译，1983（3）：9.

［62］谈谈腹证［J］.陈微微，译.日本医学介绍，1981（12）：31.

［63］瘀血腹诊考［J］.罗绳祖，译.日本医学介绍，1981（7）：27.

［64］藤严健.瘀血的腹证［J］.东洋医学，1984，12（1）：78（2）：86.

［65］李治淮，等.腹诊——日本汉方医学诊断方法介绍［J］.山东中医学院学报，1982，6（4）：36.

［66］山田光胤.腹诊的产生和继承及其应用［J］.北京中医学院学报，1981（4）：40.

［67］间中喜雄.中医的腹诊与证［J］.国外医学中医中药分册，1986，8（5）：48.

［68］中医诊断技术——腹诊［J］.卢明喜，等，译.陕西中医学院学报，1983（4）：23.

［69］王万贵.浅谈《伤寒论》腹证［J］.陕西中医，1984，5（9）：6.

［70］张丰强，等.《伤寒论》悸证新探［J］.浙江中医杂志，1991（2）：80.

［71］张声炳.腹诊一得［J］.陕西中医，1987，8（1）：47.

［72］陶春祥.论中医腹诊及其运用与发展［A］.全国中医诊断第2次专题学术会议论文集，1991.

［73］李灿东.腹部切诊法在肠痈病证中的应用［J］.福建中医药，1988（4）：39.

［74］金鸿伟.腹诊在中风临证中的应用［J］.浙江中医杂志，1987（9）：385.

［75］黄肖功.20例胃缓（胃下）腹诊体会［A］.首届全国中医腹诊学术研讨会论文集，1987：86.

［76］黄肖功.胃下垂的腹诊计量法初探［J］.浙江中医杂志，1989（6）：269.

［77］李艳冬.三种急腹证与中医腹诊［J］.山东中医杂志，1983（6）：25.

［78］李夫道.360例慢性前列腺炎腹诊反应规律初探［A］.同［46］，1987：87.

［79］朱斌.腹诊法在妇科临床中的应用［J］.云南中医中药杂志，1987，8（4）：10.

［80］郑其国.腹诊法在妇科临床上的运用［J］.浙江中医杂志，1988（11）：487.

［81］郑其国.腹诊在不孕症辨证治疗中的运用［J］.浙江中医杂志，1991（2）：82.

［82］杨卫平.小儿腹诊的临床运用［J］.云南中医中药杂志，1986（5）：18.

［83］钱守章.相火与腹诊［J］.浙江中医杂志，1987（9）：387.

［84］叶橘泉.腹诊方法及治疗举例［J］.浙江中医杂志，1982（10）：441.

［85］王琦，等.中医腹诊的临床运用［J］.中医杂志，1988（7）：10.

［86］黄肖功.腹诊一得［J］.浙江中医杂志，1986，21（10）：464.

［87］叶橘泉.仲景学说《腹诊与方证》的研究［J］.中西医结合杂志，1986（2）：74.

［88］冯振兴.腹诊动悸100例分析［A］.首届全国中医腹诊学术研讨会论文集，1987：82.

［89］山本树，等.胃及十二指肠疾病腹证与影像诊断的相关性［J］.日本东洋医学杂志，1990，40（4）：15.

［90］新谷卓弘，等.灌肠X线所见与腹证及有效方药的关系［J］.日本东洋医学杂志，1989，39（4）：1.

［91］小林诏司，等.不快感患者腹证的立体影像化观察［J］.日本东洋医学杂志，1986，36（4）：245.

［92］吴正治.中医腹诊研究的思路与方法［A］.首届全国中医腹诊学术研讨会论文集，1987：109.

［93］张鸣鹤，等.光电腹诊仪应用于中医腹诊的构想［A］.首届全国中医腹诊学术研讨会论文集，1987：116.

［94］王阶.《伤寒论》腹诊客观化研究的设计［J］.北京中医学院学报，1986，9（6）：38.

［95］冈田耕造.腹诊时脐部位置的临床解剖学研究［J］.马玉昕，罗金花，译.日本医学介绍，1999，20（12）：572.

［96］张红，等.中医妇科腹诊初探［J］.长春中医学院学报，1997，13（63）：3

［97］赵和熙.腹部B型超声检查在中医诊断中的应用［J］.陕西中医，1985（11）：496.

［98］黄家华.《伤寒论》腹证诊法点滴［J］.四川中医，1984，2（5）：10.

［99］吴秀惠.仲景胸腹诊征象类辨［J］.安徽中医学院学报，1985（4）：1.

［100］孙忠年.浅析《内经》《难经》论腹诊［J］.陕西中医学院学报，1988（4）：11.

［101］刘志勇.张仲景腹诊法浅论［J］.广西中医药，1982（1）：13.

［102］梅国强.仲景胸腹切诊辨［J］.北京中医学院学报，1983（1）：20.

［103］孙光华.《伤寒论》中腹诊的运用［J］.浙江中医杂志，1983（4）：160.

［104］赵荣胜.试谈张仲景的腹诊［J］.安徽中医学院学报，1985（2）：9.

［105］王清华.《伤寒论》腹痛初探［J］.浙江中医学院学报，1985（5）：17.

［106］孙忠年.《伤寒杂病论》腹证"满"的鉴别［J］.陕西中医函授，1986（4）：17.

［107］程宝书.腹诊研究的新成果［J］.黑龙江中医药，1986（4）：55.

［108］孙忠年.中医腹诊发展概要［J］.陕西中医，1988（7）：331.

［109］金润和.中医腹诊管窥［J］.黑龙江中医药 1986（2）：47.

［110］张晓明.腹部听诊的临床应用［J］.中级医刊，1983（10）：5.

［111］李有倬.《五云子腹诊法》简介［J］.安徽中医学院学报，1988（1）：61.

［112］王琦，等.论腹诊源流原理及其运用（中医药国际会议文集）［M］.北京：中国学术出版社，1987：69.

［113］王琦.等.腹诊的研究（建国40年中医药科技成就）［M］.北京：中医古籍出版社，1989：65.

［114］杜献琛.日人腹诊浅说［J］.湖北中医杂志，1986（1）：51.

［115］张声炳.腹诊在中医临床的运用［J］.江苏中医，1988（7）：32.

［116］图娅.腹部反射穴与腹诊实践［J］.国外医学中医中药分册，1999，21（3）：26.

［117］小林诏司.腹诊的针灸应用［J］.辽宁中医杂志，1998，25（3）：132.

［118］韩宇霞，等.腹诊源流及其现代研究［J］.贵阳中医学院学报，1999，21（4）：2.

［119］叶晨阳，等.浅述中医腹诊推拿法［J］.中国临床医生，1999，27（7）：39.

［120］赵业勤，等.浅谈《伤寒论·厥阴病篇》之腹诊［J］.浙江中医杂志，2000（5）：185.

［121］贾育新.中医腹诊的临床应用［J］.北京中医药大学学报，1999，22（2）：51.

［122］王邦言.中医腹诊浅议［J］.陕西中医，2004，25（4）：336.

［123］贾育新.中医腹诊之临床意义［J］.光明中医，1999，14（82）：8.

［124］章新亮.江心镜叩按肚腹诊治小儿的经验［J］.浙江中医杂志，1997（4）：44.

［125］王忠山.试论《金匮要略》之腹诊［J］.国医论坛，2001，16（2）：1.

第四节 脐诊法

通过观察肚脐的颜色、形状、分泌物及其性状、切按脐之软硬和脐部动气等情况来诊断疾病的方法，称为脐诊法。肚脐位于腹部中央，故脐诊法可属于中医腹诊法的范畴，临床有时须与腹诊同步进行。肚脐是人体中的一个独特的组织，因而有其特殊性。清代医家俞根初说："按腹之要，以脐为先。"可见脐诊法在中医腹诊中的特殊性和中医诊法中的重要性。

【诊断原理】

1. 脐，位于大腹中央，居一身之正中。《东医宝鉴》云："脐者齐也，身之半，正谓脐中也。"此言脐乃人体上下左右交会之中心，所以在正常情况下脐部之阴阳处于平衡状态，即阴平阳秘；而当机体发生病理变化，使阴阳处于失衡状态时，即可反映于脐。

2. 肚脐又名丹田，《诊病奇侅》云："脐者，元气之所系，十二经之根本……脐下丹田，真气之所聚。"人生元气源于肾及命门，藏之于丹田，故张景岳说："命门者，下丹田，精气出入之处……先天真一炁藏于此……一点真灵之气聚于脐下。"说明脐与源于命门之元气有密切关系。又丹田位于人体之中焦，中焦属脾胃所主，脾胃为后天之本，人体出生后各组织器官能否正常地生长发育与后天水谷精微是否充盛有密切的关系，故脐的变化能够反映肾、脾胃及其他脏腑的病理变化。这也是练气功时为何强调通过意守丹田（脐）来达到锻炼身体、增强体质的原因之一。

3. 肚脐又名神阙，《厘正按摩要术》云："脐通五脏，真神往来之门户也，故曰神阙。"又云："是神气之穴，保生之根。"神阙为任脉之要穴，后与督脉之命门相应。任督二脉，一为阴经之海，总领诸阴；一为阳经之海，总督诸阳，互为表里，统属全身诸经百脉。脐又为冲脉循行之域，冲乃经脉之海，且任、督、冲属"一源而三歧"，三脉经气相通。更由于奇经纵横，串于十二经脉之间，具有溢蓄经脉气血的作用。可见脐联系全身经脉，通过各经气的循行，交通于五脏六腑、四肢百骸、五官九窍、皮肉筋膜等，无处不到。在正常情况下，任督经气相通，阴阳相济，能调节各脏腑的正常生理活动。若各部气血阴阳发生病理改变，即可表现于脐。

4. 人体胎儿时期均是通过脐带来获取母体内的各种营养，以维系各脏腑组织的正常生长发育。因此，人体出生前各组织器官发育是否完善与经过肚脐而进入体内气血的多少有密切关系，而人体先天的充足又有利于后天的发育。故肚脐又有"命蒂"之称，即生命之根蒂。因而肚脐的状况可以反映机体，尤其是肾气的生理病理变化等情况。

因此，观察肚脐的变化，能测知人体脏腑经络的盛衰情况，可作为临床辨证和确定诊断的重要依据。

【诊察方法】

脐诊之时，令患者仰卧或直立，两腿伸直，两手放置于身体两侧，以使脐部处于自然伸展状态。医者位于患者的一侧或正前方，以观察肚脐（包括脐轮、脐壁、脐底、脐蒂等，见图2-23）及其周围的色泽改变（如红赤、暗黑等），肚脐的各种形状改变（如突出、凹陷、圆形、三角形、倒三角形等），肚脐上有无出血、分泌物及其性状（如黏液性、水性、脓性等）；还可以用手掌小鱼际，或密排三指切按患者的脐部，以体会脐部之柔软与坚硬，以及脐痛之喜按与拒按；或做轻、重、浅、深之按切，以体会脐动脉（脐下动气）之缓与急、粗与细、深藏与浮露等情况。由于脐位于腹部，故脐诊之法有时需与腹诊法同步进行。

正常人脐与腹壁相平或稍凹陷（婴幼儿脐窝较丰满，可稍高出于腹壁面），其形状

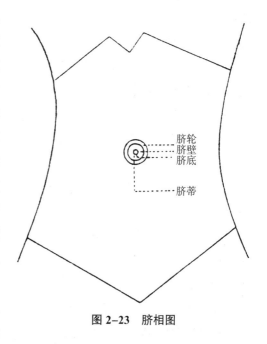

图 2-23　脐相图

多为圆形，看上去结实、丰满，无出血及分泌物，脐动和缓有力，深藏不露，常常无所觉察。脐诊时应注意患者形体之胖瘦与腹壁脂肪之厚薄。凡形体较瘦或腹壁脂肪较薄者或少年，脐稍突出，脐跳较正常明显而易按得；相反，形体肥胖或腹壁脂肪较厚者，脐较深凹，脐跳不明显且不易按得。故临证时当细心观察与体会。

【临床运用】

1. 脐轮为圆形或椭圆形，轮口丰满，色泽红润，边缘滑利而富有弹性，说明脏腑

精气充足，生机旺盛；如脐轮薄，脐口不圆，色泽不正，按之枯涩，为脏腑精气不充，禀赋素薄。一般而言，脐直径在 2.0cm 以上者为大圆脐，1～2cm 者为中等脐，小于 1cm 者称为小脐。

2. 脐壁（亦称脐廓）厚实，色泽明润，脐宇宽宏属正常，若脐壁薄，色泽枯晦，脐廓窄缩则属异常。一般而言，脐廓深度大于 1.5cm 者为深脐，小于 1cm 者为浅脐，过深或太浅之脐廓均为异常。故《诊病奇侅》云："脐大容李者为寿相，浅大者亦为寿相。"然脐宇虽小，只要坚固牢实者亦非病态。总之，脐之大小得宜，脐部坚牢厚实者为肾气实；反之，脐廓软薄萎缩，脐宇小浅者为肾气虚。

3. 脐底光滑红润，脐之根蒂居中，牢实挺拔，推之不移，为元气充盛；反之，若根蒂应手虚软，色泽枯夭，或苍白显露青筋，甚至呈晦滞色者，皆属异常脐底；若见脐与肉相离者，则为元气败脱之兆。

4. 脐温过高为大小肠积热，或阳明腑实蕴热，或心经积热流于小肠，如同时并见脐部发汗，有小疮疖，则有脐痈之虞；脐上冷（脐温过低）多预兆心肺阳虚，常并见心悸气短、浮肿无力等症；脐周发凉则提示脾胃虚冷；脐下寒为命门火衰，肾阳不足。

5. 脐色㿠白无光泽，反映肺气虚、心阳不足或血虚，常与脐下陷、腹凉并见；脐色红赤，甚至有疮疖，提示心火重，热毒内蕴，或心火下移小肠，热积腹中，或腑气不通，阳明热毒内蕴，毒溢于脐；脐色黑为肾阳式微、命火败绝之凶讯，亦为暴病将卒和久病生机将绝之征兆，临证险恶；脐色发黄，并有油性分泌物渗出，发痒，为湿热蕴积脾胃或肝胆湿热之兆，常因感受湿热外邪或过食肥甘酒肉内生湿热所致；脐色发青或青蓝，为内有寒积、水饮或风寒内伏中州，或为痛证；脐色发紫，色泽晦枯，或见瘀斑，为内有瘀积之象。腹腔症积和盆腔肿瘤亦可反映于脐。

6. 绕脐疼痛，喜用手按，多属于虚证、寒证；拒按则多属于实证、热证；绕脐疼痛，按之磊磊者，为肠中有燥屎，乃阳明热盛所致；凸起绕脐剧痛，按之如山峦高低不平者，名为寒疝，多为小肠受寒；疼痛时轻时重，绵绵不休者，多为脾肾虚寒。

7. 脐边青黑，脐突腹紧，角弓反张者，为脐风险证，因断脐时感染风毒所致。

8. 肚脐呈圆形，看上去结实、丰满，表明精力充沛，身体健康；肚脐呈倒三角形（▽）者，多为脾虚，中气不足，易患脏器下垂和慢性虚性疾病，如腹痛、胃脘痛、妇科疾病等；肚脐呈三角形（△），或离开腹壁正中线而偏移于右侧者，易患胁痛、胃脘痛等，多属肝气不舒、肝气犯胃等肝胃不和之证；肚脐偏移于左侧者，易患脾胃虚弱、消化不良之证；肚脐浅小者，表明体质较弱，气血亏虚。

9. 肚脐突出，称为脐突。若小儿初生，肚脐突出而红赤肿大者，称积热脐突，乃小儿在胞胎中受热，热蕴腹中，冲入脐中所致；若小儿初生旬日后，肚脐忽然肿胀，不红赤者，称寒湿脐突，系婴儿着凉受寒，寒湿之邪侵袭脾胃，气机阻滞，郁于脐中而成。

脐部呈半球状或囊状突起，虚大光浮，大如胡桃，以指按之，肿物可以推回腹内，但当啼哭叫闹时又复胀突，称为脐疝，乃因婴儿腹壁肌肉嫩薄松弛，小肠脂膜突入脐中所致。

腹部胀大，肚脐突出，见于臌胀患者，多因湿热蕴结，或寒湿困脾所致；腹胀脐突，按之坚硬，大便硬结者，多属阳明腑实证，为肠中有燥屎所致。

危重患者亦可见脐突。肿胀患者出现脐突，为危证之一，乃脾肾俱败，不治；喘胀患者出现脐突为险候，预兆肺肾之气将绝；哮病出现脐突发黑，多为心阳欲绝之预兆；脐部溃烂坚硬，固定而突出者，多为癌症。当剧烈咳嗽及闭气胀腹时，肚脐亦可突出，不属病态；如发生脐疝，则属病态。

10. 肚脐深凹，称脐陷。多见于体质虚弱及慢性虚性病患者，如泄泻、癌症后期等，或见于久泄元气将脱及暴吐之后。而脐突然内陷，为正虚邪闭之凶兆，多见于小儿瘟疫染身、毒邪内通之证。

11. 脐位下移，下落中线，为肾虚及中气不足的表现，多兼见腹壁松弛虚软，提示内脏下垂，如胃腑下垂、肝肾下垂、脱肛、子宫脱出等。

12. 脐位上移，超越中线，为气逆气滞的反应，如肺胃之气上逆，或肝气升发太过，或肝郁气滞等。此外，内有癥瘕积聚亦可牵提致脐上移，脐上移的腹壁常呈紧张拘急状，临证时需脐腹合参。

13. 婴儿脐肿如栗或葡萄，疼痛而软者，名为"脐肿"，多因风湿侵袭所致。脐部微痛微肿，渐渐高突，或肿大如茄，皮色或红或白，触之痛剧，此为"脐痈"，多因局部不卫生，感染邪毒所致，一般溃后脓出稠厚而无臭味者为顺，容易收口；若溃后脓出臭秽，甚或夹有粪汁，可致久不收口，内生窦管。

14. 脐孔部胬肉高突，脐孔正中下方有条索状硬结，此为脐漏或肠漏形成，又称"漏脐疮"。脐中时出黄色黏液，不痛而痒者，多属脾胃湿热之脐漏；脐中脓水清稀，不痛不痒者，多属气血俱虚之脐漏；脐漏日久不愈，或热毒感染而成脓漏者，可引起抽风而死亡，因此临床应及早治疗。

15. 脐带脱落以后，脐中湿润久而不干，或微红肿突者，名为"脐湿"，乃脐部为水湿或尿湿浸渍，感染秽毒所致，如不及时处理，可转成脐疮或脐痈。

16. 脐凹内出现黏液样分泌物者，多为感受湿热所致；出现水样分泌物，且具有尿臊味者，多为先天发育畸形，脐尿管未闭所致。

17. 肚脐出血，称为脐血，可因断脐时结扎不善所致。若婴儿出生后第一周，脐带脱落前后脐部有血渗出者，多因胎热内盛，迫血妄行所致；肚脐时有渗血者，乃因肾水素亏，或肝肾阴虚，致肾火偏亢，阴虚生内热所致。

18.肚脐周围脉络扭曲、扩张，或细络密聚，兼脐突腹胀者，多为肝脾血瘀，常见于臌胀病。若脐周皮肤出现直径约为 2.5cm 大小的紫色斑块（Cullen 征），并有上腹部肝动脉收缩期吹风样杂音者，可确诊为肝癌[21]。

19.以手触按脐部，柔软者多属于虚证，如泄泻、便血（远血）、胃脘痛等脾胃不和、脾肾亏虚之证；按之硬满者多属于实证，多见于小儿疳积、食积、腹痛、呕逆、便秘、臌胀、肠痈等肝胃不和、阳明腑实之证。

20.用手掌按脐，脐下跳动和缓有力者为肾气充足；一息六至以上，为冲任伏热；按之脐部不温，其动沉微者，为命门火衰；按之燥热，其动细数，上及中脘，为阴虚气冲；按之即散，为元气虚败；按之不动，为冲任空竭。

21.脐下筑筑跳动者，称为脐下悸动，多责之于肾气亏虚，冲脉为病。如脐下跳动，口吐涎沫，小便不利，多由素体阳虚，或汗出多而伤阳，阳虚不能制水，水蓄下焦而悸动；如脐下跳动，连及脐部，伴有气喘，时太息者，为肾不纳气；脐下悸动，多由肾气素亏，气不摄纳，鼓动于下；或为表证，妄汗妄下，气血大亏，以致肾不纳气，动于下焦而成。

22.因脐为元气之候，故察脐可预测寿夭。如脐深、脐环圆整、轮廓宽宇、肌肉厚实、色泽明润、按之有力、应手如有根蒂之脐，为神气内守、元气充盈之象，主寿；反之，如脐浅、脐环不圆、轮薄廓狭、脐肉薄虚、色泽不华、按之虚软如泥者，为无根蒂之脐，为神气不充、元气虚弱之夭象。故《诊病奇侅》云："人之寿夭，相脐可知也。"

23.有人报道[11]辨水肿腹满症，以手按之脐部，脐随手移左右，不与背脊正对，按之无根者死；若久病脐按之无力，如指入灰者，难治；气弱者，推之脐移于一方，左移者左绝，右移者右绝，上移者上绝，下移者下绝，此谓之脐绝，患者见之难治，然高年见之则无害。可见，脐诊有推测预后之功，于疑难重病之中，尤当细辨。

24.还有人报道[12, 13]通过察脐辨各种臌胀的方法，可供参考。即用盐炒热，以布包好放在脐上，水臌者盐化为水，食臌者盐呈红色，血臌者盐呈紫色，气臌者盐呈黑色，气虚中满者盐色不变；或用食盐炒过包好，候微温时，置于患者脐上半小时后取起，再将盐摩擦，盐粉碎者为水臌，如不粉碎则为血臌。

【现代研究】

日本医家研究发现，从肚脐的形状可以看出健康的状况：

（1）**圆形** 肚脐圆圆的，下半部丰厚而朝上，这是男子中最好的一种。表明血压正常，肝、肠、胃等内脏健康，精力充沛。

（2）**满月形** 外观结实、丰满，下腹有弹性，这是女子中最好的一种。表明身心健康，卵巢功能良好。

（3）**向上形** 肚脐向上延长几乎成为三角形者，多数可见胃、胆囊和胰脏的情况不佳，应多注意。

（4）**向下形** 形状与向上形相反，表明患者有胃下垂、便秘等疾病，亦要注意慢性肠胃病及妇科病。

（5）**偏右形** 易患肝炎、十二指肠溃疡等病。

（6）**偏左形** 多为肠胃不佳，应注意便秘、大肠黏膜病变等。

（7）**浅小形** 说明身体较虚，激素分泌不正常，经常会感到周身乏力等[3, 4]。

近代医者在脐诊的基础上，广泛开展了脐疗的研究，近50年来有关脐疗研究的文献报道就有100多篇[14～18]，脐疗已广泛应用于内、外、妇、儿、五官各科疾病的治疗中，且疗效均较好。脐疗包括：①用毫针或电针或三棱针或梅花针在肚脐上进行针刺；②用艾条在肚脐上施灸；③用葱白、川椒等药物炒热后放在脐上热熨；④在肚脐上进行按摩；⑤将药物撒在脐上或敷在脐上进行药物脐疗；⑥用艾条熏脐；⑦用灯芯蘸麻油燃火烧灼神阙；⑧脐部拔罐、脐部磁疗、激光或远红外线脐部照射等。

神阙穴（脐）早在《针灸甲乙经》中就已列为禁针之列，后历代医家亦不敢越雷池一步。在60年代初期已经取得突破[19]，且针刺神阙在临床上已广泛应用于浮肿、泄泻、排尿困难、子宫脱垂、腹痛等病症的治疗，取得了良好的效果。据报道，有医家从1969年开始，针刺自身神阙穴进行试验，并运用针刺脐中以治疗各类疾病患者500多人次，未见一例医疗事故[20]。

参考文献

[1] 丹波元坚. 诊病奇侅 [M]. 太原：山西科学教育出版社，1986.

[2] 杨力. 中医疾病预测学 [M]. 北京：北京科学技术出版社，1991：132–136.

[3] 吴琪. 不该遗忘的人体黄金点 [J]. 大众中医药，1987（4）：25.

[4] 从肚脐的形状看健康 [N]. 光明日报，1985–7–6（3）.

[5] 曹希和，曹永康. 试论脐诊法 [J]. 中医杂志，1988（9）：649–651.

[6] 陈正平. 朱莘农"脐诊法"简介 [A]. 成都：全国中医诊断第二次专题学术会议论文汇编，1991.

[7] 秦伯未，李岩，张田仁，等. 中医临证备要 [M]. 北京：人民卫生出版社，1963.

[8] 赵金铎. 中医症状鉴别诊断学 [M]. 北京：人民卫生出版社，1985.

[9] 吴谦，等. 医宗金鉴 [M]. 北京：人民卫生出版社，1963.

[10] 张璐. 张氏医通 [M]. 上海：上海科学技术出版社，1963.

[11] 麻仲学. 中国医学诊法大全 [M]. 济南：山东科学技术出版社，1989：124.

［12］黄锦青.我们是这样治疗水肿病的［J］.福建中医药，1960（9）：7.

［13］吴杭州.水肿和臌胀的民间诊断法［J］.福建中医药，1960（9）：7.

［14］陶晓华，余瀛鳌.中医脐疗法文献研究［J］.中医杂志，1992，33（10）：43-45.

［15］杨汉辉.神阙穴的现代应用进展［J］.中医杂志，1986（1）：37-40.

［16］刘森亭，张争昌.简述神阙穴的临床应用和进展（综述）［J］.陕西中医，1984，5（11）：
　　　35-37.

［17］刘正才."脐疗"临床运用概况［J］.浙江中医杂志，1980（5）：233.

［18］李忠.中医脐疗法［J］.辽宁中医杂志，1980（11）：37-41.

［19］周柏如，王继曾.试针神阙穴的初步观察［J］.江苏中医，1960（2）：37-38.

［20］钱志云.针刺神阙穴的体会［J］.湖北中医杂志，1984（2）：51.

［21］彭清华.论中医脐诊法［J］.中医诊断学杂志，1995，1（1）：39-43.

［22］齐永.脐针疗法、脐全息与脐诊法［J］.中国针灸，2004，24（10）：732-737.

［23］李敏民.中医药防治肿瘤研究进展［J］.辽宁中医杂志，1986（11）：41-45.

第五节　肩背腰诊法

肩位于人体躯干的上部，以脊柱为分界，左右各一，下连于手。背位于躯干后部，上连于肩项，下连于腰，脊柱纵立正中。腰也位于躯干后部，上至季肋而连于背膂，下至髋嵴而连于尻尾。临床上通过观察肩、背、腰的形态、活动、压痛、叩痛及自我感觉等以诊断疾病的方法，称为肩背腰诊法。

肩背腰诊法，早在《内经》就有不少论述。如《灵枢·本脏》曰："好肩背厚者肺坚，肩背薄者肺脆，背膺厚者肺端正，胁偏疏者肺偏倾也。"指出从肩背的形状、厚薄、宽窄，可以了解肺气的充足与虚衰。《素问·脉要精微论》又曰："背者胸中之府，背曲肩随，府将坏矣；腰者肾之府，转摇不能，肾将惫矣。"说明背腰候内脏精气。《灵枢·本脏》云："肾小则脏安难伤；肾大则善病腰痛，不可以俯仰，易伤以邪。肾高则苦背膂痛，不可以俯仰；肾下则腰尻痛，不可以俯仰，为狐疝。肾坚则不病腰背痛；肾脆则善病消瘅，易伤；肾端正则和利难伤，肾偏倾则苦腰尻痛也。"为腰候测肾的具体论述。

以后历代医家在临床上将腰背诊法加以广泛应用，并不断补充发展。如《伤寒论》曰："少阴病，得之一二日，口中和，其背恶寒者，当灸之，附子汤主之。"指出背恶寒为阳气虚衰之兆。《金匮要略》曰："夫心下有留饮，其人背寒冷如掌大。"《丹溪心法·痰》亦曰："背心一片，常为冰冷……皆痰饮所致。"提出背局部恶寒多为痰饮所致。《东医宝鉴》亦曰："背热属肺，肺居上焦，故热于背。"指出背热是为肺热的标志。目前，背腰诊法已广泛应用于内、外、儿科疾病的诊断中。

【诊断原理】

1.肩与背是相连的两个部位，肩为肺之分域，背为胸中之府，而心肺藏于胸，故背为心肺之外围。因此，肩背和胸内脏器（心肺）有着密切的关系，胸内脏器的盛衰可以通过肩背而显露于外。

2.腰与肾之关系密切，《素问·脉要精微论》曰："腰者，肾之府。"腰又为命门之宅，且有肾俞、命门等重要腧穴位居于此，故腰部与人体内脏，尤其与肾、命门息息相关，腰最能反映肾气命火之盛衰。

3. 在经络方面，肩为手足三阳经交会之处，督脉的主干线贯脊行于腰背部中央，足太阳膀胱经全脉左右分行于脊弯两侧。在俞穴方面，腰背部为要穴集中之地，腰背部又是脏腑的集中反应区，且五脏六腑的重要代表穴——俞穴皆集中于腰背部中线的两侧，腰背部这一区域包含着重要的整体信息，故脏腑的病变可在肩腰背部反映出来。其中，肩背对胸部脏器如心肺的预测意义较大。由于腰部还有带脉如束带围绕腰际一周，故腰骶部的变化可诊断肾、命门及盆腔器官（包括生殖、泌尿系统器官）之疾病。由于循行于肩背腰部的经脉都是阳气旺盛的经脉，如督脉为阳脉之海，足太阳膀胱经为巨阳之气，统帅诸阳，布达卫气行于周身，且背腰部有命门、阳关（膝阳关、腰阳关）、肾俞等阳气较为集中的要穴，故背腰诊对预测阳气的盛衰有重要意义，人体阴阳失衡之时，即可反映于背腰。

4. 由于背部排列着背俞穴，为五脏精气所输注，因此，胸背精气互相通应，背部俞穴与腹部募穴又通过脏腑之气而相贯通，正如《难经本义》所说："阴阳经络，气相交贯，脏腑腹背，气相通应。"说明背部不仅与胸部相通应，还与腹部相通应，表明背部是重要的候胸腹脏气的部位，对胸腹疾病的诊断有重要价值。

5. 脊椎与内脏相对应，由于这种对应关系，当内脏有病时，与有病脏器有关的脊椎就会出现异常，常表现为较强的过敏反射。如肾脏不好的人，在第10胸椎部位就会有所反映。因此，详细诊察背部主要组成部分之一的脊椎，也可以诊断全身各脏腑器官的病变。脊椎与脏腑器官的对应关系见表2-1和图2-24。

表2-1 脊柱与皮肤、内脏、器官的关系

脊椎	相应的皮肤、内脏、五官
颈3	横膈膜、脑、头皮、脸皮、耳、鼻、口、齿、甲状腺、心脏、肺、肝、脾、胰、胃
颈4	脑、面部皮肤、眼、耳、鼻、横膈膜、头皮、口、齿、舌、喉头、甲状腺、心脏、肝、脾、胰、胃
胸1	气管、心脏、心包、眼、耳、横膈膜、肺、胸膜、肝、皮肤
胸2	心脏、气管、耳、眼、乳腺
胸3	肺脏、心脏、耳、眼、鼻、乳腺、胸膜、肝、体皮
胸4	肝、肺、心脏、耳、乳腺、胸膜
胸5	胃、眼、鼻、扁桃体、乳腺、胸膜、耳、肝
胸6	横膈膜、胃、脾、胰、肝、肾、乳腺
胸7	横膈膜、胃、脾
胸8	横膈膜、胰、肝、小肠、胆囊
胸9	脾、副肾、胰腺、胆囊、小肠、胃横膈膜

续表

脊椎	相应的皮肤、内脏、五官
胸 10	肾脏、小肠、横膈膜、胰脏、脾、胆囊、输尿管、卵巢、睾丸
胸 11	小肠、横膈膜、腹膜、大肠、肾、输尿管、膀胱、子宫、睾丸、卵巢
胸 12	大肠、肾脏、横膈膜、腹膜、阴茎、前列腺、卵巢、睾丸、附睾、子宫、精索
腰 1	膀胱、大肠、小肠、阴茎、卵巢、前列腺、子宫、精索、腹膜
腰 2	阑尾、阴茎、睾丸或卵巢、附睾、精索鞘膜、子宫、腹膜、大肠、小肠
腰 3	阴茎、睾丸或卵巢、附睾、膀胱、前列腺
腰 4	阴道、膀胱、子宫、前列腺、直肠
腰 5	前列腺、膀胱、直肠
骶 1	膀胱
骶 2	膀胱
骶 3	膀胱、阴茎、阴道
骶 4	肛门、阴茎、阴道

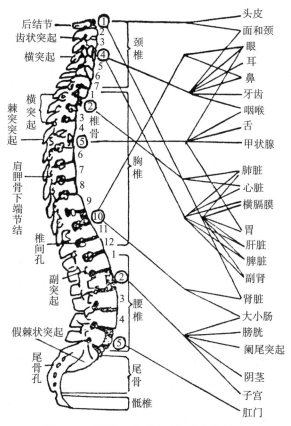

图 2-24 脊柱歪斜对内脏及全身的影响

【诊察方法】

令患者解衣，充分暴露肩、背、腰，观察有无抬肩或垂肩，脊柱有无弯曲畸形，背腰部有无红肿痈疽，肩、背、腰活动有无异常，有无叩痛、压痛及有无疼痛、冷热等感觉。

对脊柱外形的检查，可用手指沿脊骨突，以适当压力从上向下划压，划压后皮肤即出现一条充血的红线，以此可观察脊柱有无侧弯。检查脊柱前后弯曲度有无改变时，可暴露脊柱，分别于立位、坐位和卧位观察。严重前凸或后凸畸形者，直接观察即显而易见；不明显者可平卧于板床，如见腹部前突而形成腰部与板床之间的空隙明显增加，为腰椎前凸过度的诊断依据。

正常人肩部两侧对称，不抬不垂，高低适中，关节活动自如。背、腰部也为两侧对称，俯仰转侧自如，脊柱的颈、腰两段稍向前凸，胸、骶两段稍向后凸，整个脊柱前后弯曲呈"S"形，但不向两侧弯曲。背腰部皮肤无痈疮疽疖，无压痛及叩击痛等。

【临床运用】

1. 抬肩 又名肩息。指双肩随呼吸而起落，每与鼻翼翕动、张口呼吸并见，为呼吸困难的征象。多由肺气壅塞、息道不利而致。常见于哮喘、肺热喘咳、白喉等疾病。

2. 垂肩 又名肩随。指两肩垂下，无力耸起。是肺气虚衰严重，不能升举之征象。

3. 肩凝 又名五十肩。指50岁以上的患者出现肩关节活动受限，致使手臂上举、外展困难。多为经脉不利，气血凝滞所致。

4. 肩肘脱臼 肩肘关节脱臼不能举动，患处疼痛。多因举重不慎损伤所致，在小儿常由攀登、跌仆及大人携拉不当发生。

5. 肩痛 指肩关节及其周围的肌肉筋骨疼痛。肩后部疼痛连及胛背者，称肩背痛；肩痛而影响上臂甚至肘手部位者，称肩臂痛。多因感受风寒，或痰湿，或闪扭瘀血所致。

6. 据报道，肩下垂，提示有内脏下垂的可能；肩窄易患肺结核；肩宽易患慢性支气管炎；肩耸为哮喘征兆[2]。左肩下垂者脾胃健运，消化功能好；右肩下垂者脾胃虚弱，消化功能差[5]。

7. 肩胛骨形态[5]

（1）**正常型** 肩胛骨的位置端正，上下一致，不前屈，也不后屈。

（2）**前屈型** 指肩胛骨的两侧向前弯曲。提示易患感冒、颈部淋巴结肿大、胸膜炎、肺门淋巴结肿大及肺结核等疾病。

（3）**后屈型** 指肩胛骨的两侧向后倾。提示易患胃肠、肝脏、胰腺、脾脏等消化系统疾病。

（4）**左前屈型** 指左侧肩胛骨向前倾斜，右侧正常。提示易患动脉硬化症、心脏疾病，以及易出现左肺和左心的供血不足；患肺结核时，左肺易感染。

（5）**右前屈型** 指右侧肩胛骨向前倾斜，左侧正常。该型人皮肤色泽紫暗污浊，右肺和右心血液循环不良，易患静脉瘤及皮肤病。

（6）**左后屈型** 指左侧肩胛骨向后倾斜。此型人下半身从腰以下经常盗汗。

（7）**右后屈型** 指右侧肩胛骨向后倾斜。该型人上半身易盗汗。

8. 背部肌肉丰满，色泽明润，脊柱端正，肩宇宽宏，提示内藏脏气充盈坚实；若背部肌肉枯萎，色泽晦滞，脊柱歪曲，肩宇窄缩，提示内藏脏气亏损不实。

9. **龟背** 指脊柱弯曲凸起，形如龟背。多由于先天不足，后天失养，骨髓失充，致督脉虚损，脊柱变形；或初生小儿背受风寒，入于背膂，经气受阻，日久而成；亦有因小儿骨质未坚，曲背久坐，矫正失时而患。

10. **背偻** 又名伛偻、大偻，俗称驼背。指背部高耸，脊柱凸出，腰曲不伸。多因肾虚精血不足，脊髓失养，督脉受损而致；亦可因湿热浸淫，脊背筋脉挛缩，久而为患。

11. **脊疳** 指背部肌肉消瘦，脊柱显露如锯齿状。此症见于疳证后期，常因脾胃虚损，生化乏源，脊背失养而致。

12. **背疽** 指有头疽生于脊背正中。其形大者又名发背，有上、中、下之分，皆属督脉所主。上发背发于天柱骨（第2～6颈椎）之下，伤于肺，又名肺后发；中发背与心对发，伤于肝，又名对心发；下发背与脐对发，伤于肾，又名对脐发。其症初起皆如粟米，焮痛麻痒，伴周身拘急，寒热往来，数日后突然大肿，总由外感风热火毒，或湿热蕴结于中，或肝郁气滞化火，致经络阻塞，气血壅滞为患。

13. **搭手** 又名搭背。指有头疽生于背及腰部之旁。其症初起为粟粒样脓点，皮色暗红，伴寒战高热，后渐肿胀高起。也有上、中、下之分，属足太阳膀胱经所司。上搭手属气郁痰热凝结所致；中搭手由五志过极，郁火凝结所致；下搭手多因房劳不节，真阴耗损，相火内动而成。

14. **聚背** 指小儿水痘聚生于背间。为外感时气邪毒，内有湿热蕴结而成。

15. **角弓反张** 指腰背部向后弯曲，反折如弓状，头项强直，多见于破伤风或痉证。

16. **腰背血肿** 腰背部出现局部组织肿胀、疼痛、皮色青紫，按之质软者，多为挫伤引起的血肿。血肿病见腰背变平，为病重难治。

17. **背痛** 多由风寒外袭，或阳气虚衰，或精气亏虚所致。若背痛板滞，牵连颈项，肩胛重滞不舒，兼有恶寒者，为风寒之邪客于太阳经脉；背部冷痛，伴畏寒肢冷，为阳气虚衰；脊柱空痛，不可俯仰，多由精气亏虚，督脉受损而致；若背痛连肩，痛处游走不定，多为风湿痹证；背部刺痛，固定不移，入夜尤甚者，为瘀血停滞；背部掣痛，牵及心胸者，称背痛彻心，多见于胸痹证；背部疼痛，伴喘咳气逆，发热汗出者，为肺热内郁；背部疼痛，觉凉，伴少气不足以息，为肺气不足；看书对弈，久坐而脊背痛，为气血不足；睡后背部酸痛，起床活动后痛减，为气血凝滞，经脉不利；肥人背部酸痛，喜捶而痛快者，为痰湿内阻。另有痛自肩胛缝起，上跨于肩，至胸前侧胁止，昼夜不息者，多因思虑所伤，心血暗耗，心胆火动而致；若弯腰负重，背伤疼痛者，多伴颈项牵强，手指发麻，臂不能动等症。

18. 背酸 背部酸楚，遇阴雨冷湿天加重，为湿邪阻络；背部酸楚，喜温喜按，伴头晕心悸者，为气血不足。另有不少因劳损所致者，其背酸常固定于一个部位，每因劳累而加重。

19. 背热 即背部自觉发热，常与身热、胸热并存，多由肺火或阴虚所致。若背部发热，午后加重，伴咯吐黄痰，胸背胀痛，为肺火郁阻所致；背部有热感，夜间尤甚，伴五心烦热，腰膝酸软，为肾阴亏虚所致；若单发背热者，每见于老年阴虚患者，常表现为昼轻夜重，背部不欲凉而反欲温。

20. 背冷 指背部自觉冷凉。若背微恶寒，伴热汗烦渴，多见于伤寒邪归阳明或暑热燔炽阳明之候，多由里热熏蒸，汗出过多，气随液耗，以致津气两伤，表气不固而成。若背冷一片如掌大，伴咳痰稀白，胸脘痞闷，为水饮内停，阳气被遏；伴咯痰黄稠，胸闷不舒，为痰火内伏；伴背部重着，畏寒肢冷，为寒湿凝滞；伴胸闷烦热，急躁易怒，为热邪内郁。

21. 据脊柱、背部的压痛点，可推测内脏有无病变。如胸椎 1～4 靠左侧压痛（以胸椎 2～3 为主），提示有心脏病；胸椎 3～9 有压痛（以胸椎 4～7 为主，右侧候左肺，左侧候右肺），提示有肺脏疾病；胸椎 10～12 压痛明显，提示有胃溃疡、十二指肠溃疡；胸椎 4～5 及腰椎 1～3 压痛明显，提示有骨盆疾患[5]。第 12 肋骨上，肩胛线与肩胛内侧线间的部位有压痛，提示有胆囊疾病。

22. 有人报道，据背部压痛点可以诊断乳癌的轻重，即在乳癌患者的背部，与乳部相对处（相当于督俞穴），用手压之，疼痛明显者，其病已至较重阶段[7]。

23. 据报道，肩背部长毛发，常见于背部大椎穴周围和肩胛骨上，形似长发，不与发际相连，散在或密集分布，而不伴有前胸等其他部位长毛者属阳性，可以诊断消化道癌症。其检查结果为，食管癌阳性率为 10%，胃癌阳性率为 7%，肠癌阳性率为 7%，肝癌阳性率为 6%[10]。

24. 现代学者发现从背部进行沿脊倒推，可根据胸椎的异常而发现内脏疾患。如棘突出现压痛或凹陷，或色泽改变，或棘突之间距离变大或缩小，或异常隆起，异常索状物或周围组织松弛，皆可反映内脏疾患。其中，第 1～4 胸椎部位提示上肢病变；第 3～4 颈椎部位提示头面部病变；第 1 胸椎提示气管病变；第 2 胸椎提示心脏疾患；第 3～5 胸椎提示肺、胸部疾患；第 6～7 胸椎提示胃、脾、十二指肠疾患；第 8～10 胸椎提示肝、胆、乳腺疾患；第 10～12 胸椎提示胃肠疾患；第 12 胸椎～第 2 腰椎反映肾、泌尿系统疾患；第 1～4 腰椎反映下肢疾患，骶椎部反映生殖器疾患[5]。

25. 腰部拘急，转侧不利者，多因寒湿侵袭，经气受阻；或外伤闪挫，血脉瘀滞而致。腰背不举为骨痿；转摇不能为肾气将惫。

26. 缠腰火丹 又名"火带疮""蛇串疮"。指腰间皮肤生有水疱，如带状簇生，累累如珠者。有干湿两种：干者色红赤，形如云片，上起风粟，作痒发热，为心肝二经风火所致；湿者色黄白，水疱大小不等，溃烂流水，为脾肺二经湿热所致。

27. 缠腰 指水痘环聚于腰，为痘毒伏于肾所致。

28. 腰生肉痕 指腰间忽长肉痕一条，如带束腰，不痒不痛的病变。每由房劳过度、肾经与带脉不和而致。

29. 肾俞虚痰 指两侧肾俞穴处出现脓性包块，伴强痛转侧不便的病变。多因肾气不足，寒痰留滞为患。

30. 腰带痛 指胁下近腹束带处生痛，初起如桃，渐渐红肿的病变。多因风热留滞膀胱，不能渗利，壅于肌表而成。

31. 中石疽 为发生于腰胯之间的肿块，形如桃李，坚硬如石，皮色不变，溃破则脓水稀薄且有空腔形成。多由体弱正虚，湿热蕴阻，邪毒固结，滞而不散，积久成形，发为本病。

32. 肾俞发 为发生于腰骨两旁陷肉处的肿块，其临床症状和病因与中石疽相同。

33. 腰痛 腰脊强痛且拘急，发病急骤，伴背痛项强，发热恶寒，为风寒外袭；腰部冷痛重着，静卧不减，阴雨天加重，为寒湿阻络，又称肾着；腰部弛痛且有热感，活动后或可减轻，热天或雨天加重，为湿热壅阻；腰痛如刺，固定不移，昼轻夜重，为瘀血阻滞；腰部走注刺痛，忽聚忽散，伴胁肋胀痛，为气滞所致；腰部冷痛，伴小便清长，畏寒肢冷，为肾阳不足；腰部酸痛，伴腰膝酸软，五心烦热，为肾阴亏损。若腰痛卒发，每因体位变动、深吸气、咳嗽或喷嚏时疼痛加剧，多因外伤闪挫而致。妇女经行腰痛，经后即止者，多因血虚气滞或肝肾亏损所致。产后腰痛，可由肾亏血虚，或寒湿阻络，或瘀血留着为患。

34. 腰酸 腰部酸楚不舒，绵绵不已，多由肾虚及劳损所致。此外，妇女行经及带下证也可出现腰酸。前者多因于肝肾亏虚，腰脊失养；后者则属脾湿下注，带脉不利。

35. 腰热 腰部自觉发热，多为湿热浸淫所致，多见于缠腰火丹或湿热腰痛。

36. 腰冷 腰部觉凉，如有冷风吹之，多由命门火衰或风冷乘袭而致。腰部冷重，

305

则多见于肾着或风水病。

37. 腰如绳束 腰部周围如绳紧束，多属带脉之疾，常伴有腰痛，或无其他任何症状，因带脉气结不通所致。在下肢截瘫证中，常见腰部拘急，感觉消失，随着病情的发展而逐渐向上，胸部亦有压迫感，无疼痛，为肝肾精血亏损，尤为肾阴肾阳俱虚，筋骨失养所致。此外，肝经湿热亦可致之，常伴有腰间肌肤灼痛如刺，动则加剧，胁痛口苦等症。

38. 骶痛 又名尾闾痛，与腰痛关系密切。常因腰痛而牵掣骶痛或骶痛而牵及腰痛，故又称为腰尾痛或腰骶痛。症见骶痛连腰，背难挺直，喜温按抚摩。多由肾虚所致，也可因寒湿侵及血脉或挫伤为患。现代研究发现，腰骶部钝痛为子宫、输卵管疾患的征兆[2]。

39. 腰粗壮肉实者，为肾气多实；腰部狭窄肉薄者，为肾禀赋不足之征兆；第1～3腰椎的两侧有肥厚改变者，提示有患肾炎的可能。

40. 臀相 臀部宽大个矮者易患冠心病、肥胖症；臀部窄小身长者易患生殖系统疾病，包括难产、不孕症及盆腔内脏下垂等。另外，臀部肌肉和肩臂肌肉一样，是身体的大肉部分，臀部肌肉的削减，是诊断人体脾绝形脱危候的依据之一。近期日本有人研究发现，左侧臀肌低，见于长期患胃病者；左侧臀肌高，右侧低，见于胃痉挛者；左侧臀肌低，右侧高者，易患感冒及肝脏病，可供参考[5]。

41. 站立弯腰时手不能触地者，为胃和脊柱有病；不能做坐位弯腰姿势者，易患胃肠病、糖尿病和甲状腺肿大等病；经常跪伏工作学习者，容易引起早衰、老花眼、近视眼、白内障、眼底出血、动脉硬化症、咽喉肿痛、甲状腺肥大等疾病，可供参考[5]。

【现代研究】

日本医者研究发现，左肩比右肩低（左肩下垂）者，提示消化酶和激素分泌旺盛，消化功能好。12岁以下小孩见此，易患咽喉炎、眼充血、腹泻、痢疾等病；45岁以上女性见此，易患眼底出血、白内障、眼底病等而致视物模糊；45岁以上的男子见此，易引起动脉硬化而患震颤麻痹（帕金森病）、脑溢血等疾患。右肩比左肩低（右肩下垂）者，提示消化酶和激素分泌迟缓，消化功能差。12岁以下的儿童见此，多数为营养不良，身体消瘦，易患感冒、肺门淋巴结肿大、颈部淋巴结肿大等病症[5]。

林谋勉介绍察腰以辨水肿病轻重的方法，如水肿病患者在腰部两侧，小肠俞穴周围，发现有黑色小点一处，状似槟榔芋，并在腹部出现青筋者，预后不良[8]。陈荫南认为，麻疹遍出全身，独臀部无疹者，必有后患，预后不佳[9]。

陈振湘等利用 AGA680LW 型热像仪对 38 例（41 人次）患者的背部红外图像进行

了观察，结果提示：红外背图的异常显示点大都在患病脏腑所属的背部俞穴上，或在与其密切相关的穴位上。临床诊断与红外背图异常显示的符合率达 95.12%。24 例膀胱癌患者有 22 例出现双侧膀胱俞穴异常红外显示；1 例肾癌患者，双侧肾俞穴均出现异常红外显示；9 例肺癌患者，有 8 例出现肺俞穴异常红外显示，1 例在与肺脏密切相关的魄户穴出现异常红外显示。另有 4 例十二指肠球部溃疡患者均在胃仓穴出现异常红外显示；1 例肝癌患者在肝俞穴出现异常红外显示；1 例鼻咽癌患者在双肺俞穴出现异常红外显示；1 例食管癌患者在膈俞穴出现异常红外显示[11]。

王中衡等把颈椎 3 ～胸椎 1 定为风府区，胸椎 2 ～ 3 定为肺区，胸椎 4 定为心肝区，胸椎 5 ～ 7 定为心区，胸椎 8 定为胰区，胸椎 9 ～ 10 定为肝区，胸椎 11 定为胆区，胸椎 12 定为胃区，腰椎 1 ～ 5 定为肾区，腰椎 4 定为大肠区，骶椎定为膀胱区。临床上推拿上述各区可治疗相应脏腑的病变，如风府区可治疗外感病等[12]。

现代医者在背腰诊法的基础上开展了背部俞穴指压按摩[13]、背部俞穴针[14]及脊针[14～16]的研究，认为指压、针刺背部俞穴、针刺夹脊穴可治疗全身各脏腑的病变。如用脊针疗法针刺颈椎 4 ～胸椎 3 的夹脊穴可治疗上肢疾患，针刺胸椎 1 ～ 8 的夹脊穴可治疗胸部疾患，针刺胸椎 6 ～骶椎 1 的夹脊穴可治疗腹部疾患，针刺腰椎 1 ～ 5 及骶椎的夹脊穴可治疗下肢疾患等。

现代医学认为，当用力弯腰、挑重担或举重物之后，突然发生腰痛，且腰椎两旁肌肉痉挛而有触痛者，为急性腰扭伤或腰肌劳损。

腰痛如炸裂样痛，并沿臀部放射至大腿后侧、小腿外侧，有针刺或电击样感觉，站立、行走时腰痛加重，多为腰椎间盘突出症。

腰痛以第 4 ～ 5 腰椎旁明显，并向一侧下肢放射，有明显的麻胀感，患侧下肢不能直腿抬起，多为根性坐骨神经痛。

一侧腰腹部突然发生刀割样绞痛，疼痛沿输尿管放射至下腹部、会阴及大腿内侧，呈阵发性，患侧腰背部有明显的撞击痛，多为泌尿系统结石。先有中上腹或右上腹部疼痛，然后牵累腰部钝痛，疼痛剧烈，见于胆结石。

腰痛同时伴有尿急、尿频、尿意窘迫者，见于肾盂肾炎。若腰痛患者以往曾患有肺结核病史，应考虑腰椎结核或肾结核。腰痛且有肾区叩击痛者，应考虑肾盂肾炎、肾结核、肾周围脓肿等。

腰痛常在运动后加重，休息后减轻，见于类风湿性骶髂关节炎。腰痛在卧床时加重，起床后减轻，见于腰纤维组织炎。

另外，妇女在月经期及妊娠时，以及患子宫颈炎、盆腔炎症、子宫后倾或脱垂、生殖器肿瘤等均可出现腰痛[6]。

参考文献

［1］秦伯未，李岩，张田仁，等.中医临证备要［M］.第2版，北京：人民卫生出版社，1981.

［2］杨力.中医疾病预测学［M］.北京：北京科学技术出版社，1991.

［3］费兆馥.中医诊法学［M］.上海：上海中医学院出版社，1987.

［4］李文旭.望诊［M］.广州：科学普及出版社广州分社，1984.

［5］渡边正.体貌手形识病法［M］.魏中海，编译.太原：山西科学教育出版社，1989.

［6］刘宏生，刘宏禧.百病自测秘诀［M］.上海：上海科学技术文献出版社，1992.

［7］林紫宸.乳癌轻重诊断［J］.福建中医药，1960（5）：29.

［8］林谋勉.辨水肿病轻重［J］.福建中医药，1960（9）：7.

［9］陈荫南.辨麻疹预后［J］.福建中医药，1960（5）：28.

［10］潘德年，林腮菊，黎昌琦，等.中医望诊法在消化道癌临床诊断应用初探［J］.中医杂志，1985（6）：51-53.

［11］陈振湘，宋贵美，张义路，等.红外背图诊断初探［J］.辽宁中医杂志，1986（8）：8-10.

［12］王中衡，贺振中，李建仲，等.督脊疗法的理论探讨［J］.中医药研究，1989（4）：10-11.

［13］黄可成，等.背部俞穴指压按摩缓解腹痛［J］.浙江中医药，1979（3）：82.

［14］郭长青.微针疗法［M］.重庆：重庆出版社，1989.

［15］北京针灸门诊部.脊针疗法的临床应用［J］.北京中医，1960（2）；30.

［16］牟敬周.椎旁针疗法［J］.河南中医学院学报，1979（3）：36-38.

第三章

四肢部诊法

　　四肢，包括手、足，其内虽未含脏腑等重要脏器，但由于手、足是人体十二经脉必经之地，手指端和足趾端是人体阴阳交会之处，故手足是反映人体阴阳失调与否的重要部位。常言道："十指连心。"足见手、足与内脏息息相关。现代生物全息学说认为，手臂、手背、手掌、第二掌骨侧、指（趾）甲、足背、足心、小腿、大腿等均是人体全身脏腑、器官的缩影，人体各组织器官的病变均可在手、足的上述部位体现出来。

　　另外，手掌的指纹和掌纹、足心上的趾纹和跖纹，均含有许多重要信息，对了解体质寿夭和遗传性疾病有独特的诊断价值。小儿食指络脉的诊察在小儿疾病的诊断中具有重要价值，是小儿疾病预报的窗口。再者，手、足与脑虽非毗邻，却因为手、足与大脑之间存在着特殊的信息线，其间有"唇亡齿寒"的关系，故手心、足心与人体息息相关。

第一节　四肢诊法（含手掌诊法）

四肢，即两上肢和两下肢的总称。上肢包括臂、腕、掌、指，下肢包括股、膝、胫、踝、足、趾等。临床通过诊察四肢的形态、疼痛、麻木、温凉等以诊断疾病的方法，称为四肢诊法。四肢诊法早在《内经》中即有许多论述，后经历代医家不断地补充发展而日臻完善，现已成为内、外、妇、儿等科广泛运用的诊法之一。

通常情况下，指甲诊法、指纹诊法、皮纹诊法、第二掌骨诊法、足诊法等均属四肢诊法的范围，但由于上述这些诊法有其特殊性，且现代研究也较为深入，故本书将这些诊法另立章节，单独讨论。

【诊断原理】

四肢由皮、肉、筋、骨、脉等组织组合而成，而皮毛为肺所主，肉为脾所主，筋为肝所主，骨为肾所主，血脉为心所主。由于五脏与四肢的密切关系，故五脏的虚实与病症，均可反映在四肢。《内经》云："肺心受邪，其气流于两肘；肝受邪，其气流于两腋；脾受邪，其气流于两髀；肾受邪，其气流于两腘。"说明了五脏与四肢的关系。然五脏之中，脾与四肢的关系最为密切，故又有"脾主四肢"之说。

从经络循行来看，手三阴经从脏走手，行于手臂内侧；手三阳经从手走头，行于手臂外侧；足三阳经从头走足，行于足的外侧；足三阴经从足走腹胸，行于足的内侧。由于十二经脉中每一条脉都循行于四肢，因而十二经脉及其相应脏腑发生病理变化时即可表现于四肢。由于四肢与脏腑经络的密切关系，四肢能反映机体多方面的病变情况，故四肢特别是上肢，在望诊方面占有重要地位，仅次于头面诊法。

现代许多研究表明，根据生物全息的原理，手掌和手背、足心和足背等均是脏腑的反射区，全身各脏腑组织在手、足上均有投影（图 3–1、图 3–2，足部投影可参考绪论中的图 0–1），因而诊察手足可以了解各脏腑组织器官的生理病理状况。

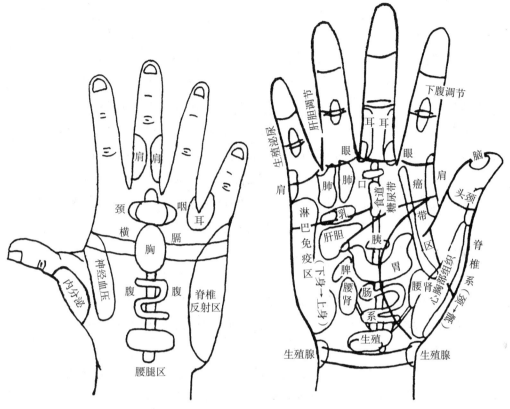

图 3-1　手背侧全息反应区简图　　　图 3-2　手掌侧全息反应区简图

【诊察方法】

诊察之时，令患者挽起袖裤，必要时解衣脱裤，充分暴露四肢，以观察四肢有无瘦削、肿大、痿软、瘫痪、强直、拘急、抽搐、震颤、青筋凸起、内翻与外转等，并观察手掌的形态与色泽等，询问四肢有无疼痛、麻木、酸楚、乏力、郁胀，触摸四肢之温凉，按压四肢有无浮肿、疼痛等情况。

正常人的四肢肌肉丰实，骨骼坚固，筋腱柔韧，运动协调，活动自如，无关节肿大、瘫痪、拘急、疼痛等病理现象，亦无左右粗细或长短不匀及畸形，肌力适中。肘关节伸直时，上臂与前臂之间有一个 5°～15°的外翻角；两腿直立并拢时，两膝关节应靠拢。

【临床运用】

1. 四肢畸形　肘关节伸直时，上臂与前臂之间的外翻角增大，称为"肘外翻"；外翻角减小则称为"肘内翻"。下肢直立位二足并拢时，两膝关节不能靠拢，且向外弓出，以致两腿呈"O"形者，为"膝外翻"，又称"O"形腿；如直立位两膝靠拢时，两小腿斜向外方，踝关节不能靠拢，两下肢呈"X"形者，称"膝内翻"，又称"X"形腿。膝内、外翻多由肾精不足，骨失充养所致，临床上多见于佝偻病。膝肘变形亦可见于外感热病，热极动风，筋脉拘急；或外伤之后遗症。外伤后四肢或关节剧烈疼痛，伴有四肢位置异常，关节畸形，活动受阻，大多是脱臼或骨折的表现。

2. 四肢瘦削 指上、下肢的肌肉萎缩，枯瘦如柴的症状，常见于痿证、鹤膝风等。多由脾胃虚弱、气血亏虚而致；若四肢瘦削以肩臀部明显，上肢无力，下肢行走如鸭步，伴见纳差、倦怠等，证属脾胃虚弱；若四肢瘦削伴见头晕眼花、心悸气短等，则为气血亏虚。此外，若素体虚弱，或久病之后，出现四肢枯瘦，伴见四肢无力而颤抖，腰膝酸软，五心烦热，属肝肾阴虚；伴见形寒肢冷，溲清便溏，阳痿遗精，属脾肾阳虚。此症若见于小儿，则多由于先天不足，后天失养，致肾精不足，髓海失充，筋骨肌肉失荣所致，每每伴有五迟、五软之症。

3. 关节肿大

（1）四肢关节肿大变形（肘、腕、指、髋、膝、踝等关节），伴有酸痛，活动不利，多为风寒、湿热诸邪引起的痹证；或由于痹证日久，气血不足；或肝肾亏损，邪聚于关节而致。

（2）若腿胫消瘦，独膝肿大，形如鹤膝，皮色不变者，称为"鹤膝风"。多因足三阴亏损，风寒湿邪乘袭，痹阻于膝所致。小儿患之，则为先天禀赋不足，阴寒凝聚于膝而成。

（3）若四肢关节逐渐肿胀变粗，疼痛，活动受限，肌肉萎缩，多发于山区及丘陵地带，俗称"柳拐子病""算盘子病"。多因水土中精微缺乏，致正气亏虚，复感风寒而为患。

（4）若关节肿大，焮红热痛，溃破流脓，为关节痈证，如肘痈、膝痈等。多因邪热结聚，营卫不和，气血壅滞所致。

4. 下肢青筋凸起 指下肢的筋脉怒张隆起，称为"筋瘤"。多发于小腿内侧或后侧，呈青紫色树枝状或带状或蚯蚓状弯曲、怒张，立位时明显，常伴有胀重感，好发于久立工作或担负重物的劳动者或妊娠妇女。多由湿热或寒湿瘀滞，或气虚血瘀致络道受阻，积久成形而病。下肢青筋凸起，伴见下肢红肿，灼热疼痛，肢体酸困者，为湿热瘀滞；伴下肢肿重，麻木冷痛，阴寒天气加重者，为寒湿瘀滞；伴见下肢重胀，劳累后加重者，为气虚血瘀。

5. 手足疔疮 指手足部出现局限性红肿热痛，麻木作痒，继则肿势逐渐扩大，疼痛剧烈，患处中软应指，脓出黄白稠黏，逐渐肿消痛止的疾病。由于所发部位和形态的不同而名称各异。

如在指头顶端者称"蛇头疔"；在指甲内者称"沿爪疔"；在指甲后者称"蛇背

疗"；在手指骨节间者称"蛀节疗"；在指甲旁者称"蛇眼疗"；在手指螺纹者称"螺疗"；在五指（趾）丫处者称"手足丫疗"；在手掌中心者称"托盘疗"；在足掌中心者称"足底疗"。多由脏腑火毒凝结而成。

若先在手足生疗部位或皮肤破伤之处有红肿热痛的症状，继则在前臂或小腿内侧皮肤上有红丝一条，迅速向躯干方向走窜者，称为"红丝疗"。多由于手足生疗，或由皮肤破损，感染毒气，以致毒流经脉，向上走窜而继发。

6. 附骨疽 为毒气深沉，附着于骨的深部脓肿。多发生于四肢长骨，以局部肿大，附筋着骨，推之不移，疼痛彻骨，溃后脓水淋漓，不易收口，形成漏管，损伤筋骨等为特点。此病儿童多发，由于患病部位不同而名称各异。如在大腿外侧的称"附骨疽"；在大腿内侧的称"咬骨疽"；在手足腿膊等处，溃破后出朽骨的称"多骨疽"。多因余毒湿热，留于筋骨；或跌打损伤，复感毒邪，凝滞筋骨；或风寒湿邪，阻于筋骨而致。

7. 指掌变化

（1）**脱疽** 指或趾处皮肤色紫黑，破后形成溃疡，疼痛剧烈，奇臭难闻，可导致指（趾）坏死脱落者，称为"脱疽"。多由寒湿、湿毒或阴虚火旺所致。

（2）**朱砂掌** 手掌大小鱼际及指端腹面肤色鲜红，压之退色，皮肤变薄者，称为"朱砂掌"。多为瘀血郁阻肝脏所致；若两手掌青络较多，则多为阳虚阴寒内盛而成。

（3）**鹅掌风** 手掌心燥痒，继起白皮，皮肤枯槁燥裂，能自掌心延及遍手，但不犯手背者，称"鹅掌风"。多因血燥生风所致。

（4）**疥疮** 手丫生小粒如芥子，瘙痒难忍，逢热更剧，搔破后出血或流黄水，结成干痂，久之化脓，痒痛并作者，称为"疥疮"。临床有干疥、湿疥和脓疥之分，总由风湿蕴毒化生而致。

（5）手指螺干瘪陷下，多因呕吐、泄泻，水液暴脱引起，常见于霍乱患者。

8. 四肢痿软

（1）**痿躄** 四肢筋脉弛缓，软弱无力，甚则出现手不能握物，足不能任身，肘、腕、膝、踝等关节如觉脱失，肌肉萎缩者，多见于痿证，且以下肢痿软为多见，故亦称"痿辟"。常因肺热伤津，或湿热浸淫，或脾胃虚弱，或肝肾亏虚，或外伤瘀血阻滞而致。

（2）**脚气** 若腿脚软弱无力、麻木、酸痛，或拘急，或肿胀，或枯萎，或胫红肿、发热者，称为"脚气"，又名"脚弱"。多因外感湿邪风毒，或饮食厚味所伤，积湿生热，流注于脚；或壅阻经络，或耗损津血而成。

（3）**软脚瘟** 四肢痿软见于小儿者，又称"软脚瘟""软风""痿疫"。多见于5岁以下小儿，1～2岁小儿的发病率最高，具有传染性和季节性（夏秋季）发病的特点，四肢痿软多于发热后出现，由湿热阻络，气虚血瘀而致。至于小儿软瘫（又名"弱症""软症"）中的手足软，则多由胎禀不足，或后天失养而成。

9.四肢瘫痪　指四肢不用的症状。轻者手足虽能运动，但肢节缓弱，必须扶持才能运动；重者四肢痿废，完全不能运动。可由痿证发展而来。多因肝肾亏虚，气血不足，风、寒、湿、热、痰等邪气乘袭而致，也可因肝瘀血虚或外伤血瘀为患。如患者多愁善感，喜悲伤欲哭，一遇激怒则突发四肢瘫痪，然四肢肌肉虽久病亦多不瘦削，且肌肤润泽者，即为肝瘀血虚所致。

若左侧或右侧上下肢萎废不用者，称为"偏枯"，或称"半身不遂""半肢风"等，常伴见瘫痪侧的面部口眼㖞斜，日久可有患肢枯瘦，麻木不仁，每见于中风后遗症。多由气虚血滞，或肝阳上亢，致脉络瘀阻而成。若两下肢重着无力，难于行动，或兼麻木、窜痛，但上肢一般正常者，谓之"截瘫"，属于风痹一类，因外伤及脊椎病变引起。

10.四肢强直　指四肢筋肉强硬，伸直而不能屈曲；或四肢关节僵硬，不能屈伸的病变。多由外邪阻络，或肝阳化风所致。若四肢强直，伴见头项强硬，发热恶寒者，为风邪入侵而致。若肢节强直，不得屈伸，或窜痛，或冷痛，或热痛，或酸痛者，为风寒湿热痹阻肢节，日久而成。若上下肢过伸而强直，然手腕掌屈曲，手指并拢，或半身不遂，神志不清，兼见头晕头痛、耳鸣目眩者，证属肝阳化风，多因遇忤激发而骤致。

此外，若年老体衰，或久病之后，出现四肢渐次强直，伴见头晕目眩，耳鸣如蝉，神情呆滞者，为肝肾阴虚；伴见手足厥冷，昏不识人，二便失禁者，为阳气虚衰。若于外伤（如头部外伤、胎产受伤）或中毒后出现四肢强直，不能屈曲，神志不清，二便失禁，日久肌肤甲错者，为血瘀气滞所致。

11.四肢拘急　指四肢筋脉拘紧挛急，屈伸不利的病变。多因风寒外袭，或湿热浸淫，或寒湿蕴结，或热盛伤阴，或肝血亏虚，致经气不利、筋脉失养而成。此症根据病变情况又分为：

（1）**转筋**　若肢体筋脉牵掣拘急，如扭转急痛，常见于小腿部，甚则牵及阴囊与腹部，称为"转筋"，俗称"抽筋"。多由血气不足，风冷或寒湿侵袭而致。此症若见于霍乱之上吐下泻后，又称"吊脚痧"，多为亡阳液脱之重证。

（2）**鸡爪风**　若手指挛急，不能伸直，腕部以上活动如常者，俗称"鸡爪风"。多由阴血不足，筋失所养而致。若手指挛急卒发且手指剧痛者，为寒凝脉急所致；手指挛急呈间歇性出现，常随情志状态的改善而缓解者，为情志异常、气机不畅所致。

12.四肢抽搐

（1）**抽风**　四肢不自主地频频伸缩，抽动不已者，俗称"抽风"。常见于痉证、痫证、破伤风、惊风等病证，多为风动之象，外风、内风皆可致之。若四肢抽搐，伴见发热恶寒，项背强急等，多由风邪闭阻经络，气血运行不利；或于创伤之际，风毒入侵，营卫不得宣通而致。四肢抽搐，伴见壮热烦渴，神昏谵语，角弓反张者，为热极生风；伴眩晕欲仆，头痛如掣者，为肝阳化风；伴见腰膝酸软，五心烦热，颧红盗汗者，为阴虚生风或血虚生风。此外，中毒也可致四肢抽搐，但每有药物或化学工业品等接触中毒史。

（2）**小儿惊风**　小儿四肢抽搐有力者，为"急惊风"。多因感受邪热，化火生风；或痰热内盛，引动肝风；或卒受惊恐，神志不宁而致。若小儿四肢抽搐缓慢无力者，为"慢惊风"。常因热病伤阴，肝肾不足，阴亏风动；或脾胃虚弱，肝木侮土，脾虚生风而致。

（3）**手足搐搦**　婴儿手足搐搦，发作较频，然缓解后即如常儿，称为"婴儿手足搐搦症"。多发于春季，常因外感与惊恐而诱发，主要由于先天禀赋不足，后天喂养失度，以致脾肾双亏，生化乏源，筋脉失于濡养，复感风邪而成。

（4）**经行抽搐**　妇人四肢抽搐，经行即发，经后即愈者，称为"经行抽搐"。多为血虚不能养筋所致。

（5）**痫证**　指突然昏倒后出现四肢抽搐，伴见口吐涎沫，两目上视，牙关紧急，或口中发出类似猪羊的叫声，移时苏醒，除感觉疲劳外，一如常人，时有复作者，谓之"痫证"，又称"胎病""癫痫""羊痫风"。多因惊恐或情志失调，饮食不节，劳累过度，伤及肝、脾、肾三经，使风痰随气上逆所致。

（6）**妊娠风痉**　若四肢抽搐发于妊娠妇女临产前或临产时者，谓之"子痫"，又称"妊娠风痉""儿风""子冒"等。多因平素肝肾阴虚，孕后阴血养胎而益虚，阴虚而阳亢，致肝风内扰，虚火上炎，引动心火，风火相煽而成。

（7）**痉证**　若四肢抽搐，兼见项背强直，甚或角弓反张者，谓之"痉证"。多由邪壅经络，或热盛伤阴，或阴血亏虚，或瘀血阻滞而致。若患者出现痉象，并见颜面肌肉痉挛而呈苦笑，反复发作者，称为"破伤风"，又名"金创痉"。多为创伤之后，风毒之邪乘袭于肌腠经脉，致营卫不得宣通所致。若痉发于产后，则每因产后血虚，复感风寒或不洁邪毒，阻于经络而成。

13. 四肢震颤　指手或足震摇颤动或蠕动的病症。临床上以手颤为多见，而足颤常伴发于手颤。多由肝阳化风，或风痰阻络，或风寒湿侵，或脾虚、血虚、阴虚引动内风而致。四肢震颤多发于成人，也可偶见于小儿。多表现为手颤不已，平举更甚，状若怵惧，每因惊恐伤肾，累及于肝，筋脉失养而致。此外，常饮冷酒之人，多患手颤，主要由于酒能致生湿热，冷饮又伤脾胃，滋生寒湿，寒热搏结于手部，致筋脉失却约束而成。

14. 筋惕肉瞤　指四肢某一部位的筋肉不由自主地跳动，时作时止的病症。多由发汗太过，气液耗伤；或素虚，亡血，营血不足；或寒湿伤阳，水气不化等，致筋脉失于濡润温煦而成。

15. 撒手握拳　两手撒开，连手臂也不能动弹者，称为"撒手"，为中风病脱证之一。若两手握固成拳，称为"握拳"，为中风闭证之一。

16. 撮空引线、循衣摸床　两手向空捉物者，为"撮空"；两手相引，如拈丝线者，为"引线"；手抚衣被，如有所见者，为"循衣"；手常摸床，似欲取物者，为"摸床"。均为患者在神志昏迷时出现的上肢无意识动作。由热邪内陷心包，或痰浊蒙蔽心窍等原因所致；亦见于精神涣散，虚阳浮越之病症，均为失神的表现。

17. 四肢疼痛　指上肢或下肢，或上下肢的筋脉、肌肉、关节出现疼痛。多因风寒湿热邪杂合侵犯四肢经络、肌肉、关节，阻碍其气血运行而致，多见于痹证。若四肢关节走注疼痛，游走不定者，为"风痹"，又称"行痹"；四肢关节酸痛，重着不移者，为"湿痹"，又称"著痹"；四肢关节疼痛较剧，痛处不移，遇寒痛加者，为"寒痹"，又称"痛痹"；四肢关节剧痛而不可触，局部灼热红肿者，为"热痹"；若四肢关节疼痛掣骨，肿大变形，痿弱履艰，不仅膝肘大关节肿痛，且腕指踝趾等小关节出现对称性肿痛者，为"尪痹"；若肢节疼痛剧烈，如同虎啮，历节走注不定者，称为"白虎历节风"，又名"痛风"，为风寒痹阻关节，气血不畅所致。

此外，气血亏虚与肝肾不足也可导致四肢疼痛。若肢节酸痛，劳累后加重，伴肌肉消瘦，畏风自汗，头晕心悸者，为气血亏虚所致；若四肢热痛喜凉，骨痛夜甚，筋脉拘急者，为肝肾不足所致。

若疼痛独见于四肢局部，或以某一局部疼痛为主者，则其辨证也各有不同。

（1）臂痛　即肩以下，腕以上部位的疼痛。多见于痹证，由风寒湿邪侵袭臂部而致；或痰湿流注及外伤等，也可致臂痛。

（2）股阴痛　即大腿内侧的疼痛，可为单侧或双侧，常罹及外阴。可由湿热浸淫，或寒湿蕴结，或气虚血瘀，或肾阳虚衰而致。若一侧股阴痛如锥刺，不能转动，不红不热，兼有寒热往来者，为"咬骨疽"。

（3）膝痛　即膝部肌肉、经脉或骨节作痛。多由风寒湿邪痹阻，或肝肾亏虚而致。此外，膝部两侧肿痛而不可近，兼见恶寒壮热者，为"膝眼毒"；若仅膝盖肿痛，亦发寒热者，则为"膝痈"；若一膝引痛，上下不甚肿而微红者，为"膝游风"。

18. 四肢麻木　指四肢肌肤知觉消失，不知痛痒的病症。可由风寒入络，或风痰阻络，或湿热郁阻，或肝风内动，或气血亏虚，或气滞血瘀等而致。若四肢麻木，伴恶风畏寒肢冷者，为风寒入络；伴目眩呕恶，肩背沉重者，为风痰阻络；下肢麻木且有灼热感，肢困乏力者，为湿热郁阻；四肢麻木且震颤，伴头晕目眩，烦躁易怒者，为肝风内动；四肢麻木，无力抬举者，为气血亏虚；四肢麻木且郁胀，按之则舒者，为气滞血瘀之候。若一侧肢体麻木，或麻木始自无名指，次传中指，再传其他三指，并渐及于臂者，为中风之先兆。

19. 四肢酸楚 指四肢肌肉酸楚不适，绵绵不已的病症。可因风湿侵袭，或湿热阻络，或寒湿蕴结，或气血亏虚，或肝肾阴虚，或劳损而致。四肢酸楚，游走不定者，为风湿侵袭；四肢酸楚郁胀，身热肢困者，为湿热阻络；四肢酸楚冷重，阴雨天加剧者，为寒湿蕴结；四肢酸楚，劳累后加重，伴头晕心悸，少气懒言者，为气血亏虚；若胫膝酸楚，如有风吹样凉感者，为肾气虚弱；胫膝酸软无力且有热感者，则属肝肾阴虚。若四肢某一部位酸楚不适，每因劳累而加重，休息后不能明显减轻，全身可无其他明显不适者，为劳损所致。另外，劳作及运动后也可出现四肢酸楚，则多不属病态，休息后酸楚可渐渐消失。

20. 四肢乏力 指四肢懈怠，疲乏无力。多由脾虚湿困，或气血两虚，或暑热伤气而致。四肢疲乏而困重者，为脾虚湿困所致；四肢倦怠，伴头晕心悸，少气懒言者，为气血两虚所致；若于盛夏酷暑之际，出现四肢懈怠，疲乏不堪，伴身热汗出，少气懒言者，为暑热伤气之候。此外，四肢乏力还可见于许多病证中，但多非作为主症出现，故在此不作讨论。

21. 四肢郁胀 指四肢肌肤自觉瘀滞，胀满不舒。可由气滞湿郁，或气虚血瘀，或风痰阻络而致。四肢郁胀，皮厚色苍者，为气滞湿郁；四肢郁胀，劳累后加重，或可见下肢青筋凸起者，为气虚血瘀；四肢郁胀，麻木或震颤者，为风痰阻络。此外，若四肢郁胀且肿痛，肌肤灼热，皮色发红发亮者，为湿热蕴结；四肢郁胀且冷痛，浮肿困重者，为寒湿凝滞之候。

22. 四肢浮肿 有水肿和气肿之分。若肌肤肿胀而有水色，按之凹陷可起，或不易起，或不起者，为水肿。可由风水泛滥，或水湿浸渍，或湿热下注，或寒湿下阻，或脾阳不振，或肾阳衰微而致。若肢肿出现于头面或眼睑浮肿之后，按之凹陷易起，来势迅速者，为风水泛滥；四肢浮肿，按之没指，伴见全身浮肿，肢体困重者，为水湿浸渍；两足浮肿，按之凹陷，皮色光亮者，为湿热下注所致；两足胫肿大，按之凹陷不起，下肢重着无力者，见于脚气病，多因于寒湿下阻，或由于脾阳不振，水湿之邪袭入经络，壅遏气血，不得疏通而致；下肢浮肿，按之凹陷不易恢复，伴纳差，便溏，神倦肢冷者，为脾阳不振之象；下肢浮肿，按之凹陷不起，伴腰部冷痛酸重，心悸，气促者，为肾阳衰微之候。

妇女妊娠晚期出现脚部浮肿，渐及下肢，延至周身头面，皮薄光亮，压痕不易起者，称为“子肿”，又称“脆脚”。多因平素脾肾阳虚，复因胎体渐长，气机不畅，运化敷布失职，水湿泛滥，流于四肢而成。若产后四肢浮肿，按之凹陷不易起者，可因气虚血亏，或气滞血瘀，或脾肾阳虚，或湿热下注而致。

若四肢浮肿而郁胀，按之即起，皮色不变者，为"气肿"，多因气滞湿郁所致。若一侧或两侧下肢剧肿，表面肥厚粗糙，状如象皮者，为"象皮肿"，为感染丝虫病引起。

四肢外伤骨折之后，患处肿胀，皮色不变，或有暗红或青紫色瘀斑者，为络脉损伤，营血离经，瘀滞于肌肤，阻碍津液之运行所致。

23. 足胫枯燥　足胫枯燥，皮肤粗糙，伴见掣痛麻木，食减便秘，小便黄赤，时作干呕者，为"干脚气"。乃由风热偏盛，损伤津血所致。

24. 下肢红肿　下肢红色成片，微肿作痛，按之灼热者，称为"流火"，属于丹毒一类。乃因肾火内蕴，湿热下注所致。轻者七日始退，重者伴见寒热头痛，胸闷呕恶，便秘溲赤等症。

25. 四肢温凉

（1）凡疾病初起而手足俱凉者，为阳虚寒盛；手足俱热者，为阳热炽盛。若手足俱凉，伴身热面赤，烦躁便秘者，称为"热厥证"，多因内热郁结，阳气不能达于四肢而致；伴胸脘满闷，喉间痰声漉漉，或呕吐痰涎者，称为"痰厥证"，多因痰湿内盛，痹阻胸阳而成；伴上腹阵阵绞痛，呕吐清水或吐蛔者，称为"蛔厥"，多因蛔虫窜扰，气机逆乱所致；若一侧手掌汗出，另一侧不出汗者，多为气血痹阻，经络不畅所致。

（2）手足温热，若手足背较热者，为外感发热；手足心较热者，为内伤发热；或额上热甚于手心热者，为外感发热；手心热甚于额上热者，为内伤发热。

（3）阳虚患者，若四肢犹温，为阳气尚存；若四肢厥冷，为阳气衰亡。

（4）小儿足心热主热，足胫凉主寒。手指尖冷主惊厥；中指独热主外感风寒；中指梢尖独冷，为麻疹将发之兆；若手足心俱热者，多由疳积、脾虚或血虚阴亏所致。

26. 四肢肌力　检查肌力的大小，可以令患者做握手、屈肘、举物、屈膝、屈髋、蹬脚等动作。一般新病肌肉不削，肌力不减；久病重病或湿邪阻滞，则肌力可明显减退；中风偏瘫者，病侧肌力减退或消失；关节僵直，活动受阻，可使该处肌肉萎缩而肌力减退。

刘隆棣等研究发现，脾虚患者的握力明显降低（平均为 39.56kg），经用健脾方"芪苓汤"加减治疗后，其握力增加明显（平均为 43.16kg），与治疗前相比，有显著性意义（$P < 0.001$）[13]。

27. 手足汗出　手足心常有汗，至冬天寒冷尤甚者，多为湿热内淫，阳胜其阴所致。若妇人两手皮肤皲裂，掌红热，汗出淋漓，月经不调者，多为失血久病，耗伤阴血，致心肝阴血亏虚所致。手足及全身发热，若同时手足濈然汗出者，为邪在阳明；若手足漐漐汗出者，则为阳明燥热或燥实，津液受蒸而外出。

28. 手指变形 手指关节增粗，呈梭状，有疼痛，多为风湿痹症；若同时出现鱼际至腕黑色或暗紫色条状肌肤者，则多兼有腰痛。若指端粗大，指甲甲板增宽，并向手指尖弯曲者，为气虚血瘀，提示患有咳喘、痰饮或心阳虚、积聚、癥瘕等症。小指和无名指关节处若有青筋暴起，多提示有胸阳失宣，气机闭阻，脉络不通的胸痹之证。若手掌浮肿无纹，或手背肿至手腕，手冰冷麻木者，为心阳衰微或阳虚气结。

29. 手型诊病[5] 手型，即手掌的外形特征。常见的有以下 7 种手型。

（1）原始型 外形短而弯曲，指结如树根一样厚硬粗糙，指背三约纹深而杂乱，掌背青筋浮露，皮肤色泽较深（图 3-3）。提示体质较好，即使有病亦轻微。但易情志急躁，易患高血压及呼吸系统疾病。

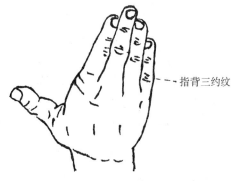

图 3-3 原始型

（2）四方型 外形直而方，筋骨厚而坚实，除手指外，手腕部也接近四方形，手背三约纹较淡（图 3-4）。提示体力好，精力充沛，全身发育良好。

（3）竹节型 外形修长，骨关节较高，手背三约纹较明显，皮肤颜色较深，手背筋肉和血管隆起（图 3-5）。提示善于思考，往往因过度用脑而致体力较差，呼吸、泌尿、生殖等系统功能多较弱。

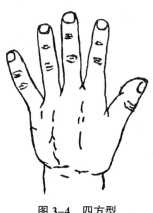

图 3-4 四方型

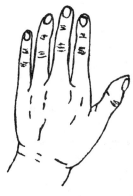

图 3-5 竹节型

（4）圆锥型 手型与指型均细长，指头较尖，纤细柔软，肤色较白，指背三约纹轻淡，青筋隐而不露，肌肉柔软而富有弹性（图 3-6）。提示脾胃功能较差，易患消化系疾患。中晚年易发生风湿痹痛症。

（5）汤匙型 指尖粗大如汤匙，筋骨结实有力，掌指厚而方（图 3-7），多见于体型高大者，提示身体健康，但性情急躁，易患高血压、糖尿病等。

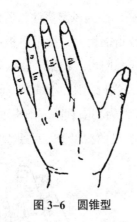
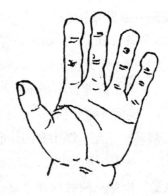

图 3-6　圆锥型　　　　　　　　　　图 3-7　汤匙型

（6）**鼓槌型**　为病后指尖逐步粗大，指根相对较小，手掌相对薄弱（图 3-8）。见于先天性心脏病患者，以及由心脏病引起的循环系统疾患和肺结核后期患者。

（7）**柔弱型**　手指柔弱无力，指、掌薄而略带弯曲，指端较尖，皮肤白，青筋较明显（图 3-9），提示健康状况较差，可见神经衰弱，或泌尿、生殖系统功能较弱，或易患呼吸系统疾病。

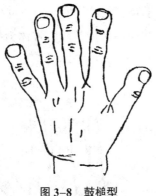
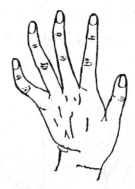

图 3-8　鼓槌型　　　　　　　　　　图 3-9　柔弱型

30. 望指诊病[5]　据报道，五指可分别反映不同年龄阶段的健康状况，如拇指多反映幼年时期，食指多反映青年时期，中指多反映壮年时期，无名指多反映中年后期，小指多反映老年时期的身体状况。

（1）五指饱满有力，发育完好者，提示身体健康；如有某一指头特别瘦弱或明显偏曲，提示与其相应的年龄段健康状况较差，多脾胃衰弱。

（2）指端红润为气血充足；指端苍白为气血不足；指端紫晦多为瘀血。

（3）食指过长或较短，提示少年期营养不良或多病；无名指过长或较短，提示中年时期脏腑功能受损；小指宜挺长，如果较短，多提示老年时易患心、脾、肾不足的疾病。

（4）方指型者，多身体健康，但易患神经衰弱和结石症；指尖呈汤匙型者，其体质多酸性，易患心脑血管疾病及糖尿病；手指呈圆锥型者，易患胸部（包括胸腔内）疾患；手指呈细长型者，易患胃肠病和抑郁症；混合型（五个指头分别属不同类型）者，其抵抗力很强，一般不易生病；鼓槌型者，提示患有慢性呼吸系统或循环系统疾病。

（5）大拇指圆长强壮，指节长度平均，为健康之征。大拇指过分粗壮，其人心情急躁，易动肝火，过于扁平薄弱，其人体质较差；若再有弯曲，多为神经衰弱；拇指的第二节散乱多纹，若第二节屈纹线紊乱不清者，容易紧张，易患头痛、失眠等疾病；拇指节较短且过于坚硬、不易弯曲者，易患高血压、中风、头痛及心脏病。

（6）食指圆秀强壮者为佳，其外形直，且与中指密合者，提示肝胆功能良好。食指第一指节过长者，多体质较差；第二指节过粗者，其人钙质吸收多不平衡，骨骼、牙齿多较早损坏；第三指节太短者，易患神经精神方面的疾患。食指苍白而瘦弱者，提示肝胆功能稍差，容易疲劳和精神不振；若指头偏曲，指节缝隙大而纹路散乱者，多由肝胆病导致脾胃纳食运化功能失常。

（7）中指圆长健壮，三个指节长短平均，指节柔而不弱，指型直者，提示身体健康，元气充足。中指苍白、细小而瘦弱者，提示心血管功能不足或贫血；指头偏曲、指节漏缝者，提示心与小肠功能较弱；三个指节不对称，中间一节特别长者，多精力不足，钙质代谢不正常，易患骨与牙齿疾患。中指偏短（自手背中指指节点测量至指尖，其长度小于手掌）者，其人身体健康，但老年易患肺脏与肾脏疾病；中指偏长者，其人性情温和，多愁善感，易患心脑血管疾病；指掌等长者，阴阳气血较平衡，多身体健康。

（8）无名指宜圆秀健壮，指节长短平均，直而不曲，指屈纹清爽。无名指太短，多为元气不足，体力不佳；无名指苍白细小，提示肾脏与生殖系统功能较差。无名指根部一节提示生殖能力与内分泌功能，因而不能过于衰弱；第二指节过长，或苍白、瘦弱者，钙吸收不良，致骨骼、牙齿均较脆弱；指头偏曲，指节漏缝者，多发生泌尿系疾患，或见情志抑郁、神经衰弱。

（9）小指以细长明直，指节长短平均为佳，提示脾胃健运。若苍白瘦弱，提示消化吸收障碍，或见便秘，腹泻等；小指侧弯、手掌皮肤干燥者，多见于消化吸收功能障碍；小指弯曲，亦示肺活量小。

31. 手掌诊病[5]

（1）手掌呈淡白色者，常见于贫血、潜血等症；呈白色者，提示肺脏有疾患或体内有炎症；呈蓝色者，常见于肠道功能障碍；呈青绿色者，常见于血液循环障碍；呈绿色者，提示有贫血或脾胃疾病；呈黄色者，常见于慢性病症；呈金黄色者，常见于肝脏疾病；呈土黄色，没有光泽，提示可能患有癌症；呈红色后又逐渐变成暗紫色，常见于心脏病，并预示病情在逐渐加重；掌色过红者，提示有中风的倾向；高血压患者如果整个手掌呈红茶色，提示可能是脑溢血的前兆。

手掌皮肤变厚、发硬、发亮、光滑、干燥，呈淡黄色，称掌跖角化病，常为染色体显性遗传；手掌出现红色网状毛细血管，常见于维生素C缺乏；整个掌面有暗红或紫色的斑点，常见于肝脏病；手掌表面，特别是大、小鱼际部位和指端面的皮肤充血性发红，常见于肝硬化和肝癌；手掌皮肤像缎子样柔软红润者，提示容易患风湿热或痛风；手掌的皮下组织瘀血发绀，呈青紫色，常见于严重的感染性休克等疾病；手掌面上嵌着一些烟灰样薄薄的斑点，常是吸烟量大的人患心脏病的信号；手掌呈黑色，常见于肾脏病；手掌中间呈黑褐色，常见于肠胃病；从手腕到小鱼际处出现黑色或暗紫色，常是因风湿引起腰部疾病的信号。

（2）手掌呈圆形者，多身体健康，精力充沛；呈方形者，健康状况尚可，但到了一定年龄后，易患心脑血管疾病；手掌肌肉较薄而呈长方形者，易患健忘症；呈汤匙型者，容易衰老，易患腰痛。

（3）手掌丰厚者，多精力充沛；手掌肌肤柔软细薄者，多精力欠佳，虚弱多病；手掌虽厚却绵软无力者，亦精力不足；手掌瘦而硬者，提示消化系统功能不健全；小鱼际丘和小指边缘肌肉下陷，皮肤无光泽者，每见于慢性腹泻或慢性下痢；手掌中见明显的青筋者，提示肠道有宿便、燥矢滞留，其人多患有习惯性便秘或静脉瘤、痔疮等疾病。

（4）据报道，手掌老茧有时和癌症有关，这种手掌角化病的特征是多发生在大小鱼际隆起部，其次为掌心和五指上，呈点状，多数直径为1～3mm，为黄色珍珠样或肉色半透明样的表皮角化丘疹，高出皮肤表面，其中81%为环状鳞片样，11%为中心凹陷。研究发现，手掌角化病发生率随年龄增大而增加，且多见于男性，在手掌角化病患者中，膀胱癌的发生率较高。若患者突然发生大小鱼际处的手掌角化病，应警惕患癌症的可能性[33]。

（5）手掌指间距的宽窄与疾病也有一定的关系，如手掌指间距窄者，性多急躁狭隘，易患十二指肠溃疡、结核、郁证等病；手掌指间距宽者，性多豁达开朗，但易患血脂过高、肥胖症和心脑血管病等。

（6）手掌鱼际肌肤红赤，为热邪入里，部位可能在胃；鱼际肌肤青色，多为脾胃虚寒；鱼际肌肤青、黑、赤色并相出现，多是寒热往来相兼之证；鱼际肌肤色青短小，为元气衰少；鱼际色黑者，多为瘀血或气虚；鱼际脉络呈赤色而忽变暗红色或近黑色，则为痹证[34]。

32. 触指诊断 根据经脉学说，大拇指属肺经、食指属大肠经、中指属心包经、无名指属三焦经、小指属心与小肠经。用小锤反复敲击右手 5 个指点，然后候其恢复常态，恢复较慢的指即代表所属经络有病；最后恢复且有麻木感觉者多属阳证、热证、腑证，主表、主气；有疼痛感觉者多属阴证、寒证、脏证，主里、主血；先痛后麻者，与单纯麻相同；先麻后痛者，与单纯痛相同[17]。

用触指（侧）法还可诊断早孕。其方法是医者用右手拇指或食指在患者左手中指两侧自下而上反复推拿 10 ~ 40 次，推后患者手指、腕、肘之间出现酸、麻、胀或沉重感者为受孕。

王启俊等检查 250 例早孕者，一般推拿 10 ~ 20 次，指测阳性 245 人，准确率为98%[18]。李梦泉等认为，其准确率在 95% 以上[19]。卓宏英检查 1000 例早孕者，其早孕阳性率为 96.4%，与妇科检查对照符合率为 96.2%，并观察到妇女受孕之后 30 ~ 70天内的阳性率最高，以后则降低或消失[20]。

【现代研究】

（一）基础理论研究

王天如认为，手足诊对于辨别证候、判断吉凶、指导治疗、估计预后均有一定作用，并从手足诊候热、候厥、候汗三个方面做了具体论述[15]。李旭等从足诊与诊断、辨证分型、肿、不仁、趺阳脉、少阴脉的关系等方面对《金匮要略》中的足诊内容进行了整理[6]。

（二）临床研究

夏少农等介绍肺痈验指螺法，认为肺痈患者，其手指必饱满若蚕蛾腹，且随病情而变化；病剧时指螺愈鼓隆，病渐瘥则指螺渐复正常[21]。

盛燮荪介绍陆紫赟的儿科分经察纹法如下：

①掌面指纹各部与脏腑经脉的关系为：大指横纹属肺，本节后大鱼际部属胃。食指第一节横纹属大肠，第二节横纹属脾。中指第一节横纹属三焦，第二节横纹属心包。无名指第一节横纹属肝，第二节横纹属肺。小指第一节横纹属肾，第二节横纹属膀胱，第三节横纹后至小鱼际大横纹前属小肠。掌心属心；小鱼际部属胆。

②各部纹形、颜色所主病候为：大指横纹中央有明显纹形显露者，主肺经病；患儿每有咳嗽，纹色淡者其咳较轻，色深者咳甚；大指本节后鱼际部有散纹，色青者为寒食积滞，色黄者为脾虚伤食。食指第二节横纹上有淡色纹形者为泻痢，脉纹紫色者为便秘；若第一节横纹有淡红色脉纹者为脾虚。中指第一二两节均主热病，凡第二节横纹有纹形显露者为热入心包；若第一节横纹有赤色横纹，则为热甚，而属热邪弥漫

三焦。无名指第一节横纹主肝经病，若见青色脉纹者为惊风，青紫色纹者为疟疾、痞块；无名指第二节横纹见紫色脉纹者，为肺中痰热较盛。小指第一节横纹见青色纹者，为肾元虚冷，小便每清长而频；小指第二节横纹见紫色脉纹者，为膀胱热，小便必短赤；小指后至小鱼际大横纹前有明显的脉形显露者，为小肠有热，小便必短少，甚至癃闭。小鱼际部若见青色散纹者，主惊厥；掌心见散乱之赤色脉纹者，为心火灼热，或见牙血、鼻血等症；十指横纹均见脉纹者，为疳积[22]。

董子亮等对92例寒热证患者和26例正常人的拇、食两指掌侧指端皮肤温度进行观察，结果发现，表寒证的浴前和浴后温度，均与正常组无显著差异，但复温时间较正常组慢（$P < 0.01$）；里寒证的浴前和浴后温度均较低，复温时间也慢，与正常组相比，均有显著差异（$P < 0.001$）；表热证的浴前和浴后温度均高，复温时间较快，与正常组相比，$P < 0.05 \sim 0.01$；里热证组的浴前、浴后温度及复温时间，与正常组均无显著差异。表寒证与表热证相比，表寒证的浴前温度低（$P < 0.05$），浴后温度差别不显著，复温时间较慢（$P < 0.01$）；里寒证与里热证相比，里寒证的浴前和浴后温度均较低，复温时间也较慢，均有显著性差异（$P < 0.01$）；表寒证与里寒证相比，表寒证的浴前温度较高（$P < 0.01$）；复温时间较快（$P < 0.01$），浴后温度也高（$P < 0.01$）；表热证与里热证相比，表热证的浴前温度较高（$P < 0.01$），复温时间较快（$P < 0.01$），浴后温度也高，但差异不显著（$P < 0.1$）。说明指端皮肤温度的测试，对鉴别寒、热证有一定的临床意义[23]。

黄道生利用肛趾温差来诊断热厥，通过对14例感染中毒性休克患者的肛温及双足蹰趾和次趾缝间皮肤温度进行测试，得出结论：

①在低温季节肛趾温差大于7.5℃，高温季节大于6℃，结合病史、临床特点和脉、舌、血压改变等条件，在排除冻伤和一般的阳虚肢冷、寒厥证、周围血管疾患之后，便可诊断为热厥。

②肛趾温差越大，提示厥逆越危重，预后越差。并对此法的机理进行了探讨，认为温热毒邪，伏于体内，正气与之相争，症见发热，热能耗伤人体阴津，使阳气失去依附而不能宣通于肌表，即阳盛于里，故里热而肛温高；阳为阴遏而致外寒，故趾温低，便形成了肛趾温差。因为局部温度与血流量关系密切，故检查肛趾温差可以了解肢端厥冷和发绀的情况[24]。

英国有人研究发现，在排卵期，妇女的手、手指和脚趾都会变凉，血流量减少。认为每日测定流经手指的血流量，便可预测排卵期。并有一种用综合方法预测排卵期的装置将问世，这种装置长5m，可以固定在某一手指上，由一个电子光电探测器隔开的两个光源组成，使用者进入排卵期时，它便会发出指示信号[25]。

湘雅医院尹本义认为，临床上许多心肺疾病，如支气管扩张、慢性肺脓肿、肺癌、特发性肺间质纤维化、某些发绀型先心病、亚急性感染性心内膜炎等可出现杵状指（指端变得特别粗大，像一根打鼓的鼓槌，甲床如钟表玻璃一样凸起）。需要特别强调的是，中老年人突然出现原因不明的杵状指时，要高度警惕肺癌之可能，这一现象有时还是肺癌的早期表现[26]。

日本医者观察发现，令患者将两手向左右或向前方水平伸展，向上举，当手腕伸开后，无任何原因由圆形变成扁平形，提示口腔和咽喉有病或容易引起疾病的象征。将两个手腕进行比较，哪一侧成扁平者则是哪一侧有病；两侧均扁平者，为两侧的咽喉和扁桃体均有病，如扁桃体炎和咽喉炎。

日本医者提出指极测量法，即将两手向左右水平伸直，测量从右指尖到左指尖的长度为指极，身高减去指极，如得数在2～4cm之间者为身体健康，在2cm以下者为肺功能弱，在4cm以上者易患脑溢血。

关于手指与内脏的关系，日本医者认为，食指主管人的肝、胃、肠、脾脏等消化和营养器官，右手食指显示肝脏功能，左手食指显示胃的功能；饭量大者可见食指发硬。中指主管人的心脏、肾脏和血管，与下肢有关，在精神方面显示为内在性格。无名指主管人的神经系统，患有癫痫、哑巴、慢性风湿热和神经痛的人，其无名指功能差。小指主管肺和生殖器官，小指弯曲的人同侧胸膜有粘连；小指短的人子宫小，胎儿不幸运。

另外，手的姿势从手腕开始向小指方向弯曲，上肢向左右水平伸直时，手向小指后方弯曲者，体内碱过剩，可能患癌症；而从手腕开始向拇指侧弯曲者，体内酸过剩，易患肺病；哪一只手的手指间隔宽，其同侧肺脏有病。

再者，凡走路时有气无力，脚步沉重者，多数大腿内侧肌肉收缩不良，内股肌消瘦或萎缩，其人生殖功能衰退，性功能不良；大腿内侧肌肉明显消瘦下陷，为衰老的表现。胫骨和腓骨间隔过宽的一侧，脚腕运动困难，则该侧肾脏有病[6]。

1981年，美国纽约心脏病研究所的大村惠治提出大村氏双指O环试验，可用于判断脏腑异常，分辨病因，选择药物及检查疗效。此项试验性研究现还在美、日等国进行。方法为：让患者一只手的拇指与食指（或中指、无名指、小指）用力捏成环状。检查者用两手的手指各两个或三个（据抗力大小而定）去用力拉开，体会力量的强弱。然后给患者某种特殊刺激，再拉O环。根据刺激因素与试验前后抗力变化，作出判断。此试验的用途如下：

①诊断脏器异常：脏器代表点分布于体表，部分类同募穴，部分由大村氏自定。用20～30cm的玻璃棒或橡胶制的小吸杯刺激脏器代表点，如相应的脏器有异常，用双指捏成的O环就会使不上劲，从而使抗力减弱。此时进一步来判断疾病性质，即事先制好各种脏器不同病种的组织切片和各种病原微生物的载片。在患者另一手持载片

后，O 环捏力减弱，说明所患疾病与载片性质相同，由此可发现早期癌症与潜在感染。

②体表绘制脏腑图形和类经络网，通过特定组织切片与脏器代表点的按压，可于体表绘出脏腑器官图形。如胃大部切除后，绘出为术后胃，绘出的经络图形与文献所载相似。

③判定药物对整体的适用性：患者一手接近或握住药物，如药物对人体有害，则O 环捏力减弱；有益则增强。如用药量过大，捏力也减弱。

④判定药物对各脏器的适用性：刺激脏器代表点，并使一侧手接近药物。如药物对相应脏腑有害，则 O 环抗力降低；有益则增强。

⑤选择针刺最佳穴位：体表发现的异常脏器代表点，是最理想的治疗穴位。肢体疾病，不宜用脏器代表点治疗的，可用大村试验法选择性地触压对所治疾患常用的穴位，O 环减弱即为有效。针刺后可再试验，如增强为有效。

大村氏最初考虑脑循环与神经系统之间的关系时，发现：第一、第二指 O 环抗力下降是提示第六对颈神经异常，第一、第三指 O 环抗力下降则提示第七对颈神经上半部异常。其后，他又提出双指 O 环反应，并试图从物理学角度来阐明其机理。如认为人体内发出的电磁波可达体表，在与外界某物质组织切片的分子结构相同时，会发生双指 O 环反应。

1986 年以来，大村氏在这方面的研究更趋深入[27]。他认为 O 环力量变化是体内物质与参照物出现电磁共振所引起，进而提出用此法观察经络现象。开始时，除心包、三焦经外，在人体体表走行的十条正经（脾经用胰腺组织切片或标本制作），基本与传统经络的体表走行相符。宽度一般为 1～2mm。其后，他又用肾上腺、卵巢或睾丸组织绘出心包、三焦经的走行。他还发现类经络网上的膨大部位与穴位相符，其平均直径受机体病变和针刺的影响。

入江氏等[29]在大村氏的基础上又有所发展，并提出了以下观点：

①寸口脉与脏腑经脉的联系：在被试者右手关部（脾脉部位）放一个小磁极，用纸胶带固定。此时，用另一只手做 O 环试验（同侧手亦可）。如脾无异常，则 O 环不易被拉开。但如试验时间超过 30 秒，原来没有异常的亦可被拉开。此试验表明脏腑经脉的信息可传输至六部脉诊部位。

②五色与五脏的联系：例如在被试者右手关部放一个小磁铁，南极向外，用纸胶带固定，左手拇指和食指捏成 O 环。试者立即引拉，确认难以拉开（如 O 环易被拉开，说明脾有病，应排除此人）。此时在被试者右手掌放黄色纸片，O 环即可轻易拉开，而白、黑、红、青纸片则不易拉开。

③五味与五脏的联系：仍以脾为例，被试者在做完以上试验后，在其右手黄纸上依次放上糖、盐、咖喱、酒石酸等用纸包好的小包，此时被试者的双眼用毛巾遮住，

然后分别做 O 环试验。这时，只有放上糖的小包时，O 环不易被打开。这种方法可辨别药物有无甘味，以此类推。在其他脉诊部位可辨别药物有无苦、辛、酸、咸等味。

④复方与证的适应程度：将适用于患者的药物（复方提取物）的一日用量分别包入纸内，并依次放在患者一侧的手掌上。然后做 O 环试验，并据 O 环反应确定方证适应程度。根据拉开 O 环所需力的大小分为 8 个级别，从负 4 至正 4。以最难拉开的作为最佳处方。根据此种方法，检验了 154 例患者在投药 7 ～ 14 天后的改善程度。结果为 148/154（96.1%）有效，6/154（3.9%）无效。入江氏等据此认为，此法有一定的应用价值。

乔氏[28]报告：使用双指 O 环试验可帮助确定疼痛的原因。当在患者手掌上放置抗生素而使 O 环被拉开的力量发生改变时，就可证实疼痛系由感染引起。对患者投以此抗生素后，可以迅速止痛。

在 1988 年召开的第四届国际针刺与电疗学术讨论会上[30]，日本 Yasuhiro Shimotsuura 提出双指 O 环试验可作为快速诊断衣原体感染的检验方法。美国有人用双指 O 环试验代替昂贵的实验室检查，来确定脊背疼痛患者有无器质性病变。凡出现器质性病变，如髓核突出、脊椎管狭窄、神经孔狭窄、椎间盘突出时，O 环呈 –3 或 –4 变化。否则，尽管患者诉说疼痛严重，O 环均呈 –2、–1 或 0 变化。在实验室客观检查与患者主诉不符时，可通过此项检查来帮助确定有无进一步检查的必要。

现代医学认为：手腕下垂无力，或手指关节变形如鸟爪样，称爪状手，是手前臂的桡尺神经损伤引起的手部进行性肌萎缩；手指关节肿大，皮肤萎缩，肌肉肌腱萎缩，常见于结缔组织病；手指关节肿胀，两头小中间粗，如同织布的梭子，且呈屈曲强直、不能伸直、疼痛、活动时加重者，常见于类风湿关节炎；指骨骨折，愈合后手指完全不能弯曲，如病变在拇指，则不能与其余四指接触，称指骨愈合病，为一种罕见的遗传性骨骼病变；闭目直立，双手平伸，手指张开，可见手指轻微颤抖者，为甲状腺功能亢进症；手掌肌肉严重萎缩，特别是大鱼际肌和小鱼际肌萎缩明显，手掌变平，如同猿手者，为猿形手，常见于手臂神经受伤和炎症；手掌浮肿，手指麻木者，提示心脏病可能；整个手掌变宽增厚，手指粗而短，同时颧骨、下颌骨、前额骨等突出者，常见于成人脑垂体肿瘤；双手指尖苍白冰冷，可能患有慢性肠胃病，并有患胃癌的倾向；手的肤色变深，常见于色素失调症和肠胃疾病；远端指（趾）节呈杵状膨大者，为杵状指或槌状指，为肢端缺氧、代谢障碍及中毒性损害所致[4]。

参考文献

［1］秦伯未，李岩，张田仁，等. 中医临证备要［M］. 第 2 版. 北京：人民卫生出版社，1981.

［2］李文旭. 望诊［M］. 广州：科学普及出版社广州分社，1984.

［3］沈全鱼，吴玉华，沈丽鸽．一看即会知病法：望面看手［M］．太原：山西人民出版社，1988.

［4］刘宏生，刘宏禧．百病自测秘诀［M］．上海：上海科学技术文献出版社，1992.

［5］林朗晖．手纹与健康［M］．福州：福建科学技术出版社，1987.

［6］渡边正．体貌手形识病法［M］．魏中海，编译．太原：山西科学教育出版社，1989.

［7］方云鹏．手象针与足象针［M］．西安：陕西科学技术出版社，1978.

［8］郭长青．微针疗法［M］．重庆：重庆出版社，1989.

［9］吴更伟，郝东方．精易手足按摩法［M］．石家庄：河北科学技术出版社，1991.

［10］朱振华．手针新疗法［M］．北京：人民军医出版社，1990.

［11］梁秋湖，刘彪，王登旗．手掌与疾病［M］．南宁：广西科学技术出版社，1991.

［12］赵云长．左右侧肢体与疾病诊治初探［J］．中医药研究，1989（5）：5-12.

［13］刘隆棣，马永华．脾虚与握力关系的初步研究［J］．南京中医学院学报，1988（3）：17.

［14］李兴民．手诊缀谈［J］．陕西中医，1985，6（9）：388-391.

［15］王天如．薄言“手足诊”［A］．全国中医诊断第二次专题学术会议论文汇编，1991.

［16］李旭，等．《金匮要略》中的足诊［A］．全国中医诊断第二次专题学术会议论文汇编，1991.

［17］刘宗明．触指诊断法［J］．浙江中医杂志，1983（1）：44.

［18］王启俊，等．指测法诊断早孕250例［J］．浙江中医杂志，1986（2）：64.

［19］李梦泉，等．妊娠诊断上的一点经验介绍［J］．哈尔滨中医，1962（8）：21.

［20］卓宏英．指测法诊断早孕1000例分析［J］．陕西中医，1987（12）：91-92.

［21］夏少农，夏涵．介绍肺痈验指螺法［J］．上海中医药杂志，1964（11）：27.

［22］盛燮荪．陆氏儿科“分经察纹法”［J］．浙江中医杂志，1964（9）：210.

［23］董子亮．寒、热证与指端皮肤温度的关系［J］．北京中医学院学报，1985，8（4）：32-34.

［24］黄道生．肛趾温差与热厥证［J］．上海中医药杂志，1982（7）：17-18.

［25］查手指测排卵期［J］．张骠，编译．大众医学，1985（9）：26.

［26］尹本义．杵状指，肺癌的凶兆［N］．长沙晚报，1996-12-2.

［27］Omura Y.Electro-magnetic resonance phenomenon as a possible mechanism related to the "bi-digital o-ring test molecular identification and localization method"［J］.Acupunct Electrother Res，1986，11（2）：127-145.

［28］Omura Y.Re-evaluation of the classical acupuncture concept of meridians in Oriental medicine by the new method of detecting meridian-like network connected to internal organs using "Bi-Digital O-Ring Test"［J］.Acupunct Electrother Res，1986，11（3-4）：219-231.

［29］Omura Y，Takeshige C，Shimotsuura Y，etal.Imaging of the stomach，and localization of the stomach meridian & its acupuncture points in a human cadaver by the use of the indirect "Bi-Digital O-Ring Test Imaging Technique"［J］.Acupunct Electrother Res，1988，13（4）：153-164.

［30］入江　正，等.本草的药能论の中の五味の检出法の仮说［J］.汉方の临床，1988，35（4）：34.

［31］杨维益.中医望诊的研究进展［J］.北京中医学院学报，1991，14（1），3.

［32］徐少承.手针感传——手与人体十二脏腑相关的初步探讨之一［A］.全国生物全息律学术讨论会论文汇编，1983.

［33］手掌"老茧"与癌症［N］.文汇报，1984-12-28.

［34］张宏俊，等.手诊［N］.中医护理报，1992-12-15（3）.

［35］徐宏超.手可反映人体全信息［N］.大众卫生报，1996-3-15（6）.

［36］何钊毅.健康地图——手诊学［J］.医疗保健器具，2005（5）：70-71.

［37］刘井红.手诊的基本原理及其诊断特色释义［J］.中医药学刊，2005，23（1）：81-83.

［38］陈尚杰，帅记焱，黄鼎坚.手诊与微经络相关性辨识［J］.中医药学刊，2004，22（3）：553-555.

［39］卢志雁，黄玉云.望气色光泽在手诊中的意义浅析［J］.大同医专学报，1998，18（2）：27-34.

［40］刘剑峰.手诊［M］.北京：华龄出版社，1992.

［41］庄振西.手形手纹手诊［M］.北京：华龄出版社，1995.

第二节　甲诊法

　　甲诊法是根据指（趾）甲的色泽、形态等变化以诊断疾病的一种方法。此法最早见于《内经》，该书对脏腑气血功能失调和外邪侵入所致的病理性指（趾）甲变化均有明显的论述。如《素问·痿论》云："肝热者，色苍而爪枯。"《素问·五脏生成》云："多食辛，则筋急而爪枯。"其后医家对甲诊发展的不多，只在《诸病源候论》《四诊抉微》《形色外诊简摩》《通俗伤寒论》《望诊遵经》等书中，有繁简不等的专论，近代《中医心病证治》《中医儿科学》《中医外科学》等书籍中也有辨甲诊病的论述。近四十年来，有关甲诊法的研究取得了较大的进展，除发表了不少论文外，并有《指甲诊病》《指甲诊病彩色图谱》等专著问世。指甲虽小，但在临床诊治中却有较大的实用价值，值得医者深入探索。

【诊断原理】

　　爪甲为手指与足趾的覆盖，是筋之延伸，五脏之中，爪甲与肝的关系最大，为肝胆之外候。如《素问·五脏生成》曰："肝之合筋也，其荣爪也。"《素问·六节藏象论》云："肝者……其华在爪，其充在筋，以生血气。"《灵枢·本脏》云："肝应爪，爪厚色黄者，胆厚；爪薄色红者，胆薄；爪坚色青者，胆急；爪濡色赤者，胆缓；爪直色白无纹者，胆直；爪恶色黑多纹者，胆结。"说明爪甲为筋之余，筋为肝之血气所生，爪甲的荣养来源于肝，肝胆之病变与筋的虚实情况，均可以从爪甲的变化反映出来。

　　爪甲与肺、心等其他脏器亦有密切关系。《灵枢·经脉》曰："手太阴气绝则皮毛焦……故气不荣则皮毛焦，皮毛焦则津液去皮节，津液去皮节者，则爪枯毛折。"《素问·五脏生成》云："肝之合筋也，其荣爪也……指受血而能摄。"说明爪甲的荣润，需秉承肺气，荣贯血脉，若肺气衰，血脉不利，则爪甲枯。《灵枢·厥病》云："真心痛，手足青至节，心痛甚，旦发夕死，夕发旦死。"并指出，临床出现唇口青紫，指甲青紫，为真心痛之急候。现代医学也证实指甲青紫是肺心病的危重表现。《诸病源候论》云："手足爪甲皮剥起，谓之逆。风邪入于腠理，气血不和故也。"俞根初在《通俗伤寒论》中更指出："白而消瘦，爪甲鲜赤，气虚有火也；白而夭然不泽，爪甲色淡，肺胃虚寒也；白而微青，或臂多青脉，气虚不能统血也；若爪甲色青，则为阴寒之证也。"以上说明，爪甲与人体内在脏腑、气血的盛衰密切关联，甲相是脏腑气血功能状态的外露。

爪甲虽是人体四肢的末端，为皮部之附庸，《灵枢·卫气失常》云："皮之部，输于四末。"但爪甲在经络系统中却有着重要的作用，是十二经脉起止交接的枢纽，手足六阳经与手足六阴经皆于甲床处沟通表里之气，因此甲床上分布有丰富的经络网，气血极为充盛，是洞察经络及其相应脏腑症结的良好窗口。

现代医学也认为，甲床有丰富的血管及神经末梢，是观察微循环变化的要地。中医学认为，四肢为诸阳之本，为经气的发源地之一，《灵枢·根结》曰："太阳根于至阴，结于命门……厥阴根于大敦，结于玉英。"指（趾）甲作为经气之根源足以说明甲象与体内的关系。临床上，手指足趾也最具有先兆价值，如刘河间所著《河间六书》云："凡人初觉大拇指麻木不仁或不用者，三年内必有大风。"孙思邈所著《千金方》曰："故风毒中人也，或先中乎足十指。"临床实践中，手指尖十宣穴可作为急救复苏之用，皆说明了甲象与内体密切相关，观察甲象的变化可以早期预测疾病。

关于指甲与脏腑器官的定位关系，据《外科证治全书》记载，拇指属肺，食指属大肠，中指属心包络之脉，无名指属三焦，小指内侧属心，外侧属小肠。但临床上各指指甲所反映的疾病范围与此并不完全相同。李学诚著《指甲诊病彩色图谱》一书，又将十指定位为：大拇指主管全身；食指主要反映大脑、心脏的生理病理变化；中指重点表现消化系统（如胃、肝、胆、胰、脾、肠道）的病理变化；无名指主管胸部、肺、纵隔、心内膜的病理变化；小指主要反映肾脏疾病、腰部疾病、男性生殖系统疾病[3]。

王文华著《指甲诊病》一书，分述十指指甲所反映的脏腑、组织、器官的病变，其定位又与《指甲诊病彩色图谱》所述内容不同，其认为把五指并拢、对掌空握、十指相对时，恰似胎儿的缩影。其以指甲近端为背侧，远端为腹侧；以拇指甲为头、颈，食指甲为胸、背，中指甲为腹、腰，脏腑器官基本各居其中；手、肘在食指甲，臀、膝在无名指甲，足、踝在小指甲，并且两侧对称。说明十指指甲也含有人体的全部信息[2]。指甲人体全息意象图如图3-10。

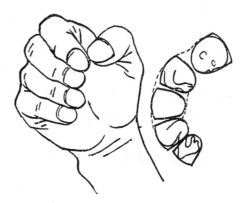

图 3-10 指甲人体全息意象图
（据《指甲诊病》）

【诊察方法】

诊察指甲时要有良好的光线（日光或荧光灯照明）和适宜的气温（20℃左右）。患者伸手俯掌，自然平放于胸前桌上，高度以平心脏为宜，各指自然伸直，医者距手一尺，用肉眼直观，也可借助放大镜观察，有时还可通过捏、揿、推、挤、揪、摺、捋、停等动作来对比观察。诊察时宜逐一检查各指甲体、甲床、月痕、皱襞、孙络，分辨其形状、质地、颜色、泽度、动态等。一般应诊视两手指甲，并相互对比，必要时亦可诊视两足趾甲。指甲上若有污垢者宜洗净，有染甲或有外伤史的指甲应除外。其检查要领如下：

1. 甲体 即微曲透明的角质板，注意其形态、大小、凹凸、弯曲等。

2. 甲床 指按甲板透过角质层以检查甲床的形态、斑纹、瘀点等。

3. 半月痕 即甲根基底部显现的淡白色弧影，观其形态、色泽、经络动态。

4. 甲襞 观察甲襞之形态、色泽以及与甲体结合是否紧密规则。

5. 观察指甲的血气符号及甲下脉络的色泽与形态改变等。

指（趾）甲是皮肤的附属器之一，在胎儿 3 个月左右开始生长，至 5 个月左右可长成形，指（趾）甲每日平均生长 0.1mm 左右。一般人使用右手较多，因而右手指甲比左手长得快。在同一只手上，中指甲长得最快，拇指和小指较慢。手指甲的生长速度是足趾甲的 4 倍。甲的生长还可受多种因素的影响，如青少年及成年人较婴幼儿、老年人快；中年以后逐渐减慢；妇女怀孕时较平常快。若指甲受伤脱落或手术拔除后，新甲自根部生长到甲缘处（即恢复正常形态）约需 100 天左右。

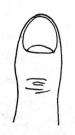

正常人甲板可呈长方形、方形、梯形或铲形，甲面饱满、平滑、光洁、润泽、半透明，内泛红润之色，色泽均匀，其上有极细的平行纵纹，甲面无嵴棱沟裂，甲下无斑纹瘀点。甲板平均长度为 12 ～ 13mm，宽度不等，厚 0.5 ～ 0.8mm。其根部有乳白色的半月弧（半月甲），前部有淡红色的弧线，后面接甲皱襞，两侧接甲沟。弧线隐隐可见，半月弧嫩白，一般不超过总长度的 1/4，边缘整齐。向甲体加压时变白色，停止加压时立即干枯或有棱纹不平滑，亦属正常现象。正常人指甲如图 3-11。

图 3-11 正常指甲

【临床运用】

（一）色泽变化

《形色外诊简摩·诊爪甲法》认为，爪下之血色，亦与面色同法，若按之不散，或散而久不复聚者，为血死之征。一般认为血色恢复慢者为气滞或血瘀；不复红者多是血亏，不散为瘀血。因肝主筋，甲为筋之余，爪甲的色泽对肝病有特殊的预报意义，如指甲明润光泽，丰厚而实，为肝血充、肝气旺之象；而指甲枯瘪晦滞，或薄而不滑，或㿠白粗裂，为肝虚气血大亏之兆；足小趾甲枯萎少泽，提示肾气虚，因足少阴肾经起源于足小趾之故。

1.白色 指甲软萎㿠白，压之白而无华，多是元气亏损，肝血不荣。一般色苍白者为虚寒，多因脾肾阳衰；色淡白者，多为血虚或气血两虚。现代研究发现，半月痕苍白，指甲扁平苍白，为甲状腺功能低下的征兆；爪甲淡白见于急性失血或慢性贫血患者。

据朱子青报道，指甲内应血色㿠白无华，如白蜡色者，多为血虚已极，见于各种出血症，如面色苍白见于呕血、血崩等急性失血后；面色萎黄见于经常黑便、钩虫病等慢性失血症；血色㿠白无华，不如上述白蜡色，压之可见血液隐然流通者，多为脾虚；如压之不见血液流通者，为病程已久，阳气衰微之血枯症；映色灰白，压之微见，隐隐有血行者，多见于慢性哮喘病及浮肿症等，为气虚血衰已届严重时；映色灰白，而隐然见不匀整的极淡紫色斑者，多为肺痨、肺痈、肺胀极期，多为死征，是心气衰竭，肺气将绝；若小儿见之，为脾肺衰竭，疳积末期多见，多不救。小儿映色灰白，指甲亦灰白者，亦为脾肺两虚已极所致，然为虚寒大症，急予温运脾肺法治疗，方有得生者；小儿映色灰白，但系一时性，少顷即恢复正常者，多为心虚胆怯，先天或后天不足之小儿多见；若成人见之，则为大惊、大恐所致。映色苍白而指肉消瘦者，多为脾胃虚寒，见于慢性泄泻、痢疾、下利频甚时。

指甲骨质呈现较粗大白点或条状，边缘不整齐，内映血色绯红者，为肺痨初期证候；指甲骨质洁白，略有光泽，从根部起，见 1/3 或半截，或全见者，为久病不起的重病；指甲骨质白如死骨，全无光泽者，常见于热病末期肾液耗尽之时，多为死征；两手同一指甲同时逐渐变成乳白色，渐至完全不能见到内映血色，逐渐发展至十指皆然者，此为复杂的慢性病变，包括经脉循环阻滞、慢性风湿痛、脊柱病变、高血压等，而以属于肾水之肿胀为主征[10]。

若甲板全部变白，称为全白甲病，患者常有某些先天性疾患，多由先天禀赋不足，甲失荣养而致。

2.黑色 表现为爪甲出现带状黑色或全甲变黑色或黑褐色，压之不退。爪甲乌黑者，主瘀血而痛，或死血内凝；若黑而枯槁者，多为凶候；若发生于久病之后，多属肾绝之象；若甲黑而伴见肢厥呕逆，颜面乌青，其病凶险；小儿爪甲青黑，忽作雅声者，为肝绝；若因局部外伤挤压所致，必是瘀血，并非死证。

据朱子青报道，若指甲骨质发现自甲根生出的灰黑色直线条，为肝肾阴虚的体征[10]。现代研究也发现，指甲变黑为脑垂体或肾上腺功能不足的西蒙病、阿狄森病（肾上腺皮质功能减退症）之征，多为命门火衰或肾水不足。另外，接触煤焦油、服用氯喹等药物或照射长波紫外线者，均可出现黑甲；甲下色素痣、甲下交界痣等也可表现为黑甲。

3. 青色　表现为爪甲青紫、失去光泽。爪甲色青，多为寒证；青色近乎蓝，实证见蓝色甲，多属瘀血，或为心血瘀阻，或为肝经受刑；虚证见蓝色或青紫，多属恶候；若病久而见爪青，手足亦青者，是为肝绝，其预后不良；甲色青紫，多为邪热重笃，气血郁滞。

据朱子青报道，指甲映青色，不紫不蓝而突发者，为大寒证，表现为脘腹剧痛、泄泻无度等；甲映青色而非突发者，见于寒瘀血分之经闭伴腹痛频作，或胎死腹中，或寒疝厥痛过久时；小儿指甲青色而突发者，多为将发急惊风之征兆；小儿指甲青色而非突发者，多为肺寒大症之兆，或见于寒泻过甚时；指甲现青紫色而突发者，多为即将抽搐或正在抽搐瘛疭中；青紫而非突发者，多为瘀血凝滞、经脉阻塞所致；指甲呈青蓝色者，多为急性病征，如霍乱津竭，或小儿抽搐发病等[10]。

据赵鹤龄报道，指甲呈蓝色，是白喉、大叶性肺炎、急性肠道传染病及气道异物梗阻而致之缺氧和微循环障碍的反应；肠源性青紫病、亚硝酸盐中毒及内服阿的平等，也会出现蓝甲[11]。

4. 红色　爪甲红赤多主热，一般为气分有热；若色鲜红，则多为血分有热；若红而见紫或色绛者，为风热毒盛，邪犯心经，或为痹证、历节风等；红紫且暗或发绀者，为死血瘀滞，见于久痹，或为痰火风热阻于胸肺，气血郁闭。爪甲色红见于饮酒、洗澡之后，为正常现象。

据朱子青、赵鹤龄等报道，指甲内映血色绯红，多为虚劳早期的征象，尤多见于肺痨及肠痨初期。如按压后复红快者为病轻，复红慢者为病重或久病。指甲根部绯红，而甲中部、前端为淡白色者，多为肺脾两虚，相火独旺，见于咯痰、咯血等症；若绯红见于指甲尖端、中部，而根部色淡者，多为肾虚证，如女子月经不调、男子头晕目眩等；若指甲前端、根部绯红，中部色淡者，多为脾虚不能生血之虚劳病，或慢性胃病而有初期内出血，或钩虫病未严重时[10, 11]。

5. 黄色　爪甲色黄，多为黄疸，若黄如被柏汁所染，为湿热熏蒸所致，多为肝胆疾患。其色以鲜明者为顺，黄而黯滞者多凶。若甲板色黄，边缘为黑色，伴有腹胀便溏，乏力气短，饮食无味，面目及肢体浮肿等，称为黄甲综合征，多因脾气不足、饮食失节或偏嗜五味，以致脾胃中气受损所致。若指甲表面呈现晦黄色，而无其他黄疸症，多见于呕血、血漏等慢性疾患而呈脾肾两虚者。林紫宸报道凡患肝癌、胃癌、子宫癌的患者，其指甲表面必现晦黄色[12]。

6. 绿色　表现为爪甲部分或全部变绿，压之不退色。如为绿脓杆菌感染或白色念珠菌感染者，有时能使爪甲变成绿色，并伴有甲分离及甲沟炎，称为绿甲综合征，常由湿热毒邪外袭而成。另外，长期接触肥皂、水湿或从事染织的女工亦可发生绿甲。

（二）血气符号变化[2]

将指甲划分为 9 份（图 3-12）或划分为 4 份（图 3-13），根据血气符号（或称标号、信号）在指甲上各划分区内出现的形态和色泽变化来诊断疾病。指甲上常见的血气符号，其大小、形态各式各样，一般归纳起来可分为圆形、半圆形、椭圆形、月牙形、条形、钩形、八字形、三角形、锥形、哑铃形，以及点状、线状、片状、棒状、云雾状、波浪状等（图 3-14），但每一种形状也并非绝对一致，相同的形状间互有差异。血气符号色泽在指甲上可反映病变程度和病情的变化，常见血气符号的颜色有红、淡红、紫红、紫黑、黑、黄、淡黄、白、灰等，色泽亦有荣润、鲜明、晦暗、枯槁之分。

一般在临床上，疾病的急性期或病变活动期，其符号的色泽呈鲜红或紫红；缓解稳定期则变淡红色；病情加重时可变紫、变黑。在观察符号的色泽、形态及位置时，可用捏、掜、推、挤、揿等手法来对比，以识别指甲上的血气符号，然后再根据符号在指甲上的位置来判断病位。

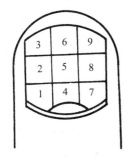

图 3-12　9 分比的区域名称（左）

1、2、3 分别为桡侧近端、中端、远端

4、5、6 分别为中部近端、中端、远端

7、8、9 分别为尺侧近端、中端、远端

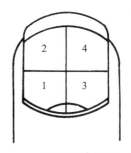

图 3-13　4 分比的区域名称（左）

1、2 分别为桡侧近端、远端

3、4 分别为尺侧近端、远端

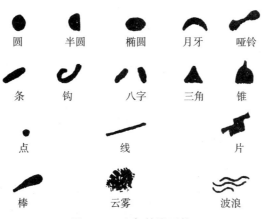

圆	半圆	椭圆	月牙	哑铃
条	钩	八字	三角	锥
点		线		片
棒		云雾		波浪

图 3-14　血气符号形状

1. 拇指指甲 　主要反映头颈部疾病，其中包括颅脑、眼、耳、鼻、咽喉、口腔及颈部。两手的拇指甲相同，但左右方向相反。常见病证有上呼吸道感染、偏头痛、鼻炎、副鼻窦炎、咽喉炎、扁桃体炎、口腔炎、牙周炎、龋齿、中耳炎、视力减退、颈淋巴结肿大、脑肿瘤等（图 3-15）。

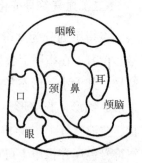

图 3-15　右拇指指甲

2. 食指指甲 　主要反映上焦、上肢及部分咽喉部和中焦的疾病。其中右食指指甲主要反映肺、气管、食道、乳房、胸背、手、肘、肩、咽喉、颈部的病证，常见为急慢性支气管炎、支气管哮喘、肺炎、肺结核、肺气肿、胸膜炎、食道炎、食道肿瘤、咽喉炎、乳房肿瘤、颈椎或胸椎肥大以及手、肩部疾患（图 3-16）。左食指指甲与右食指指甲基本相同，但左右方向相反，且左食指指甲还包括心的病证，其常见病证除与右食指指甲相同外，还可见高血压、低血压等病（图 3-17）。

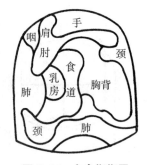

图 3-16　右食指指甲

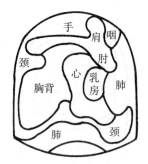

图 3-17　左食指指甲

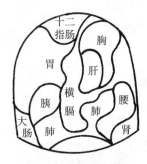

图 3-18　右中指指甲

3. 中指指甲 　主要反映中焦及部分上、下焦疾病。其中右中指指甲主要反映胃、十二指肠、横膈膜、肝、胰、肾、肺、胸、腰、大肠等病变。常见病证有胃痛、慢性胃炎、胃及十二指肠球部溃疡、幽门或贲门疾患、横膈膜炎、肝大、肾病等（图 3-18）。

在左中指指甲，除还包括"心"外，基本与右中指指甲相同，但左右方向相反。常见病证有冠心病、风心病、心肌炎、心动过速、期前收缩（早搏）、主动脉硬化、左心室扩大等心血管疾患，以及胃炎、胰腺炎、糖尿病等（图 3-19）。

4. 无名指指甲 　主要反映下焦及部分中焦的疾病。其中右无名指指甲主要反映肝、胆、胰、肾、大小肠、膀胱、生殖器官及膝、腰部等病变。常见病证有肝炎、肝硬化、转氨酶升高、胆囊炎、胰腺炎、结肠炎、肾炎、风湿性关节炎、腰椎肥大以及子宫、肛门的疾患（图 3-20 ）。

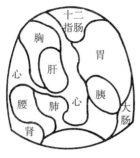
图 3-19　左中指指甲

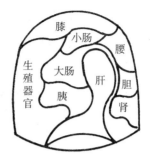
图 3-20　右无名指指甲

在左无名指指甲，主要反映脾、胰、子宫、尿道、输卵管、外阴、肛门等部位的病变。常见病证有脾大、胰腺炎、肾炎、输卵管炎、直肠炎，以及子宫、尿道、前列腺、外阴、肛门的疾患（图 3-21 ）。

5. 小指指甲　多反映膝以下的疾病，如跟骨、跖骨部位的病证（图 3-22 ）。

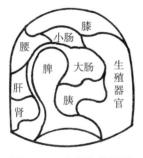
图 3-21　左无名指指甲

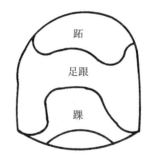
图 3-22　右小指指甲

（三）形态改变

1. 干枯甲　爪甲干枯多主肝热，常属凶候。另外，心阴不足，肝血亏虚，血运不畅也可见到干枯甲。另有一种"鱼鳞甲"，爪甲干枯如鱼之鳞，多为肾气衰竭，或脾失健运，气化不行，水液滞留所致。

据宋孟斋报道，爪甲干枯脱落与十二指肠球部溃疡有关。他曾遇一辨证为肝气犯胃的十二指肠球部溃疡患者，症状严重发作时，双足大踇趾甲内侧颜色发生改变，趾甲增厚干枯，用手一剥，可一块块脱落，但无疼痛不适，爪甲干枯无光，每逢冬春发病时都有类似的爪甲荣枯改变，溃疡病缓解后，爪甲亦恢复正常。故认为爪甲的荣枯变化，可作为溃疡病发作之先兆[18]。

2. 萎缩甲　甲体萎缩，状如初生虫翅。多属心阴虚损，血行障碍；或为疠风大毒所致。若见于先天性甲发育不良症，则多因先天禀赋不足，精血亏损，甲失润养而成。

3. 剥离甲　甲板与甲床逐渐分离，如剥竹笋状，故又称竹笋甲（图 3-23）。初起指甲游离缘处发白变空，后向甲根部逐渐蔓延，呈灰白色，无光泽，变软薄，多发于手指，单发或多发。多由失血过多，营血亏损；或素体肝血不足，肝经血燥，气血不济，阴阳失调，气机不畅，以致爪甲失于荣润。常见于消化道出血及其他出血症、营养不良等致贫血，亦有因外伤或甲癣所致者。

4. 脱落甲　指（趾）甲自行脱落，又称代甲或暴脱甲（图 3-24）。多因患瘰疽、蛇疔、脱疽、疠风等病所致。排除外科疾患的病后致脱，不再复生者为危候，提示命门火衰，身体虚弱至极而难以恢复。

5. 脆裂甲　甲板不坚，失去韧性，易于断裂，且呈层状分离者，称脆裂甲。如从中央裂成两片者，称纵裂甲（图 3-25）。多因血行障碍，或血虚风燥，不能荣润爪甲，以致质脆易裂。常提示易患循环系统疾病或痴呆症。亦见于外伤或甲癣患者。

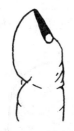 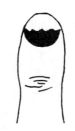 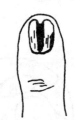

图 3-23　剥离甲　　　图 3-24　脱落甲　　　图 3-25　纵裂甲

6. 软薄甲　生理的软或薄，甲不失其坚韧之性；病态的软薄，爪甲失去韧性，失去其保护功能，甲下色淡，半月不整，甲皱亦不整齐（图 3-26）。此多因气弱血亏，血行障碍，以致阴精不布，爪甲失养；或因患疠风、久痹所致。提示易患出血症和钙质缺乏症。

7. 粗厚甲　指（趾）甲远端或侧缘日渐增厚，甲体表面失去光泽，呈灰白色，表面高低不平，质粗增厚，变脆枯槁，呈粉状蛀蚀或缺损，甲板下生污黄色斑，常伴有足丫霉菌感染，为粗厚甲，见于鹅爪风和甲癣患者。多因气虚血燥而受风，以致爪甲失于荣养而枯厚；亦有水湿浸渍或湿毒外侵，阻遏气血所致。

8. 钩状甲　甲板向指端屈曲，中间隆起呈山尖状，甚则形如鹰爪，故又称鹰爪甲或鹰爪风，其甲面粗糙不平，呈黑色、灰黑色或黑绿色，不透明，无光泽。多有外伤诱因，或属先天禀赋而得，但总因气郁血瘀，阻滞络脉，不能濡养爪甲而致。常见于风痹、筋挛患者。

9. 勺形甲　甲板变薄发软，周边卷起，中央凹下，状如小勺，称为勺形甲，或称反甲（彩图 19）。其甲下色偏苍白，甲皱不整齐，甲面有时出现小白点（图 3-27），多发于手指，少发于足趾。多因气虚血亏，或肝血不足，或脾失健运，营养不良，以致爪甲失养。提示易患贫血，营养不良。常见于大病之后，或脾胃素虚，身体羸弱，或患癥瘕、积聚以及久痹之人。

10. 横沟甲 甲板表面上出现凹陷之横沟，多少不等，使甲表面凹凸不平，甲面透明度降低，称横沟甲（图3-28、彩图20）。多因邪热肺燥，气津不布，或肝气郁结，或气虚血瘀，以致爪甲失养。常提示肝功能异常，伴甲下瘀血者多为外伤。

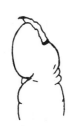 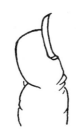 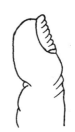

图3-26 软薄甲　　　图3-27 勺形甲　　　图3-28 横沟甲

11. 嵴棱甲 由甲根向远端起纵行嵴棱，数目多少不等，往往平行，形成纵沟，使表面凹凸不平，又称为纵沟甲（图3-29）。多因肝肾不足，肝阳上亢，或气血双亏，或甲床损伤，以致阴阳失调，气血失和所致。有嵴棱甲者易患营养不良症、过敏症和呼吸系统疾病。近期有人研究报道，纵棱甲多见于心、肺、肝等脏器的慢性疾患，病多在血分；横棱甲（与指甲生长方向垂直）多见于外感、瘟疫等急性病，病多在气分[15]。

12. 扁平甲 甲板逐渐变为扁平，表面不平，有交叉纹理，呈网球拍状，远端宽而扁，指节变短，甲沟肿胀。多发于婴幼儿，往往因吸吮或咬指甲等不良习惯，致气血不能循行畅达，指甲失养而变扁平。

13. 长甲 甲面修长，对光观察甲面一般有轻微的纵行沟纹，正视光洁度较好，甲下色明润稍淡，半月较正常，甲与皮肤交界之甲皱有时起倒刺（图3-30）。提示呼吸系统较弱，胃肠功能易紊乱，情绪不稳定。

14. 短甲 甲面短，其长度占末节指节背侧距的三分之一左右，甲色及甲下色正常，半月很小，有时隐于甲皱中（图3-31）。此甲一般显示健康状况良好，身体强壮，爆发力好。且情绪不稳定，易烦易怒，不加调节则易患高血压及肝病。

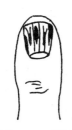 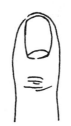 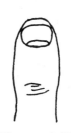

图3-29 嵴棱甲　　　图3-30 长甲　　　图3-31 短甲

15. 圆甲 甲面紧扣左右肉际，与甲上端肉际缘共同构成半圆形甲，甲皱一般不整齐，甲色和甲下色基本正常（图3-32）。提示爆发力强，身体强壮，情绪不稳，易患眩晕症、偏头痛及代谢病。

16. 卵甲 甲面边缘与顶端围成卵形，整个甲面四周曲线缓和无棱角，对光观察甲面上有轻微的纵向纹，甲色、甲下色及半月正常（图3-33）。提示身体健康，但情绪不稳定，不满足感强，易患胃病及头痛、失眠等症。

17. 窄甲 甲面左右横径小，两侧肉际较宽，左右径长为甲长的1/3。仔细观察，可见甲色不均匀，也易出现较轻微的横向条纹（图3-34）。提示易患颈腰椎病、骨质增生及心脏病。

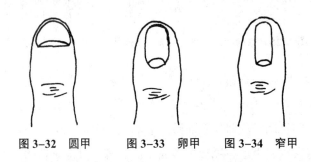

图3-32 圆甲　　　图3-33 卵甲　　图3-34 窄甲

18. 阔甲 甲面横径大，顶端更显，甲根部凹大，半月相应偏长，甲面对光可见纵横条纹，但较轻微，甲色和甲下色尚正常（图3-35）。提示易患甲状腺功能变异性疾病、生殖功能低下症等。

19. 方甲 横径不及阔甲，甲长不及末节指节的一半，甲显方形，甲色、甲下色及半月正常，甲面有时亦现红斑，甲下色红紫相同（图3-36）。提示易患循环系统疾病和心脏病。

20. 梯甲 甲远端横径小于根部，甲面长度适中，整个甲面如梯形，甲色、甲下色和半月较正常，有时半月可呈三角形或梯形（图3-37）。提示易患呼吸系统疾病，如肺炎、支气管炎等。

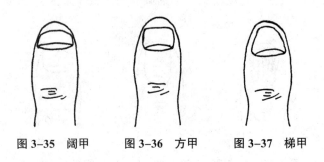

图3-35 阔甲　　　图3-36 方甲　　　图3-37 梯甲

21. 三角甲 甲远端宽度大于甲根部，半月多呈三角形，甲色、甲下色大致正常，有时甲下色易白紫相间，按压甲面后甲下色恢复较慢（图 3-38）。提示易患中风、脑血栓等脑血管疾患。

22. 黑线甲 甲面上出现一条或几条细而黑的纵行线，甲下色不均匀，甲皱不整齐，半月泛红偏斜（图 3-39）。提示患内分泌失调症、妇女经期不稳定、行经腹痛以及脑力、体力消耗过大。

23. 凸甲 甲面中央明显凸起高于四周，甲远端部下垂，像贝壳或倒覆的汤匙，对光观察甲面上有凹点，甲色及甲下色偏白，半月色偏粉红（图 3-40）。提示易患结核病，甲根部紫色者更应注意。

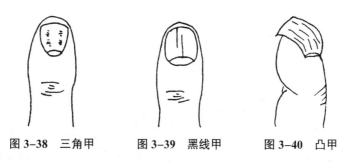

图 3-38　三角甲　　图 3-39　黑线甲　　图 3-40　凸甲

24. 凹甲 甲面中央凹下低于四周，甲面上可见凹点与纵纹，甲下色不均匀（图 3-41）。提示肝、肾功能不佳，易于疲劳，精力不充沛，也易患不育症。

25. 串珠甲 甲面出现纵向凹凸不平的串珠样或甲面肉有串珠样斑点（图 3-42）。提示营养不良，或吸收功能障碍，微量元素缺乏及消化系统的疾患。

26. 偏月甲 甲半月偏斜不正，而不再成半月形，甲下色粉或粉中有苍白暗区（图 3-43）。提示体力消耗大，或营养吸收不好，入不敷出，造成机体抵抗力下降。

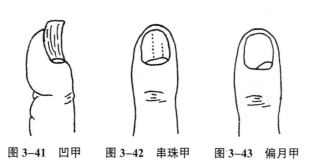

图 3-41　凹甲　　图 3-42　串珠甲　　图 3-43　偏月甲

27. 缺月甲 指甲无半月（图 3-44）。如果拇指有，余下各指没有，且甲下色淡黯呈粉红色，提示近期饮食起居失常，情绪紧张，身体疲乏，机体抵抗力减弱。如果所有指半月均无，易患循环系统疾病及血液病。

28. 筒状甲　指甲卷曲如筒状，又称为葱管甲（图3-45）。多见于久病体虚之人，或安逸少劳之人。多是气血两虚，机体抵抗力很弱，易患绝症。若以指压甲板，甲床苍白为血虚；松指仍显苍白，兼示气弱。

29. 倒甲　为爪甲忽然倒生肉内，刺痛如锥，又称嵌甲（图3-46），其甲面透明度降低，半月有时不整，多发于足趾。提示易患神经系统、循环系统障碍，如神经官能症、自主神经功能紊乱、先天性心脏病等。亦可因鞋靴窄小挤压，或受外伤，或生甲癣使趾甲粗厚所致。

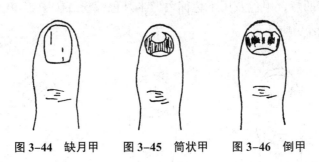

图3-44　缺月甲　　图3-45　筒状甲　　图3-46　倒甲

30. 柴糠甲　甲面光泽黯淡且自远端两侧增厚，变脆枯槁，呈黄朽木色，粉状蛀蚀或缺损，表面高低不平（图3-47）。提示循环功能障碍，肢端不得荣养而受风湿侵袭。易见脉管炎、肌肉萎缩、甲癣等。

31. 云斑甲　在指甲的中心部呈现条状或细块状、边缘不整齐的白色云斑，称为指甲云斑（图3-48）。此甲多见于小儿，多提示体内有蛔虫。云斑大、色浓者，提示蛔虫亦多；反之，云斑小、色稀者，提示蛔虫亦少[5]。

32. 花甲　在儿童拇指、食指的指甲上，呈点状、圆形的白色斑，如大头针头大小，与指甲红白相间，称为花甲（图3-49），亦为蛔虫病的征象。白色斑大、色浓，出现的指甲多者，提示蛔虫亦多；反之，白色斑小、色稀，出现的指甲少者，提示蛔虫亦少[5]。

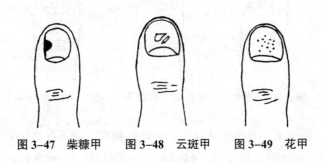

图3-47　柴糠甲　　图3-48　云斑甲　　图3-49　花甲

33. 红斑甲　甲面上有红斑红点，甲下色紫暗或红白相间，半月不规整，甲皱不整齐（图 3-50）。提示易患循环系统疾病，如心内膜炎、慢性出血症、血小板减少等。

34. 花斑甲 甲面光洁度不好，甲色不明润，有隐黄暗斑块，亦有微现的纵纹（图 3-51）。提示患有消化系统疾病，并伴肠道蛔虫症，或长期神经衰弱，易于疲乏倦怠。

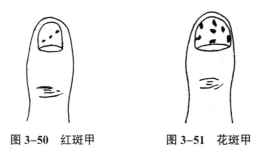

图 3-50 红斑甲　　　　图 3-51 花斑甲

35. 扭曲甲 指甲扭曲变形，失去光泽，称为扭曲甲。多因肝气虚，或血不荣筋，以致爪甲失荣。

36. 球形甲 指甲板增宽，并向指尖弯曲，呈球面，指端粗大如蒜头，故又称蒜头甲。多为气虚血瘀所致。若压之孙络如细丝涌沸，多为气机郁窒，血行瘀阻。常见于咳喘、痰饮、肺痿、痨瘵、心阳虚衰之胸痹以及肝郁之癥瘕积聚。

37. 瘪螺甲 指甲瘪缩，甲床苍白，称为瘪螺甲，俗称瘪螺痧。多因大吐、大泻、大汗，以致气津暴脱，或暴病亡阴之重笃者，津涸液竭，致指甲瘪缩。

38. 啃缺甲 小儿自咬甲缘，以致缺损，称为啃缺甲。多为疳积或内有虫积。

39. 胬肉甲 甲皱襞增殖，贯入甲床，胬肉盘根，甲板缺损，称为胬肉甲。为血不循经，赘生胬肉。

40. 癥瘕甲 为甲下赘生肿物，顶起甲板，又称甲下赘疣。其疣软者为血瘀，坚者为骨疣，皆因气血瘀滞所致。

41. 杵状甲 指、趾末端肥大，甲板亦明显向纵、横方向增大，呈凸状膨出，向指、趾尖端包围弯曲，称为杵状甲。多由气血不能循行畅达，阻于络脉而成。

42. 手足逆胪 为甲根皮肤皱襞剥起，俗称倒枪刺。乃因风邪入于腠理，血气不和之故。

43. 甲沟糜裂 在左侧或右侧的甲沟，呈韭叶状糜样裂开，触之有痛感，可在每一个甲沟出现，此为蛔虫病的征象。无论成人或儿童见之，其临床意义均相同[5]。

44. 甲印异常 正常甲印（半月）不超过指甲总长度的 1/4，边缘整齐。甲印过大（一般超过甲长的 1/3）者，多为气血旺盛；甲印过小（稍露边缘）或无甲印者，多为气阴不足；甲印边缘不齐者，多为气血不调。

45. 弧线异常 正常为淡红色，边缘整齐，隐约可见。弧线变明显且宽者，多见于外感风寒、荨麻疹、营卫不和等证。

46. 报伤甲征 指甲下出现星状、片状或块状且按之不散的瘀血斑点，其颜色呈暗红、青紫、黑色或黄色，称为报伤甲征，可以报伤。若甲下斑点按之即散，则为假性甲征，无诊断意义。若伤征在拇指甲，示伤在头部；伤征在食指甲，示伤在"血脏部"（锁骨以下，膈肌以上）；伤征在中指甲，示伤在"心肝部"（膈肌以下，脐以上）；伤征在无名指甲，示伤在"肠肚部"（脐以下，耻骨联合以上）；伤征在小指甲，示伤在"命门部"（耻骨联合以下）。同时，每一指甲又可分为东、西、南、北、中五个方位（图3-52），以表明受伤的相应部位。以拇指为例，如报伤甲征在拇指甲正中，示头部正中有伤；在东方，示头部左侧上部有伤，在西方，为右侧上部有伤；其他各指以此类推。若报伤甲征贯穿任何一指的南、北、中三个方位，为伤在背脊的相应部位；从东方或西方伸延到甲沟，为伤在背部之左侧或右侧。

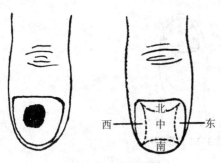

图3-52 报伤甲征

伤征若呈暗红色，为3～5个月内受轻伤，在气分，预后良好；若呈青紫色，为半年至两年内受伤，较重，在营分，或受伤时间虽短，但伤重，预后较好；若呈黑色，为2～5年内受伤，很重，在血分，预后差；若呈黄色，为伤在5年以上，或时间虽短而伤极重，为气血两伤，预后多不佳。

甲下瘀血点呈点状者多为钝物所伤，呈条状者多为撕裂伤或棍伤，呈片状者多为挤压伤[19, 20]。

47. 指甲孕征 据报道，妇女妊娠时，在指甲上呈现指甲孕征，即妇女停经，按压其拇指甲，呈红活鲜润者为孕征；暗滞无华者为月经病[5, 21]。

（四）甲络改变

甲络主要是观察其甲皱微循环管袢的数目、外形及色泽，以预测阴阳气血的虚实。现综合国内的研究报道，将临床常见证型的甲络改变归纳如下[39～52, 8～9]。

1. 虚证

（1）气虚证 表现为色泽淡红，管袢纤细短小，管袢模糊不清，管袢数减少（＜7条/mm），长度缩短（＜0.2mm），张力差，血流速度慢，血液流量小，流态多虚线，管袢排列不规则，畸形管袢≥30%，渗出和出血点多。

（2）血虚证 表现为血色淡红或苍白，管袢变细，充盈度差，管袢模糊或尚清楚，管袢数目减少（＜7条/mm），管袢长度变短（＜0.2mm），血流减慢，多为中等，流态持续或呈虚线、断线、粒流，管袢排列不规则，畸形管袢≥30%，有片状出血。

（3）**阴虚证**　表现为血色鲜红或暗红，管袢清晰，管袢数＞9条/mm，口径较粗，管袢长度增加（＞0.45mm），管袢排列不规则，畸形管袢≥30%，或见乳头下静脉丛，血流加快，血流呈线状持续流动。其中：

①心阴虚：管袢纤细，血流加快；

②肺阴虚：管袢紧张度差，多数管袢排列不整齐，畸形管袢率高，袢顶瘀血程度重，袢顶、袢周出血率增加，血流中血细胞聚集较集中，血流速度慢，管袢数及长度异常；

③肝阴虚：管袢被动性扩张和延长，排列紊乱，充盈度增加，顶端瘀血；

④肾阴虚：管袢数目增多，底色多深红；

⑤肝肾阴虚：管袢出血少，色泽较红，扭曲管袢数目增多，扩张微血管丛增多，流态呈非线状。

（4）**阳虚证**　表现为血色淡红，管袢口径细，管袢短小，管袢模糊，分支型管袢较多，流速减慢，血流流态呈虚线状。其中：

①心阳虚：管袢多瘀张，血流速度慢；

②脾肾阳虚：呈血虚型和渗出型；

③肾阳虚：血色浅红，管袢数目减少，管袢紧张度差，多数管袢排列不整齐，畸形管袢率增高，袢顶瘀血程度较重，袢顶、袢周出血率增加，血流中血细胞聚集较集中，血流速度减慢，管袢数目及长度异常。

（5）**气血两虚**　表现为管袢数目减少，异形管袢明显增多，管袢轮廓模糊，长度缩短，管袢张力、充盈度均差，血流速度慢，流态多不清，或红细胞聚集，管袢瘀血。

（6）**气阴两虚**　表现为血色淡红，管袢排列不规则，管袢异形以扭曲形为主改变，异形管袢比例＞40%的出现率增加，管袢长度明显缩短。

（7）**阴阳两虚**　管袢开放数目减少，异形管袢增多，管袢扭曲变形、扩张，管袢模糊，周围渗出，流速缓慢，流态异常。

2. 实证

（1）**气滞证**　表现为血色暗红或鲜红，管袢清晰或尚清楚，管袢口径较细，扭曲管袢所占比例较大，管袢排列不规则，管袢数目较少，管袢偏短，血流速度缓慢，血流量减少，血流态以断续流较多，袢顶可见瘀血、扩张（不重），微血管周围出现渗血与出血，可见乳头下静脉丛。

（2）**痰湿证**　表现为管袢间隙扩大、明亮。

（3）**湿热证**　表现为底色模糊不清，管径稍宽，边缘粗糙，异形管袢增多。

（4）**实热证**　表现为血流快，轮廓模糊，底色红，管袢扩张、整齐。

（5）**火郁证** 表现为管袢普遍扩张，分枝管袢较多，管袢较长，血色多为鲜红，血液流态多呈线流，且未见红细胞聚集。

（6）**血瘀证** 表现为血色暗红，管袢扩张，口径增宽，管袢变长，畸形管袢增多，且多为扭曲或呈花瓣状，袢顶瘀血明显，血流减慢，流态呈粒线流、粒流、粒缓流、红细胞聚集，血管内瘀滞，甚至形成血栓，微血管周围渗血、出血、水肿，可见乳头下静脉丛。

（7）**气滞血瘀证** 表现为血色暗红或紫暗，异形管袢数明显增多，以囊网状或菜花样为主，排列较紊乱，张力差，静脉支及袢顶扩张、瘀血，动静脉枝管径比例失调，管袢短粗，大小不一，血流呈粒流、粒缓流，红细胞呈中度至重度聚集，管袢有渗出。

3. 虚实兼夹证

（1）**气虚血瘀证** 表现为血色暗红偏多，管袢模糊，充盈度降低，管袢排列不规则，管袢细长，袢顶瘀血比例＞30%的出现率增加，异形血管以树枝状或鹿角状为主，血流呈粒线流、粒流为主，有轻度至中度红细胞聚集，袢周有出血倾向。

（2）**阴虚阳亢证** 表现为微血管开放数目增多，管袢扭曲变形减少。

（3）**阳虚气滞证** 表现为血色暗红，管径粗细不均，甚则显露不全，微血管排列紊乱，血流态异常明显，血流速度缓慢，微血管周围少量渗血、出血，袢顶瘀血、扩张。

4. 鉴别诊断

（1）**心阴虚与心阳虚** 二者均见微血管管袢畸形数目较多，尤以重度扭曲为多，血色以紫红或暗红为主，微血管动静脉比例以2：4～2：6占多数，血流速度为350μm/s左右。但心阴虚患者的管袢多表现为纤细，血流速度快；而心阳虚型管袢多瘀张，血流速度缓慢。

（2）**肺肾阴虚与肾阳虚** 二者均见管袢紧张度差，多数管袢排列不整齐，畸形管袢率高，袢顶瘀血程度较重，袢顶、袢周出血率增加，血流中血细胞聚集较集中，血流速度慢，管袢数目及长度异常。但阴虚型管袢清晰度比阳虚型高，乳头下静脉丛显现率高，血流速度快，管袢可见数目多，口径较粗。

（3）**肝郁气滞、肝肾阴虚及气滞血瘀** 肝郁气滞证最轻；肝肾阴虚证相比前者，扭曲管袢数目增多，扩张微血管丛增多，流态呈非线状（均 $P < 0.05$）；三者之中，气滞血瘀证最为严重，异形管袢数最多，排列较紊乱，血色暗红，张力差，管袢有渗出，流态呈非线状，且有瘀滞表现。

（4）**气血两虚、气血虚实夹杂及气血瘀滞** 三者管袢轮廓模糊出现率增高，异形管袢增加，红细胞聚集，血液流态异常，血流速度减慢，管袢瘀血，管袢数目减少。但气血两虚型、气血虚实夹杂型的管袢轮廓模糊出现率明显高于气血瘀滞型，气血两虚型管袢数目较气血瘀滞型减少。

（5）肾阴虚、肾阳虚与肾阴阳两虚　三者均可见异形管袢增多，毛细血管扭曲扩张，管袢模糊，周围渗出，流速缓慢，流态异常等改变，但肾阴阳两虚证的管袢模糊较单纯肾阴虚、肾阳虚者为高（$P < 0.05$）。

（6）阴阳两虚与阴虚阳亢　阴阳两虚证可见毛细血管开放数目减少，管袢扭曲、变形的百分比均高于阴虚阳亢型。管袢开放数目增多者，则以阴虚阳亢型为高。

（7）血瘀型、虚证型及痰浊型　三者均可见管袢排列不整齐，管袢长度缩短，畸形管袢数增多，乳头下静脉丛清晰及管袢内血流速度减慢等。但三者之间未发现有明显统计学上的差异。

【现代研究】

（一）临床研究

有关甲诊临床研究的报道很多，如詹爱菊等观察 51 例四肢骨骨折患者指（趾）甲变化，结果发现，外伤性新鲜骨折，一般在 20～30 天后，隐约可见甲体近端长出"新甲"，红润有光泽。随着新甲逐渐生长，远端的旧甲渐渐变得粗糙、晦暗，呈淡棕黄色、灰白色或灰黑色，且表面高低不平、无光泽。新、旧甲之间渐渐形成分界线，多数呈隆起的嵴状。当新甲长到甲体约 1/3～1/2 时，X 线显示骨痂生长良好，骨折线仍存在，但已模糊不清，正是骨折临床愈合阶段。当新甲长到甲体 2/3～3/4 以上时，X 线显示骨折线消失，骨折愈合，最后新甲长满整个甲床[27]。张超然对各类骨折患者的指（趾）甲观察后，亦发现了上述的特征性改变[28]。因此，望指（趾）甲的变化规律，对判断四肢骨骨折愈合情况及预后有一定的参考价值。

指甲对人体瘀血有独特的诊断意义，如指甲失其荣润，变得枯晦紫黯，甲下有瘀点或瘀斑，多为内有瘀血之象，如内有积聚、臌胀、癥瘕等，指甲则逐渐变得青紫晦滞；临床上甲板粗糙如鱼鳞者，多为久瘀之象；指甲青紫亦为内有寒凝血瘀之征[6]。

据报道，有心血管疾病、心肌梗死的患者，往往在发病前一个月，指甲出现横纹；而指甲凸起向指肉中卷伸，多为慢性呼吸系疾病；指甲条纹紊乱并呈现深褐色，是脱水和初期肾虚的反映；指甲上有竖的条纹，提示维生素 A 缺乏；指甲部分脱色或全部脱色，表明新陈代谢紊乱；指甲淡白无华为虚寒，苍白为血虚，紫黑为血瘀；指甲柔软不坚，是营养不良的表现；指甲平坦、凹陷或呈匙状，无光泽且脆弱，多是缺铁性贫血的表现[29]。

指甲能迅速地反映健康状况的好坏，如人体缺乏维生素 K，指甲就会出现血点；若缺乏钙质和维生素 D，指甲会出现一些小白点，如果指甲变得脆而易断，通常也是缺乏这两种营养元素所致；若指甲起横脊纹，多半是最近刚患过一场大病，或是其他原因引起的严重营养不良[30]。

另外，凸突甲伴有杵状指为先天性心脏病气血不运的标志，亦为喘息性支气管炎慢性供血不良的征兆[6]。指甲削薄，表面弯曲，说明呼吸系统不够健壮；指甲有横沟出现，多半是结核病的预兆[31]。甲下毛细血管搏动，多为主动脉瓣闭锁不全或先天性动脉导管未闭的外候[6]。

谢德秋认为，手指微血管搏动现象也具有诊断价值。检查方法是，在指甲之前缘轻加压力，如在指甲底部的组织出现随着心搏而节律性充血的现象，这就是指甲毛细血管搏动，这种现象多发生在脉压（动脉的收缩压与舒张压之差）增高之时，如主动脉瓣关闭不全、先天性动脉导管未闭、动静脉瘘、甲状腺功能亢进等疾病[32]。

据报道，如患者出现扁平甲（手指甲呈扁平反甲，长出甲床部分的指甲无故自裂），是有钩虫病的征象[5]。

俞长荣报道验指甲端半月状淡红晕可辨虚实。认为体质壮实、气血旺盛者，晕小色淡红；如果晕大色淡白，多半是气血衰弱或色欲过度的表现[23]。赵鹤龄认为，甲态的变异，是某些疾病的体表反映。凡筋力健壮者，爪甲多坚韧；筋衰无力者，爪甲多薄而软；肝血不足者，爪甲色泽枯槁；甲入肉，甲旁肿胀为甲疽等[11]。李元文报道了甲半月的主病规律。认为甲半月属阴，可反映脏腑精气封藏程度。一般而言，甲半月暴露太，多为脏腑阴液封藏失职，致功能亢进，见于阴虚火旺、肝阳上亢诸证；甲半月暴露太少或全无甲白，则为阴寒内盛或阳气不足，阴不得阳不生之故。甲白与五脏有关，拇指甲白属肺，食指甲白属心，中指甲白属脾，无名指甲白属肝，小指甲白属肾，观察左右双手甲白是否对称及暴露程度可测知五脏病变[17]。

江苏仪征市人民医院对 964 例患者的 20 余种甲征进行分析，发现甲征与疾病特异性、敏感性较相关的征兆有：甲床毛细血管舞蹈（提示主动脉闭锁不全，阳性率为90%）、月牙缘舞蹈（主孕妇分娩时，阳性率为 73.9%）、病程线或点（主重症疾病时，阳性率为 84%）、月牙纹增重（主孕妇怀孕 3 个月以上，阳性率为 64%）、肌肤甲错（主营养不良，阳性率为 55%）等。甲征与疾病特异性相关，但不敏感的征兆有：半黑半白征、甲床瘀血、月牙区增大、甲体色黄、末梢循环衰竭、匙状甲、厚甲、点彩状甲、指甲白线等。甲征敏感性高，但假阳性亦高者有：甲体纵纹、腹旁纵纹、甲缘内卷、杵状指、指甲云斑等[34]。

手指甲的变化还与癌症有关。潘德年报道，手指甲床的纵指纹，颜色深浅不一，粗细不等，深者呈黑色，浅者呈褐色，宽度在 0.1～0.4cm 之间，一指或多指同时出现一条或几条，即为阳性。检查结果：胃癌阳性率为 53%，肝癌阳性率为 49%，肠癌阳性率为 46%，食管癌阳性率为 39%[35]。杨维益认为：大拇指、食指、中指指甲出现黑纹和紫纹，可为消化道肿瘤及女性生殖系统肿瘤的迹象，其特点为与指甲根部相垂直，可为一条或数条，粗细不等，可如发丝，粗至 0.3cm，多见于右手。其中，拇指、食指指甲出现紫纹，多见于食管癌、胃癌，先兆价值可早于局部症状 3 年。拇指、中指指甲出现紫纹，可见于女性生殖系统肿瘤的最早期[36]。孙秉严亦观察指甲诊断癌症，准确率较高[26]。

王文华所著《指甲诊病》一书，对头痛、支气管炎、冠心病、肝炎、慢性肾炎、风湿性关节炎、高血压、糖尿病等 42 种疾病的甲象进行了描述。摘要如下：

①慢性胃炎的甲象：表现为右手中指指甲桡侧远端呈淡红色（发作时呈紫红色）的条形、椭圆形改变。临床观察 22 例患者，与胃镜检查结果比较，符合率为 82.76%；与 X 线钡餐比较，符合率为 95.23%。

②胃、十二指肠球部溃疡的甲象：表现为右手中指指甲中部远端呈淡红（发作时呈鲜红或紫红）的圆形、椭圆形或三角形改变。临床检查 110 例患者，与 X 线钡餐检查比较，符合率为 95.35%[2]。

③胃窦炎的甲象：表现为右手中指指甲桡侧远端呈淡红色（发作时呈鲜红色，重症时为紫红色乃至暗紫色）的菱形改变。临床检查 143 例，与胃镜和 X 线钡餐检查结果比较，符合率分别为 81.81% 和 79.09%[37]。

④慢性胆囊炎的甲象：表现为右手无名指指甲尺侧中近端呈淡红（发作时呈鲜红或紫红）的条形改变。临床检查 162 例，与 B 超和 X 线胆囊造影检查结果比较，符合率分别为 94.94% 和 72.72%。

⑤肝大、脾大的甲象：分别在右无名指和左无名指，均表现为指甲中部近端呈淡红、紫红的锥形或三角形改变。临床检查肝大 61 例，与 B 超检查结果比较，符合率为 73.77%；检查脾大 43 例，与 B 超检查结果比较，符合率为 72.09%。

⑥偏头痛的甲象：表现为拇指甲尺侧远端呈淡红色（发作时呈鲜红或紫红）的斜条形改变。临床检查 97 例，与主诉症状比较，符合率为 88.06%。

⑦高血压的甲象：表现为左食指指甲中部呈淡红色的条形或哑铃形改变。临床检查 216 例，与血压计测量结果比较，符合率为 75.86%。

⑧支气管炎的甲象：表现为右手食指指甲桡侧远端呈淡红色（发作时呈鲜红）的斜条形改变。临床检查 142 例，与 X 线胸透结果比较，符合率为 93.27%。

⑨肺结核钙化点的甲象：表现为右手食指指甲近端呈淡灰色的圆点状改变。临床检查 205 例，分别与 X 线胸片和胸透检查结果比较，符合率为 94.87% 和 91.09%。

⑩阵发性心动过速的甲象：表现为左手中指指甲中部呈淡红色长条形（可为纵形或斜形）改变。临床检查 205 例，与主诉症状比较，符合率为 91.50%。

⑪期前收缩的甲象：表现为左手中指指甲中部近端和远端，以及左手食指指甲

中部近端和远端呈淡红色的点状改变。临床检查 110 例，与主诉症状比较，符合率为 92.41% 等[2]。

李学诚所著《指甲诊病彩色图谱》一书也对呼吸、消化、心血管、泌尿生殖、血液、神经、骨骼各系统及妇科、五官科的 120 余种疾病的甲诊特征进行了描述，并附有彩色图片，可供临床研究者参考[3]。

齐凤军认为，望指甲可诊过去病。根据指甲上残留痕迹的大小、长短，可以推断疾病病程的长短；根据其形态、颜色及其深浅等，可以推断疾病的性质、急缓、轻重；根据其所在何指，可以推断疾病所在的脏器。他认为肝胆疾病易反映在无名指上；胃、十二指肠、小肠、大肠的疾病易在食指上留下痕迹；心、脾疾病易反映在中指上；呼吸系统疾病多反映在大拇指上；肾脏及生殖系统疾病则多反映在小指上。指甲的荣枯可反映肝胆功能的兴衰；其营养状况反映消化功能；血色反映心脾功能；气色反映呼吸功能的强弱。

指甲黑色说明曾有脏器功能低下、气血运行不畅、经络不通、瘀血、寒邪、肾阳虚、急性炎症、发作疼痛性疾病等；黑色斑块表示有瘀血、损伤、癌症、寒邪、心血管疾病、脑梗死；淡黑表示肾阳虚、慢性疼痛、气血经络不畅；白色表示急性炎症、急性发作性疼痛；直行白线表示脏器功能低下或急性炎症转为慢性炎症；横白线表示曾有过急性炎症或发作性疼痛；白斑表示功能低下或患有急性炎症。

指甲上出现凸起，可以呈直行、线状、横条、网格状、杂乱条纹或中间隆起等，多为组织或内脏功能较差，或免疫功能下降；指甲上的凹痕可呈直行或横行条纹、斑块、斑点状，说明组织器官功能低下，组织退化、破坏或萎缩，或组织已被切除，或内脏下垂；指甲大块凸起或凹痕表示脏器严重损伤；大面积斑点浅凸或浅凹说明有慢性炎症；若指甲凹凸呈直行条纹不断从甲根长出，说明病变持续；若其根部已离开甲根皮缘，则说明疾病已愈；若仅见于指甲的某段，说明病变只存在于此前的某段时间内；横行条纹改变说明疾病发生于某一时段；条纹长度可反映病程长短，粗细可反映病情轻重[82]。

（二）实验研究

甲诊的实验研究主要体现在甲络的微观研究（即甲皱微循环的研究）上。如袁肇凯对爪甲色诊与甲皱微循环的关系进行研究发现，与正常爪甲红润组比较，爪甲淡白组表现为微血管管袢模糊，管袢短小，口径纤细，血色较淡，血流减慢；爪甲深红组表现为微血管丛开放增多，管袢增粗，袢顶扩张、瘀血，血色深红，微血流速度明显加快等；爪甲青紫组表现为微循环障碍最为严重，其管袢排列紊乱，异形管袢、袢顶瘀血或扩张、血色暗红等发生率显著提高，微血流速度缓慢，血细胞聚集，出现较多的虚线状或絮状流态，管袢周围渗出或出血明显（$P < 0.05$ 或 0.01）。经统计学处理，三组病理爪甲的异常积分均显著高于爪甲红润组，其严重程度呈"爪甲红润组＜淡白组＜深红组＜青紫组"的递增趋势[38]。

近二十年来，甲皱微循环的研究取得了较大的进展，其不仅用于急慢性肾炎[53～55]、糖尿病[56～58]、冠心病[42, 59, 60]、病毒性肝炎[61～63]、肝硬化[42～64]、矽肺[65]、类风湿关节炎[66]、硬皮病[55, 60]、系统性红斑狼疮[69]、慢性苯中毒[67]、血栓闭塞性脉管炎[60, 68]、支气管哮喘[73]等疾病的诊断，还广泛应用于八纲、卫气营血、气血、病因病机和脏腑等辨证，判断中药、针灸、推拿的治疗效果，指导中药治疗及估计预后[8～9, 70]等研究领域中。

如曾昭俭等应用甲皱微循环对八纲辨证进行观察，发现表证者微循环之改变不明显，而里证者大多视野底色苍白或微黄，管袢形态多样化，排列不齐，多有渗出与毛边，血流不均匀，有缓慢、瘀阻或空虚、断节。寒证者微循环底色多苍白或微黄，管袢细长，多有痉挛，血流不快或特慢；而热证者之视野底色红或微红，管袢整齐，多有不同程度的扩张，血流充盈良好，流速增加。虚证之视野底色苍白或微黄，管袢清晰，排列整齐，无渗出及毛边，血流缓慢，甚至可见断节；而实证之视野底色红或黄红，管袢形长，排列整齐，血流通畅，充盈度好，速度快。阴证者集中反映了里虚里寒的规律性变化，如视野底色苍白、略黄，管袢渗出，血流瘀阻或缓慢，管袢扩张或变形，血流出现断节或中空；阳证者集中反映了表、实、热的共同特征，如视野底色红，管袢清晰，管形长，充盈良好，血流快等[71]。

曾昭俭等还对卫气营血辨证的甲皱微循环进行了观察，结果发现：卫分病以区域性微循环充血（管袢数目增多，口径扩大及血流增速）和微循环痉挛（治疗不及时则痉挛性反应明显）为特征。气分病之视野底色红或微红，管袢清晰可见，无渗出毛边，管袢排列整齐，整个视野内可见原处于痉挛状态的管袢有半数以上被扩张的微循环所代替，血液流速变慢，流态尚均匀。若扩张微循环中的血流速度出现由快而慢，进而瘀滞的现象，是气分病正逐渐向营分病发展的微循环表现（由痉挛到扩张到瘀血）。营分病时出现微循环瘀血和红细胞聚集。血分病之视野底色绛红，管袢不清，有明显的毛边、渗出与渗血，看不到管袢内血流情况（弥散性血管内凝血）[72]。说明甲皱微循环的变化与温病卫气营血各阶段的演变有一定的关系。

血瘀证是目前研究得较为深入的课题，大量研究表明，血瘀患者可出现多种不同程度的微循环障碍[8, 42, 57, 76]。有人在统一瘀证辨证标准，控制皮温在 20 ± 5℃，且病情相似的情况下，将 45 例冠心病患者分成血瘀明显组 25 例和血瘀不显组 20 例，进行甲皱微循环观察发现，血瘀明显组的微血流障碍发生率较血瘀不显组明显增加（$P < 0.05$）[74]。秦万章等在对具有瘀证表现的冻疮患者进行甲皱微循环观察时发

现，在微循环血流减慢、瘀滞的基础上，带有血管周围的明显渗出，好转时消退[68]。在有明显瘀证表现的反复发作的心绞痛和陈旧性心肌梗死的患者以及硬皮病、系统性红斑狼疮等结缔组织疾病中，毛细血管周围（特别是毛细血管袢顶）常有新旧不一的出血[42, 69]。冯五金等对50例血瘀证甲皱微循环的观察发现，其异形管袢明显增多，袢顶膨大，管袢增粗伸长，管袢数目增多，血流缓慢甚至停滞，流态呈粒状或瘀阻，血色偏暗[75]。而钱永益在对100例类风湿关节炎患者甲皱微循环的观察中发现，血液流速减慢66例，袢顶有瘀74例，提示部分患者有明显的血瘀存在[66]。

按照初病入络的原理，甲皱微循环的临床意义还在于可以早期显现瘀血现象。蒋瑞峰认为，其原因可能系因甲皱微循环检查是从较微观的角度来观察，比较早期的轻微的血瘀（浓、黏、凝、聚）即能发现；而中医临床瘀血体征是从较宏观角度来观察，在血液流变学方面，早期的或轻微的改变尚未能反映到体表上来。蒋氏通过甲皱微循环的观察提出了"久病不一定必瘀，新病亦可致瘀"的观点。蒋氏通过所检病例的甲皱微循环呈瘀滞型、痉挛型、弛张型等障碍改变者，有的病史仅一天就成瘀，但其特点为病情重，从而得出"久病则瘀""重病亦则瘀"的结论；他还从甲皱微循环的观察中得出了"离经之血则瘀"的结论，也符合临床实际[77]。

参考文献

［1］邓铁涛.中医诊断学［M］.北京：人民卫生出版社，1987.

［2］王文华，李捷珈.指甲诊病［M］.上海：上海中医学院出版社，1991.

［3］李学诚.指甲诊病彩色图谱［M］.太原：山西科学教育出版社，1990.

［4］林朗辉.手纹与健康［M］.福州：福建科学出版社，1987.

［5］福建省中医研究所.几种中医简易诊断法［M］.北京；人民卫生出版社，1964.

［6］杨力.中医疾病预测学［M］.北京：北京科学技术出版社，1991.

［7］彭清华.指趾甲诊研究的进展［J］.北京中医杂志，1989（1）：53-55.

［8］彭清华.甲诊实验研究进展（一）［J］.国医论坛，1990（5）：43-46.

［9］彭清华.甲诊实验研究进展（二）［J］.国医论坛，1990（6）：40-42.

［10］朱子青.指甲病理变化在临床上的诊断价值［J］.江苏中医，1959（9）：46-50.

［11］赵鹤龄.谈谈"辨爪甲"［J］.广西中医药，1984，7（1）：6.

［12］林紫宸.癌肿诊断［J］.福建中医药，1960（5）：29.

［13］李博鉴.辨甲论治［J］.中医杂志，1985（11）：58.

［14］覃保霖，覃自容.诊察指甲与甲象辨证［J］.辽宁中医杂志，1983（10）：21-23.

［15］赵桂馨.甲诊心得［J］.云南中医中药杂志，1984（6）：32-33.

［16］毕业东.浅谈爪甲诊断［J］.天津中医学院学报，1987（3）：39-40.

［17］李元文.辨甲在中医诊断中的意义［J］.云南中医中药杂志，1988，9（1）：40-41.

［18］宋孟斋.爪甲荣枯与溃疡病［J］.河北中医，1984（2）：19.

［19］陈明孝.报伤甲征.同［5］，1964：34-36.

［20］林云章.验指辨伤［J］.福建中医药，1960（5）：29.

［21］张越林.简易妊娠诊断［J］.上海中医药杂志，1989（3）：3-5.

［22］侯明钟.指甲与疾病［J］.大众医学，1983（5）：41.

［23］刘宏生，刘宏禧.百病自测秘诀［M］.上海科学技术出版社，1992：56-63.

［24］观指甲，知健康［N］.参考消息，1985-1-4（3）.

［25］覃保霖.壮医独特的"诊甲辨证"［N］.健康报，1985-7-21（3版）.

［26］金玉洪.观察指甲诊断癌症［N］.健康报，1985-07-21（2）.

［27］詹爱菊，张谢安.四肢骨骨折患者的指趾甲变化观察［J］.中西医结合杂志，1985，5（1）：47.

［28］张超然.介绍中医判断骨折愈合的方法之一——观察指（趾）甲状态［J］.江苏中医，1963（9）：34.

［29］如何看指甲辨病［J］.陕西中医，1984，5（8）：47.

［30］指甲与健康［J］.陕西中医，1985，6（12）：569.

［31］金泉译.从掌纹判断健康［J］.生活画报，1985（9）：20.

［32］谢德秋.观手识病［J］.科普文摘，1983，3（总18）：96.

［33］俞长荣.验指甲晕辨虚实［J］.福建中医药，1960（5）：29.

［34］祝恒琛.指甲望诊一得［A］.全国四诊研究第二届学术会议论文专辑，1987：252.

［35］潘德年，林腮菊，黎昌琦，等.中医望诊法在消化道癌临床诊断应用初探［J］.中医杂志，1985（6）：51-53.

［36］杨维益.肿瘤内科学总论［M］.呼和浩特：内蒙古人民出版社，1978：143.

［37］王文华.关于胃窦炎的指甲诊断的探讨［J］.上海中医药杂志，1988（10）：23-24.

［38］袁肇凯.爪甲色诊与甲皱微循环关系的初步研究［J］.中医杂志，1988（8）：58.

［39］胡晓梅.中医证型与微循环障碍研究概况［J］.江苏中医，1991（9）：47-49.

［40］翁维良.微循环检测方法在中医药研究中的应用进展与展望［J］.山东中医学院学报，1985，9（4）：50.

［41］孙世道，陈琪，徐昌泰，等.甲皱微循环的变化与气血关系［J］.上海中医药杂志，1981（2）：44-47.

［42］金惠明.微循环障碍与"血瘀"及"活血化瘀"［J］.中西医结合杂志，1982，2（3）：182-184.

［43］吕志平，罗仁，陈素云.71例气虚、阴虚、气阴两虚、血瘀气虚证的中医辨证与甲皱微循环观察［J］.辽宁中医杂志，1987，11（10）：34-36.

［44］邓成珊，周蔼祥，杨经敏.血液病血虚患者74例甲皱微循环初步观察［J］.中国医药学报，1987，2（2）：20-22.

［45］张庆荣，刘畅，崔兴源.阴虚、阳虚慢性阻塞性肺疾病患者甲皱微循环和血液流变性变化的初步研究［J］.辽宁中医杂志，1984，8（2）：42-45.

［46］李元善，李明祥，刘恒志，等.甲皱微循环观测对心血瘀阻、脾肾阳虚证候的诊断意义［J］.山西医药杂志，1984，13（6）：367-369.

［47］王汝琨，孙海申，宁保刚，等.甲皱微循环观察在中风病微观辨证中的应用［J］.河南中医，1990，10（4）：18-19.

［48］吕志平，崔志英，陈素云.久痛多瘀的甲皱微循环探讨［J］.中医研究，1990，3（2）：16-19.

［49］李爱中，崔向阳.60例肝郁气滞及其相关证候病人的甲皱微循环变化浅析［J］.黑龙江中医药，1989（5）：50-51.

［50］刘平，郭天玲，刘成，等.功能性子宫出血血气瘀滞、血气两虚的血液流变性和甲皱微循环变化的初步观察［J］.上海中医药杂志，1984（4）：46-48.

［51］王鸿.肾虚患者甲皱微循环改变的观察与探讨［J］.中医杂志，1980，21（9）：31-33.

［52］王飞荣.老年人肾虚证的血液流变学与甲皱微循环的观察［J］.实用中西医结合杂志，1989，2（2）：51.

［53］李贵，阎田玉，侯安存，等.小儿急性肾炎的微循环观察与活血化瘀治疗［J］.中西医结合杂志，1984，4（11）：669-671.

［54］戈莉莉，何承钰，姜开文，等.103例小儿急性肾炎甲皱微循环观察［J］.云南中医中药杂志，1987，8（4）：6-9.

［55］桂金水，钱永益，盛定中.外周微循环与中医辨证［J］.上海中医药杂志，1981（3）：43-45.

［56］马秀华，张云如，张鸿恩，等.107例糖尿病患者之甲皱微循环观察［J］.中西医结合杂志，1985，5（10）：633.

［57］翁维良，郭玉英，钱穆英，等.对糖尿病人"瘀血"的研究［J］.中医杂志，1982（1）：46-48.

［58］池芝盛，等.糖尿病并发症的某些血凝、纤维蛋白溶解指标和甲皱微循环的变化［J］.中华内科杂志，1980，19（4）：247-249.

［59］赵鹏飞.冠心病患者球结膜与甲皱微循环的研究［J］.天津医药，1976（6）：269-270.

［60］中国医学科学院活血化瘀研究协作组.活血化瘀治则对微循环影响的初步探讨［J］.新医药学杂志，1976（3）：43-47.

［61］盛定中，等.38例病毒性肝炎甲皱微循环检查与临床辨证的关系［J］.浙江中医杂志，1980，15（9）：408.

［62］北京部队总医院传染科.208例甲炎病人甲皱皮肤微循环的初步观察［J］.中华内科杂志，

1980，19（4）：255.

［63］翁维良．病毒性肝炎的微循环障碍与血液流变性异常［J］．中西医结合杂志，1985（6）：375.

［64］袁申元，朱良湘，倪惠兰，等．肝硬化时甲皱微循环及血液黏度的研究［J］．北京医学，1984，6（6）：340-343.

［65］邵长荣，赵粹英．矽肺患者甲皱微循环变化及补肾治疗前后的动态观察［J］．上海中医药杂志，1980（6）：31-32.

［66］钱永益，丁钰熊，龙楚瑜．类风湿关节炎甲皱微循环和血黏度观察及其与中医辨证关系探讨［J］．中西医结合杂志，1985，5（5）：286-288.

［67］赵粹英，邵长荣，张英英，等．慢性苯中毒甲皱微循环改变及中药治疗后的动态观察［J］．中医杂志，1980（10）：55-56.

［68］秦万章，施永德，李鹏，等．血瘀证的本质及活血化瘀原理的初步探讨［J］．自然杂志，1979（2）：115.

［69］金惠铭，秦万章，阎友珍，等．系统性红斑狼疮甲皱及舌尖微循环的初步观察［J］．天津医药，1980（1）：25-27.

［70］王一中，程静，赵玉环．针刺治疗冠心病甲皱微循环的观察［J］．北京医学，1980（6）：341.

［71］曾昭俭，胡坛．应用微循环于八纲辨证的初步观察［J］．四川医学，1981，2（5）：264-266.

［72］曾昭俭，胡坛．微循环与温病卫气营血［J］．四川医学，1980，1（2）：77-80.

［73］上海第一医学院病理教研组．支气管哮喘儿童甲皱微循环的变化［J］．上海医学情况交流，1974（2）：20.

［74］上海第一医学院活血化瘀研究组．血瘀的本质及活血化瘀原理的初步探讨［J］．上海第一医学院学报，1976（1）：35.

［75］冯五金．中医辨证分型与甲皱微循环变化的初步观察［J］．中医药研究通讯，1985（28）：14.

［76］吕志平．"年老多瘀"的甲皱微循环初探［J］．山东中医学院学报，1987，11（3）：161-163.

［77］蒋瑞峰．甲皱微循环障碍与中医血瘀证之关系探讨［J］．新中医，1983（8）：48-49.

［78］王豪．甲印望诊［J］．养生月刊，2000（3）：158-159.

［79］王豪．甲印望诊辨别体质寒热［J］．农村百事通，2000（7）：46.

［80］王豪．甲印望诊辨寒热［J］．现代养生，2001（6）：44.

［81］孔凡族．甲诊的临床意义［J］．湖北中医杂志，2000，22（11）：27.

［82］齐凤军．望指甲诊过去病的探讨［J］．中国民间疗法，2001，9（7）：6.

［83］陈贵生．浅谈小儿望虎口纹合观爪甲形色的助诊意义［J］．中国临床医生，2005，33（9）：48.

第三节　小儿食指络脉诊法

　　望小儿食指络脉，原称望小儿指纹，《四诊抉微》《医宗金鉴·幼科杂病心法要诀》皆称为"虎口三关脉纹"，虽称指纹，实际是指手太阴之络脉，故称脉纹较为贴切。为避免与一般习称之"指纹"概念混淆，邓铁涛主编的《中医诊断学》依据其实质改称为"望小儿食指络脉"。

　　该诊法源于我国先秦时期的《黄帝内经》，是对《黄帝内经》诊鱼际络法的发展。据《景岳全书》记载，该诊法最早见于唐代王超的《仙人水镜图诀》（此书已佚）。其后宋代成书的《幼幼新书》《普济本事方》和《小儿卫生总微论方》均对此诊法有较详细的记载。此后，宋代陈文中、元代滑伯仁、明代王肯堂、清代陈飞霞等都对小儿食指络脉诊法有所发挥，使其内容逐渐充实，并应用于临床，一直流传至今。

【诊断原理】

　　食指内侧络脉是由手太阴之脉分支而来，《灵枢·经脉》云："肺手太阴之脉……入寸口，上鱼，循鱼际，出大指之端；其支者，从腕后直出次指内廉，出其端。"故望食指络脉，与切寸口脉、望鱼际络脉是同出一辙的，其原理和意义也相似。手指食指部位不仅有手太阴肺经的分支循行于此，而且是手阳明大肠经的起源部位以及手阳明经筋所出部位，因此亦为气血较为集中的部位，加之小儿皮肤嫩薄，脉络易于显露，食指络脉更是显而易见。近代有人通过解剖学观察，指出食指部位的指掌侧静脉汇入于头静脉[4]，更证实了食指络脉的诊察价值。

　　现代医学也同样认为，手指能及早反映整体，如伦敦皇家医学院医学系的科学家发现，人的肢体末端的供血量是随着血液中某些激素水平的变化而上下波动的，这些激素对肢体末端的血流量，以及血管对体温的反应性变化，均有明显的影响。韦伯还报道，将有一种用综合手法预测排卵期的装置问世，它不仅能测量妇女清晨的体温，而且还每日测定流经手指的血流量，以便确实可靠地对育龄妇女进行生育预报[5]。这些皆表明了指络和人体内部是密切相关的，通过指络能预测内脏的状况。

　　食指络脉的显现与分布，可分为风、气、命三关。食指第一节横纹，即掐指法寅的部位，曰风关，其部位当是从掌指关节横纹算起，至第二节横纹之间；第二节横纹是卯的部位，曰气关，即第二节横纹至第三节横纹之间；第三节横纹为辰的部位，曰命关，即第三节横纹至末端（图3-53）。食指络脉定三关，对3岁以内小儿均适用。

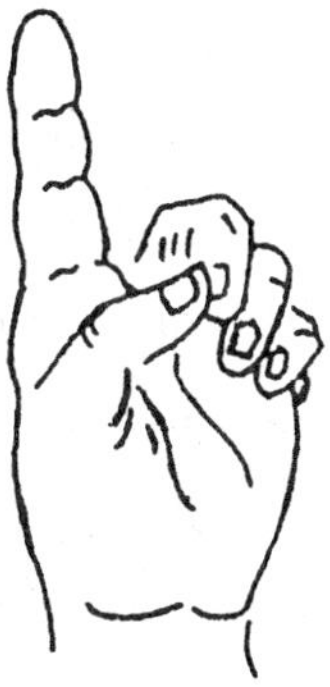

命关
气关
风关

图3-53 小儿指纹三关图

【诊察方法】

诊察小儿食指络脉时光线宜充足，令家长抱小儿向光，医师用左手握小儿食指，以右手大拇指从命关向气关、风关直推，用力要适中，推数次后，络脉愈推愈明显，便可进行观察，主要察其脉络的隐露、淡滞、色泽、形态等改变。病重患儿，络脉十分显著，不推即可观察，但推按却另有意义，可诊其气血灵活与凝滞。《四诊抉微·审虎口三关法》认为男先看左手，女先看右手;《医宗金鉴·幼科杂病心法要诀》也有此主张。其道理虽可用左为阳、右为阴加以解释，但实属牵强，可存疑待考。

正常的小儿食指络脉，应呈浅红色，红黄相兼，或略微带青，不浮不沉，隐现于风关之内，大多不明显，多是斜形、单枝，粗细适中。但粗细也与气候寒热有关，热则变粗增长，寒则变细缩短。长短也与年龄有关，1岁以内多长，随年龄增长而缩短。

【临床运用】

1. 色泽 小儿食指络脉的颜色有白、黄、红、紫、青、黑六种。色红浮露者，主外感表证，多属风寒；色紫者，主内热，多属邪热瘀滞；色青紫者，多为风热；色青者，主风、主惊、主各种痛证；色淡红者，为虚寒；色白主疳证；色黄为伤脾；色黑为中恶；色深紫或紫黑者，主血络郁闭，为病危之象。

现代医者通过临床观察发现，正常的小儿食指络脉颜色，65% 为红色及紫红色[6]，亦有报道86.3%的是淡紫色或隐而不显[7]。解放军202医院小儿科观察了303例健康儿的络脉，其中59%是淡紫色，27.7%是紫红色[8]。而沈永艾对451名健康婴幼儿的观察发现，37.3%的为淡紫色，42.6%的为紫色[17]。因此正常儿的食指脉络一般是淡色，以红及淡紫色为多见。

既病之后，则外感风寒初起，其脉纹多色红而浮。据统计，寒证呈淡红色脉纹者占95%[10]，如邪气化热，则随着体温的升高，络脉的颜色也由浅而深，变为深红，或由红而紫[12]。据林日铣等统计，紫色脉纹中属热证者占92.5%[15]。若病情进一步发展加重，则食指络脉可变青变黑。如冯益真所见，热证者有96.87%属青紫和青黑色脉纹[10]。至于虚弱之体，其气血每多不足，则食指络脉色多淡，常见淡红或兼黄色，脉络隐而不现。临床统计，食指脉络色青者有 83.3% 的主惊证[15]。但冯根源认为，络脉色红不主寒证，应为络脉色青主寒，色紫主热。具体分类为：色青而浮，主外感风寒；色紫而浮，主外感风热；色青显露，主风寒邪盛；色青而透气关，偏重于风邪；色红艳而浮，属寒热转折之际；色青转紫，主邪从热化；色紫隐青，为惊风之变；色青而沉滞，主寒极、痛证或气血瘀阻；色淡青而沉，属脾气虚弱[30]。

现代研究认为，食指络脉的颜色可反映血液的质与量及缺氧的程度。贫血和营养不良时，血液中的血红蛋白含量下降，红细胞减少，血色变淡，则食指络脉颜色亦淡。寒证时功能下降，代谢率低，耗氧少，血红蛋白及还原血红蛋白均少，故络脉多呈淡红。高烧时机体对氧需要量增加，红细胞相应增多，同时静脉中的二氧化碳含量亦增，血色变深，故食指络脉呈紫色；如高热稽留不退，则血容量减少，血液浓缩黏稠，使络脉颜色进一步变深而呈青紫；脱水、休克也因同样道理而使食指络脉呈紫色。在机体缺氧的情况下，血中的还原血红蛋白含量升高，血液颜色明显呈暗红状态，故食指络脉色多青紫，甚则为黑。肺炎及心力衰竭的患儿有明显的缺氧情况，惊厥患儿也有不同程度的因呼吸障碍而引起的缺氧，因而它们的食指络脉多呈紫色或青色。而食指络脉呈黑色，多提示有血液瘀滞、末梢循环衰竭以及疾病危笃的情况[16, 19, 21, 25]。

临床上还发现某些中毒能使血液的颜色发生改变，如当一氧化碳中毒时，血液呈樱桃样鲜红色，因而食指络脉也出现红色；亚硝酸盐、苯胺、磺胺类中毒，可产生深度发绀，则食指络脉亦多呈青紫色[9, 31]。

此外，食指络脉的颜色也往往受皮肤色素的影响。肤色浅者，食指络脉清晰；肤色深者，则络脉模糊或隐约不见[9, 16, 32]。

2. 浮沉　络脉浮露者，主病在表，多见于外感表证；沉滞者，主病在里，多见于外感和内伤的里证。但是临床观察统计表明，健康儿童，也有偏浮偏沉的情况出现。

林日铣等对古人"浮沉分表里"进行临床验证，结果"浮"属表证者占 62.9%，"沉"属里证的者 65.2%[15]。其机理多认为络脉既为太渊脉的旁支，太渊脉浮，则食指络脉也当变浮[33]。浮者，血流清畅，多主轻病、新病、六腑病；沉者，血流浊滞，故主久病、里病、五脏病[13]。其次，血管充盈偏盛，络脉多见浮；血管充盈不足，络脉多见沉[24]。故络脉浮未必一定属表证，如常见高热气血两燔及先天性心脏病虽属里证，而络脉却现浮者，实为血管充盈增加之故[19, 24]。再者，营养不良的消瘦小儿，皮肤嫩薄，血管表浅，又无血流不畅，则指纹常清楚可见而呈浮象；而肥硕小儿，皮下脂肪丰盛或有皮肤组织水肿的患儿，其浮象就不甚明显[9, 7, 19, 33]。有人报道，食指络脉的浮沉对判断病情吉凶有很大的实践意义，临床上络脉色深沉滞、推之不移是病深重笃之危候，如心衰心力不运多有此兆；络脉浮淡无根亦提示预后不良，可为浮阳不敛、亡阳之端倪[2]。

3. 浓淡滞活　食指络脉色深浓者为病重，色浅淡者为病轻；无论络脉何色，凡推之质淡流畅者，多属虚证；如滞涩不活，推之不流畅者，多属实证。临床有阴阳暴脱者，由于阳气不达四末，以致浅淡而不见其形；若邪陷心包的闭证，常致气血郁闭，络脉色深而滞。如淡而红者，多属虚寒；紫而滞者，多属实热。

现代研究发现，正常儿童的食指络脉活泼流利，推之即动，按之则退，并能很快复原。正常食指静脉流速约为 2cm/0.5s，若食指络脉复盈时间超过 2cm/0.2s 为速，少于 2cm/s 者为迟[21, 25]。对于古人"淡滞定虚实"的临床意义，据福建医学院附院小儿科的观察，络脉淡的 14 例全部属虚证，而络脉滞的 40 例则全部属实证[32]。据林日铳等的统计结果，淡纹属虚者占 92.5%，滞纹属实者占 92.5%[15]。不少研究表明，涩滞之象多是病邪稽留体内，阻遏营卫的运行所致，常因痰湿、食滞、邪热、气滞郁结等，导致气血不畅，其血液循环障碍，静脉回流受阻，血流减慢甚至瘀血是其发生的机理所在，故常表现为"实"；而指纹淡则常见于体质虚弱、血气不足、营养不良及慢性功能衰退的病儿，故多主"虚证"[24, 25, 33]。

4. 形态　食指络脉日渐增长者，为病进，日益加重；络脉日渐缩短者，为病退，日益减轻。但是也有津伤液竭、气阴两衰者，由于气血不充，而络脉缩短在风关以下。若阴虚阳浮者，多见络脉延长。络脉增粗者，多属热证、实证；络脉变细者，多属寒证、虚证。络脉单枝、斜形，多属病轻；络脉弯曲、环形、珠形、多枝，为病重，多属实证。

《小儿推拿广义》曾提出小儿指纹形有 49 种。杨力所著《中医疾病预测学》认为，指纹形态大多为先天而定，后天改变不多，故纹形对疾病的诊断价值不大，但也有一定的价值，如纹形短直而分叉少主吉，纹形弯而长、分叉多主凶，纹态奇异有时可主怪病[2]（图 3-54）。

现代研究发现，健康小儿的纹形一般是短小单纯、少分支、少延伸、不见明显弯曲[12, 28]。疾病时，纹形多有改变，但没有一个纹形十分集中于哪一种疾病，往往与循环、呼吸、神经系统的功能障碍及营养不良等有较为密切的关系。由于循环和呼吸的障碍，多造成小静脉内血液瘀滞，静脉压增高，血流迟缓，以致络中之血，郁而不伸，使之络脉横冲斜窜，弯环曲折而现诸般形状。在惊风、搐搦、剧烈疼痛、

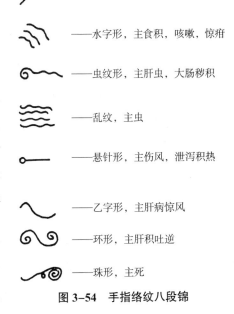

——鱼刺形，主惊风痰热

——水字形，主食积，咳嗽，惊疳

——虫纹形，主肝虫，大肠秽积

——乱纹，主虫

——悬针形，主伤风，泄泻积热

——乙字形，主肝病惊风

——环形，主肝积吐逆

——珠形，主死

图 3-54　手指络纹八段锦

乙脑后遗症、小儿麻痹症及上肢迟缓性瘫痪等疾病中，均因神经血管失于协调，血流迟滞致使络脉有多种形状的变化。发育营养不良及贫血患儿，其指纹多数变细，分支及弯曲亦少，乃血流较速之故。体温高低也与纹形有关，体温愈高，则指纹的分支及弯曲也就愈多[15, 21, 12]，其机理可能是由于体温的升高使呼吸、循环、神经系统出现功能障碍而引起。

一般来说，纹少多直，主无病及轻证；纹多多曲，多达气关与命关，主病重病危之候。但也有见到虚证纹多者，其鉴别当观粗细，粗者为实，细者为虚，如参看色泽，则色深为实，色淡为虚[7]。杨力又提出指纹怒张，多提示气血郁滞（可见静脉压升高、静脉瘀血），往往伴有色紫和透关射甲，临床上多为心衰的预兆；而纹形空虚色淡又为亡血、气脱之凶候[2]。

5. 三关吉凶　食指络脉出现的部位及其形色，恰好随邪气入侵的浅深而变化。若络脉显于风关时，是邪气入络，邪浅而病轻；若络脉从风关透至气关，其色较深，则是邪气入经，主邪深而病重；若络脉显于命关，是邪气深入脏腑，可能危及生命，故曰命关。若络脉直达指端，称为"透关射甲"，病更凶险，预后不佳。对于内伤杂病的诊法，也是如此，同样以络脉见于风关为轻，见于气关为重，过于命关则属难治或病危。

姚伟然等报道，健康小儿指纹除隐而不显外，88.5%的到风关或过风关（未到气关）。轻症疾病一部分指纹隐而不显，大部分过风关 1/2 以上，乃至气关、命关者在比例上明显增加[7]。张先新统计了 604 名儿童的指纹，健康儿多数在风关、气关（占71%）；少数在命关或气、命两关（占 29%）[14]。汝兰州观察了 1376 例 3 周以内的婴幼儿，其中健康儿及轻病儿的指纹在风关者的比例为最高，分别占 33% 及 39.5%；重病儿则主要在气关，占 58.2%，命关次之，占 31.1%；危重病儿则主要在命关，占66.2%。以命关的出现率来看，则健康儿、轻病儿、重病儿、危病儿的比率是依次而升高的[25]。

张笑歌观察了 526 名正常儿的指纹，其中风关以下者占 37.6%，风关者占 40%，气关者占 20%，命关者占 2.4%[21]。杨景柱对 401 例健康儿童和 821 例患儿指纹的观察发现，健康儿童出现于虎口者占 52%；轻症患儿出现于风关、气关者占 71%；重症者有 83% 出现于气关、命关，甚至透关射甲[6]。沈永艾对 451 名 3 岁以下健康婴幼儿指纹的观察发现，透至虎口者占 93.6%，透至风关者占 4.4%，透至气关者占 1.6%，透至命关者占 0.2%[17]。上述研究很明显地可以看出。虽然病儿及健康儿的指纹均可现于三关，但其分布比例则有显著差别。管鹏声等对纹现三关的 216 人次的小儿进行了观察分析，发现病儿与健康儿发生率之比为 4.5∶1，重症与轻病之比为 25∶1，也就说明了这个问题[27]。

贵县人民医院报道，别三关有利于测病之预后，若指纹透关射甲，断续不连者，常为胃气欲绝，病情危重，临床上每因抢救无效而死亡；相反，指纹未达命关或透关射甲，即使病情较重，也多能抢救成功[29]。但济南铁路局中心医院儿科对 200 例健康儿、200 例外感病患儿、20 例泄泻脱水患儿指纹的观察发现，外感组及健康组的指纹透达风关者居多；外感组病重危者仍多在风关，甚至临终前仍有在风关者；而达命关者（外感组与健康组均占 6.5%）却无一例死亡。故认为三关不能作为判断病情及预后的依据[34]。

胡培德通过 16 例指纹直透命关的患儿进行临床分析，认为指纹直透命关可以作为心血管功能不全的辅助体征。心血管和周围循环调节功能紊乱，血管张力改变，血流速度减慢，毛细血管循环障碍，使血液瘀滞在末梢血管，指纹充盈度便相应升高，于是通透命关，甚至透关射甲。但一些疳积小儿的皮肤腠理俱薄，或屡发气急顿咳，指纹亦可直透三关[20]。

【现代研究】

（一）关于食指络脉诊法起源的争论

对食指络脉诊法的创始，有各种不同的看法。李连达等人认为，小儿食指络脉诊法乃宋代儿科医师钱乙所首创，《幼幼集成》云："指纹之法，起于宋钱仲阳。"因而现代不少学者也遵循是说[9, 10, 31]。然经考证查对，发现现存钱氏《小儿药证直诀》中并无络脉诊的记载，所以高晓山、康诚之等认为，所谓食指络脉诊由钱乙首创之说不能成立[11, 13]。

张先新、萧正安等人认为，描述小儿食指络脉起于唐代王超的《仙人水镜图诀》，书中记载了以小儿次指的上、中、下三节定名为风、气、命三关，作为小儿食指络脉望诊的部位，并有其形态"八段锦"的描述[14, 35]。但因该书已佚，无据可证，且唐朝与其相去不远的《千金方》《外台秘要》《千金翼方》三书均未提到食指络脉，故对此说也难做定论[11]，有待进一步考证。最近黄攸立通过考证发现，明代医家所引述的《水镜诀》不是唐代王超的《仙人水镜图诀》，可能是元代曾世荣所作，因此不能作为证明小儿食指络脉诊法起源于唐代的依据。但据《幼幼新书》引述王超的《仙人水镜图诀》、杜光庭的《指迷赋》、孙思邈之论，以及唐代"画指为信"在"立契"上的应用表明，小儿食指络脉诊法起源于唐代是可信的[36]。

记载食指络脉诊法现存最早的医书是许叔微的《普济本事方》（成书于 1132 年），其后《小儿卫生总微论方》和刘昉的《幼幼新书》（均成书于 1150 年）亦记载了小儿食指络脉诊法，而刘昉又引用了杨大邺等八家之说，来源甚广。故高晓山认为，小儿食指络脉诊法起源于五代至北宋末年之间，是民间医家经验的积累，不是某一名医家之独创[11]。

（二）食指络脉的解剖学研究

小儿食指络脉是指食指掌侧的络脉，一般均显而易见。朱兴仁等用剥离法进行组织学观察及活体调查，证实了此为汇入头静脉的食指掌侧静脉[4]。林日铣等认为，食指掌侧静脉较其余手指静脉粗而浅表，观察较为方便，故为望诊的理想部位[15]。静脉周围为皮下脂肪组织，皮下脂肪薄者，食指络脉清晰浮现；皮下脂肪厚者，则指纹隐沉难见。故小儿体质的胖瘦往往影响食指络脉的望诊结果[9, 31]。朱兴仁等用解剖的方法发现，食指掌侧静脉汇入头静脉时有六种不同的类型，见到 3 例食指掌侧静脉有侧支，5 例有并行静脉，2 例有并行的食指掌侧固有动脉，6 例为一条静脉，1 例有两个分叉的属支[4]。这种情况表明，此静脉的分布有先天性的个体差异，而食指络脉的形状亦应与此有不可分割的关系[9]。

（三）食指络脉诊法的适用年龄

对食指络脉诊法的适用年龄，明代鲁伯嗣在《婴童百问》中提出以"未至三岁"为宜，清代陈复正在《幼幼集成》中指出："小儿自弥月而至三岁……不若以指纹之可见者与面色病候相印证。"后人多依此说而用于临床，其理由乃因小儿的皮肤娇嫩而薄，表皮的透明度高，因而可以清楚地看到毛细血管的形状和色泽。年龄愈小，其皮肤愈娇嫩而薄，所以食指络脉的显露也愈清楚。随着年龄的增长，皮肤逐渐加厚，则食指络脉也随之模糊不清。一般说来，食指络脉在 3 岁以下的小儿显露较为清楚[16]，而对 1 岁以下的婴儿则更为显著[10]。但也有人在观察了 30 例 3 ~ 6 岁的小儿食指络脉后，发现其与 3 岁以内小儿相同，因而认为年龄可推广到学龄前期[7]，甚至也有主张推广到 5 ~ 10 岁的[12]。

（四）食指络脉的三关

食指络脉的三关与病情有密切关系，食指络脉延长的机理，现代研究发现，与以下几个因素有关。

1. 静脉压升高　根据李树春等的观察，食指络脉达风关时的静脉压平均为 1 ~ 15cm，气关时为 7 ~ 20cm，命关时为 16 ~ 35cm，提示静脉压与食指络脉的长短成正比关系[28]。静脉压的升高，临床上表现为血液的瘀滞，如心功能不佳，则血流速度减慢，末梢循环衰退，血液在静脉内瘀滞，使远侧端不能看到的细小静脉扩张而显现出来[9, 31]。

据沈文鸳等统计，先天性心脏病患儿指纹达"气命"（一手指在"气"，一手指在"命"）、"命关"者占60%[19]；肺炎患儿由于缺氧和肺循环压力增高，易于产生急性或亚急性肺源性心脏病，进而引起毛细血管循环障碍，血液瘀滞，静脉压增高，使食指络脉每因充盈度升高而延长[20]；婴幼儿患者，由于神经及心血管的功能还未健全，一旦病情严重，就会使神经及心脏功能发生变化，末梢循环也会受到一定的影响，小静脉瘀血显露，因此年龄越小，食指络脉长的比例越高，以后随年龄的增长则逐渐缩短[21]。总之，任何使静脉压升高、血液瘀滞的因素，都可导致食指络脉延长。

2. 末梢血管扩张　呕吐、泄泻、温病后期阴血损伤、津液内竭（脱水及血液浓缩）或急性暴发性感染、晕厥等，都可引起末梢血管扩张，使食指络脉变粗伸长；自主神经兴奋性的改变，也可使血管的舒缩受到影响，因而使食指络脉的部位发生变化[9, 31]。气候的寒热，也会影响血管的舒缩，寒者收缩，热者扩张，则食指络脉也随之而有短长的现象可见[9, 21]。

3. 营养不良　此种病儿多较瘦弱，皮下脂肪也薄，因而本应难见之络脉也能显现，其食指络脉达命关的比例也较高[15, 7]。

（五）食指络脉诊法的临床应用研究

有关食指络脉诊法的临床研究报道较多，除部分内容已在"临床运用"中记述外，张笑歌还报道胸腔积液患儿食指络脉的特点为：在风关上下，有两条皮下静脉，两端合拢呈梭形，且纹理较正常粗大，其色青紫无泽，血流迟滞。当积液消退或抽出后，梭状脉纹消失。此特点对诊断胸腔积液有可靠的参考价值。通过对33例休克脱水病儿的观察，发现其食指络脉逐渐呈向心退缩，且与休克严重程度基本一致。其口径变细，早期血流加速，与休克早期脉搏细数一致，且先于血压下降出现。30例充血性心力衰竭患儿的食指络脉中，风关以下2例，风关2例，气关17例，命关9例，一般均向指端伸长，且形态粗曲，血流迟缓，色多紫暗[21]。

余光开等观察食指络脉变化与疾病的关系：上感以浮为最多，平次之，沉最少；气管炎、佝偻病以平最多，浮、沉相对较少；在比较严重的乙脑、白喉、百日咳等疾病中，以沉最多，且由于缺氧、静脉瘀血、静脉压增高，故透入命关者较多，纹色以紫色为多见；心衰以青色较多；色淡者在佝偻病中比例较高，其与贫血有关[39]。

李树奇探讨了树枝形食指络脉与婴儿内热的关系，认为6个月以内小儿的食指络脉末端乱如树枝状，对婴儿内热的诊断有一定意义。树枝形络脉为过气关后开始分支，色紫红，纹端多接近命关，病久可达命关，但未发现危象，内热消除后，络脉可自然消退[40]。

另外，还有人对危重患儿的食指络脉[26]、小儿外科疾病的食指络脉变化[41]及小儿食指络脉与甲皱微循环的关系^[42]进行过观察，具体内容，请参阅原文。

参考文献

[1] 邓铁涛.中医诊断学［M］.北京：人民卫生出版社，1987.

[2] 杨力.中医疾病预测学［M］.北京：北京科学技术出版社，1991.

[3] 王长荣.小儿指纹研究进展［J］.中医杂志，1982（4）：73-76.

[4] 朱兴仁.小儿指纹的解剖学观察［J］.哈尔滨中医，1964，7（5）：4-6.

[5] 查手指测排卵期［J］.张骠，编译.大众医学，1985（9）：26.

[6] 杨景柱.小儿指纹观察［J］.河北新医药，1979（2）：28.

[7] 姚伟然，严本孝.414例小儿指纹的初步探讨［J］.中医杂志，1962（8）：8.

[8] 解放军202医院小儿科.300名正常小儿指纹舌象调查报告［A］.医学资料汇编，1975（1）：38.

[9] 李连达.指纹临床意义的初步探讨［J］.中华儿科杂志，1959，10（1）：27-28.

[10] 冯益真.日喀则地区小儿指纹200例初步观察［J］.山东中医学院学报，1981（2）：60-63.

[11] 高晓山.小儿指纹诊法起源略考［J］.上海中医药杂志，1962（12）：29-30.

[12] 高晓山.小儿指纹的研究［J］.中医杂志，1960（6）：43-47.

[13] 康诚之.小儿虎口三关指纹诊断法在实际应用中的一些体会［J］.云南医学杂志，1963（3）：16-17.

[14] 张先新.对小儿指纹诊法的初步探讨（附604例临床分析）［J］.成都中医学院学报，1979（2）：71-78.

[15] 林日铣.626例小儿指纹的观察研究［J］.福建中医药，1962，7（4）：1-2.

[16] 蔡化理.小儿指纹产生机制及其对疾病的诊断意义［J］.中医杂志，1964（2）：36.

[17] 沈永艾.对451名健康婴幼儿指纹的观察［J］.浙江中医杂志，1984（10）：447.

[18] 朱志云.观察小儿指纹的点滴体会［J］.浙江中医杂志，1965（11）：373.

[19] 沈文鸳.虎口三关指纹诊查的临床意义初步探讨［J］.上海中医药杂志，1962（3）：21-24.

[20] 胡培德.小儿指纹直透命关的临床意义［J］.浙江中医杂志，1964，7（8）：198.

[21] 张笑歌.小儿指纹临床观察初步总结［J］.河南中医学院学报，1979（1）：25-31.

[22] 李树勋.小儿指纹诊察法简介［J］.辽宁中医，1978（1）：55-56.

[23] 梁翰芬.婴儿病诊指纹之研究［J］.广东中医，1960，5（3）：107.

[24] 杨逢伦，等.指纹诊断及临床应用的探讨［J］.哈尔滨中医，1961，4（5）：27.

[25] 汝兰州.小儿指纹的诊察方法及对1376例的临床观察［J］.山东医刊，1965（11）：22-23.

[26] 芦鸿福.危重患儿指纹观察100例初探［A］.医药资料选编（江西景德镇），1978（1）：19.

[27] 管鹏声，等.婴幼儿指纹1012例初步观察［J］.云南中医中药杂志，1980（2）：13-17.

[28] 李树春，等.小儿指纹临床研究［Z］.内部资料，1961.

［29］贵县人民医院.观察小儿指纹进行辨证施护的点滴体会［Z］.内部资料，1977.

［30］冯根源.小儿指纹"红色主寒"辨析［J］.辽宁中医杂志，1986（3）：15.

［31］贾坤.指纹望诊的探讨［Z］.内部资料，1960.

［32］福建医学院附院小儿科.55例婴幼儿指纹临证初步观察［J］.福建中医药，1961（1）：27.

［33］陈霭堂，等."络脉诊法"的临床探讨［J］.广东中医，1962（8）：5.

［34］济南铁路局中心医院儿科.小儿指纹425例分析［J］.山东医药，1980（2）：27-29.

［35］萧正安，小儿指纹诊法的起源及临床应用［J］.山东中医学院学报，1988，12（1）：10.

［36］黄攸立.小儿指纹诊法起源考辨［J］.中国医药学报，1991，6（1）：46.

［37］郭振球.小儿指纹之研究［J］.中医药研究，1987（6）：42.

［38］张有奎，宋淑珍.浅谈小儿指纹诊法［J］.山东中医杂志，1988，7（6）：8-9.

［39］余光开，付廷洋，顾耀林.968例小儿指纹的初步观察［J］.泸州医学院学报，1978（4）：29-31.

［40］李树奇.试谈树枝形指纹与婴儿内热［Z］.河南开封市中医院资料汇编，1980：79.

［41］褚仙秋，李兆蒲.小儿指纹特点及其在小儿外科中的临床意义［J］.遵义医学院学报，1980，3（2）：61-65.

［42］庄宝玲.小儿指纹与甲皱微循环［J］.医学文选，1980（1）：124.

第四节　皮纹诊法

在人类和灵长类，其手掌和脚跖的皮肤表层有许多特殊纹线走行，称为皮纹。皮纹由嵴和沟两部分组成，嵴纹是指皮肤表面凸起的条状纹理，嵴上有汗腺开口；沟纹由两条嵴纹之间的下凹部组成。由于嵴和沟的走向和分布不同，便构成了各种皮纹的特征。在皮纹中往往有三个部分平行的嵴纹相交于一点，构成各约120°的三个角，称为三角区，是描述皮纹特征的一个重要指标。

中国是将皮肤理论最早应用到医学的国家，早在两千多年前的《内经》就已经注意到了皮肤纹理的重要意义，并已用之于临床诊断。如《灵枢·五变》曰："粗理而肉不坚者，善病痹。"《素问·刺要论》曰："病有在毫毛腠理者。"《灵枢·卫气失常》曰："粗理者身寒，细理者身热。"自此以后，民间虽有手相学的流行，可是在医学书籍中极少有观皮纹诊病的记录。到了唐代，人们认识到每个人的指纹不尽相同，因此在签订契约和单据时往往用按捺指印来作为个人信用的凭证，并一直沿袭至今。从18世纪起，也是根据每个人的指纹嵴线构型有独特的个性，司法部门开始把皮纹分析作为鉴定个人和侦破案件的一种手段。

1892年，F.Galton对皮纹进行了研究，提出了第一个比较科学的分类方法，并一直沿用至今。1926年，H.Cummins等首创"皮肤纹理学"（Dermatoglyphics）这个名词，并在1936年报道先天愚型（唐氏综合征）具有特殊的皮纹变化。1959年，J.Lejeune发现先天愚型具有染色体异常。1966年，Alter评述了皮纹与染色体异常的关系。从此，皮纹与染色体以及遗传性疾病的关系受到了学者们广泛的重视。

我国自1977年才开始进行皮纹与疾病关系的研究，虽起步较晚，却进展较快。目前，皮纹学已发展成为一门学科，专门研究人类皮肤嵴纹系统的形态、特征、功能及其临床应用。皮纹学还涉及人类学、遗传学、法医学及临床医学，是一门新兴的边缘学科。皮纹诊法则主要是观察皮纹的形态、特征来诊断包括遗传性疾病在内的各科疾病。皮纹主要指手纹和足纹，手纹包括掌纹和指纹，合称手相学；足纹包括趾纹和跖纹，合称足相学。

【诊断原理】

1. 手与心、脑的关系甚为密切 常言道："十指连心。"手与脑之间，有诸多经络进行联系。如手三阳经从手走头，即手太阳小肠经、手阳明大肠经、手少阳三焦经皆发源于手，并直接上行于头。手三阴经脉虽然从脏走手，但也有经络上行于头，如手少阴心经、手太阴脾经和手厥阴心包经也都通过经别间接与头联系。虽然手与心、脑并非毗邻，但手掌的一些重要穴位，如手心的劳宫穴以及十指尖的十宣穴，其经气都和心、脑相关联。据王维浩报道，劳宫穴位于手心，乃手厥阴心包经之荥穴，临床证实此穴与生命有关[18]。因此，观察手相可诊断心、脑（包括神经系统）疾患。

2. 足与脑位置虽远却也密切相关 十二经脉循行路线中，足三阳经从头走足，即足太阳膀胱经、足少阳胆经及足阳明胃经，其经气贯通足与脑之间。足三阴经中，足厥阴肝经直上"与督脉会于巅"，足太阴脾经、足少阴肾经其本经虽未直接上头，但也都通过阳经经别上颅。在奇经八脉中，冲脉为十二经之海，其行上至头颅，下达于足，是沟通头足通道的重要渠道；督脉虽未行足，但其经气通过足太阳膀胱经贯足；任脉则通过冲脉而下行；其余阴跷脉、阳跷脉、阴维脉和阳维脉等，经气皆直接上头下足。因此，观察足相可判断大脑及全身脏腑的功能状况。

目前有学者认为，手足与脑之间存在着手脑线和足脑线，刺激手足可引起脑的直接反映，故目前手足除在诊断疾病方面颇有价值之外，在养生学方面也具有新意，如手足健脑功就有改善大脑血循和增进大脑功能的作用，也说明了手足脑线的客观存在。手足虽然是人体的末梢，但与人体脏腑皆有着密切的联系。《灵枢·本脏》曰："肾合三焦膀胱……密理厚皮者，三焦膀胱厚；粗理薄皮者，三焦膀胱薄；疏腠理者，三焦膀胱缓；皮急而无毫毛者，三焦膀胱急。"说明皮纹和内脏息息相通。脏腑之中，和皮纹（包括手足皮纹）关系至为密切的是肺、肾、三焦和膀胱。所以，观察手足肤纹可以反映内脏的情况。

3. 四肢为诸阳之本 《素问·阳明脉解》曰："四肢者，诸阳之本也。"《素问·逆调论》曰："四肢者，阳也。"说明四肢最能反映阳气的本来面目，如阳虚则四肢厥冷或四肢乏力，阳盛则四肢灼热或活动亢盛。四肢不仅能反映阳气，也反映脏腑的阴气，《灵枢·动输》云："夫四末阴阳之会者。"即言四肢手足末端为手足三阴三阳经气交接之处，因此最能反映经气的盛衰盈虚。另外，手为阳气之源，有许多经络如手三阳经皆起于手部，足部末端则是足三阴经经气的发源地，因此，人体脏腑阴阳之气的偏盛偏衰必然反映于手足，观察手足可以预测体内脏腑阴阳之气的盛衰情况和寒热程度。

4. 手足皮纹是先天而得，后天变化极少 根据胚胎学考据，在胎儿时期3～4个月就产生了指纹，到6个月大时即告形成，以后随着年龄的增长，花纹可增粗或出现某些细小的变化，但绝对不会超出个人指纹特性的尺界。据出土尸体考据，死后千余年的尸体，指纹仍纹丝不乱，说明指纹具有很强的相对稳定性和难于毁灭的特性[15]。肾主先天，肾主藏精与生殖，父母肾精充足与否关系到胎儿及其出生后身体状况的好坏。因此，观察手足皮纹既可了解一个人体质的强弱，尤其还对一些先天性、遗传性疾病具有重要的诊断价值。所以，皮纹的观察在遗传医学领域的研究中占有重要的地位。

以上说明，手足皮纹对疾病的反映是多方面的，手足部位均有五脏六腑的投影区，手掌和足掌部皆是人体脏腑较全面的缩影。手足与内脏的关系图见图3-55和图3-56。其中手内脏图资料来源于韩国[32]。

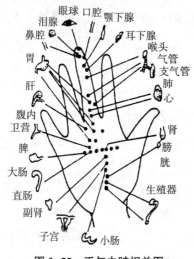

图3-55　手与内脏相关图

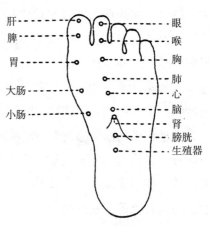

图3-56　足与脏腑相关图

【诊察方法】

观察皮纹的方法分为两大类：①直接观察法；②间接检查法，即先印制皮纹，而后对皮纹印迹进行观测。近年来，电子计算机技术也开始用于皮纹检查领域。

直接观察法又分为两种：如在明亮处，以肉眼或辅以2～3倍的放大镜直接观察分布在受检者手足掌面上的皮肤纹理，称为一般直观法。有时，为了使细小的皮纹结构能显示得更清楚，可先用钢笔墨水等着色剂染色，然后再观察，称为着色直观法。直观法简便易行，尤其对用普通印痕和摄影法不易取得皮纹印迹和影像的皮肤"死角区"，此法不可缺少。

皮纹的印制技术包括标准法和特殊法两种。标准法是通过使用墨水法、印泥法、特殊溶液（敏化纸法）、面油（灯黑粉法）、透明胶带法、照相法等方法获取皮纹印迹，然后进行观测分析。特殊法是通过湿摄影、放射线皮肤摄影和塑料压模等以获取皮纹印迹的方法。这些方法可将皮纹图案作永久性保存。因而，皮纹印制技术已成为皮纹学研究的重要组成部分。

检查皮纹时，应首先对受检查手足皮纹进行直接和间接的整体观察，做到心中有数，并注意手指、脚趾、手掌和脚掌的两侧（尤其是小鱼际外侧部分），手指和脚趾（尤其是第五指、第五趾）的根部，手足大鱼际区、手和足的掌心部，掌指褶纹和腕横褶纹等容易遗漏或印迹不清的地方。然后手部按照从指端区→指节区→大鱼际/第一指间区→第二至第四指间区→小鱼际区的顺序进行检查；足部按照从趾端区→足踇趾球区→第二至第四趾间区→足小鱼际区→近端大鱼际区→足跟区的顺序进行检查。并将测量和检查结果记录下来，以供分析和诊断之用。皮纹测量的指标包括花纹强度、嵴纹计数、嵴纹宽度、atd角、主线指数等。

【临床运用】

（一）指纹形态

指纹为手指第一节的皮肤纹形，有三种主要类型：

①弓形纹：分为弧形纹和帐形纹；

②箕形纹：分为正箕纹及反箕纹；

③斗形纹：分为环形斗、螺形斗、囊形斗、双箕斗、杂形斗。

如图3-57和图3-58（据美国肖曼·阿尔特的《皮肤纹理学与疾病》及郭景元的《法医学》编绘）所示。其划分依据纹理走向及有无三角区。斗形纹（又称为涡形纹）呈同心圆或螺旋形，其左右下方各有一个三叉。箕形纹像簸箕，开口向一侧，只有一个三叉，若开口向小指侧，称尺箕；开口向拇指侧，称桡箕；两个箕形纹绞在一起，称双箕形纹。弓形

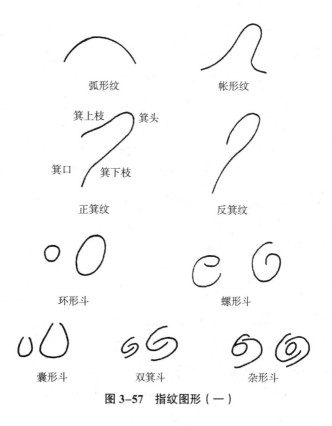

图 3-57 指纹图形（一）

纹是指指纹呈高低不同的弓形并横过指腹，无三叉。所谓三叉是指来自三个方向的脊线相交成"人"形的指纹结构。中国人指纹以斗形纹最多，其次为箕形纹，白种人则以箕形纹最多。指纹形态的临床意义体现在：

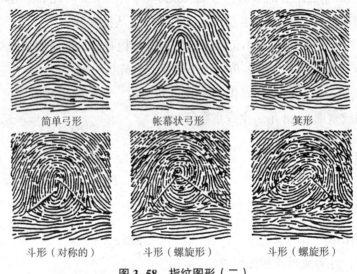

简单弓形　　　　　　帐幕状弓形　　　　　　箕形

斗形（对称的）　　　斗形（螺旋形）　　　斗形（螺旋形）

图 3-58　指纹图形（二）

1. 指纹对遗传性疾病有一定的诊断意义，尤其是染色体病变方面的疾病。主要特征为指纹的形态及纹线总数的变化，其中，指纹形态变化标志着常染色体畸变，而指纹总数变化则提示性染色体变异。目前已证实，所有的染色体畸变患者都有手纹的异常，很多染色体病都有特征性手纹变化，虽然形式各异，但其变化均有以下共同特点：①弓形纹增多；②斗形纹增多；③无名指和小指均是反箕形纹；④双箕形纹增多；⑤通贯手；⑥倒"Y"形 t 向掌心移位，atd 角大于 60°。

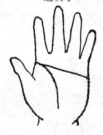

图 3-59　通贯手

十指指纹都是箕形纹，并且是通贯手（掌心手纹往往只有一条，见图 3-59），其家族通常有人患有能引起智力衰退、发育迟缓等后遗症的遗传性疾病。其手纹特征还可在小指上只有一条折皱，而不是像普通人那样具有两条折皱。患有精神分裂症、癫痫、糖尿病、牛皮癣、麻风、先天性青光眼等遗传性疾病的人，其手掌上也会具有上述类似的手纹现象。

2. 根据日本古屋氏的调查，每 163 万人口中，可有一人其十指均无指纹。而部分手指（一指或二指）无指纹者，可占常人的 0.75%，若按指数计算，则为 0.08%。据称此为常染色体显性遗传所致。有报道称智能发育不全者中无指纹者较多，可高达 28.43%，占手指数的 4.52%[19]。

3. 根据美国纽约大学的研究结果，十指都为尺侧箕形指纹者，年老后大多患老年痴呆；先天愚型者尺侧箕形纹也偏多；母体患过风疹者，则胎儿斗形纹偏多；先天性心脏病者的弓形纹减少；精神分裂症者的弓形纹增多；重症肌无力者的斗形纹增多；而指纹十分清晰者，提示心脏二尖瓣可能有缺损。据国外研究人员经过长期临床观察后发现，倾向于患糖尿病的人其食指呈环状纹路，大脚趾下呈三角环形纹路，这一发现可以早期预测糖尿病，从而及早采取预防措施[20]。美国夏威夷大学癌症研究中心一项研究发现，女性左手指纹开口向右的纹形较多者，患乳癌的机会可能较高[6]。

（二）掌纹形态

1.atd 角 在掌上除拇指外，其他四指的指节基部（劳动后产生老茧的部位）各有一个"Y"形的三叉，依次称为 a、b、c、d 指三叉，而在靠近腕的一方有一个明显的倒"Y"形三叉，称为"t"（图 3-60）。如将 a-t-d 三个三叉线以线相连，则在 t 的部位能构成一个夹角，称为 atd 角。用量角器可测出夹角的度数，以双手度数计算，一般正常人的 atd 角小于 40°（一说正常为小于 48°）。如大于 40°就视为异常。这里决定度数大小的是 t，倒"Y"形三叉位置越高则角度越大，故 t 可作为一个重要的健康指标。大多数染色体病患者都有高位的倒"Y"形三叉。如唐氏综合征（先天愚型）者的 atd 角为 81°（图 3-61），特纳综合征（先天性卵巢发育不全）者为 66°。

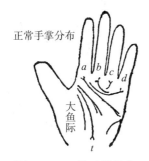

图 3-60 正常手掌分布

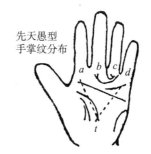

图 3-61 先天愚型手掌纹分布

2. 掌褶纹 人的手掌上褶纹（指手掌屈肌形成的褶纹线）通常有三条，即近心横曲纹（又叫近侧横曲纹、小鱼际抛物线或脑线）、远心横曲纹（又叫远侧横曲纹、小指根下横曲纹或心脏线）、鱼际横曲纹（又叫鱼际曲线或生命线），见图 3-62。一般认为，在正常情况下，鱼际横曲纹、近心横曲纹和远心横曲纹都以纹路清晰深刻，头尾连带无间断为佳。详言之，鱼际横曲纹粗而深长，呈现出淡淡的粉红色，且又不庞杂错乱，线端渐形变细进而消失者，则常提示身体健康，精力充沛，不会轻易患病；近心横曲纹粗深而长，明晰不断，颜色红润，略微下垂，且弯曲成优美的弧形，近掌心末端可有分支者，显示其身体健康，充满活力；远心横曲纹深长明晰，颜色红润，向下的支线少，向上的支线或辅助线多，则表示其心脏功能健全。

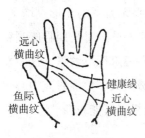

图 3-62　掌褶纹

除了上面三条纹线外，还有一条健康线（图 3-62），对于预测疾病也十分重要。健康线起于鱼际横曲纹（但以不接触鱼际横曲纹为准），斜行向小指方向延伸到远心横曲纹上，其形状与鱼际横曲纹、远心横曲纹和近心横曲纹不同，线越长越深，健康状况可能越差。一般而言，身体健康的人很少有健康线。此线大多见于脑力劳动者或体弱者身上，而体力劳动者或身体强壮的人手上很少出现此条纹线。因此，健康线以不出现为佳，即使有，也应以细线、连续不断，且不与鱼际横曲纹接触者为好。

有学者认为，掌纹纹理在正常情况下应清晰不乱，直而少弯曲，色泽红活而分支不多。反之，纹理不明朗，纹线短而分叉多则为不利，尤其当纹形及纹路有异常时则提示某些疾病，特别是遗传性疾病的存在。如通贯手为先天愚型的标志，其体内必有细胞染色体畸变存在，对诊断遗传性代谢病、器官缺陷等，皆有一定意义。而掌纹缺损，尤其是小指屈纹的缺损，则多提示染色体畸变。

手纹还与人的气质寿夭有关。手纹修长清晰明泽，纹路不乱者，多长寿；分叉多，纹路乱、不清晰者则相对寿短，性格较孤僻，猜忌疑重；手纹粗长无弯者，性格多刚勇；手纹细短弯曲者，气质多却弱畏缩；手纹粗者多凶悍，手纹细者多善良。据报道，有人统计杀人犯 400 多例，发现手掌有一横纹相似[21]。当然杀人犯和个人道德有关，并非是先天遗传的，但至少可以提示，手纹与人的性格气质有一定的关系。

下面着重讨论掌褶纹异常与疾病的关系。

(1) 鱼际横曲纹异常

①鱼际横曲纹的起点，被一些纵线切断（图 3-63），鱼际横曲纹和近心横曲纹上出现许多小眼（图 3-64），常见于肺结核。

②鱼际横曲纹末端有较大的开口（图 3-65），常见于风湿病。

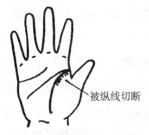
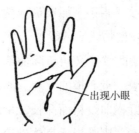
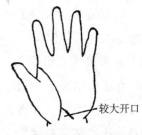

图 3-63　鱼际横曲纹异常（1）　　图 3-64　鱼际横曲纹异常（2）　　图 3-65　鱼际横曲纹异常（3）

③鱼际横曲纹的末端似三角线，有的手心有十字形（图 3-66），常见于心脏病。

④鱼际横曲纹在末端突然截断，如同刀切一般（图 3-67），常表示随着年龄的增

长，易中风（包括脑溢血）。

⑤鱼际横曲纹线浅而淡，鱼际横曲纹、远心横曲纹和近心横曲纹都带有褐色小块，即使用手按压，颜色也不改变（图3-68），常见于脑出血。

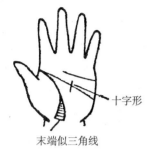

图3-66 鱼际横曲纹异常（4） 图3-67 鱼际横曲纹异常（5） 图3-68 鱼际横曲纹异常（6）

⑥鱼际横曲纹在途中断裂，不论中断的情形如何，都可视为危险的信号。若只有一个手掌中断，则情况较轻；若双手掌同时中断，常表示人体容易发生疾病；若在中断处呈现星纹（米样），常是突发疾病的信号（图3-69）。传说西方芭蕾舞之父的大鱼际横曲纹就是这种形状，在中年时突然病死。因此，如有此掌纹，应及时体检，防患于未然。

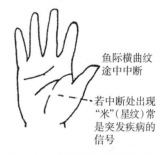

图3-69 鱼际横曲纹异常（7）

⑦鱼际横曲纹变宽，常见于慢性泻痢或营养不良。

⑧鱼际横曲纹不成弧形，而且以直线往下延伸，或成波形（图3-70），常见于糖尿病。

⑨鱼际横曲纹在途中呈波状（图3-71），常表示心血管虚弱，易患动脉硬化症或心肌梗死。

⑩鱼际横曲纹整条呈链锁状（图3-72），常表示体质虚弱，容易生病，有的则一生可能会遭受慢性病的折磨。慢性病中，常以胃、肠等消化系统的疾病居多。若上端部分呈链锁状，提示幼年与青年时期的不健康状况，若下端呈链锁状，提示中年与老年的不健康状况。

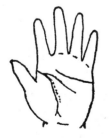 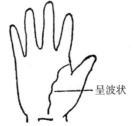 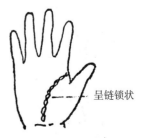

图3-70 鱼际横曲纹异常（8） 图3-71 鱼际横曲纹异常（9） 图3-72 鱼际横曲纹异常（10）

（2）近心横曲纹异常

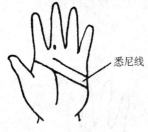

悉尼线

图 3-73　近心横曲纹异常（1）

①近心横曲纹的起端一直延伸到掌边（图 3-73），名为"悉尼线"（以澳大利亚的悉尼市发现较多而命名），国外曾有报道说其与白血病等有关。国内也有人观察到白血病和其他癌症患者中，有悉尼线者为数不少。因此，近心横曲纹为悉尼线者，应特别注意在日常生活中积极预防癌症。

②近心横曲纹终于无名指的下端，并在此处出现一个大眼，可能提示大脑神经病变。

③近心横曲纹、鱼际横曲纹和远心横曲纹末端有切断纹线（图 3-74），常见于肺病。

④近心横曲纹沿着小鱼际往下延伸，中途被切断，并生出许多纵线，同时，在小指的根部生出许多纵线（图 3-75），常见于膀胱炎。

⑤近心横曲纹粗细不一，或细，或被切断（图 3-76），常见于脑出血。

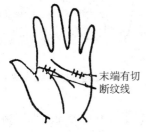

末端有切断纹线

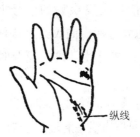

纵线

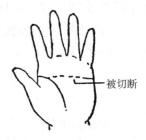

被切断

图 3-74　近心横曲纹异常（2）　图 3-75　近心横曲纹异常（3）　图 3-76　近心横曲纹异常（4）

⑥近心横曲纹隐隐约约，十分浮浅，很可能是大脑神经有病。该线不明显或干脆没有的，可能是智力不发达的人。

⑦近心横曲纹往拇指丘方向弯曲（图 3-77），提示可能会患精神病。

⑧近心横曲纹呈明显的波浪状纹时（图 3-78），常提示易患神经系统疾患。

⑨近心横曲纹上出现小眼（图 3-79），常表明大脑有病。

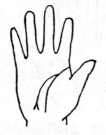

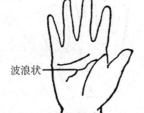

波浪状

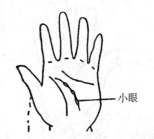

小眼

图 3-77　近心横曲纹异常（5）　图 3-78　近心横曲纹异常（6）　图 3-79　近心横曲纹异常（7）

⑩近心横曲纹上出现黑点或污点（图3-80），提示可能脑中有肿瘤。

（3）远心横曲纹异常

①远心横曲纹的始端有两条条纹（图3-81），常见于痛风病。

②远心横曲纹的末端被切成肋骨状（图3-82），常见于肺结核。

③远心横曲纹在无名指下方位置，被两条短直而粗重的线直切时（图3-83），常见于高血压。

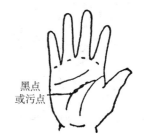

黑点或污点

图3-80　近心横曲纹异常（8）

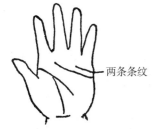

两条条纹

图3-81　远心横曲纹异常（1）

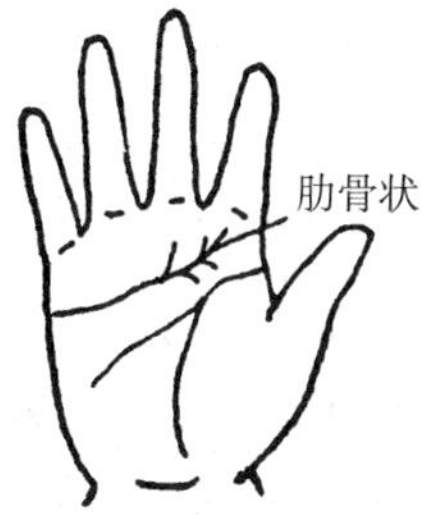

肋骨状

图3-82　远心横曲纹异常（2）

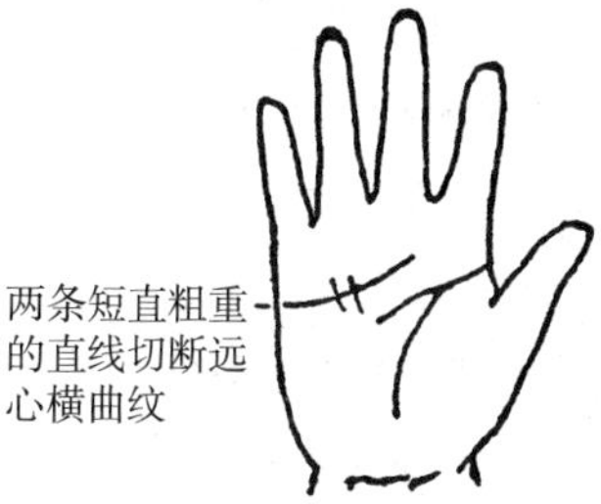

两条短直粗重的直线切断远心横曲纹

图3-83　远心横曲纹异常（3）

④远心横曲纹的下端出现很多毛状虚线时（图3-84），常提示心脑血管系统有病变。

⑤远心横曲纹发生断裂，若在中指或无名指的下方发生断裂现象，而且断口较大时（图3-85），常提示易患循环系统或呼吸系统疾患；若在小指的下方发生断裂现象且断口较大时（图3-86），常提示易患肝脏方面的疾患。

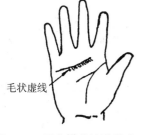

毛状虚线

图3-84　远心横曲纹异常（4）

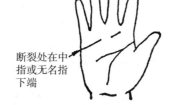

断裂处在中指或无名指下端

图3-85　远心横曲纹异常（5）

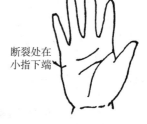

断裂处在小指下端

图3-86　远心横曲纹异常（6）

⑥远心横曲纹很淡并为扭曲波浪形，出现切断纹（图3-87），或远心横曲纹与近心横曲纹或鱼际纹之间，夹着几根斜线（图3-88），常见于心脏病。

⑦远心横曲纹上出现纵线（图3-89），表示易患咽喉炎且有得喉癌的倾向。

⑧远心横曲纹过长，表示易患精神性肠胃病。

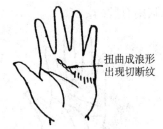

扭曲成浪形
出现切断纹

图3-87　远心横曲纹异常（7）

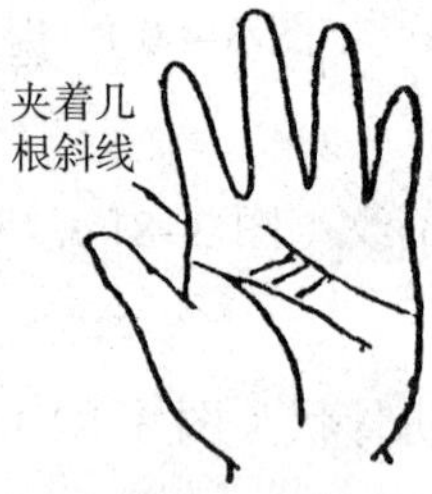

夹着几
根斜线

图3-88　远心横曲纹异常（8）

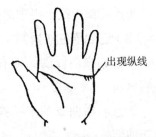

出现纵线

图3-89　远心横曲纹异常（9）

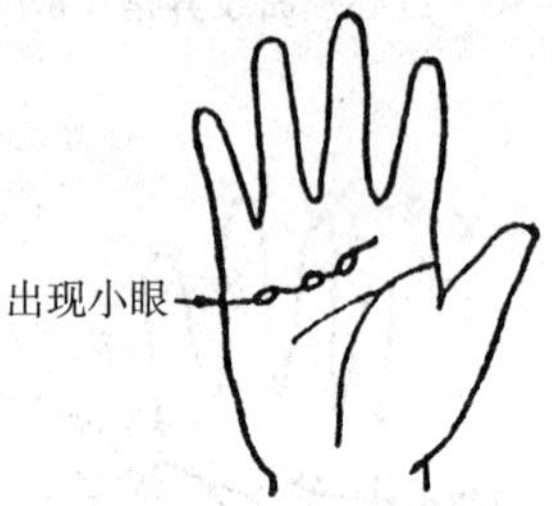

出现小眼

**图3-90　远心横曲纹
异常（10）**

⑨远心横曲纹上出现小眼（图3-90），常见于神经衰弱。

（4）健康线异常　前文已讲过，健康线以不出现为佳。当然，有了健康线，也并不意味着疾病的发生。有时，当身体情况较差的时候，健康线一直会加深，待到健康恢复时，又变浅淡了。但那些短而变色的健康线则往往是患重疾的警告信号，所以对于短的健康线不应忽视。如：

①手掌中央出现短的健康线（图3-91），可见于心脏病，如果健康线及附近的颜色呈晦暗色（浅灰色）、暗红色、褐色、红色（浅粉红色可视为正常）等，常提示消化系统极有可能发生病变。

②健康线短而深，切过远心横曲纹和近心横曲纹的当中（图3-92），常提示大脑有病变。

③健康线触及鱼际横曲纹时（图3-93），常见于心血管疾病。

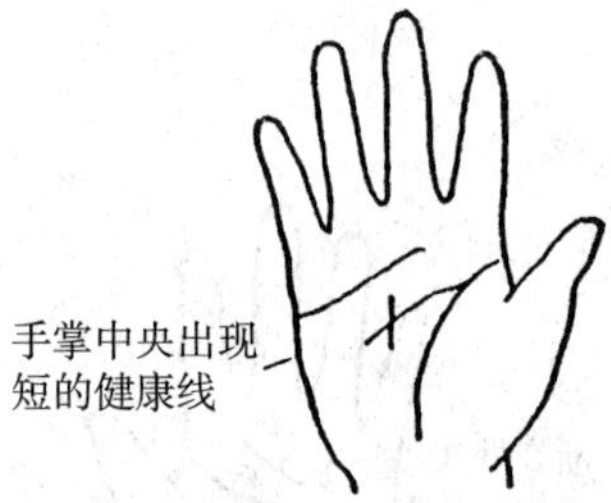

手掌中央出现
短的健康线

图3-91　健康线异常（1）

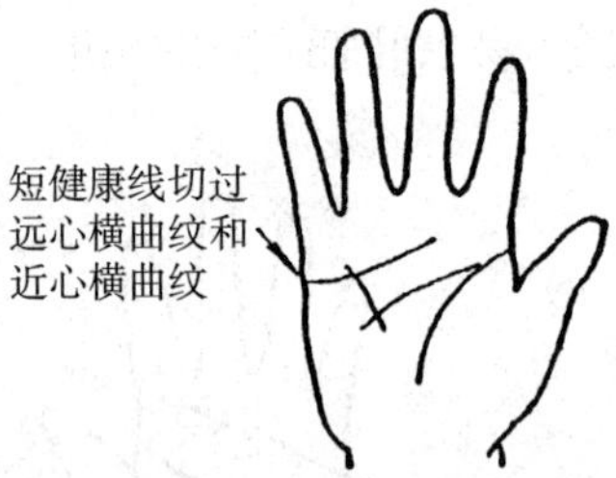

短健康线切过
远心横曲纹和
近心横曲纹

图3-92　健康线异常（2）

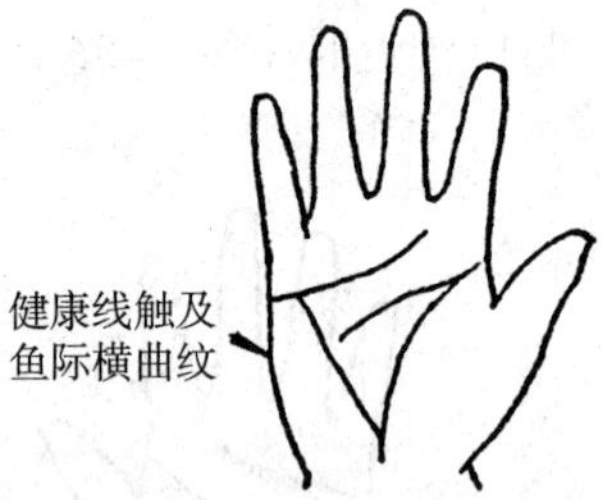

健康线触及
鱼际横曲纹

图3-93　健康线异常（3）

④健康线穿过鱼际横曲纹（图3-94），常提示脏腑衰弱，特别是心脏衰弱。

⑤健康线形成断断续续的线条时（图3-95），常提示肝脏有病。

⑥健康线有很多小眼并呈链锁状（图3-96），常见于呼吸系统疾病。

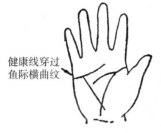
健康线穿过
鱼际横曲纹

图3-94 健康线异常（4）

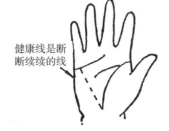
健康线是断
断续续的线

图3-95 健康线异常（5）

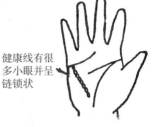
健康线有很
多小眼并呈
链锁状

图3-96 健康线异常（6）

⑦健康线上有暗褐色的斑点（图3-97），常提示患有重病，特别要警惕癌症的可能。

⑧健康线与远心横曲纹相接处为暗红色（图3-98），常提示可能患心脏病。

⑨健康线纹理不清，或有中断（图3-99），可能是肝炎早期。

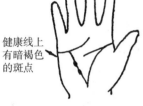
健康线上
有暗褐色
的斑点

图3-97 健康线异常（7）

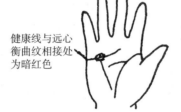
健康线与远心
衡曲纹相接处
为暗红色

图3-98 健康线异常（8）

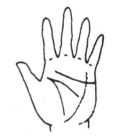

图3-99 健康线异常（9）

（5）其他纹理色泽异常

①小鱼际下方鼓起，并有横纹（图3-100），常见于肾脏病。若淋浴后手纹增多，表示浮肿因心脏病、肾脏病而引起。

②小鱼际处有横线或弧形短线（图3-101），常见于糖尿病。

③小鱼际外侧皱纹多（图3-102），常见于肠胃病。

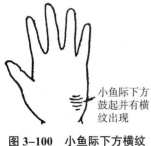
小鱼际下方
鼓起并有横
纹出现

图3-100 小鱼际下方横纹

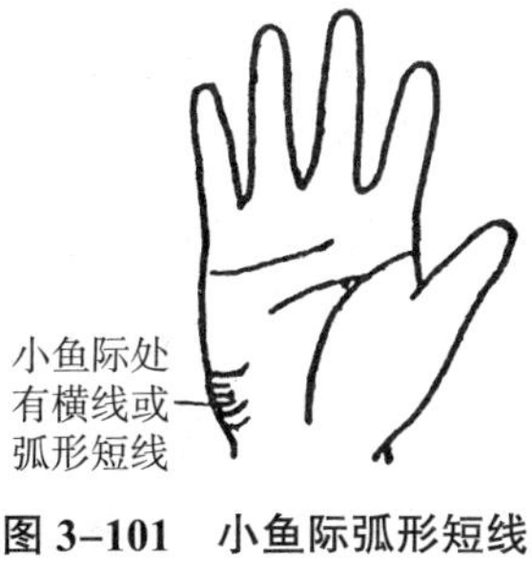

小鱼际处
有横线或
弧形短线

图3-101 小鱼际弧形短线

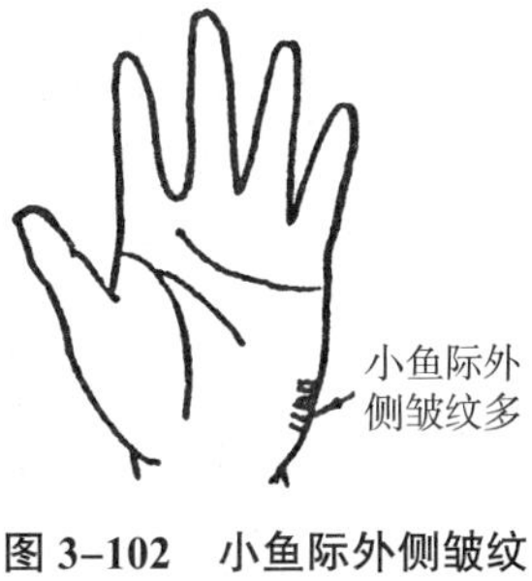

小鱼际外
侧皱纹多

图3-102 小鱼际外侧皱纹

④高血压患者如果整个手掌呈红茶色，为脑出血的先兆。

⑤整个掌面呈暗红色或紫色的斑点（图3-103），常见于肝病。

⑥在手掌中央出现十字形的线条（图3-104），常见于心脏病。

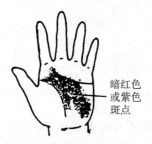

图3-103　掌面暗红或紫斑

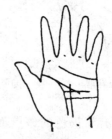

图3-104　掌面十字形线条

⑦食指丘比其他指丘高（图3-105），可能是脑出血的先兆。

⑧从手腕到小鱼际出现黑色或暗紫色（图3-106），表示因风湿而引起腰痛，或风湿性关节炎，这时在脚踝内侧也会出现这类颜色。

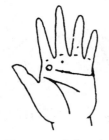

图3-105　食指丘高

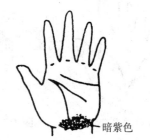

图3-106　手腕鱼际暗紫色

（三）足纹形态

足皮纹包括各足趾纹及踇趾球区（为跖纹之一），趾纹的纹形与指纹相同，仍为弓形、斗形和箕形。此外，大踇趾根部及其余趾间的纹形，也为弓形、斗形及箕形，如图3-107。

足纹中有早期诊断意义的主要是踇趾球区，它位于前足掌内侧大踇趾根部，其皮纹图形与手掌小鱼际相似，常见涡形、远攀、胫侧弓和腓侧弓（图3-108），在遗传性疾病的诊断方面，具有十分重要的意义。

根据趾纹、趾间纹及前掌跖纹的纹

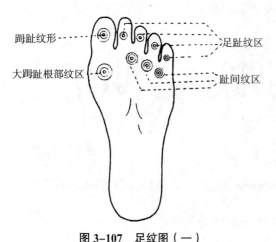

图3-107　足纹图（一）

形变化，对遗传性疾病的诊断颇有价值。据报道，智能发育不全者，足底踇趾区呈现弓形纹；有的女子性功能不全，斗形纹常在 8 个以上；有的男子性功能不全，其弓形纹亦增多[19]。

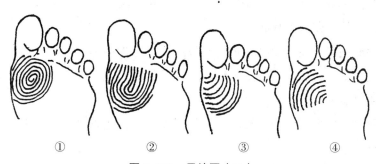

图 3-108 足纹图（二）

①涡形；②远攀；③胫侧弓；④腓侧弓

（四）常见疾病的皮纹异常

根据皮纹的变异可以预测许多先天性遗传性疾病，包括性染色体变异性疾病、常染色体变异性疾病、基因畸变性疾病以及其他遗传疾病。其皮纹变化的特点是纹形的变化往往不是单一的，而是指、掌、趾、跖纹的多种综合异常。先天性遗传疾病，主要取决于染色体的变异。人体一共有 46 条染色体，其中与性别有关的染色体为一对，称为性染色体，男子为 X 染色体和 Y 染色体，女子是 X 染色体，其余为常染色体 22 对，这两种染色体负载着基因（即遗传物质），对人体的生长发育起着决定性的作用。如果染色体出现异常，包括结构异常、数量的增减等，都会导致各种先天性遗传病（又称染色体疾病）。

1. 先天愚型（唐氏综合征） 为常染色体畸变的疾病。其皮纹特征为：①指纹方面发现 80% 为箕形纹，尺侧小指及第四手指箕形纹均为反箕频率增高。②掌纹屈肌线缺损，出现通贯手（猩猩纹）。③掌纹 atd 角高位，增大为 75.9%。以上特征称为先天愚型皮纹畸变三联症，同时在足纹方面包括趾纹，亦有箕形纹增多及足前掌跖纹出现于胫侧。

2. 脑肝肾综合征 为基因畸变引起的遗传性疾病，其皮纹变异特征与先天愚型皮纹变异三联症相同。

3. 女子性遗传疾病 其染色体畸变特征为 X 染色体先天缺损一条。皮纹特征除拇指为箕形外，其余几乎为斗形，掌 atd 角极低，为 65°，纹线总数增高，大大超过常数（正常女子为 122 条），提示先天性卵巢发育不全。

4. 男子性遗传疾病 其染色体畸变特征为 X 染色体先天性多了一条。皮纹特征为指纹的弓形纹出现频率高，箕形纹减少，纹线总数比正常大大减少（男子正常为 144 条），提示先天性睾丸发育不全。

5. 18- 三体综合征 其指纹多数为弓形纹，通常在 6 指以上，有时可见拇指桡侧箕纹（拇指桡侧箕纹在正常人群中极罕见），atd 角也增大，也常见有猿线，足底花纹明显减少，花纹强度亦极度减低。

6. 先天性心脏病 皮纹畸变特征为指纹纹型以斗型纹为主，尺箕形纹减少，弓形纹基本正常；掌轴三叉点远移，使 atd 角增大；通贯型掌褶纹比例较高，a-b 嵴数和主线横向指数明显减少。其中：

（1）**室间隔缺损患者** 指端纹型中以箕形纹为主，尤以尺箕形纹为主，其余各纹型比例无明显异常。

（2）**动脉导管未闭的女性患者** 各指端斗形纹明显增多，尤以食指为甚，总指嵴纹数增高。

（3）**房间隔缺损患者** 各指端纹型中以桡箕形纹为主，小鱼际区真实花纹出现频率明显增高。

（4）**肺动脉狭窄患者** 各指端纹型中以弓形纹为主，斗形纹、箕形纹比例较低，总指嵴纹数下降。

（5）**主动脉狭窄和法洛四联症患者** 各指端指纹纹型比例与正常人相反，即以斗形纹为主，箕形纹相对减少，总指嵴纹数增高。小鱼际区真实花纹出现率较高。

（6）**心内膜垫缺损患者** 各指端纹型中，尺箕形纹比例最高，尤为女性患者，斗纹型比例相对减少。

（7）**大血管错位患者** 指端弓、箕、斗形纹比例基本正常，但小鱼际区真实花纹出现频率明显增高。

7. 先天性遗传性精神分裂症 皮纹特征为指纹弓形纹多，斗形纹减少，手掌 atd 角增大，总指嵴纹数增多，褶皱手多见。

8. 先天性遗传性白血病 皮纹特征为手掌有猩猩纹，弓形纹增多，尺侧指箕形纹减少，足蹑趾球区斗型纹出现率增高。

（1）**急性淋巴细胞性白血病** 表现为男性指端斗形纹增多，女性尺侧箕形纹增多，部分患者手掌可见悉尼线。

（2）**急性髓细胞白血病** 表现为男性右手指桡侧箕型纹增多，女性左手小鱼际区纹形增多，atd 角增大。

（3）**慢性淋巴细胞性白血病** 女性患者表现为指端弓形纹及桡侧斗形纹增多，左手小鱼际区花纹出现率增高，atd 角度大；男性患者以指端桡侧箕形纹增多和弓形纹减少为主。

（4）**慢性粒细胞性白血病** 表现为指端斗形纹出现率增高，尺侧箕形纹减少。

（5）**分类不明性急性白血病** 男性患者指端弓形纹增多，尺侧箕形纹轻度减少；女性患者斗形纹增多，弓形纹相应减少。

9. 先天性遗传性重症肌无力 皮纹畸变特征为指端斗形纹增多，尺侧箕形纹减少。

10. 先天性遗传糖尿病 皮纹畸变特征为指端斗形纹增多，部分患者箕形纹和弓形纹明显减少，大、小鱼际区真实花纹减少并有横沟，足踇趾球区斗形纹和弓形纹明显增多。

11. 先天性肝豆状核变性 皮纹畸变特征主要为右手拇指、食指和无名指指端斗形纹增多，左手相应手指也有出现类似纹形的倾向。

12. 先天性遗传性舞蹈病 皮纹畸变特征为左手第三指指端斗形纹的出现率增多。

13. 先天性无脑畸形 皮纹畸变特征为指趾端见大而复杂的花纹，手掌小鱼际区有桡侧箕形纹出现，并可见掌猿线。

14. 13 三体综合征 皮纹畸变特征为尺侧箕形纹和斗形纹显著增多，第四、第五指可见桡侧箕形纹；atd 角位置高、增大，在男性患者平均为 186°，在女性患者平均为 196°；足踇球区常见腓侧弓形纹或"S"形腓侧弓形纹。

15. 第 5 号染色体短臂缺失综合征 又称猫叫综合征，其皮纹畸变特征为指端斗形纹稍多，尺侧箕形纹减少，atd 角增大，平均为 50.8°。

16. 风疹胚胎病 皮纹畸变特征为指端斗形纹、手掌完全型和过渡型猿线，部分患者除食指外其他指上桡侧箕形纹均增多；atd 角增大。

17. 麻风 皮纹畸变特征为中指桡侧箕形纹减少，而拇指、中指和无名指上斗形纹增多，手掌纹轴三角底位下移，大鱼际萎缩。

18. 遗传性视网膜色素变性 皮纹畸变特征为指端箕形纹和弓形纹显著增多，手掌小鱼际区真实花纹减少，掌轴三角向手掌近心端移位，atd 角平均值略低于正常；足踇趾端男性多见腓侧箕形纹；女性多见简单弓形纹，女性患者足踇球区远侧箕形纹明显增多。

19. 腹腔病 常见麸质所致肠病或口炎性腹泻，其皮纹畸变特征为皮纹萎缩，指端白线减少。严重皮嵴纹萎缩的患者，其指端白线甚至可消失。

20. 巨细胞包涵体病（巨细胞病毒感染） 皮纹畸变特征为总指嵴纹数值域范围增大，男性患者平均为 155，女性患者平均为 80；手掌猿线和过渡型猿线出现频率增高；指端斗形纹明显增多。

21. 先天性白内障 皮纹畸变特征为手指端大箕形纹和大斗形纹比例增多，总指嵴数显著增高，A 主线多走向大鱼际区，a–b 嵴数增高，大小鱼际区真实花纹中均以箕形纹多见，皱褶掌、桥贯手和悉尼手比例较高，踇趾球部远箕形纹增多。

22. 高度近视　皮纹畸变特征为纹中箕形纹频率明显增多，斗形纹比例减少，总指嵴数下降，掌轴三叉点移向掌心，使 atd 角和 TPD 值明显增大；皱褶型掌褶线比例明显增高，以屈光度大于 10D 者尤为显著。

23. 原发性肝癌　皮纹畸变特征为大箕形纹比例较高，常出现掌纹嵴线离解、鱼际横曲线纹理中断、肝掌和大小鱼际区的紫色瘀斑。

24. 肝硬化　皮纹畸变特征为尺箕形纹比例增多，斗形纹相对减少，总指嵴数下降，大小鱼际区皮肤纹理粗糙零乱，且出现明显的肝掌。

25. 直肠癌　皮纹畸变特征是指纹纹型比例与正常人相反，即以斗形纹为主，尤以螺斗形纹为主，尺箕形纹比例减少，总指嵴数增多，在大鱼际靠近手腕部区出现特异性有色斑，以及硬斑样型或表浅型皮纹。

26. 风湿性心脏病　皮纹特征是指纹纹型中，男性患者指端弓形纹减少，女性患者指端弓形纹增高；总指嵴数正常；大部分患者的掌轴三叉点偏向尺侧，且两个以上者多见，使 atd 角增大；a–b 嵴数和 td 嵴线数明显减少；男性患者I₃指间区真实花纹频率增高。

27. 智力低下　皮纹特征是指纹纹型中弓形纹或桡箕形纹频率明显增高，尤其是左右手第 4、第 5 指出现桡箕形纹者，对智力低下的诊断具有较为重要的意义。总指嵴数明显减少；掌轴三叉点远移，使 atd 角和 TPD 值明显增大；大小鱼际区的痕迹纹型、通贯型掌褶纹比例较高；踇趾球部斗形纹比例明显增高。

28. 癫痫　皮纹特征是指纹纹型中弓形纹明显增多，斗形纹、箕形纹比例相对减少，总指嵴数明显下降，主线横向指数有增大的趋势。

29. 先天性垂体性侏儒症　皮纹特征是指纹纹型中以斗形纹为主，而箕形纹比例相对减少，尤以尺箕形纹减少更为显著；总指嵴数增高，悉尼型掌褶纹比例较高。

30. 先天性聋哑　皮纹特征是男性患者指端桡箕形纹和斗形纹增多，尺箕形纹减少；总指嵴数增高，掌轴三叉点远移，使 atd 角和 TPD 值明显增大；C 三叉点发育不全或缺失率较高；通贯型掌褶纹和桡尺单基点褶纹出现率较高，而桡尺三基点褶纹比例较低；I₁区、小鱼际区和第三、四指间区真实花纹出现率较高。

【现代研究】

前面已经讲到，深入、广泛地开展皮纹学的研究是近几十年的事情，上文"临床运用"部分所述内容就是现代皮纹学研究的成果。近 50 年来，皮纹学的研究在皮纹方法学、群体皮纹学、皮纹遗传学、皮纹的胚胎发生、皮纹研究的医学应用、非人灵长类的皮纹研究等方面均取得了较大的进展[35]。其中，皮纹研究的医学应用除前文所述内容外，1971 年，Comminus 提出癌症与皮肤纹理有关。

1980 年，国内有人对癌症患者的皮纹学进行观察，报告恶性肿瘤患者斗形纹及猿线出现率明显高于正常人及良性肿瘤患者，大小鱼际花纹亦增多。乳腺癌患者手掌指间区 I_3、I_4 花纹出现率明显高于对照组，$P < 0.01$。并对 200 例鼻咽癌患者、200 例其他部位癌症患者，以及 400 例广东籍正常人的皮纹进行观察发现，鼻咽癌患者和其他部位癌症患者有类似演变规律的异常皮肤纹理，还有一些其他癌症患者所未有的特异性皮纹[34]。

对于视网膜色素变性患者的皮纹观察，王万敏等观察 55 例患者，发现其指端弓形纹和箕形纹明显增多，斗形纹减少；小鱼际真实花纹明显低于对照组，正常掌褶和叉贯型少于对照组，而桥贯型显著增多[36]。胡克莲等对 43 例患者的观察亦发现，视网膜色素变性男女患者的主线指数明显下降，男性患者的指纹隆线总数显著增高，指端斗形纹明显增多，箕形纹（主要是尺箕）相应地减少，与正常人对照组相比，均有非常显著性差异[37]。

中山眼科中心曾凌华等对 110 例本病患者和 360 例广州汉族健康成人的皮纹学进行调查，结果发现，视网膜色素变性患者 8 指以上为斗纹形者的比例增多（占 37.27%，而健康人组为 15.56%），通贯掌数目增加（占 7.27%，而健康人组为 2.08%）和 atd 角增大（平均男性为 47.32° ±3.76°，女性为 46.78° ±3.03°；而健康人组男性为 40.83° ±2.32°，女性为 41.14° ±2.30°），都有显著性意义，认为在临床诊断中，上述三个指标有一定的参考价值[38]。

南京医学院蔡丰英等对 204 例原发性闭角型青光眼患者和 450 例正常人的皮纹进行了分析，结果发现，两组的皮纹有显著的差异。原发性闭角型青光眼的皮纹异常主要表现为指纹隆线总数增高，指尖花样变异，箕形纹增多，斗形纹减少；女性患者的弓形纹增多, atd 角度增大；男女患者的 a-b 线数均减少，男女患者的主线指数均减少，通贯手增多，第四指间区花样增多，其他区的花样则减少等，与正常人相比，多有显著性差异[44]。

曾凌华等还对先天性色盲汉族成年患者 176 例的皮纹进行了调查，并与 360 例健康汉族成人比较，发现色盲患者中 8 指以上斗形纹者明显增多（占 26.42%，健康人为 13.89%），掌部大鱼际区、I_1 区和小鱼际区的花纹出现率明显增高（分别为 18.89% 和 22.46%，而健康人组分别为 8.06% 和 11.67%），差异均非常显著（$P < 0.01$），并推论掌部的真实花纹可能同先天性色盲之间有一定的联系[38]。

李连生对 100 例顽固性头痛患者和 100 例健康人的掌纹进行了观察，发现头痛患者中有一侧掌纹通贯的居多，占 24%，而正常组仅为 4%，有显著性差异（$P < 0.01$）。说明本病与遗传学存在着密切关系[39]。另有报道 95% 的口炎性腹泻患者显示不同程度的皮纹萎缩，尤以成年患者的皮纹萎缩改变显著。有人曾对 15 例巨细胞病毒感染患

儿和 8 名患儿的母亲、5 名患儿的父亲进行皮纹学调查，结果发现，患儿指端斗形纹出现频率增加，达 43%；患儿母亲组的指端斗形纹出现频率正常；但患儿父亲组斗形纹明显高于正常，达 66%。

1964 年，Forbes 报道 19 例假性甲状旁腺功能过低患者的皮纹特征，发现指端弓形纹（占 12.5%）和小鱼际区花纹（48%）均增加，在 56% 的掌中存在着远端轴三辐线，平均 atd 角是 55°[4]。还有学者发现，十二指肠溃疡患者的掌纹有蝴蝶结和弧线出现；母体胚胎时期患过风疹，约 2%～3% 的患者易出现猴沟纹（四指线沟纹），为先天愚型的标志[30]。

安徽医科大学汤大钊提出从指纹可推测智力水平。它对中国科技大学少年班、高中、初中、小学学生及弱智者等各层次人群共 1095 人，采用双盲法进行指纹智力测试，符合率达 99.08%。其测试方法是通过观察手指的 11 种指纹、11 种"汤氏点"和 7 种嵴线断离出现的概率，经过数字模型进行计算并得出数值，数值的大小即代表智力的高低。经测试，中国科技大学少年班的智力平均值为 3388.42，其他各组依次递减，弱智组为 2928.9。据报道，指纹中的环状同心纹是愚纹，这在科大少年班中出现率很低；而另一种智慧纹，在科大少年班中却高达 72%，但在其他人群中很少。嵴线断离是一种畸形纹，人群平均出现率为 53.3%，而科大少年班仅占 6.76%，弱智组则高达 82.82%。汤氏认为，指纹是神经系统发育情况的外在表现，因而观察指纹以测智力是有科学依据的[41]。

天津市安贞医院精神病学专家冯志颖研究表明，双手皱褶掌和指纹、掌纹嵴离解断裂皮纹对辅助诊断精神分裂症、情感性精神障碍有重要作用。因人体的神经系统与皮肤的发育共同来源于外胚叶，人体皮肤皮纹的异常与精神病有密切关系。从 1986 年开始，冯志颖对 275 例精神病患者的皮肤进行研究，并与 275 例健康成人进行对照，发现精神病患者中，男性存在双手皱褶掌的达 11.7%，女性达 40.4%；存在手指和手掌纹嵴离解断裂的男女分别为 12.6% 和 3.5%。两项指标均远高于正常人的比例，为对照组的 5 倍多。另外，精神病患者中性染色体异常的在皮纹上有明显表现，总指纹嵴数明显低于正常人，达 30%[43]。

印度班加大学的医师认为，用指纹可判断先天性抑郁症，此病的显著特点是指纹上的"螺"比较多，"箕"比较少，手纹也与一般人大不相同。他们的研究还表明，指纹异常与精神分裂症、糖尿病密切相关[44]。

许长照对 56 例脾虚患者及 105 例正常健康者的右手手纹印（包括 11 个纹区的 16 个参数）进行了比较，结果发现，脾虚患者的指端斗形纹多，但双箕形纹出现率比正常人低，总指纹嵴数高，显示手指的大斗及大箕居多；食中指间区及鱼际、小鱼际区花纹出现率高；t-d 纹嵴数偏低，小鱼际区及掌心部白线出现率高。这些皮纹的变异显示了脾虚患者手部功能变化与正常健康者有所差异，可作为脾虚本质辨证的一项重要指标[40]。这是有关中医证型与皮纹变异关系的首次报道。

赵理明根据掌纹诊断心律失常，认为感情线与脑线之间承接之连线叫贯桥线，是提示心律失常的信号；大拇指指腹侧有"十"字纹，提示心律失常。方庭（感情线与脑线之空间处称方庭）内有"十"字纹，也是提示心律失常的信号。脑线中央处有几个小眼岛纹相连，也提示心律失常[47]。赵理明还据掌纹诊断先天性心脏病，其特征为无论左右手，一掌方庭内有"十""丰"字纹；或一掌脑线中央处有对应小岛符号，并有一条干扰线穿过三大主线凿岛。若双脚从幼年开始至成年，皮肤干裂，发乌黑色，常年一层层脱死皮，经常用胶布贴脚跟部位以缓解裂口之痛苦，这种人提示先天性心脏病，多为先天性心脏缺损症[48]。

参考文献

[1] 林朗晖. 手纹与健康 [M]. 福州：福建科学技术出版社，1987.

[2] 王遇康. 医学皮纹学 [M]. 北京：学术期刊出版社，1988.

[3] 王遇康. 皮纹与染色体疾病图谱 [M]. 成都：成都科技大学出版社，1986.

[4] 肖曼·阿尔特. 皮肤纹理学与疾病 [M]. 姚荷生，译. 南京：江苏科学技术出版社，1984.

[5] 韩国栋. 手足纹诊病及图解 [M]. 天津：天津科技翻译出版公司出版，1989.

[6] 刘宏生，刘宏禧. 百病自测秘诀 [M]. 上海：上海科学技术文献出版社，1991.

[7] 布兰布利特. 手相之谜 [M]. 吴斌，等，译. 上海：学林出版社出版，1988.

[8] 王胜，等. 手疗治百病 [M]. 长春：吉林科学技术出版社，1993.

[9] 杨力. 中医疾病预测学 [M]. 北京：北京科学技术出版社，1991.

[10] 魏文汉. 病理生理学（上册. 肤纹与遗传性疾病）[M]. 上海：上海科学技术出版社，1984.

[11] 王晨霞. 现代掌纹诊病 [M]. 第2版，兰州：甘肃民族出版社. 1995.

[12] 沈全鱼，吴玉华，沈丽鸽. 望面看手 [M]. 太原：山西人民出版社，1988.

[13] 余雪鸿. 手面相看健康 [M]. 香港河洛出版社，1982.

[14] 陈琴. 手相学 [M]. 台北希代出版公司，1980.

[15] 刘少聪. 新指纹学 [M]. 合肥：安徽人民出版社，1984.

[16] 杜传书，刘祖洞. 医学遗传学 [M]. 北京：人民卫生出版社，1983.

[17] 郭景元. 法医学 [M]. 第3版，北京：人民卫生出版社，1987.

[18] 王维浩. 看手识病 [J]. 科学画报，1986（4）：17.

[19] 颜文伟. 皮肤纹理与遗传 [J]. 国外医学遗传学分册，1981，4（5）：269-274.

[20] 手脚皮肤纹路可预测糖尿病 [J]. 浙江中医杂志，1983（7）：334.

［21］杀人犯的手掌特征［J］.福建青年，1986（10）：31.

［22］郭汉壁.人类皮纹学研究观察的标准项目［J］.遗传，1991，13（1）：38.

［23］高云生译.皮纹学与看手相［J］.科学与人，1985（1）：38.

［24］金泉.从掌纹判断健康［J］.生活画报，1985（9）：19.

［25］志新.掌纹——人体的病历卡［J］.生活，1985（3）：10.

［26］钟声.皮肤纹理与疾病［J］.知识与生活，1981（3）：16

［27］陈登勤.手相的科学［J］.知识与生活，1981（3）：17.

［28］手纹可测健康［J］.上海康复杂志，1986（5）：30.

［29］手相术——谈手纹与疾病的诊断［J］.姜淑媛，编译.生活画报，1985（9）：20.

［30］吴基建，译.掌纹诊病［J］.科学与生活，1987（6）：21.

［31］李吕海.医学知识集锦（第二辑）［M］.湖南科学技术出版社，1983.

［32］手部诊疗法［N］.长沙晚报，1986-01-24（3）.

［33］从掌纹判断健康［N］.长沙晚报，1986-01-06.

［34］彭清华.几种中医诊法的研究进展（皮纹诊法）［J］.国医论坛，1990，5（3）：44-45.

［35］姚荷生.近三十年皮纹学的进展与前瞻［J］.南京医学院学报，1986，6（3）：213-217.

［36］王万敏，封进启.视网膜色素变性的皮纹调查［J］.眼科新进展，1988，8（1）：10-11.

［37］胡克莲，谭震涛，俞自萍，等.视网膜色素变性的皮纹学研究及家系调查［J］.眼科新进展，
　　　1986，6（2）：7-9.

［38］曾凌华，等.视网膜色素变性、先天性色盲的皮纹学观察［J］.中华医学杂志，1985，65（2）：71.

［39］李连生.梅花针为主治疗顽固性头痛临床观察及掌纹学研究［J］.天津中医药，1991（1）：41-42.

［40］许长照，张瑜瑶，陈祖芬，等.脾虚证患者皮纹学初探［J］.南京中医学院学报，1988（3）：
　　　15-17.

［41］汤大钊.从指纹可推测智力水平［N］.健康报，1988.

［42］王苏平.辨掌纹悬壶济世［N］.健康报，1993-08-20（2）.

［43］国文.皮纹研究为诊断精神病提供重要指标［N］.中国中医药报，1996-08-09（2）.

［44］用指纹判断先天性抑郁症［N］.健康报，1984-10-16.

［45］蔡丰英，朱丽霞，童文秋，等.204例原发性闭角青光眼患者的皮纹分析［J］.眼科新进展，
　　　1986，6（3）：16-19.

［46］泽龙.医学手相——微经络平衡整体诊疗法［M］.第1版.广州：广东科技出版社，1994.

［47］赵理明.掌纹诊病：心律失常手诊法［J］.中华实用中西医杂志，2003，16（10）：1427.

［48］赵理明.掌纹诊病：先天性心脏病手诊法［J］.中华实用中西医杂志，2003，16（10）：1476.

［49］冶福云.皮纹与疾病［M］.北京：人民卫生出版社，1994.

［50］戴若珍.让人虚惊一场的膨胀纹［N］.长沙晚报，1996-12-02.

第五节　第二掌骨侧诊法

1973 年，我国学者张颖清发现了第二掌骨侧的一个新的有序穴位群，其后，张氏在此基础上创建了"第二掌骨侧速诊法。"此诊法就是根据从头穴至足穴的次序，对双手第二掌骨侧的各穴依次按压一次或数次，依据穴位压痛点的有无和位置，即可确定人体哪些部位或器官有无疾病。近 20 年来，第二掌骨侧诊法已在各地得以广泛应用。现根据张颖清所著《生物全息诊疗法》一书和全国各地医者的研究情况，将这种诊断方法介绍如下。

【诊断原理】

中医学认为，人体体表的每一个穴位均是体内脏腑、经络之气输注于体表之所在。传统中医理论和现代临床、实验研究均证实了体表穴位与体内脏腑的对应关系。根据穴位与脏腑对应的原理，凡是机体某一组织或器官有病，就必然会在特定的穴位上有所反映。因而通过按压这些穴位的感觉，就能诊断内在脏腑的病变。

张颖清发现的第二掌骨侧的穴位的分布形式与它们所对应的部位或器官在整体上的分布形式相同（图 3-109、图 3-110）。第二掌骨节肢的近心端是足穴，远心端是头穴。第二掌骨侧的穴位分布，恰像是整个人体在这里的大致缩小。头穴与足穴连线的中点为胃穴；胃穴与头穴连线的中点是肺心穴；肺心穴与头穴连线分为三等份，从头穴端算起，中间两点依次为颈穴和上肢穴；肺穴与胃穴连线的中点为肝穴；胃穴与足穴的连线分为六等份，从胃穴端算起，五个点依次是十二指肠穴、肾穴、腰穴、下腹穴、腿穴。第二掌骨节肢系统包含着整个人体各个部位的生理、病理信息，故此穴位群被称为第二掌骨侧的全息穴位群。这些穴位所对应的不仅是穴名所指出的整体上的部位和器官，而且还包括整体上与穴名所指出的部位或器官处于同一横截面及邻近的其他部位或器官。如：

头穴：对应头、眼、耳、鼻、口、牙；

颈穴：对应颈、甲状腺、咽、气管上段、食管上段；

上肢穴：对应肩、上肢、肘、手、腕、气管中段、食管中段；

肺心穴：对应肺、心、胸、乳腺、气管下段、支气管、食道下段、背；

肝穴：对应肝、胆；

胃穴：对应胃、脾、胰；

十二指肠穴：对应十二指肠、结肠右曲；

肾穴：对应肾、大肠、小肠；

腰穴：对应腰、脐周、大肠、小肠；

下腹穴：对应下腹、子宫、膀胱、直肠、阑尾、卵巢、睾丸、阴道、尿道、肛门、骶；

腿穴：对应腿、膝；

足穴：对应足、踝。

因此，临床通过按压第二掌骨侧上述穴位的病理反应，就可诊断其相对应的组织和器官的病变。

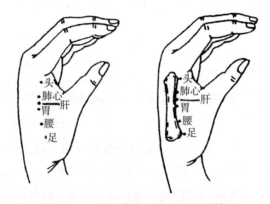

图 3-109　第 2 掌骨侧全息穴位群简图

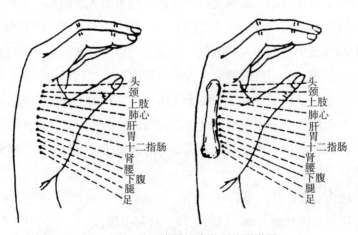

图 3-110　第 2 掌骨侧全息穴位群详图

【诊察方法】

临床运用第二掌骨侧诊法时，以测患者右手第二掌骨侧为例，测试者与患者相对，用右手托起患者右手，患者右手如握鸡卵状，肌肉自然放松，虎口朝上，食指尖与拇指尖相距约 3cm；测试者用左手拇指尖在患者右手第二掌骨的拇指侧与第二掌骨平行处，紧靠第二掌骨且顺着第二掌骨长轴方向轻轻来回按压，可觉有一浅凹长槽，第二掌骨侧的穴位即分布在此浅凹长槽内。测试者以左手拇指尖逐个按压穴位，指尖垂直于浅凹长槽的方向施力，并以第二掌骨长轴为轴，做顺时针方向旋转 30°角的揉压动作，从而使指尖的着力点抵达对应的内脏位置。按照第二掌骨侧全息穴位群的分布图，在第二掌骨侧按从头穴至足穴的顺序，用拇指尖以大小适中的压力揉压一次，如果一次测试结果不明显，可再重复揉压 1～2 次（图 3-111）。

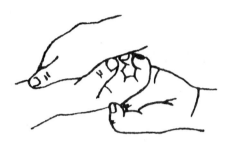

图 3-111　测患者右手第 2 掌骨侧时的姿势

在揉压时注意观察患者的表情和询问患者在所揉穴位上的感觉。如果在揉压某穴时，患者有明显的麻、胀、重、酸、痛的感觉，可在此穴稍用力揉压或按压，这时，如果患者因不可忍受而发生躲闪、抽手等躲避反应，面部出现皱眉、咧嘴等表情，则称此为压痛点，这种反应为压痛反应。如果测试患者左手，则医者以左手托患者左手，用右手拇指尖以第二掌骨长轴为轴做逆时针揉动。手法和步骤与测试患者右手相同。

【临床运用】

临床上测试者可根据第二掌骨侧穴位压痛点的有无及位置做出结论：

1. 如果某一穴位是压痛点，则提示此穴所对应的人体上的同名部位或器官，或这一部位所处的横截面以及邻近的其他部位或器官有病。这可称为部位对应原则。

2. 左手第二掌骨侧穴位压痛反应较右手的同名穴位强，表明人体左侧病重或病在左侧；右手第二掌骨侧相应穴位压痛反应较左手的同名穴位强，表明人体右侧病重或病在右侧，这可称为同侧对应原则。

3. 提示与压痛点相对应的脏腑密切相关的部位有病。如肺穴压痛，除说明肺有病外，还可以推断相关的皮、牙有病；肝穴压痛除说明肝有病外，还可以说明眼有病；肾穴压痛除说明肾有病外，还可以推断耳有病等。总之，其病变部位遵循中医学所揭示的脏腑所主的部位或器官的规律。这可称为脏腑所主原则。

4. 如果哪一穴无压痛，则此穴对应的人体上的相应部位无病。整个第二掌骨侧没有压痛点，则表示全身无病。

对医师来说，第二掌骨侧诊法是一种值得采用的诊断方法，此法可以防止误诊和漏诊。如果遇到多个部位有疾病症状的患者，医者可根据第二掌骨侧最敏感的压痛点来确定疾病的最主要部位，从而分清主次，对主要疾病部位给予优先和重点治疗。即使并非医师，一般人也可随时使用此法简便地了解自己身体各部位和器官的健康状况。

凡疾病部位在身体上的位置比较明确的疾病，此法的诊断准确率较高；而在全身疾病定位不明确的疾病，则压痛穴位亦不确定，准确率低。此外，这种方法只能确定有无疾病以及疾病之部位，而不能提示为何种疾病。

【现代研究】

为了验证此诊法的准确性，张颖清自 1973 年以来运用这种诊法诊断或测试 2074 例，诊断准确率为 1939 例，准确率为 93.5%，这一测试结果与随机情况有极显著性差异（$P < 0.01$）[1]。夏伟恩用此法诊断各种疾病 5743 例，准确率为 96.57%[2]。马孝魁用此法诊断 509 例，准确率为 96.5%[4]。章耀曾测试住院患者 200 例，准确率为 78.3%[5]。肖荣用此法测试 100 例，准确率为 97%[6]。1982 年，张颖清与 24 位医生协作测试患者 11338 例，诊断准确率为 92.7%[1]。尹甫左用此法测试 711 例，诊断准确率为 95.1%[7]。

日本饭田清七用此法诊断人体上部位疾病 70 例，准确率为 88.5%；中部位疾病 67 例，准确率为 85%；下部位疾病 88 例，准确率为 89.7%。他对张颖清的"同侧对应原则"也进行了验证，结果为左侧 36 例中符合者为 32 例，准确率为 88.9%；右侧 52 例中符合者为 49 例，准确率为 94.2%[8]。

饶克强等对 115 例肺结核患者、64 例健康人，用 434 型经络探测仪测定肺穴生物电流微安值，证实了肺结核患者第二掌骨侧肺穴微安值高于健康人，第二掌骨侧的肺穴与整体的肺部疾病有着病理、生理学上的相关性[9]。

白印洪等对 206 例各种胃脘痛患者（包括胃癌、萎缩性胃炎、胃溃疡、十二指肠溃疡、慢性胃炎、胃黏膜脱垂等）进行第二掌骨侧指压法，压痛阳性者为 175 例，诊断符合率为 84.95%，其中尤以器质性病变的阳性率更高，符合率达 94.32%（166/176）[10]。

所有这些研究结果，均充分证明第二掌骨侧诊法的可靠性和临床价值。

参考文献

[1] 张颖清.生物全息诊疗法［M］.第 1 版.济南：山东大学出版社，1987.

[2] 张颖清.全息生物学研究［M］.济南：山东大学出版社，1985.

［3］张颖清.全息生物研究［M］//夏伟恩.我是如何在临床中应用第二掌骨侧生物全息诊疗法的.山东大学出版社，1985:72.

［4］马孝魁.第二掌骨侧速诊法的临床应用［J］.新中医，1982（1）：53-54，58.

［5］章耀.穴位分布的全息律的临床证据——内蒙古自治区医院200名住院病人上肢各主要节肢的测试结果［J］.乌兰察布科技杂志，1982（3）：9-14.

［6］张颖清.全息生物学研究［M］//肖荣.全息新穴在临床诊治中的应用.济南：山东大学出版社，1985：87.

［7］张颖清.全息生物学研究［M］//尹甫左.第二掌骨侧全息穴位群的临床应用.济南：山东大学出版社，1985：109.

［8］饭田清七.针灸と第2中手骨侧指压诊断法——中手骨侧诊断114例の分析［J］.医道の日本，1985（12）：11.

［9］饶克强，等.全息元上的位点与整体上特定部位病理学变化的相关性［A］.第三次全国生物全息律学术讨论会，1985.

［10］白印洪，杜召余."第二掌骨侧"指压法和"舌下络脉"诊法诊断胃脘痛［J］.新中医，1988(6)：19-20.

［11］张锐金；林青云.第二掌骨侧生物全息诊疗法在运动性疾病中的应用［J］.广州体育学院学报，1990（2）：49-54.

［12］孙文善.合谷穴和第二掌骨侧穴位群关系初探［J］.山东中医学院学报，1991，15（3）：15-16.

［13］刘中.第二掌骨诊疗法［J］.农村新技术，1997（1）：54-55.

［14］钟仲义；钟文英；谢秋莲.足内侧胫骨全息反射区速诊法［J］.双足与保健杂志，1999（5）：38-40.

［15］李春.第二掌骨侧生物全息诊疗法临床应用［J］.中医药学报，2001（6）：42-43.

［16］吕玉琦；龚宇；刘纪荣.针刺第二掌侧骨全息穴位治疗骨质增生初探［J］.中国自然医学杂志，2001（3）：178.

［17］王孟林.寸口脉诊疗及第二掌骨侧诊疗与蜜蜂医疗［J］.蜜蜂杂志，2007（11）：17-18.

［18］刘中.第二掌骨诊疗法［J］.中华养生保健，2009（3）：24.

［19］冯培智.针刺第二掌骨侧穴治疗各类疼痛［J］.求医问药：下半月刊，2011，(1)：67.

［20］李海燕.第二掌骨侧诊疗法治疗急重症举隅［J］.中国中西医结合急救杂志，1996（3）：140.

第六节　足掌诊法

　　临床通过观察足掌的皮肤色泽、形态变化，按摩足掌各部有无压痛，询问有无足痛、足痒、足冷、足热等以诊断疾病的方法，称为足掌诊法。古代医籍有关足掌诊法的内容极少见，而在西方，近几十年来把足掌看作是人体的第二心脏，欧美国家的足反射学（Foot Reflexology）认为人足的各个部位的不同表现，常可反映出人体不同器官的病变情况。目前，无论是国内还是国外，都有人把观足识病作为一种疾病的辅助诊断手段。

【诊断原理】

　　中医学认为，内脏与体表官窍的联络是以经络为其通道。足掌与人体中的不少经脉有密切的关系，如足太阴脾经、足少阴肾经、足厥阴肝经、阴维脉和阴跷脉都起源于足底部，而足太阳膀胱经、足阳明胃经、足少阳胆经、阳维脉和阳跷脉均终止于足底部。在这些经脉所属的脏器中，肾是人体阴阳之根，为先天之本；脾胃是气血生化之源，为后天之本；肝是条达气机、贮藏血液的脏器；胆参与消化与意识决断；膀胱是水液贮纳及蒸化排泄的器官，其经脉广络周身，输注全身脏腑经穴之气。它们都有通过经络在特定体表的投影。而阴维脉能维护诸阴；阳维脉能维护诸阳；阴跷脉为通利内侧经气的经脉；阳跷脉是通利外侧经气的经脉；且足三阴三阳经与手三阴三阳经相互联系，使其经气环循周身。故人体某一脏腑器官发生病理变化，即可通过经脉反映于足掌部。因而，诊察足掌的信息可了解全身各脏腑器官的病变情况。

　　中医学认为，人之有足，犹树之有根，常言道："树枯根先竭，人老脚先衰。"这与国外许多医学专家的观点一致，有人认为，人有四根，即鼻为苗窍之根，乳为宗气之根，耳为神机之根，而足为根中之根。说明鼻、耳、乳虽是人体精气的三个凝聚点，而足才是元精元气总的集合点。故人体元阳精气的盛衰最易体现于足部，这也是为什么通过诊足可以了解人体脏腑精气盛衰的原理之一。

　　近来国内外的研究结果均发现，人体各个脏腑器官在足掌部几乎都有各自的投影反射区（图3-112～图3-116），各反射区压痛的出现，即代表其相应的组织器官发生了病理变化[1, 2, 6～9]。故足掌和耳、目一样，也是人体的缩影。诊察足掌，可诊断全身组织器官的病变。

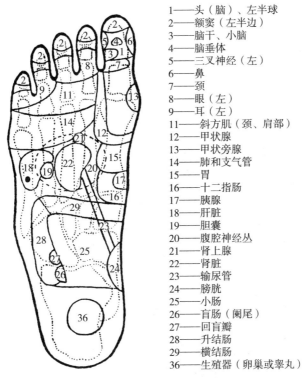

1——头（脑）、左半球
2——额窦（左半边）
3——脑干、小脑
4——脑垂体
5——三叉神经（左）
6——鼻
7——颈
8——眼（左）
9——耳（左）
11——斜方肌（颈、肩部）
12——甲状腺
13——甲状旁腺
14——肺和支气管
15——胃
16——十二指肠
17——胰腺
18——肝脏
19——胆囊
20——腹腔神经丛
21——肾上腺
22——肾脏
23——输尿管
24——膀胱
25——小肠
26——盲肠（阑尾）
27——回盲瓣
28——升结肠
29——横结肠
36——生殖器（卵巢或睾丸）

图 3-112　右脚反射区图

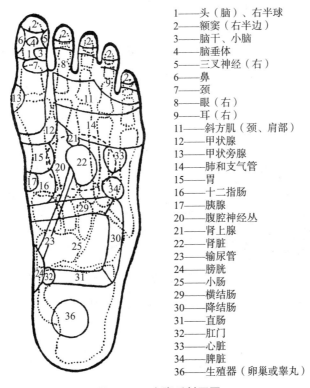

1——头（脑）、右半球
2——额窦（右半边）
3——脑干、小脑
4——脑垂体
5——三叉神经（右）
6——鼻
7——颈
8——眼（右）
9——耳（右）
11——斜方肌（颈、肩部）
12——甲状腺
13——甲状旁腺
14——肺和支气管
15——胃
16——十二指肠
17——胰腺
20——腹腔神经丛
21——肾上腺
22——肾脏
23——输尿管
24——膀胱
25——小肠
29——横结肠
30——降结肠
31——直肠
32——肛门
33——心脏
34——脾脏
36——生殖器（卵巢或睾丸）

图 3-113　左脚反射区图

393

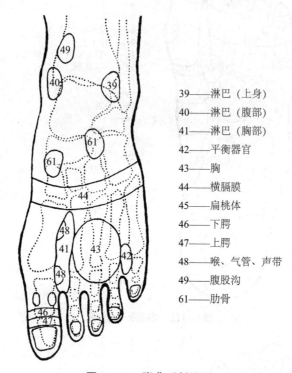

39——淋巴（上身）

40——淋巴（腹部）

41——淋巴（胸部）

42——平衡器官

43——胸

44——横膈膜

45——扁桃体

46——下腭

47——上腭

48——喉、气管、声带

49——腹股沟

61——肋骨

图 3-114　脚背反射区图

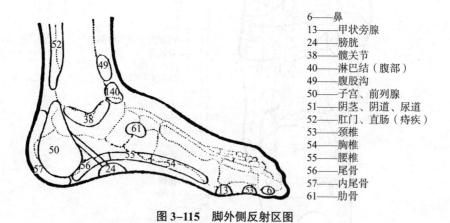

6——鼻

13——甲状旁腺

24——膀胱

38——髋关节

40——淋巴结（腹部）

49——腹股沟

50——子宫、前列腺

51——阴茎、阴道、尿道

52——肛门、直肠（痔疾）

53——颈椎

54——胸椎

55——腰椎

56——尾骨

57——内尾骨

61——肋骨

图 3-115　脚外侧反射区图

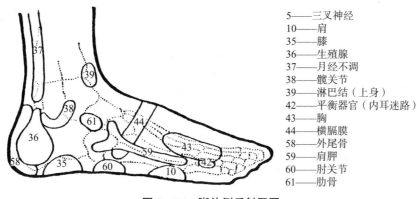

5——三叉神经	
10——肩	
35——膝	
36——生殖腺	
37——月经不调	
38——髋关节	
39——淋巴结（上身）	
42——平衡器官（内耳迷路）	
43——胸	
44——横膈膜	
58——外尾骨	
59——肩胛	
60——肘关节	
61——肋骨	

图 3-116　脚外侧反射区图

【诊察方法】

诊察足掌时，病者可取坐位或仰卧位，将两腿伸直，脱去鞋袜，观察足掌部的皮肤有无浮肿、红赤、湿烂及枯燥皲裂，足底有无老茧；用手指或火柴棒按压足掌各部时有无压痛；有无足痛、足热、足冷、足汗等自觉症状等。正常人见不到上述病理改变。

【临床运用】

1. 足趾长大，足部宽厚实大者寿；足趾瘦短，足部狭窄薄小者夭。足小趾粗大厚实者，肾气多盛；足小趾细小皮薄者，肾气多衰。足皮厚且红活润泽者，提示阴分充盛。

2. 足背肿胀　活动后加重，休息后减轻，多为脾虚水湿下注所致，亦见于水肿病的初期。若久居潮湿之地，引起足背浮肿，行走觉重，多为感受湿邪所致，可发展为脚气肿胀。

3. 脱疽　指足趾周围皮肤由紫变黑，逐步蔓延，渐至腐烂，流出败水。溃处肉色不鲜，气味剧臭，疼痛异常，夜间更甚。腐烂延开，可使五趾相传，渐见罹病关节坏死，自行脱落，疮面久久不敛。此为一种险恶外证，多因严寒涉水，寒湿下受，以致寒凝络痹，血行不畅，阳气不能下达所致；或由于过食膏粱厚味，辛辣炙煿，火毒内生，或房劳过度，邪火灼伤，水亏不能制火等，以致火毒蕴结，筋脉阻塞，气血凝滞而成。

4. 冻疮　指足部皮肤先为苍白，继则红肿，自觉灼痛或瘙痒，或有麻木之感。重者可出现大小不等的水疱，或起肿块，皮肤呈灰白或暗红或转紫色，此时疼痛剧烈，或局部感觉消失，如出现紫血疱，势将腐烂，溃后流脓流水，收口很慢，须气候转暖时方能痊愈。多因遭受严寒空气的侵袭，受冻时间过久；或严冬季节静坐少动，气血运行不畅，以致气血瘀滞而引起。

5. 足丫湿气 俗称"湿气"。指脚丫潮湿，作痒难忍，往往搓至皮烂疼痛，流出水血，其痒方止，但至次日又痒，经年不愈。严重者腐烂疼痛，足趾浮肿，流脓淌水，臭味难闻，行走不便，称为"臭田螺"，又名"烂脚丫"。多因湿热下注，水液浸渍所致。

6. 足生鸡眼 指足生老茧，根陷肉里，顶起硬凸，疼痛，妨碍步履。又名"肉刺"，俗称"鸡眼"。多因穿窄鞋远行，或走崎岖道路，伤及血脉所致。若擦伤在足跟旁者，形如枣栗，肿起色亮，可以化脓，称为"土栗"。多因擦伤后风热邪毒外袭所致。

7. 甲疽 俗称"嵌爪"。指足趾甲嵌入肉内，甲旁肿胀，行走疼痛，能引起破烂，胬肉高突，甚则脓液侵入甲下，须待爪甲脱落，方能痊愈。多因体虚正气不足，加之肝气郁结，脉道阻塞，气血凝滞所致。

8. 足底疔 指足掌中心生疔疮，初起局限无头，麻木作痒，继则焮热疼痛，红肿明显，随着肿势的逐渐扩大，疼痛剧烈而呈搏动性，其痛连心。继则脓出黄白稠黏，逐渐肿退痛止。多由脏腑火毒凝结所致；或因针头、竹木等刺伤，感染毒气，阻于皮肉之间，留于经络之中，亦能引起本病。

9. 足部烂疔 指足掌部皮肤破损处胀痛，伤口周围呈暗红色，旋即迅速蔓延成片，状如丹毒，并有高热头痛、神昏谵语，继则灼热肿痛剧烈，皮肤上形成一个大水疱，溃破之后，流出淡棕色浆水的疾病。若身热渐退，患处红肿消失，腐肉与正常皮肉分界明显，并在分界处流出稠脓者，为转机之象；若身热不退，患处腐烂及肿势继续蔓延不止者，是为逆证。本病多因皮肤破损，接触潮湿泥土，感染毒气，毒聚肌肤；或因湿热火毒炽盛，蕴蒸肌肤，均致毒滞血凝，热盛肉腐而成。

10. 足痛 指足跟、足心、足趾等部位发生的疼痛。若疼痛独见于足跟，局部不红不肿，不能久立久行者，多属肝肾亏虚，精血不足，然也有因于气血亏虚者；若疼痛发于足底涌泉穴处，多因肾虚湿着，命门之火失于温煦敷布所致；若足心痛见于肥胖之人，久立则痛甚，行动则痛缓者，多因湿痰流注而成。

11. 子肿 妇女妊娠晚期出现脚掌部浮肿，渐及下肢，延至周身头面，皮薄光亮，压痕不易起者，又称"脆脚"。多因平素脾肾阳虚，复因胎体渐长，气机不畅，运化敷布失职，水湿泛滥，流于足部而成。

12. 足底皲裂 指足底皮肤枯燥裂开，疼痛，多因摩擦、压力、破伤和浸渍所致。

13. 足部温热 若足背较热者，为外感发热；若足心较热者，为内伤发热；若仅足心热者，为阴血不足，虚热内生；若足心热，足胫亦热，小便黄赤者，多肾虚湿热下注。

14. 足冷 足掌冷，称为清；冷过踝，称为厥。多为阳气虚弱，寒邪内生，不能温煦下肢所致，也可见于血虚患者；腹部疼痛，痛势剧烈时，亦可出现足冷，但痛缓足自温。

15. 足汗出 足汗出而足心热者，为血虚；足汗出而足不温者，为气虚。

16. 日本医者研究发现，俯卧时，左右两脚尖都向外转时感到舒服、安稳，而向内侧转时感到难过者（正常人如果两脚同时向外转会感到难受，也放不稳），若见于左脚尖外转型者，提示可能左腿有病，或患有心脏病，且常常是左心有病；若见于右脚尖外转型者，提示右侧肾脏和心脏有病，且颈部易生淋巴结核。俯卧时，左右两脚尖长短不一致者，提示可能易患感冒和胃病，女性易患痛经（图3-117）。

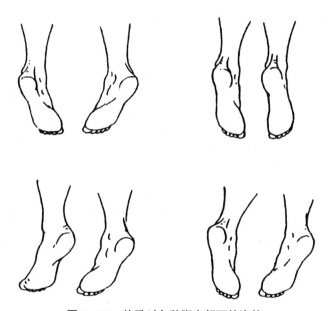

图3-117 俯卧时各种脚尖朝下的姿势

仰卧时，脚尖向前伸得很长，即脚尖不能向躯干方向收，只是向前伸的人，其肺弹性不好，易患肺气肿；仰卧时，两脚掌不能正常合到一起的女性，提示易患子宫癌、子宫肌瘤、子宫转位、痛经、难产、不孕症、性功能减退等妇科疾病；仰卧时，一只脚倒向外侧的人，易患同侧腋下淋巴结肿胀；若两脚尖向外张开，不像正常的姿势那样呈笔直直立者，容易患盗汗（图3-118）[3]。

脚腕粗大，常见于肾病。右脚腕粗者，提示右肾有病，其面色紫暗，与静脉系统受阻有关，常因右心有病所致；左脚腕粗者，提示左肾有病，其面色红润，与动脉系统有关，是左心有病的显示，易患动脉硬化等病[3]。

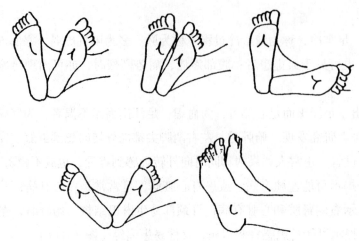

图 3-118　仰卧时各种脚尖朝上的姿势

【现代研究】

现代医者研究发现，脚趾开始肿胀，然后逐渐向膝上延伸，多为心脏病的征兆；脚和脸部都浮肿，是肾病的征兆；脚掌纹路十分明显，为患有精神抑郁症的征兆；五个趾甲都翘起，为精神压力过重的征兆；趾甲有纵行条纹，表示处于极度疲劳状态，身体功能低下，容易患病；脚蹞趾腹侧皮肤有网状粗纹，且有针孔状损害的女性，可能患有性腺内分泌失调的各种症状，如月经不调、性欲减退等；脚趾腹侧若有不自然的凹凸现象，多为药物使用过多的表现；从侧面看，如果第二趾、第三趾的关节曲起，提示可能会有胃肠疾病[5]。脚的跟骨横卧，脚心突出者为平板脚，多身体状况不佳[3]。

日本医者提出看鞋底诊病法，认为通过观察鞋底磨损的情况，就可了解其健康状况。如走路时脚趾用力的人，若鞋底蹞趾侧磨损明显者，提示易患肝脏病；小趾侧鞋底磨损明显者，为心脏有病，而且多是心室有病。其中，左小趾侧鞋底明显磨损者，为左心室有病；右小趾侧鞋底明显磨损者，为右心室有病。脚后跟部的鞋底磨损明显者，提示输尿管、膀胱壁有病，且左右鞋底与左右侧输尿管、膀胱壁的病变相对应，这种人不能仰卧，夜尿多，易尿床。鞋底脚后跟外侧明显磨损者，提示肾脏有病。其中，左脚后外侧鞋底明显磨损者，提示左肾有病；右脚后外侧鞋底明显磨损者，提示右肾有病[3]。

傅洪义等发现，在足内侧存在着一群对应于人体脏器的穴位分布，以人手拇指与食指自然伸展的长度，恰是足内侧新穴从头穴到足穴的总长。按压某穴出现酸、麻、胀痛感，则说明该穴相对应的器官有病。如心穴压痛则提示心脏，或神志，或舌，或血脉有病；肺穴压痛则提示肺，或胸，或背，或食道气管，或皮毛，或鼻有病；肝穴压痛则提示肝胆，或两胁，或目，或筋有病；胃穴压痛则提示脾胃，或肌肉，或口唇有病；腰（肾）穴压痛提示或腰，或肾，或膀胱，或子宫，或命门，或耳有病。哪侧压痛明显，说明哪侧病变较重。轻压即有酸麻胀痛感者为病较重，重压方有酸麻胀痛感者为病较轻[8]。

近 40 年来，不少医者在足诊的基础上发展出了足针、足象针、踝针及足底按摩疗法，认为足可以看成人体脏腑组织的缩影，通过针刺或按摩各脏腑组织在足部的反映区，可治疗相应组织器官的疾病。大量研究表明，足针及足底按摩不仅可治疗全身各个系统的疾病，而且足底按摩还有却病延年的作用[6～11, 15～17]。

参考文献

[1] 汤叔梁，杨秉元.脚部按摩疗法［M］.南京：东南大学出版社，1990.

[2] 张朝卿，张佩芳.特效足底按摩［M］.北京：人民体育出版社，1991.

[3] 渡边正.体貌手形识病法［M］.魏中海，编译.太原：山西科学教育出版社，1989.

[4] 秦伯未，李岩，张田仁，等.中医临证备要［M］.第 2 版，北京：人民卫生出版社，1981.

[5] 刘宏生，刘宏禧.百病自测秘诀［M］.上海：上海科学技术文献出版社，1992.

[6] 郭长青.微针疗法［M］.重庆：重庆出版社，1989.

[7] 吉元昭治.足反射疗法（附有足反射图）［J］.国外医学中医中药分册，1986，8（4）：40.

[8] 傅洪义，等.生物全息律医学应用及新的探讨［A］.全国生物全息律学术会议论文，1983.

[9] 方云鹏.手象针和足象针［M］.西安：陕西科学技术出版社，1982.

[10] 许政.三例顽固性三叉神经痛的脚针治疗观察［J］.新医学，1972（9）：31.

[11] 肖少卿.足针治疗 25 种疾病的经验介绍［J］.上海中医药杂志，1962（7）：25-27.

[12] 李旭，等.《金匮要略》中的足诊［A］.全国中医诊断第二次专题学术会议论文，1991.

[13] 王天如.薄言"手足诊"［A］.同［12］，1991.

[14] 健康有关"足下"事［J］.浙江中医杂志，1992（2）：94-96.

[15] 吴更伟，郝东方.精易手足按摩法［M］.石家庄：河北科学技术出版社，1991.

[16] 封进启.足部反射区保健按摩［M］.天津：天津科技翻译出版公司出版，1993.

[17] 伍锐敏，袁永端，伍煌铮.足反射疗法［M］.北京：中国医药科技出版社，1990.

[18] 徐春军.足部反射区疗法与经络的关系［J］.国外医学（中医药分册），1999（2）：64-64.

[19] 齐凤军.中医足诊探析［J］.湖北中医学院学报，2003，5（1）：45-46.

[20] 姜平."足诊三脉"辨安危决生死［J］.双足与保健杂志，2003（2）：35-36.

[21] 段延峰，等.试论足疗法中的望诊法［J］.双足与保健，2004（1）：25.

[22] 曹淑文.足部反射区望诊辨病摘要［J］.双足与保健，2004（2）：41-43.

[23] 王绪西，杨秀惠，魏婧婧.足部反射区疗法在临床中的应用［J］.中国冶金工业医学杂志，2006（3）：288-290.

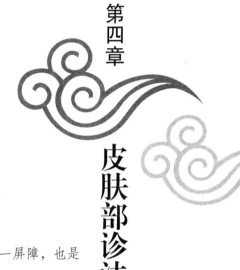

第四章 皮肤部诊法

皮肤部包括皮肤和尺肤。皮肤不仅是人体的第一屏障，也是人体最大的外镜。皮肤上经络密布，穴位众多，皮肤通过经络和腧穴与脏器相通，因而从皮肤上可以透视内脏的病变信息，一切内脏疾患、早衰、癌症等，皆可从皮肤这面巨镜上显露原形。尺肤虽小，却是人体内脏的缩影，与全身脏腑经气相通，可以了解全身五脏六腑的信息，具有全身皮肤缩影的特性。

第一节 皮肤诊法

临床上通过观察皮肤的色泽、形态的变化，感觉异常以及痘、疹、斑、痦、痈疽、疔疖等皮肤病变，可以了解疾病的性质、气血津液的盛衰，以推测疾病的预后，此即为皮肤诊法。察皮肤以诊疾病，早在《内经》中就有论述。后世在《内经》理论的基础上多有发展。如《中医疾病预测学》提出："皮肤既是人体的第一屏障，亦是人体最大的外镜。从皮肤上可以透视内脏的病变信息，一切内脏疾患、早衰、癌症等，皆可从这面巨大的照妖镜上显露原形。"足见皮肤诊法之重要性。《素问·经脉别论》在强调皮肤对脏腑状况有着重要的诊断意义时也指出："诊病之道，观人勇怯，骨肉皮肤，能知其情，以为诊法也。"

【诊断原理】

1. 皮肤覆盖于人体表面，面积约为 1.5 ～ 2m²，约占体重的 16%，是人体的重要器官。中医极为重视皮肤的作用，根据中医脏象学说，认为皮肤是内脏的巨大外镜，皮肤遍布经络网，并通过十二经脉、十二经别、十五络脉、十二经筋、十二皮部、奇经八脉和孙络等，把人体外部皮肤及内在脏腑相维系。因此，人体内部疾患便可通过皮肤反映出来。事实上，皮肤有着巨大的血管系统，容纳了人体 1/3 的循环血量，是人体精血的重要贮备场所。

皮肤又为人体第一道外围，当经络内虚，其经气不能正常运行于相应之皮部，则导致皮部失于屏障而邪气内注。故《素问·皮部论》曰："是故百病之始生也，必先客于皮毛。"事实上皮肤密布淋巴管，是人体第一道防线，皮肤除有保护机体、防御外邪作用之外，还有贮精血、津液的作用。皮肤富含丰富的血管、神经、汗腺等，有调节人体气血的作用。故皮肤腠理是气机出入之枢要，清浊吐纳之门户，是维持人体生机之要冲。当人体气血、津液发生紊乱时，即可反映于皮肤。

2. 人体皮肤与脏腑的关系是通过十二经脉来实现的。《素问·皮部论》论述了十二经脉与十二皮部的关系，十二皮部的划分是以十二经络的循行分布为依据的，即十二经脉都各有分支之络，这些络脉浮行于体表皮肤部，各有一定的分布区域，这就是所谓的十二经皮部。十二经络之气行于皮部，因此十二皮部也就是十二经络的反应区，如在其相应的皮部便可以反映相应脏腑经气的病变。由于人体皮部和经络、脏腑密切相关，因此皮部的变化可反映内在脏器的状况。《素问·皮部论》曰："皮有分部。"言人体皮部的划分是以经络的循行为准则的，所谓"欲知皮部以经脉为纪者，诸经皆然"。故内脏病变往往反映于与其相应的部位，就是说皮部信息是有其专一性的，此即皮部理论可作为"以外测内"的经络依据。如果每一块皮肤在体内都有相应的脏腑及经络，同样，脏腑经络在皮肤部位亦都有各自的投影。现代医学也认为脑干的皮肤投射区在面部，脊髓的皮肤相应区在颈部、躯干及肢体。

3. 皮肤与脏腑的关系密切。《素问·五运行大论》曰："肺生皮毛。"《素问·五运行大论》曰："肺之合皮也，其荣毛也。"《素问·经脉别论》云："肺朝百脉，输精于皮毛。"《素问·六节藏象论》云："肺者，气之本……其华在毛，其充在皮。"足见皮肤与肺的关系最为密切。肺主气，行气于皮毛，而皮肤腠理是人体气机升降出入之地。肺司呼吸，人体皮肤也是重要的呼吸通道，如 24 小时内由皮肤呼出的碳酸气占肺总呼出量的 2%，吸入氧气占肺总吸入量的 0.5% ～ 1%。说明皮肤腠理确是元真之气的出入之所，是人体与外界气体交换之枢要。皮肤的屏障功能和腠理的固密，与肺气的充足密切相关，故皮毛最能反映肺的状况。

《灵枢·本脏》曰："三焦膀胱者，腠理毫毛其应。"指出皮肤腠理与三焦膀胱的密切关系。膀胱为巨阳之气，主统诸阳，并行气于身之表，三焦为气之所终始，故膀胱巨阳之气及三焦皆与皮肤密切相关。

另外，皮肤和肾之间也不无相关联。《素问·阴阳应象大论》云："皮毛生肾。"即言皮毛生于肾，为肾之精液所滋溉。《素问·逆调论》曰："肾者水脏，主津液。"肾又为宗气之根，真气之所出，主司人体气化活动。因此，皮肤腠理之温煦，津液之气化，无不赖之于肾，肾气虚衰时皮肤必然有所反应。现代医学亦认为皮肤含水量占人体总水分的 1/4，是人体最大的津液仓库。可见皮肤与肺、肾、三焦、膀胱都密切相关，影响着人体气、血、津液的运化。

此外，皮肤和肝、心、脾也有关联。因肝藏血、心主血、脾统血均直接关系着皮肤的滋养，故皮肤与人体脏腑皆有密切关系。因此，内脏的病变可以反映于皮肤，皮肤是内脏的外镜。透过皮肤哨所，可以预测内脏病变的信息。

【诊察方法】

诊察皮肤，一般应选在自然光线好、温度适宜、周围安静的场所进行。检查时必须尽量暴露患部，并将全身各部皮肤逐一仔细检查，观察患者皮肤色泽（红、黄、青、白、黑）变化，毫毛的粗与细、润泽与枯槁，皮肤上有无斑、疹、风团、抓痕、瘢痕、鳞屑、痂皮、皲裂、水疱、脓疱、糜烂、溃疡、萎缩,切按皮肤的寒热、润燥及有无结节等。

中国人多属黄种人,正常皮肤为微黄隐红,荣润光泽,无斑、疹、肿等病理变化。但因地域不同、个体差异、季节气候不同、工作条件不同和情绪变化的影响,肤色可有稍白、稍红、稍黑、稍黄等变化,如烤火、酒后、日晒可使皮肤发红,体温稍高,均不属病态。

【临床运用】

(一)皮肤色泽

1. 皮肤发红

(1)皮肤突然发红,色泽鲜明者,多属实热新病;皮肤逐渐发红,色泽欠润者,多属虚热久病,或有瘀滞。

(2)皮肤发红,伴见头痛发热,咽痛鼻塞,为外感风热;若皮肤潮红,伴见骨蒸潮热,午后尤甚,为阴虚内热。

(3)皮肤发红,常见于许多皮肤病的皮损初期。如皮肤突然发红,如染脂涂丹,称为"丹毒",可发于全身任何部位,初起鲜红如云片,往往游走不定,甚者遍于全身,此多属心火偏甚,热邪充斥,又遇风热恶毒所致。若久灸皮肤,火气入皮而成红斑,或成为疮者,称为"火斑疮"。皮肤因日晒过久而发红时,常可发为"日晒疮"。小儿尿布被覆处久渍发红,称为"湮尻疮"。

另外,冻伤、水火烫伤,可导致脉络受阻,气血凝滞,而使局部皮肤发红;酒后血络充盈,也可使皮肤发红。

2. 皮肤发黄

(1)皮肤发黄,为脾失健运,气血不足,肌肤失荣,血不华色所致。若肤色突然发黄,色泽鲜明,属实证;肤色渐渐发黄,其色不泽,属虚证。

(2)周身皮肤发黄,伴见目黄、小便黄者,为黄疸。黄疸之证,其色鲜明如橘子色者,为阳黄;其色晦暗不泽者,属阴黄。若因肠道虫疾,日久耗伤气血而引起的面部肿胖色黄,全身皮肤色黄带白者,称为"黄胖病";若大失血或大病久病之后,气血亏耗,致使全身皮肤失濡,呈现萎黄不泽者,称为"萎黄"。

另外,太阳与阳明蓄血,出现周身皮肤暗黄者,称为"瘀血发黄";黄色在五气应湿,若湿困肌表,经气不舒,出现身黄如烟熏,一身尽痛者,为湿病。

3. 皮肤发青　皮肤出现青紫色,常因寒冷伤体,或因外伤等原因致使皮肤脉络运行不畅,血脉阻滞所致。若新生儿腰、背、臀部皮肤出现青紫色或黑色斑块,多由于禀赋不足，气血未充，气滞血瘀所致，如无其他不良症状，可随小儿生长而自行消失。

4. 皮肤发白 皮肤出现白色，常因阳气虚衰，气血运行迟滞；或气耗血失，气血不充；或寒凝血涩，经脉收缩所致。皮肤生白斑，或遍身粉红斑中有白点者，为"白癜风"，多因风气相搏，气不调和所致。

若皮肤突变白色，状如斑点，无痛痒感，自面部开始而及颈项，日久延及全身者，称"白驳风"，多由肺风流注皮肤之间，久留不去，气血失和，血不荣肤而成。

颈、胸背、上臂等处皮肤，有针头至钱币大小不等，边缘清楚，淡于正常肤色而呈淡白色的斑片，微有痒感，夏季明显，称为"汗斑"或"花斑癣"，多因湿热郁于肌肤而生。

儿童面色萎黄而生白斑，白色或灰白色，境界不明显，大小如钱币，圆形或椭圆形，上覆细薄糠状干燥鳞屑，称为"虫斑"，为小儿感染寄生虫的表现。

5. 皮肤发黑

（1）皮肤黄中显黑，黑而晦暗，称为"黑疸"，又称色疸或女劳疸，多由恣色房劳过度，伤及于肾所致。而面部及全身皮肤晦黑不泽，或萎黄透黑，见于水肿病后期，多为肾脏亏极，真色外现。

另外，卒受严寒，皮肤口唇可见黑紫色，久病气滞血瘀，血阻皮肤脉络，可见黑色，也可见于肌肤甲错而出现的干血痨。

（2）皮肤出现点、片状的褐色斑，不高出表皮，抚之不碍手者，称"黧黑斑"。伴头晕耳鸣，腰腿酸软，五心烦热，舌红少苔者，为阴虚火旺；兼有两胁胀痛，烦躁易怒，纳少嗳气者，为肝郁气滞，亦可见于湿热内蕴的患者。妇人妊娠期间，面部生褐斑，分娩后多可自行消退，不属病态。

（二）皮损形态

1. 色斑 斑为不突出皮肤，呈点状、片状或网状皮损，边缘多清楚。阳斑多见于外感热病，热入营血，迫血外溢而发，望之斑点成片，或红或紫，平铺皮下。阳斑之中，凡发斑稀少，色红活润泽，斑起先由胸腹，后及四肢，同时伴热退神清者，为顺证，是正气未衰，能驱邪外出，为病轻；若斑发稠密，色深红紫黑，斑发先由四肢，后及胸腹，壮热神昏者，为逆证，是正不胜邪，邪毒内陷之危重症。

阴斑为内伤血热或气虚不能摄血而发，其斑点大小不一，色淡红或紫暗，隐隐稀少，发无定处，但不见于面、背部，出没无常，兼见诸虚症状。若以斑之色泽而言，又有红、白、紫、黑之分。

红斑多主有热。压之退色者，多属气分有热；压之不退色者，多属血分有热或有瘀。另有环形红斑者，多见于夏季，秋冬可自行缓解或痊愈，此多为风邪挟湿热蕴积皮肤所致。

紫斑多主有瘀，或因火热壅滞，迫血妄行，脉络受损，血溢肌肤；或因气虚不能摄血，血行脉外，溢于皮肤；也可见于热郁阳明而发紫斑者。

白斑斑点压之不退色者，多属气滞，或气血不和。

黑斑多因局部皮肤外伤，血络损伤，瘀血积于皮肤，久而不去所致。也可见于局部皮肤冻伤，初起紫斑，久则变为黑斑或腐烂化脓。此乃肌肉寒极，气血不行，肌肉失于温养所致。

2. 风团　指皮损呈团块样隆起，大小形状不一，堆积成块或融合成片，多骤然发生，退后不留瘢痕，俗称"风疙瘩"。凡游走不定，时隐时现者，属风邪；红赤者，属热或为阴虚；紫暗或暗红色者，为血瘀；白色者，为外感风寒，或阳气虚弱。而发于暑湿季节，团块聚起，色红或淡红，或不变色，伴见局部瘙痒甚者，常与接触麦糠有关，故俗称"麦糠毒"。

3. 皮肿　皮肿是局部或全身皮肤肿胀高起的一种病症。皮肤肿胀可分为水肿、气肿、血肿、虫毒及外科疮疡。

（1）**水肿**　望之局部或全身皮肤浮肿，皮薄色泽光亮者，多有压痕。水肿发生在上在外，病起急骤者，属阳水，多为实证；水肿发生在下在内，病起缓慢者，属阴水，多为虚证寒证。水肿自颜面先肿，来势迅猛，继之延及四肢全身，伴见外感症状者，为风水，常因肺气不宣，水道不畅而致；若水肿先发于四肢，进展缓慢，渐及全身，伴见四肢困倦，纳呆便溏者，多属水湿困脾或脾失健运所致；若水肿自腰以下及足起始，渐及全身，且以腰以下肿甚，伴见腰膝酸软，阴囊湿冷，或畏寒肢冷者，多因肾阳虚弱，水气不化而致。

（2）**气肿**　皮肤肿厚，色苍不泽，无压痕者，多因肝郁气滞，或痰湿阻滞，气机不和而致。

（3）**血肿**　局部皮肤肿胀高突，皮色青紫或紫暗，或色初为暗褐色，后转青紫，逐渐变黄消退，伴见局部疼痛固定，有局部外伤史者，常因外伤而致血瘀不行，阻滞皮下而致。

（4）**虫毒**　局部皮肤红肿高突，或伴痒痛难忍，见于虫咬伤之后者，因虫毒伤于肌肤，居于皮下而致。

（5）**外科疮疡**　若红肿高起，根盘收束，不甚平坦，多为实证、阳证；若肿势平坦，散漫不聚，边界不清，多为虚证、阴证。病在皮肤浅表、肌肉之间，肿势高突而焮红，发病较急者，预后较好；若病发筋骨、关节之间，肿势平坦而皮色不变，发病较缓者，预后较差。

4. 抓痕　指抓搔后在皮肤上遗留的线状损害，既可发生在正常皮肤上，又可见于已有损害的皮肤上。若抓破表皮后复结血痂者，为内热；抓后遗留白线者，为风盛或内燥。

5. 瘢痕 指皮肤损伤后，遗留一种表面光滑但缺少正常皮肤纹理的痕迹，常见于金刃水火等外伤、手术或疮疡愈后。若见红色或蔷薇色为新鲜瘢痕，暗红色为陈旧性瘢痕。前者见于鬼脸疮、瘰疬等病，后者可见于部分烧伤或手术后患者。

6. 鳞屑 指皮肤发生局限或广泛干燥粗糙，形似鱼鳞蟾皮而起皮屑，触之棘手。鳞屑有蛇鳞、白疕、蛇身、蛇皮、干癣、肌肤甲错等不同称谓，可见于多种疾病。鳞屑以形状上可分为糠秕状鳞屑、落叶状鳞屑、鱼鳞状鳞屑；从其性质又可分为干性鳞屑和油性鳞屑。干性鳞屑多属血虚风燥，或风热外袭，血燥津亏，肌肤失荣；油性鳞屑多属湿热。也有因气血不足，脉络涩滞而致血瘀，致皮肤失荣而肌肤甲错者。

7. 痂皮 指皮肤溃破后，由渗出物干燥凝结在创面上的一层覆盖物。带有脓性物的痂，称脓痂，是热毒未消；带有血性的痂，称血痂，为血热未除；橘黄色的痂，称浆痂，为湿热未尽。

8. 皲裂 指皮肤局部有裂隙，其深浅不等，长短不一，常发生在运动或受压部位，以及皱襞处。多由于气血不和，肌肤失荣，腠理不密，肌肤卒被寒冷风燥所逼，而致肌肤燥裂，并与出汗少、经常摩擦、压力破伤、浸渍等有关。

9. 丘疹 为皮损凸起高出皮肤，触之碍手，形如粟米或豆瓣，散在或堆连成片。红色丘疹多属热，可因风热、湿热、痰热、热毒、血热、胃热、肺热、心火等引起。白色或粉红色丘疹，多为风寒或风湿郁闭腠理，不得透达而发。疹色暗红或紫暗，或呈块状者，多属血瘀皮肤；慢性苔藓性丘疹，多属脾虚湿盛；血痂性丘疹，多属血虚阴亏；疹色淡而时发时退者，多属气血双虚。

10. 水疱 为皮肤表面隆起，小如米粒，大如棋子，内含清亮或混浊液体，其疱壁薄，易破，破后呈糜烂面，可呈单发散在，亦可簇集成堆而生。红色小水疱多属湿热；大水疱多属湿毒或热毒；深在性小水疱多属脾虚湿蕴或感受寒湿所致；如水疱呈白色，周边紫红，或发生于暗红色、青紫色的肿块上，破后渗液清稀，亦可形成糜烂、溃疡，久不愈合者，为寒湿凝滞肌肤所致。

水疱状如粟米，清亮隆起，多有瘙痒，好发于出汗多的部位，常由风湿郁肤所致；水疱大如棋子，或如鸡蛋大小，疱液初清后浊，甚或血色，壁薄松弛易破者，由水湿外发所致；水疱充盈饱满，紧张发亮，起于红斑之上者，多因脾湿与心火盛，湿热搏结而发。

此外，在虫咬处或指间，或阴股间，水疱小且多而群集，伴有奇痒者，为虫毒浸淫所致；又有水火烫伤者，其水疱起于局部，大小不一，随所伤范围而异，其色泽晶莹，伴有灼热感；亦有因接触异物之毒及外敷药物等，致使局部或全身皮肤呈水疱样改变，疱大小因毒之强弱不一，其疱光亮，异物去除后，或可自行消退。

11. 脓疱 为皮肤表面发生隆起含脓液的小疱，呈黄色或乳白色，单发或遍及周身，破后溢脓结痂。脓疱可初起即发，亦可由水疱转化而发。前者多由毒热浸淫所致，其疱如痘粒，壁薄色黄，红晕明显，脓液流溢，常引起新脓疱发生；后者多为湿毒凝结所致，常发生于大片潮红的皮肤上，疱如粟粒，壁薄易破，破后糜烂、渗出，不易干涸。若肥胖多汗之人，生脓疱表浅，小如粟米，反复发作，脓液浅黄，干后结成浆痂者，常因肺热脾湿，湿热蕴结于肌肤而成。若脓疱浅而小如米，发于红斑之上，脓液夹杂血液而呈粉红色，干后结成脓血痂者，乃素体阴虚，营血郁热于肌肤所致。

12. 糜烂 是指皮肤溃破，渗出脂溢而形成的潮湿溃烂疮面。其损害表浅，愈后不留瘢痕，常见于水疱、脓疱溃破后，或痂皮脱落后。若创面鲜红湿润，渗出淡黄色清亮脂水者，多属湿热；若脂水流溢他处则生疱疹，糜烂上结有褐黄色脓痂者，则为湿毒浸淫所致；糜烂面色淡或微红，潮湿浸淫成片，渗液清稀，呈慢性发展者，多属脾虚湿盛，或受寒湿之邪；糜烂面色淡或暗红，渗液少而持久不干，痂皮反复出现，皮肤干燥脱屑者，是阴伤湿恋的表现。

13. 溃疡 指皮肤破溃后，损害较深，溃破处湿烂渗脓，愈后留有瘢痕。急性溃疡，红肿疼痛，多为热毒；慢性溃疡，平塌不起，疮面肉芽晦暗者，属气血虚弱之阴寒证；若疮面肉芽水肿，多属湿盛。

14. 萎缩 指皮肤变薄干燥，纹理失常，表面平滑而有光泽，局部柔软或变硬的一种皮损症状。其原因既有先天性，也有后天性；既有原发性，也有继发性；既有衰老、妊娠等生理性原因，也有某些病理性原因。

若皮肤萎缩，初起伴见发热头痛，咽干口渴，溲赤便干，同时皮肤出现红色斑疹，边缘清晰，继之迅速出现中央凹陷，萎缩面呈圆形浅红发亮，正常纹理消失或出现轻度皱纹者，多因外感热邪，入里化热，热毒浸淫肌肤而发；若萎缩呈带状，自手足背开始，逐渐向四肢近端蔓延，皮损光亮且薄，多为灰色或灰暗，伴见畏寒、四肢不温者，属素体阳虚，或寒邪侵袭，络脉阻滞，气血运行不畅，血瘀局部皮肤而致；若一侧皮肤萎缩，而累及肌肉或骨，局部皮肤变薄、塌陷，皮色发淡，纹理失常，伴见乏力、面色萎黄者，多为素体脾胃虚弱，气血化源不足，不能贯脉濡肤而致；若皮肤萎缩呈线条状，变薄松弛，皱纹消失，皮肤干燥脱屑，色灰褐或红褐，伴见头晕耳鸣、腰膝酸软者，多因肝肾阴亏，精血不足，肌肤失润而致，常见于中老年人。

（三）皮肤病形

1. 起痘 又称豆疮。指皮肤起疱，形如豆粒，伴有外感的证候。常见的有天花与水痘两种。

（1）**天花** 古称"正痘"，是感染疫毒所致的烈性传染病，发痘以头面部居多。其特点是：圆形，根红而深，顶白凹陷如脐，大小相等，一齐出现，灌浆色浊，浆泻如脓，愈时结痂，痂脱留痕。

（2）**水痘** 往往在儿童中流行，其特征是：多分布于躯干和头面，痘形呈椭圆形，肤浅易破，一般顶部无脐，或偶有脐凹，大小不等，陆续出现，浆薄如水，晶莹明亮，稍久略混浊、结痂，痂脱不留瘢痕。

2. 出疹 疹发于肌肤表面，为心实饱满的丘疹，色红，略高于皮面，形如粟米，或如花瓣，抚之碍手，压之退色。临床常见的疹有以下几种。

（1）**麻疹** 麻疹是儿童常见的传染病，由感受时邪疫毒所致。先有发热恶寒，咳嗽喷嚏，鼻流清涕，眼泪汪汪，耳冷，耳后有红丝出现。发热三四天后，疹点出现于皮肤，从头面到胸腹四肢，色如桃红，形如麻粒，尖而稀疏，抚之触手，逐渐稠密。根据麻疹的出诊次序、疹的疏密、色泽和兼症，可以判断病情的顺逆。如疹点依正常次序透发，疹点均匀，色泽红活，疹子出齐后依次隐没，发热渐退，胃纳转佳，精神渐复，是正气充足，邪毒较轻，为麻疹之顺证；若疹出不畅，或疹出即没，或疹色紫黯，伴高热喘咳，是邪毒闭肺；若肤色苍白，疹点黯淡不红，是正气虚衰，不能托毒外出，这些均属麻疹之逆证。

（2）**风疹** 又称"风痧"。多见于小儿，由风热时邪侵袭肺卫，郁于肌腠而致。其疹形细小稀疏，稍稍隆起，色淡红，瘙痒不已，时发时止，身体微热或无热，一般不妨碍饮食和工作。疹色淡红者，多邪在卫分；疹色鲜红者，多邪在气分；疹色紫暗者，多邪在营分。若发生于未满周岁婴儿，疹形更细小稠密，色深红如朱者，又称奶疹。

（3）**隐疹** 又称"风疹块"。本病为一种斑豆疹，常堆积成风团块融连为片，因其发病骤然，消退迅速，不留痕迹，时隐时现，故名隐疹。多因禀赋不耐，气血失调，营卫失和，偶感风、寒、湿、热等邪，血为风动，发于皮肤而成本病。疹色发红者，多感风热；疹色淡红带白者，多感风寒；疹顶有小疱，搔破渗水者，多为风湿；疹色暗红者，多为血瘀；疹色发淡，时发时退者，多为气血双亏。

（4）**皮肤粟疹** 又称"粟疮作痒"。乃心火内郁而表虚，感受风邪，袭入皮肤，风遇火化作痒，致疹起色红如粟，久则血耗，肤如蛇皮。

3. 起痧 此为喉痧病的一种皮肤病症状，因皮损琐碎细小，红晕如尘痧而起，故名丹痧。又因其传染、发势、咽喉肿痛溃烂，故又称"烂喉痧""烂喉丹痧"。本病特征是发热，咽喉疼痛，全身性点状红疹，继之皮肤脱屑，后期可出现疫毒燔灼气营之重证，或出现疫毒攻心之险证。

4. 汗疹 又称热痱。是炎夏暑热之际或高温环境下常见的皮肤病。其特点是病起后皮肤呈现针头大小的红色丘疹或水疱，瘙痒刺痛，甚者簇集融连成片，皮肤潮红，疹退后干燥成细小鳞屑。多因湿热郁于肌肤而发。

5. 白痦　白痦是一种晶莹如粟的透明小疱疹，高出于皮肤，根部皮色不变而无红晕，擦破流水。常见于暑湿、湿温患者，多因湿郁卫分，汗出不彻所致。本病多发于颈部及胸部，有时可遍及手臂和腹部，往往随汗而出。发痦一般表示湿热有外泄之机，但湿邪性质黏滞，一时不易化去，故白痦往往反复多次透发而出现于肤表。白痦有晶痦、枯痦之分，晶亮饱满者称为晶痦，为顺证；颜色枯白而干瘪者称为枯痦，多因津液枯渴所致，为逆证。

6. 皮癣　因其部位与表现不同，而有多种名称。头体部位的皮癣，初起多为淡红色或黄红色斑疹（或丘疹，或水疱等），以后逐渐扩大，呈有鳞屑的红斑，其上毛发失去光泽，呈不均匀的脱落。手足癣有的发生水疱，壁薄不易破，破后流水，干燥脱屑，刺痒胀痛，常因湿热下注，热毒炽盛，或脾虚湿盛，湿毒浸淫所致；有的发生擦烂，趾间由于汗液浸渍而溃烂发白，搔破后可发生湿烂，乃因湿热、脾湿或湿毒而发；还有皮肤增厚，鳞屑即脱即生，甚至裂口疼痛者。

7. 湿疹　因其表现不一，名称亦各异。遍身出现红色豆疹，其形如粟，瘙痒较甚者，称为"粟疮"；小疮簇集，破后流水，浸淫成片者，称为"浸淫疮"；疹粗皮厚，抓破渗血者，称为"血风疮"。又因发生的部位不同，名称亦有别。生于耳后者，称"旋耳疮"；生于鼻下的，称"鼻䘌疮"；生于口周者，称"燕窝疮"；生于脐部者，称"脐疮"；生于阴囊者，称"绣球风"；生于手部者，称"病疮"；生于膝弯、足背者，称"四弯风"；生于腿胫者，称"风疽"。

湿疹初起多为红斑，迅速形成肿胀、丘疹或水疱，继之水疱破裂、渗液，出现红色湿润之糜烂，以后干燥结痂，痂脱后留有痕迹，日久可自行消退。此症多因风、湿、热留于肌肤，或病久耗血，以致血虚生风化燥，致使肌肤失养而受损。

8. 热疮　是指皮肤出现针头到绿豆大小的水疱，常见成片成群，水疱周围略有潮红，有痒和烧灼感，水疱中的水液先为清澄，后变混浊，日久结痂脱落。好发于口角唇缘、鼻孔周围等处，多见于发热之后，常由于风热外感，或肺胃内热熏蒸而成。

9. 痤疮　俗称"粉刺"。是指颜面及胸背等处出现大小不一的小圆锥形红色丘疹，或呈黑头粉刺，可挤出白色粉汁样物质，易继发脓疱、结节、囊肿等。此症好发于青年男女，自发育期开始发生，病情进展缓慢，一般在发育期过后有自愈倾向。一般认为，此症由恣食辛辣肥甘，肺热脾湿，或夏日风热毒邪搏于肌肤而成。

若丘疹、脓疱以鼻周为多，伴见鼻腔干燥，或干咳者，常属肺经热盛，血热蕴阻肌肤而成。因于肺经血热者，《医宗金鉴》又称之为"肺风粉刺"。

若以口周为多，伴见口干口渴，常喜冷饮，大便秘结者，常为过食辛辣，热结于胃肠，不能下达而上逆，阻于肌肤而致。

若面颊出现米粒大小丘疹，且以口鼻眉间为多，伴见面部灼热，有赤丝出现，女子以经期前后为甚者，多属血热所致。

若面及胸背出现米粒大小丘疹，或带有脓疱，或其周围发红疼痛，脓疱此起彼伏，伴见大便干结，小便黄赤者，常属热毒炽盛。

若颜面或胸背皮肤外观呈油腻状，皮损为疱状丘疹或脓疱、结节、囊肿、瘢痕等多种损害，局部红肿疼痛，或伴头痛身热，舌暗红，苔黄腻等症状者，多属湿邪壅阻，气血瘀滞而致。

此外，痤疮的发生也可由于素体腠理不密、外用化学性化妆品刺激或其他化学物质刺激而诱发。

10. 漆疮 是人禀性畏漆，感受漆毒所发的一种皮损症状。发病前必接触漆或新漆的器物，初起时接触过漆的皮肤突然红肿作痒，继之出现细小丘疹或水疱，搔破可发生糜烂。严重者可闻及漆味而发，病及全身。

11. 疥疮 好发于皮薄柔嫩之处，如指缝、腕肘屈侧、腋窝、外阴、大腿内侧、脐周、乳房等。局部见针头或粟粒大丘疹及小水疱，亦可见线纹状隧道弯曲隆起，表面呈黑灰色，盲端有一丘疹或水疱，挑破后内有白色小点，即为疥虫。该病自觉奇痒，遇热及夜间更甚，搔破后可形成血痂，染毒后易继发脓疱、疖肿，故病久之人可见全身遍布抓痕、结痂、暗色斑点。本病由虫毒湿热相搏结于肌肤所致，或由传染而得。若皮肤瘙痒起屑，干枯不泽者，为"干疥"，属肺经燥热；若溃破流黄水或黑水如墨者，为"湿疥"，属脾虚湿盛；若其疥如沙，焮赤痛痒，搔破有水者，为"沙疥"，常属心血凝滞；若其形如豆，脓清淡白者，为"脓窠疥"，多属肾经湿热。

12. 天疱疮 指皮肤局部或遍体出现水疱，小者如豆粒，大者如鸡卵，疱周红晕，疱壁薄而松弛，初起疱内浆液透明，继而变浊形成脓疱，破后糜烂，脓液流溢，浸淫传染，干后形成黄色痂皮。因疱内为黄水或脓液，故又俗称"黄水疮""脓疱疮"。多由心火脾湿蕴蒸，兼感风热暑湿之邪，邪毒郁结于皮肤而发。

13. 缠腰火丹 又名"蛇串疮""火带疮""蜘蛛疮"。多发于腰腹及胸胁部。初起局部皮肤灼热刺痛，继之皮肤出现红斑，渐见粟米至绿豆大小水疱，簇集成群，累累如串珠，呈带状排列，疱壁紧张，其含液清澈，渐渐变浊，最后干燥结痂。水疱多者溃破后可成湿烂面，易感染。重者疱浆为血色，成为血疱，或坏死结黑痂，愈后遗留瘢痕。本病多因情志所伤，肝气郁结，久而化火，肝火妄动所致；或由脾失健运，湿邪阻滞而化热，湿热蕴结于肌肤而发。

14. 疣 此症又称"鼠乳""枯筋箭""千日疮""晦气疮""疣疮""瘊子"等。疣是生于体表的一种针头至绿豆大小的赘生物，呈褐色、灰白色或正常，皮色不一，或枯槁破裂，或表面光滑，或中心凹陷如脐孔，状如鼠乳，散在或密集分布，可由于血虚风燥，肝失所养，筋气外发；或气血失和，腠理不密，复感外邪，凝聚皮肤；或风热邪毒袭于肌肤，或感受风寒与内热相搏，气血凝聚所致。

15. 麻风 又名"疠风""大风""癞病""大风恶疾""大麻风"等。初起患处皮肤麻木不仁，次成红斑，继则肿溃无脓，久之可蔓及全身肌肤，出现皮伤、眉落、目损、鼻崩、唇裂、足底穿等重症。此乃体虚感受暴疠风毒，或接触传染，内侵血脉而发。

16. 杨梅疮 又名"霉疮""广疮""时疮""棉花疮""梅毒"等。多因气化（间接）传染和精化（接触）传染而得。先患下疳、横痃，然后发杨梅疮。在出现全身发热、头痛、骨节酸痛、咽痛等症状后，皮肤先起红晕，后发斑片（称杨梅斑），形如风疹（称杨梅疹），状如赤豆，嵌入肉内（称杨梅豆），继之疹粒破烂，肉反突出于外如翻花（称翻花杨梅），后期毒邪侵及骨髓、关节，或流窜脏腑，又统称杨梅结毒。

17. 痈疽疔疖

（1）痈 痈是一种发于皮肉之间的急性化脓疾患。局部红肿、热痛，表皮变薄发亮，范围多在 2～3cm 左右，具有发病迅速、易溃易敛等特点。多由湿热火毒内蕴，气血瘀滞，热盛肉腐而成。

（2）疽 分有头疽与无头疽两类。有头疽发于皮肤与较厚的肌肉之间。初起有粟粒大的脓头，焮热红肿胀痛，根盘大而深，范围在 10～15cm，溃破后，可见有多处脓头，状如蜂窝，多属阳证。因感受风温湿热之毒，或内生湿热火毒，凝聚肌肤所致。

无头疽是发于骨骼及肌肉深处的脓肿，漫肿无头，皮色不变，按之坚硬，局部麻木，不热痛轻，起病缓慢，不易消散，溃后难敛，属于阴证。多由气血亏虚，寒痰凝滞，或五脏风毒积热，深窜入里，留滞于筋骨及肌肉深处所致。

（3）疔 多生于头面手足。生于头面者，其形如粟如米，根脚坚硬较深，有如钉钉之状。初起麻痒相兼，继而红肿热痛，寒热交作。发于手足者，初起多漫肿无头，麻木作痒，继则焮热疼痛作脓。多由脏腑火毒凝结而成，或因外感邪毒阻于皮内，留于经络所致。头面部疔容易发生疔疮走黄而危及生命。

（4）疖 多发于皮肤浅表，见红肿热痛，根浅，肿势在 3.5cm 左右，容易化脓，脓溃即愈。多因暑湿阻于肌肤，或脏腑蕴积湿热，向外发于肌肤，使气血壅滞而成。

（四）皮肤触觉

1. 温凉 触按肌肤不仅能据温凉以知寒热，还可以热的微甚而分表里虚实。如肌肤寒凉者是阳气衰；肌肤温热者为阳气盛。凡身热初按热甚，久按热反转轻者，是热在表；若久按其热反甚，热自内向外蒸发者，为热在里。

2. 润燥 扪皮肤的润燥可以查知有汗无汗和津液的盈亏。凡皮肤润滑为有汗或津液未伤；皮肤干燥为无汗或津液已伤。若患者皮肤枯燥、肌肤甲错（彩图21），为内有瘀血之征，可见于干血痨患者。

3. 变硬 指局部或全身皮肤按之坚实发硬、光亮，或呈蜡黄色的一种皮损现象，甚至可以伤及脏腑。其发病原因可为摩擦所致，或为疾病本身所引起。

由于摩擦而引起的局部皮肤触之坚硬，边缘不清，表面光滑，呈黄色片状的损害，又称"胼胝"。多见于体力劳动者，常发生于手足肩背等长期摩擦处。多由于长期挤压、摩擦，以致血气营运不畅，局部皮肤失荣所致。

由于脏腑阴阳气血失调而引起的皮肤变硬，又称"硬皮病"。常由于素体营卫失和，复感风寒湿邪，使血行不畅，血凝于肌肤；或因肺气不足，卫外不固，外邪伤及血分，致使经络气血运行不利而阻滞，肌肤失荣，发为此病。

4. 结节 指生于皮里膜外，突出皮面或隐没于内，触之坚硬，形如果核的肿块。若结节初起如豆，肤色不变，触之坚硬可移，日渐变大，相互粘连，推之不移，形似串珠，日久则结节变软，破溃流脓，伴见午后潮热，纳呆消瘦者，多为痰火。

若结节初起如米，渐增如豆，呈圆形或半圆形，单个或成群存在，质地较硬，表面粗糙，不溃破，伴见腹泻便溏，纳呆吐痰者，为痰湿流聚成结节。

若结节如樱桃大小，初起色鲜红，逐渐色变暗，略突出皮肤表面，触之疼痛，不化脓溃破，可伴见局部肿胀，发热咽痛，因情志不舒而加重者，多为气血郁滞。

若结节初起无红肿，但渐次扩大色红，呈带状分布，好发于四肢暴露部位，结节间可触及条索状硬结，伴见四肢不温，畏寒者，多属寒湿阻滞所致。

若新生结节浅红，陈旧结节深红，晚期结节布满于面，致使面部触之凹凸不平，伴手足麻木，感觉减退者，多为疫气浸淫结节而成。

5. 肤肿 指皮肤高凸肿起。凡按之凹陷不易起者，为水肿；按之凹陷、举手即起者，多为痰浊阻滞，气血郁滞。由于感染丝虫之毒而致皮肤肿胀，下肢、阴囊、阴唇、上肢等部位皮肤触之粗糙变硬，肿胀按之不凹陷，或有皱褶如象皮者，称为"象皮肿"。

6. 凡疮疡按之肿硬不热，平塌漫肿者，属阴证；按之红肿热痛，根盘紧束者，属阳证。疮疡按之硬而热轻，或按之仅觉肿而不痛者，是未成脓；按之边硬顶软热甚者，是已化脓；轻按即痛者，是脓在浅表；重按方痛者，是脓在深部；按之有波动感者，是脓已成。

对于肌肉深部的脓肿，则以应手与不应手来决定有脓无脓。方法是两手分放在肿物的两侧，一手时轻时重的加以按压，一手静候深处有无波动感。若有波动感应手，即为有脓；反之则无脓。并且可根据波动范围的大小，来测知脓液的多少。一般而言，波动范围越大，脓液越多；波动范围越小，脓液越少。

【现代研究】

（一）临床研究

不少研究表明，皮肤的异常改变常常是内脏病变的征象。邹良才观察到，颈部、脸、上胸、手掌等处出现蜘蛛痣（为一种有中心点，并向外分出细支的红色痣），往往是肝病转为严重的标志之一，蜘蛛痣可出现于慢性病毒性肝炎及肝硬化阶段，当肝脏病出现此痣甚至有明显出血现象时，病情多较严重[5]。

从皮肤的异常改变，还可判断体内胆固醇的高低。如胆固醇过高时，眼皮、胳膊肘、大腿、脚后跟等部位皮肤上会起黄色、表面光滑的小肿疱；中性脂肪过高时，皮肤上会长出许多小指头大小的、柔软的水痘状物，呈淡黄色，不痛不痒，主要长在背、胸、腕、臀等部位；手指叉处如变成黄色，则表示体内胆固醇和中性脂肪都过高[6]。

皮肤是反映人体健康的镜子。如果皮肤像一圈圈的靶子，可能是患疱疹或内脏有恶性肿瘤；表皮如呈黄色或红色蜘蛛状血管，可能患肝脏病；体表平滑部分出现钱币大小的蓝斑，可能患某种血癌；常见的皮肤癌是一块凸起瘤，边缘像梨子；小腿前端表皮像鳞状石块，可能是黏液水肿，多由甲状腺激素过多所致；全身皮肤呈古铜棕色，可能是血红蛋白病；眼皮周围出现小粒状，50%表示心痛发作或患糖尿病；眼皮周围出现黄色斑点，是脂肪瘤的象征；睑黄瘤，则是高血脂的信号[16, 17]。

皮肤对体内的恶性肿瘤也有预报作用。近年来许多学者发现，皮肤瘙痒和皮肤疣、赘生物与体内恶性肿瘤的潜在有关，尤其与消化系统癌的关系最大。如面部和颈项出现分叉的蕈状赘生物，提示可能患有胃癌；肛门周围出现瘙痒或生长疣，提示患有结肠癌，而术后，皮肤上的瘙痒忽然消失，疣等赘生物也骤然隐退；阴道、口腔等处出现白斑，多是癌前病变；皮肤出现蓝斑，是血癌的预兆[3]。

秦作梁报道，皮肤的许多病证每每为体内恶性肿瘤的预兆，常是一些肿瘤的标志。如皮脂腺囊肿、口唇部色斑、掌跖角化过度，常有胃肠息肉或胃肠恶性肿瘤的存在；皮肤黑棘皮病，表示内部有腺性癌症，发病率高达90%以上；皮肌炎常为鼻咽癌、肺癌、泌尿生殖系统癌的预兆；皮肤出现红斑（回旋匐行性），可能会有乳房腺癌；皮肤鱼鳞病常为恶性网状细胞增生症的凶兆；皮肤瘙痒，甚至出现红皮症，常有白血病及腹部恶性肿瘤，红皮症的癌标志可为15%；出现多型性红斑，多预报胃癌、肺癌、白血病；红斑的出现，多为癌症在迅速扩散的恶兆；红皮病则被认为是网状内皮系统的肿瘤；老年疣和老年角化病，也常有癌变趋势；全身迅速长出毳毛，是气管、胆囊、直肠、膀胱等有恶性肿瘤生长的预兆；皮肤蕈样霉菌病，可为恶性淋巴瘤的信号[7]。

潘德年报道，躯干白斑（指胸、剑突周围、腹、背、腰五个部位，出现圆形或椭圆形白斑，直径 0.2 ～ 1cm，个数不等，呈散在或密集分布）的出现与肿瘤有一定关系。观察结果表明：胃癌阳性率为 71%，食管癌阳性率为 62%，肝癌阳性率为 44%，肠癌阳性率为 38%[8]。福州市一院对皮肤白斑与癌症关系进行观察，结果发现，胃癌者 90% 以上有白斑，食管贲门癌者 70% 以上有白斑，肺癌、肠癌者 50% 有白斑，其他肿瘤患者皮肤白斑较少见[9]。以上说明皮肤的异常改变，与体内恶性肿瘤潜在密切相关，尤其是皮肤白斑、瘙痒、蕈状物或黑棘状物的出现，不能不考虑体内有癌变的隐患。

陈文观察发现，慢性肺心病及慢性支气管炎的患者躯干，尤其是胸背部有皮肤白斑。通过对慢性支气管炎患者 175 人、肺心病患者 224 人和正常组 227 人的观察，以有 5 处以上为阳性，结果发现：正常组中阳性 30 例，占 13.2%；慢性支气管炎组中阳性 78 例，占 44.6%；肺心病组中阳性 182 例，占 81.3%。三组比较，有非常显著性差异（$P < 0.01$）。另外，三组白斑出现率随年龄增长而提高，且男性多于女性[10]。

再者，皮肤对遗传性疾病等亦有一定的诊断意义，许多遗传性疾病在皮肤上均有其标志，如在腋窝、会阴部出现咖啡牛奶样斑，常为遗传性疾病神经纤维瘤的外部先兆。此外，全身皮肤瘙痒，为糖尿病、白血病、隐性黄疸病的预兆，尤其是外阴部瘙痒常是消渴病的信号；面部出现蝴蝶红斑是红斑性狼疮的标志[3]。

关于皮肤温度的测试，贝叔英等对 25 例脾阴虚患者进行测试，结果表明，与脾气虚组及正常组对比，脾阴虚组的颧髎、劳宫穴皮温显著升高，与中医阴虚则颧热、手足心热的理论完全相吻合。而脾气虚组颧髎、劳宫（内、外）、足三里、三阴交五处的皮温降低，也恰好说明了脾气虚时，不能使水谷精微和阳气布散于颜面、四肢。因而皮温测定，在脾阴虚与脾气（阳）虚证的鉴别诊断中有一定的特异性和灵敏度[11]。

（二）实验研究

皮肤诊法的实验研究，主要体现在皮肤电现象的观察上。20 世纪 50 年代初，日本学者中谷义雄在研究中发现，通电良好的皮肤点，与古代经络经穴一致，并将皮肤上通电良好的点称作良导点，且提出把良导点连接起来而概括成类似于经络的"良导络"设想[12]。有苏联学者利用皮肤电位变化来研究皮肤与内脏间机能的联系，观察到某些皮肤活动点的位置与腧穴相符合，在内脏功能状态改变时，某些与内脏相关的皮肤点可发生明显的变化[13]。

国内莫浣英等观察了针刺腧穴和练气功对某些腧穴皮肤电的影响，通过对照观察提示，人体皮肤表面确实存在着点状分布的高电位或低电阻点，其皮肤活动点与腧穴一致，且发现皮肤电流变化不但受针刺影响，而且与人的精神兴奋或抑郁有关[13]。

20 世纪 60 年代初，皮肤电现象已被应用于中医诊断中。我国学者从皮肤电阻观察阴阳五行和经络的诊断价值[14, 15]，为中医皮肤诊法提供了新的内容。

到了20世纪70年代，其研究更加深入，如有人对224例患者辨证分型进行皮肤电位检测，结果表明：里虚寒证患者的皮肤电位活动比正常人、里虚热证及虚实夹杂证患者都明显抑制，经健脾补气、补肾阳治疗，可使里虚寒证患者皮肤电位活动趋于恢复。并发现尿17-羟皮质类固醇排出量减少的患者和低血压、内脏下垂、无明显原因浮肿的患者，其皮肤电位活动均明显抑制[4]。此研究证明诊皮肤可判断和鉴别里虚寒证与里虚热证。

20世纪80年代，中谷义雄又做进一步研究，证明了他在20世纪50年代提出的设想的可能性[12]。同时，日本学者石川太刀雄从病理角度提出了基于内脏壁反射理论的穴位皮电学说，认为内脏病变经神经传导可影响体表的汗腺、立毛肌，特别是末梢终动脉的皮下小动脉支，使血液供应不足，久之在局部形成水肿；若血液供应不足持续一段时间后，可逐渐在该处形成良好的皮电点。该研究提示，根据皮肤之皮肤电的位置可以逆行地诊断内脏病变[12]。上述研究报告为皮肤诊法实验研究的进一步深入开展打下了良好的基础。

参考文献

［1］邓铁涛.中医诊断学［M］.北京：人民卫生出版社，1987.

［2］费兆馥.中医诊法学［M］.上海：上海中医学院出版社，1987.

［3］杨力.中医疾病预测学［M］.北京：北京科学技术出版社，1991.

［4］麻仲学.中国医学诊法大全［M］.济南：山东科学技术出版社，1989.

［5］邹良才.肝脏病出血与蜘蛛痣的临床意义［J］.浙江中医杂志，1982，17（4）：171.

［6］胆固醇异常的望诊切诊［J］.浙江中医杂志，1986（11）：523.

［7］秦作梁.体内恶瘤在皮肤上的可能标志［M］.昆明：云南人民出版社，1984.

［8］潘德年，林腮菊，黎昌琦，等.中医望诊法在消化道癌临床诊断应用初探［J］.中医杂志，1985（6）：51.

［9］田立言.近年来中医药诊治肿瘤概况［J］.河南中医学院学报，1979（4）：46.

［10］陈文.慢性肺心病及慢性支气管炎与皮肤白斑关系的观察［J］.中西医结合杂志，1984，4（8）：471.

［11］贝叔英，陈德珍，魏睦新.皮温测定对脾阴虚证诊断价值初探［J］.中医杂志，1987（4）：54.

［12］小田博久，等.穴位和皮肤通电［J］.国外医学中医中药分册，1986（3）：9.

［13］莫浣英，等.人体皮肤电现象的观察［J］.上海中医药杂志，1959（7）：21.

［14］刘天成，等.从人体皮肤电阻观察经络的诊断价值［J］.天津医药杂志，1960（9）：678.

［15］刘天成.从皮肤电阻观察阴阳五行［J］.天津医药杂志，1960（9）：679.

［16］皮肤是健康的镜子［J］.山西老年，1985（2）：11.

［17］李忠朴.高血脂的信号——睑黄瘤［N］.健康报，1985年7月11日4版.

［18］吉训超，张广丽.小儿指纹诊法临床初探［J］.江西中医药杂志，2007（4）：22-23.

［19］吴小红，丁旭，曾雪.重视皮肤病中医辨证论治规律的探索［J］.中国皮肤性病学杂志，2015
（4）：410-411，423.

［20］张彦敏，王融冰，李峰，等.试述中医对艾滋病相关性痒疹的认识［J］.时珍国医国药，2015
（4）：952.

［21］廖明志；孙丽蕴.中医古代文献对于蛇身（鱼鳞病）的病名释义及治疗述要［J］.中华中医药
杂志，2015（3）：655-657.

［22］夏智波.瘀热相搏证在难愈性皮肤病治疗中的应用［J］.中国中医基础医学杂志，2015（5）：
621-622.

［23］李建伟.谈皮肤病中医辨证中的几个关系［J］.中国皮肤性病学杂志，2014（9）：953-954.

［24］郑振镐，何泉泉，赵嘉英，等.浅析中医皮肤学中的五行学说［J］.中国中医基础医学杂志，
2013（4）：385-386.

［25］冯伟，张智龙.张智龙治疗皮肤病临床经验［J］.辽宁中医杂志，2015（3）：475-476.

［26］屠福汉，梁永妃，王星洁.白癜风中医证治若干思考［J］.中华中医药学刊，2014（12）：
3011-3014.

［27］王宁，庄国康，陈可冀.血瘀理论在皮肤病临床中的应用［J］.中国中西医结合杂志，2014（11）：
1379-1381.

［28］鲍燕.《五十二病方》记载皮肤病史料特点探析［J］.中国中医基础医学杂志，2013（4）：
383-384.

［29］鲍艳举，孙婷婷，吕文良，等.六经辨治皮肤病临床体悟［J］.中华中医药杂志，2012（12）：
3135-3137.

［30］徐佳，马东来，方凯.局部有疝囊样表现的皮肤僵硬综合征［J］.临床皮肤科杂志，2010（6）：
343-344.

［31］郭静，段渠，朱晓燕，等.中医四诊在中医外科皮肤病的临床应用概况［J］.世界科学技
术——中医药现代化，2012（6）：1394-1397.

［32］顾华，罗雯，刘付华，等.无创性皮肤测试在黄褐斑临床分型中的应用及意义［J］.皮肤病与
性病，2012（2）：69-70.

第二节　尺肤诊法

　　从手掌起处的横纹（腕纹）到肘部内侧横纹（尺泽穴）处皮肤，称为"尺肤"。诊察尺肤的情况，以作为了解全身病情的一部分依据，即是尺肤诊法。尺肤诊法早在《内经》中即已有多处提及，但具体方法却失传已久。实际上尺肤诊法和寸口诊法一样，是中医一种重要的诊断方法。在《素问》中有《阴阳应象大论》《平人气象论》《通评虚实论》《刺腰痛》《奇病论》《五运行大论》《至真要大论》《征四失论》《方盛衰论》9篇，在《灵枢》中有《本输》《小针解》《邪气脏腑病形》《终始》《经水》《骨度》《五十营》《脉度》《肠胃》《平人绝谷》《逆顺肥瘦》《邪客》《论疾诊尺》13篇中，共有44处论及尺肤诊法，其中有33处与寸口相提并论。《内经》对诊尺肤予以很高评价，如《灵枢·邪气脏腑病形》云："故善调尺者，不待于寸。"即言善于诊尺肤者可以不必诊脉，说明前人的经验认为尺肤诊法有其独立性和特殊性。

【诊断原理】

　　尺肤诊法虽为全身皮肤诊法的一个部分，但如同寸口诊脉能代替三部九候遍身诊脉一样，尺肤诊法亦具有全身皮肤缩影的特性。尺部皮肤和全身脏腑经气相通，并有一定的相应部位，通过尺肤可以了解全身五脏六腑的信息（图4-1）。

　　《素问·脉要精微论》云："尺内两傍，则季胁也；尺外以候肾，尺里以候腹；中附上，左外以候肝，内以候膈；

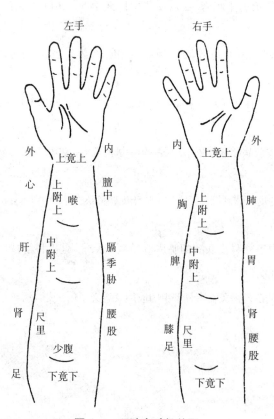

图 4-1　尺肤内脏相关图

右外以候胃，内以候脾；上附上，右外以候肺，内以候胸中；左外以候心，内以候膻中。前以候前，后以候后。上竟上者，胸喉中事也；下竟下者，少腹腰股膝胫足中事也。"这段原文的意思，即认为尺肤是全身脏腑、组织器官的缩影。如"上竟上""上附上""中附上""尺内""下竟下"，即是从腕至肘，依次而下，十分准确地对应着从头至足的肢体和器官。其次，尺肤乃是左右两手对称，所候脏腑组织完全相同，这与耳穴、体穴等所反映的左右对称的客观规律相一致。《内经》的论述，即是将人体从头至足按比例缩小，依次排列在尺肤上，因而尺肤诊法亦是生物全息律在中医诊断学上的一个典型例证。所以说，尺肤为全身皮肤的缩影，五脏六腑于尺肤部位皆有全息投射区域，故诊皮肤往往可以独取尺肤，诊尺肤和诊寸口等一样，可以反映全身脏腑组织器官的病变，可以判断内脏的盛衰虚实。正如《灵枢·论疾诊尺》云："审其尺之缓急、大小、滑涩，肉之坚脆，而病形定矣。"

《灵枢·骨度》云："人长七尺五寸者……发以下至颐长一尺。"这与现代解剖学认为人体身高约为头长的 7～7.5 倍的观点相一致。因此，临床上若将尺肤也按比例分为七段半，则"上竟上"对应于头与颈，约为一段长，称为头段；"上附上"为胸段，约为锁骨上窝至剑突；"中附上"为胁段，约当剑突至脐；"尺内"为腹段，约当脐至耻骨联合下方；而"下竟下"则为下肢段，按比例应为头段的 3.5 倍长。因右手与左手相对称，现以右手为例，以尺肤诊法示意图（图 4-2）具体说明。

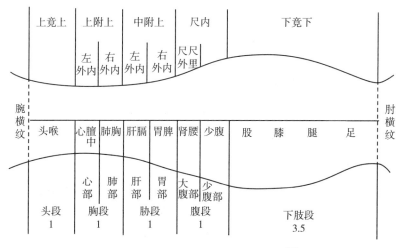

图 4-2　尺肤诊法示意图（据颜之亨[3]）

【诊察方法】

诊尺肤既有望诊又有切诊。诊察之时，让患者取坐位，挽起衣袖至肘以上，伸出前手臂平放在桌上，在充足的自然光线下进行。尺肤的望诊历来少谈神色，因仅为一段皮肤，也无所谓动态，故主要观察其形状，如粗涩、滑润、肉脱、肉枯等；尺肤的切诊则主要是循按整个尺肤，找出其上的痛点，以判断体内相应的部位或脏腑是否有病。

然而，尺肤诊法在疾病部位的诊断上，虽然理论上要比流传的以寸关尺定脏腑的方法实得多，但要进一步确定是何脏何腑受病，仍然需要"四诊合参"，这在同一水平位置上所包括的脏腑越多的时候，表现得越明显。如颜之亨[3]曾观察3例都是肺脏有病的患者，其压痛点却落在尺肤胸段的心部位置；而4例分别为慢支咳嗽、右肺炎症胸痛、心动过缓之心悸、右下肺炎咳嗽的患者，其压痛位置则跨于心肺两部，因而只能用处于胸段来表达，而2例均是心脏有病的患者，其压痛却落在尺肤胸段的心部位置。而这些均提示尺肤的胸段不可分为心部与肺部，因为心肺两脏的水平位置相当而且互相紧邻，所以反映在尺肤部位上也无法截然分开。

【临床运用】

1. 尺肤形状主病

①缓：尺肤纵缓不急为热证。

②急：即紧急。尺肤绷紧而不松弛为寒证。

③滑：尺肤光滑、柔和、润泽，有流利之容者多为阳，主无病或阳气淖泽，多风邪为患。多汗者亦可有此征。

④涩：尺肤不滑利，不柔和，干枯干燥者，属阴，主气血不和，血行不利；或阴寒凝滞，津枯液竭。多生痹证。

⑤贲：尺肤骤然贲起或贲起太过者，多为实证，如水肿、红肿、丘疹连片等；皮肤丰盛坚实者，为血盈气盛之征。

⑥减：尺肤弱小瘦削，又称肉脱，主诸虚不足。尺肤瘦弱枯槁，称为肉枯，主津液枯竭，病危。

⑦满：尺肤肌肉丰满者，主气血旺盛。

2. 尺肤压痛点主病

凡是尺肤上出现压痛点者，其相应部位或脏腑均有病变，反之则无实质性病变。若压痛点在双手对称出现，而痛点较明显者，同侧的病情亦较重。颜之亨[3]对31例住院患者进行尺肤诊查的结果，没有发现压痛点的位置与患者疾病相应的尺肤段部不符合者。如慢性咽炎、慢性头痛、耳聋耳鸣、眩晕、血管神经性头痛者均在头段；胃炎、十二指肠憩室、胃痛、胃下垂、胆囊炎（胁痛）等患者均在胃部；子宫内膜炎（漏症）、腰肌劳损（腰痛）等患者在大腹部；慢性阑尾炎（肠痈）、腰骶痛、带下病、少腹痛（盆腔炎）等患者在少腹部；咯血（支气管扩张）、心悸（冠心病、风心病）、哮喘（肺心病）、咳嗽（急慢性支气管炎、右下肺炎、肺气肿）、哮喘

（肺气肿）、胸痛（肺炎）、心悸（心动过缓）等患者在胸段均有压痛点。

为了进一步验证，颜之亨[3]采用上海医疗器械厂生产的DJ-3型耳电针器，对18名已经确诊的内科住院患者进行探查，即以探头从腕至肘触及尺肤，电针器上的指针变化即可作为判断反应属阳性或阴性的根据，结果发现，上述患者的尺肤上，均毫无例外地出现与疾病相对应的阳性点，与前述以手诊查所得结果相符。

参考文献

［1］李文旭.望诊［M］.广州：科学普及出版社广州分社，1984：176.

［2］颜之亨.尺肤诊法及其临床验证［J］.北京中医学院学报，1986，9（4）：40.

［3］杨力.中医疾病预测学［M］.北京：北京科技出版社，1991：117.

［4］杨季国.论尺肤诊法在儿科的运用［J］.新中医杂志，1995（12）：4-6

［5］黄建军，赵银龙.《内经》尺肤诊法浅探［J］.山东中医杂志，1996（8）：339-340.

［6］赵水安."尺肤诊"与小儿推拿中的特定穴［J］.陕西中医函授，1998（5）：29-30.

［7］党炳琳.《灵枢·论疾诊尺》阐义与发挥［J］.陕西中医函授，1999（1）：18.

［8］陈超存.尺肤诊临证小议［J］.光明中医杂志，2003（1）：13-14.

［9］沈宏春，唐瑛，王浩中，等.论尺肤诊法［J］.南京中医药大学学报，2010（6）：404-406.

第五章

二阴部诊法

　　二阴部诊法包括前阴诊法、肛门诊法、大便诊法、小便诊法。前阴为肾之窍，是了解肾之精、气、阴、阳盛衰的重要门户；肛门的启闭则是五脏精气盛衰的外露，尤其肛门与口存在着惊奇的对应现象，口为上窍，肛为下窍，上下窍相应，故口肛之间可互报疾病；小便异常为多种疾病的信号，尤其血尿往往为许多情况的不祥之兆，而尿失禁更是危急病变的凶兆；大便异常的价值在于大便秘、滑为脏气虚实闭脱的标志，而便血不仅为腹部疾患的外露，更是全身性疾病的不祥之兆。

第一节 前阴诊法

前阴是指男、女外生殖器，男子的前阴包括阴茎、尿道和阴囊，女子的前阴包括尿道、阴阜、阴唇、阴蒂和阴道等。临床上通过诊察前阴的形态、色泽等改变以诊断疾病的方法，称为前阴诊法。在中医诊法中，男子前阴诊法历来以望诊为主；而女子前阴诊法由于受古代封建思想的束缚，历来以问诊为主，有关望诊的内容在古代医籍中极少见。

【诊断原理】

肾开窍于二阴，男子精窍通于肾，女子阴户通于胞宫，男、女尿窍通于膀胱。从经络言，前阴为太阳、阳明经之所会，足厥阴肝经绕阴器，故前阴为"宗筋之所聚"。且冲、任之脉均起于胞宫，督脉系于阴部，足少阴、足太阴之筋皆结于阴器，而小肠又连睾系。故前阴与肝、肾等脏腑及冲任等经络有密切的联系，诊察前阴的形态，男子的排精，女子的经、带、胎、产等情况，可以了解脏腑功能及气血的盛衰。

【诊察方法】

检查时需暴露下身。男性依次观察阴茎、阴囊（有无红肿、疮疡、内缩）、包皮等情况，触摸睾丸有无肿大，前列腺及精索有无肿胀，询问有无遗精、早泄、阳痿等病变。检查前列腺和精囊时，嘱被检查者取肘膝位，医师食指带指套，涂适量润滑油，徐徐插入肛门，向腹侧触诊。正常前列腺质韧有弹性，两叶之间可触及正中沟；精囊为一菱锥形囊状附属性腺，位于前列腺外上方，正常柔软，直肠指诊时不易感知。

女性检查时需排空膀胱，暴露下身，仰卧于检查台上，小腿屈曲，两大腿外展，医生需戴消毒手套。注意观察阴户有无红肿、白斑、痈疮及溃疡等。对已婚女性，有必要时需做阴道检查，注意松紧度、瘢疤、肿块及胞宫等情况。

【临床运用】

1. 包皮过长　男子包皮长过阴茎头，但上翻后能露出尿道口和阴茎头者，称"包皮过长"；如包皮上翻后不能露出尿道口和阴茎头者，称为"包茎"，乃由先天包皮口狭窄所致。

2. 阳痿 凡男子青壮年时期，阴茎不能勃起，或勃起不坚，或坚而不久，致使不能进行房事者，称为"阳痿"，或称"阳痿不举"。多因房劳过度，命门火衰，精气虚寒所致；或思虑过度，心脾受损；或失志之人，抑郁伤肝；或惊恐伤肾，多疑易惊等，以致宗筋弛缓，阳物不起；更有湿热下注，致阳气不能伸举者。

3. 阳强 阴茎异常勃起，久举不衰，精液自溢者，称为"阳强"，或称"阴举不衰"。多因于肝肾阴虚，虚火妄动；亦可因肝火偏亢而致。

4. 阴纵 指阴长不收。多由肝经湿热所致。

5. 阴缩 前阴内缩（包括阴茎、阴囊和睾丸内缩）及妇人阴户内缩，痛引入小腹者，称为"阴缩"。多因寒凝经络所致。外感病中见囊缩是热入厥阴，亦可见于亡阳虚脱者。

6. 龟头痛 又名"阴头痛"，指龟头紫肿疼痛。多由肝经湿热所致。

7. 阴茎溃烂 指阴茎焮肿、痒痛、溃烂，疮口色红，破流脓水。多由肝经湿热所致。

8. 肾岩 又称"肾岩翻花"。指阴茎冠状沟处出现肿块，按之质硬，一两年后破溃，状如石榴，阴茎肿胀，龟头渐至破烂，气味异臭，痛苦不堪，血水淋漓。到后期胯间处可有结块，坚硬如石，根脚不活，或两大腿漫肿胀大，皮色褐红。多因精血素亏，更加忧思抑郁，相火内燔，湿热乘虚下注所致。此即现代医学之阴茎癌。

9. 疳疮 又名"妒精疮"。指阴茎初起小疱，逐渐增大，破后腐烂，血水淋漓，四周凸起，中间腐蚀成窝，流脓水的疾病。生于马口之下（龟头处）者，称"下疳"；生于阴茎上者，称"蛀疳"；茎上生疮，外皮肿胀包裹者（包皮之里），称"袖口疳"；疳久遍溃者，称"蜡烛疳"；溃而不深，如剥皮烂杏者，称"瘙疳"；生杨梅疮时，腐烂如臼者，称"杨梅疳"；生马口旁，有孔如棕眼，有微脓出者，称"镟根疳"。以上诸疳皆属肝、肾、督三经病，或由淫精传染梅毒；或淫心不遂，败精搏血结聚为肿；或房事过度，阴虚火燥；或肝经湿热，交合不洁，一时受毒而致。

10. 阴囊 小儿阴囊紧实，或色呈紫红，为气充形足之象，多寿；若松弛下垂或色白者，为气血亏虚或体弱多疾。阴囊皱黑有纹者易养，色赤无纹者难养。囊纵为热，由纵至缩者为阴津亏竭。伤寒六七日，囊缩者，为厥阴病甚，邪气传入其经，甚者为肝绝；伤寒十二日，囊纵者，为厥阴病衰，邪气传出其经。

11. 阴肿 男子阴囊或连阴茎，女子阴户肿胀，称为"阴肿"。多因坐地触风受湿，或为水肿之严重者。若阴囊肿大，阴茎包皮通明，不痒不痛，或阴户肿胀不痛者，皆水肿重症，以小儿为多见，成人见之，多为水肿病之死证。妇女阴肿，多因胞络素虚，风邪客之，血气相搏所致。

12. 疝病 指阴囊胀大而言，乃任脉为病。疝有气、血、筋、癫、寒、水、狐疝等七种，狭义的疝，专指阴囊、睾丸肿胀或痛的病变。阴囊肿大而透明者，称为"水疝"；肿大而不透明，不坚硬者，称为"狐疝"，往往是小肠坠入囊中，卧则入腹，立则出，一侧偏有大小，时时上下，故又名"阴狐疝气"。若一侧睾丸肿胀，俗称"偏坠"；若睾丸肿胀显著，顽木不仁，称为"癫疝"；若睾丸、阴囊溃烂出脓者，称为"癀疝"。诸疝总由肝郁，又受寒、湿、热邪所侵，加之气虚，或久立、远行、咳嗽、负重、用力等，致成此疾。

13. 肾囊痈 生于肾囊（阴囊），红肿热痛，由肝、肾湿热下注阴囊而生，若失治而溃露睾丸者险。

14. 肾囊风 又名"绣球风"。初起干痒，甚至起疙瘩，形如赤粟，搔破浸淫脂水，皮肤热痛如燎。此由肝经湿热，风邪外袭皮里而成。

15. 穿裆发 痈生于会阴穴之前，阴囊之后，初起如粟，渐生红亮焮痛，溃出稠脓，久则如椒子，黑焦陷入皮肉之内，漫肿紫暗，并无焮热，痛连睾丸及腰背肛门。多因情志郁结，气血凝结而成。

16. 跨马痈 又名"偏马坠"。指痈生于阴囊之旁，大腿根里侧，股缝夹空中，初如豆粒，渐肿如鹅卵，色红焮痛，暴起高肿，速溃脓稠；久则漫肿平塌，微红微热，溃出稀脓的病变。由肝肾虚火夹痰湿结滞而成。

17. 子痈 指肾子（睾丸）肿大而硬，或阴囊皮肤红肿灼热，疼痛较甚，溃烂流黄稠脓液，收口较快者。多为湿热下注，气血壅滞，经络阻隔而成；或由跌打损伤，肾子络伤血瘀引起。溃后流出稀脓，缠绵难愈，收口较慢者，多由阴虚湿痰凝结而成。

18. 子痰 指肾子渐渐肿大，并形成硬结，其疼痛较轻微，阴囊不红不肿，常经数月以至一二年后才形成脓肿，破溃后流出稀薄如痰的脓液，疮口凹陷，或溃久成瘘，愈合困难的病变。多因肝肾亏损，络脉空虚，浊痰乘虚下注，结于睾丸而成。

19. 便痈、鱼口 无论男女，少腹之下，腿根之上，折缝中生痈，初如杏核，渐如鹅卵，坚硬木痛，微热不红者，称为"便痈"，又称便毒。乃因强力房劳，忍精不泄，或欲念不遂，以致精搏血留，聚集壅遏而成；或为暴怒伤肝，气滞血凝而发。此症溃后，称为"鱼口"，因其生于折纹缝中，且疮口溃大，身立则口必张，身屈则口必合，形如鱼口开合之状，故有鱼口之名。

20. 阴虱疮 指男女阴毛生虱，瘙痒难忍，阴毛际中可见红色或淡红色丘疹，搔破则成疮，中含紫点的病变。由阴虱寄生所致。

21. 五不男 指男子无生育能力，致使配偶不能孕育的病变。多因先天生理缺陷，或后天病变引起肾气亏损、精气虚冷等所致。如天、漏、犍、怯、变均可致不育。"天"即天宦，指男子阴茎短小若无，或睾丸缺损不能生育者；"漏"即精关不固，常遗精而影响生育者；"犍"即阴茎或睾丸切除而致不育者；"怯"指阳痿而影响生育者；"变"又称人痾，类似于两性畸形，俗称阴阳人者。以上五种不育症，统称为"五不男"。

22. 鼠蹊肿痛 指男女大腿根部与少腹部连接的折纹缝中生有肿块而疼痛的病变。初肿如豆粒者，疼痛较轻；渐肿如鹅卵者，疼痛亦甚。多因湿热流注，热毒壅聚，寒凝气滞等所致。

23. 阴阳人 指女婴阴蒂过长，形似阴茎而短；或男婴阴茎过小，阴囊未合，形似女阴的疾病。均是假两性畸形，皆因先天发育障碍所致。

24. 五不女 即指角、纹、螺、鼓、脉。"角"，又称角花，指阴蒂过长；"纹"，又称纹阴，指阴道狭窄，影响性交与生育；"螺"，指阴道狭窄畸形，阴户中有螺旋纹，亦影响性交与生育；"鼓"，指阴户绷急如鼓皮，似无窍，即处女膜闭锁或坚韧；"脉"，指女子终生无月经，不能孕育。总之，阴道狭窄，或兼有子宫发育不全，或终生无月经者，统称"石女"，或曰"实女"，均可致不孕。

25. 阴挺 又名"子宫下脱"。指妇人阴中凸出如梨状，卧则收入，劳则坠出，甚则红肿溃烂，黄水淋漓者（彩图24）。多因中气不足，脾虚下陷；或因产后用力过度，损伤胞络所致。多发生于产后，故又称"产肠不收"。

26. 阴脱 又名"阴宽"。指妇人产后阴户开而不闭及阴中松弛，如脱肛状，肿痛出清水。由脾虚中气下陷，或产时损伤所致。

27. 阴痔 又名"阴中息肉"。指妇人阴中凸出肉样物，其状似鼠乳，阴道流血水及黄水。多因胞络虚损，风邪乘虚侵入阴部，气血搏结而成。

28. 阴户痛肿 指妇人阴户一侧或两侧红肿胀痛，初起触之热，肿块较硬；随之蕴而化脓，触之痛甚，肿块软，有应指感。多因湿热蕴结所致。

29. 阴疮 又名"阴蚀"。妇人阴户一侧或两侧生疮，大小不等，形如蚕茧，灼热疼痛，破溃后脓血淋漓者。临床兼见带下腥臭，小便黄赤而浊，口苦目涩，胸胁胀痛者，为肝胆湿热下注，蕴滞不解而生；若兼口唇生疮，牙龈肿痛者，为脾胃积热所致；如病程经久不愈，伴头晕、五心烦热者，为肝肾阴虚所致。另外，男女交合不洁而染毒，亦常致本病。

30. 杨梅疮 亦称"妒精疮"，指疳疮生于男子阴茎或妇人阴户两侧。如起于阴部，形如赤豆，嵌入肉内者称"杨梅豆"；形如风疹作痒者称"杨梅疹"；先起红晕，后发斑点者称"杨梅斑"。均由梅毒引起，为邪淫欲火瘀滞而成。

31. 女阴白斑 指妇人阴部皮肤变白增厚，甚则延至会阴、肛门及阴股部，瘙痒难忍，或溃疡流水，或皮肤干枯萎缩的病变。多与肝、脾、肾功能失调，或与冲、任、督脉气血运行失常有关。

32. 狐惑　妇人前后二阴及咽喉溃疡，并伴有目赤症状者。多由热毒所致。

33. 阴冷　指自觉前阴寒冷不温，又称"阴寒"。多因命门火衰，或寒气凝滞于肾所致。

34. 阴吹　指妇人前阴时时气出有声，如谷道转矢气状。多为气血虚弱，中气下陷所致。

35. 阴臭　指妇人阴中发出臭气。多属于下焦湿热。

36. 女子阴痒　指妇人阴户及阴中瘙痒难忍，有灼热感。如阴中奇痒刺痛，带下量多，色黄如脓，或呈泡沫米泔样，称为阴䘌。阴痒，带下量多，色黄，质稠，秽臭者，为湿热下注所致。

37. 女子阴痛　指阴户及阴中胀痛，甚则痛极难忍者，又名"小户嫁痛"。多由郁热损伤肝脾，或交媾损伤而致。

参考文献

［1］秦伯未，李岩，张田仁，等 . 中医临证备要［M］. 第 2 版 . 北京：人民卫生出版社，1981：165.

［2］上海中医学院 . 中医外科学［M］. 上海：上海科学技术出版社，1964.

第二节 肛门诊法

通过观察肛门的颜色、形状，触摸肛门内外有无肿块、波动感、狭窄及触痛等来诊断疾病的方法，称为肛门诊法。肛门，在《素问·五脏别论》和《难经》中均称为魄门，其因有二：一是因于肺藏魄，肛门系于大肠，大肠又与肺相表里，"内通于肺，故曰魄门"（王冰注文）；二是古代"魄"与"粕"相通，肛门为传送糟粕之门，故曰魄门。从生理意义上分析，命名为魄门，是因为肛门的启闭与神的作用密切相关，魄属神的范畴，故谓之魄门。故明代张景岳曰："大肠与肺为表里，肺藏魄而主也，肛门失守则气陷神去，故曰魄门。"古今医家均重视魄门诊法，认为魄门不独为排泄糟粕之官，更由于其与五脏的关系密切，在诊断上具有重要的意义。故清代医家张琦[5]曰："为五脏使者，魄门失守，则气陷也而神去，故五脏皆赖之以启闭，不独糟粕由之以出也。"

【诊断原理】

肛门，又称谷道，或称魄门。肛门系于直肠，通于大肠、小肠与胃，肺又与大肠相表里，故肛门与肺、胃、大肠、小肠的关系非常密切。如《医学入门》曰："肺热则肛门闭，肺寒则肛门脱。"然肛门不独主宰于肺，肛门与五脏皆密切相关，正如《内经》所说："魄门亦为五脏使。"即指肛门的启闭功能受五脏所统摄，脏腑功能正常，升降有序，则随着魄门的启闭而清升浊降。正如张景岳所说："而藏气升降，亦类以调，故为五脏使。"其中，脾主升清，肺司肃降，肾为胃之关，司开阖之职，肝主疏泄，心藏神守等都影响着魄门的启闭。

同样，大便的正常与否亦反映着五脏六腑的"藏""泻"功能正常与否。如肺主治节，主肃降，异常则导致大肠传化失常而致魄门启闭失职；心藏神，心神不藏也可引起魄门失控；肝主疏泄，疏泄太过或不及必然累及魄门；肾主闭藏，脾升胃降，如有失职者，可导致魄门的启闭失常；而肺肾升降失司，肾气失于固摄等，也可导致魄门不藏等。足见肛门不独为魄肺之所使，而是与五脏六腑皆有关联。五脏六腑的升降及"藏""泻"功能皆可影响魄门，说明魄门的开合得当与否，对脏腑精气盛衰、升降的正常和神魂的内闭等皆有很大影响。故《素问·脉要精微论》曰："仓廪不藏者，是门户不要也。"因而诊察肛门，可知脏腑的功能正常与否。

另外，肛门与口存在着惊奇的对应现象。口为上窍，肛门为下窍，上下窍相应，故肛门的疾病，如痔核等可从口内舌系带上发现异常，口腔的疾病亦常与肛门病同时出现，称为口－肛综合征，如白塞病（贝赫切特综合征）等。因此，口与肛门可互报疾病。

再者，肛门不仅有"泻"的功能，还有藏的作用，《素问·五脏别论》曰："水谷不得久藏。"表明肛门有一定藏的作用。故养生学中很重视"气道内提"，收提肛门以保元真之气内藏。故诊察肛门，可知体内真气之盛衰。

【诊察方法】

（一）体位

为了较好地暴露肛门部位，检查时可根据具体情况让被检查采取适当的体位。

1.截石位　患者仰卧于检查床上，臀部垫高，两腿放在腿架上，将臀部移到检查床边缘，使肛门暴露。此为肛门检查及直肠手术的常用体位。此种体位适用于重症体弱患者和膀胱直肠窝的检查，同时也可进行直肠双合诊，以检查盆腔疾患。

2.侧卧位　患者向左或向右侧卧，上面的腿向腹部屈曲，下面的腿伸直，臀部靠近检查台的边缘，使肛门充分暴露，医师位于患者的背面检查。这种体位适用于女性患者和衰弱患者（图 5-1）。

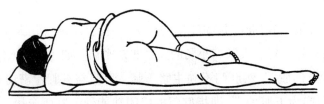

图 5-1　左侧卧位图

3.膝胸位　患者两肘关节屈曲，使胸部贴近床面，两膝关节呈直角屈曲跪于检查床上，臀部抬高，使肛门充分暴露。此种体位适应于检查直肠下部、前壁及身体矮小者，并可检查精囊和前列腺（图 5-2）。

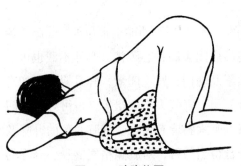

图 5-2　膝胸位图

（二）肛门检查及记录方法

肛门检查，目前临床常用的有肛门视诊、肛门指诊检查，亦可借助仪器（如窥肛器）检查。

肛门视诊多取侧卧位，用双手将臀部分开，检视肛门周围有无外痔、痈疽、瘘管口、脱肛、肛裂及肛门的色泽。然后可嘱患者进气，观察有无内痔，以及内痔的位置、数目、大小、色泽、有无出血等。

肛门指诊检查可取侧卧位、截石位或胸膝位，在戴有手套或指套的右手食指上，涂上润滑油，轻轻插入肛门进行触诊检查，注意四壁情况有无肿块、波动感、狭窄及触痛，在触诊结束抽出手指时，应注意指套上是否带有血液、黏液或脓液。

如用窥肛器进行望诊，可观察肛肠四壁有无溃疡、肿块、息肉、内痔、瘘管内口及出血等情况。

正常人肛门周围皮肤颜色较深，皱褶呈放射状，让其收缩肛门括约肌时，皱褶加深；做排便动作时，皱褶变浅。且无肿块、结节、脱肛、出血等异常现象。

肛门病的位置可在截石位上标出，记录方法如图5-3。

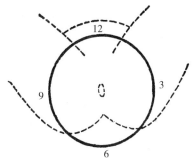

图5-3 肛门病位记录法（截石位）

【临床运用】

1. 小儿泄泻患者，若肛门发红者为热；肛门不红者为寒；若暴泻肛门红赤者，属湿热；久泻肛门红者，属虚热；暴泻肛门不红者，属寒湿；久泻肛门不红者，属虚寒。

2. 肛裂 指肛门及肛管皮肤全层裂开，并可形成慢性感染性溃疡的病变，好发于肛门后部，常见排便时剧烈疼痛及出血。多见大便后滴血，血色鲜红或血液附于粪便表面。多因血热肠燥，大便干结，排便时暴力努责，损伤肛门所致。

3. 肛瘘 又称"肛漏"。指肛门周围痈疽及痔疮溃后，脓血淋漓，久不收口，形成瘘管，或长或短，或有分枝，可内通入直肠。多因余毒未尽，溃口不敛而成。

4. 肛肿 指肛门周围焮红高起而言。多由于大便困难，下蹲过久或痔核脱出嵌顿，经络阻塞，气血凝滞不通，或热毒蕴积而成。如肿处高起，根脚收束，颜色赤红，肿块软硬适度者，属实证；如肛周肿胀，患处中央平塌下陷，根脚散漫，颜色紫暗或皮色不变，肿块柔软如棉者，属虚证。

5. 肛痈 指肛门直肠周围生有痈疽的病变。生于肛门一侧或周围，高起红肿，形如桃李，甚则重坠刺痛者，称为"脏毒"。生于外者，多因过食醇酒厚味，湿浊不化，注于肛门而成，为实证；生于内者，多因脾肺肾亏虚，湿热乘虚下注肛门而成，为虚实夹杂证。

生于尾骨尖处，初肿形如鱼肫，色赤坚痛，溃破口若鹳嘴者，称为"鹳口疽"，又名"锐疽"，属督脉，为湿痰流结所致。溃出稀脓者为虚证，流稠脓鲜血者为实证。

生于会阴穴处，初生如莲子，日久掀肿，形如桃李，色红作脓则欲溃，溃深久则成漏，耗损气血，变成疮痛者，称为"骑马痈"，又名"悬痈"，多由三阴亏损，兼忧思气结，湿热壅滞而成。

生于尾骨之前的长强穴（尾骨尖与肛门连线的中点处），初肿坚硬疼痛，状如伏鼠，高肿溃速，流稠脓，或溃迟流清脓或流紫黑脓水者，称为"涌泉疽"，属督脉，由湿热凝结而成。

6. 肛痔 肛门内外有小肉突出如峙，称为"痔疮"。痔生于直肠下端，肛门齿线以内者，称为"内痔"，如痔核较小，大便时滴出鲜血，无疼痛，痔核常不脱出于肛外；如痔核增大，大便后痔核脱出于肛外，呈紫红色块物，便后能还入肛门，便血较多；若继续发展，大便后痔核脱出，甚则咳嗽、远行、久立等也会脱出，不能自行还入，须用手推回或平卧才能复位：若痔核不能回缩，则肿痛溃烂，久不愈则成肛瘘。

生于肛管齿线以外者称为"外痔"。外痔因形态不同，命名众多，最常见的有："皮瓣外痔"，表现为肛门皮肤松弛，缺乏弹性，而形成的皮垂，渐渐增大，触之较硬，表面光滑，多不疼痛，无出血，但发作时可肿胀疼痛；"血栓外痔"是肛门痔静脉血络破损，血块凝结而成血栓，为隆起的青紫色圆形硬结节，与周围皮肤分界明显，稍触即痛。

如肛门齿线上下方均有痔核，大便时即有出血，且疼痛者，称为"混合痔"。乃由肠内湿热风燥四气相合而成。

肛门内外生肿块，外坚内溃，后期常致肛门直肠狭窄，粪便通过困难者，称为"锁肛痔"，又名"脏痈痔"。初期除便血外，肠壁上可触到硬结节；中晚期肿块逐渐增大，触之硬，中心溃烂，便意频繁，肛坠不适，大便时带有黏液脓血，奇臭难闻，伴有里急后重或大便变细变扁等症状。生于直肠者，称为"内锁肛"；生于肛门者，称为"外锁肛"。均为气血逆乱，湿热内壅；或痰火内结，湿毒下注而成。本病颇合肛管直肠癌的特征，临床应高度重视，详加审察。

7. 脱肛 指肛门上段直肠自肛门脱垂于外的病变（彩图 23）。轻者大便时脱出，便后可自行缩回；重者脱出后不易缩回，须用手慢慢推入肛门内。常伴有少量黏液流出，平时有下坠感。多因中气不足，气虚下陷所致，常见于老人、小儿及妇女产后，或见于泄泻日久、长期咳嗽、习惯性便秘的患者；亦有胃家湿热移注大肠，或兼风邪者；还有因肾阳虚而关门不固致脱者；另外，内痔、直肠息肉和肿瘤等疾病亦可引起。

8. 肛门皮包 指婴儿出生时，肛门有皮肤包裹而无孔穴的病变。由于矢气胎粪不能排出，常见腹满气短，烦躁啼哭，呕吐不乳等症，为胎受寒热邪气，以及先天禀赋不足，而生畸形。

9. 婴儿肛瘘 指婴儿出生后肛门旁有一孔或数孔，孔口流脓水或粪便；或肛旁未发现外口，肛周已有红肿硬块，其后肿块破溃，流脓水，外口经久不愈的病变，又称"胎带肛瘘"。若婴儿出生后，有脓液从肛门口流出，或大便时带脓液，肛门周围未见外口者，为"胎带内瘘"。婴幼儿在生长过程中，因久泻、久痢、夜啼、久蹲等造成湿热瘀血下注而成痔，破溃经久不愈而成瘘，此乃婴幼儿后天肛痔、肛瘘，均由胎毒郁久，湿热下注所致。

10. 婴幼儿樱桃痔 指婴幼儿（多见于2～8岁儿童）直肠内赘生蒂状肿物，突到肠腔，便后出血，其色鲜红，触之疼痛，肿物蒂小质软，有时有红色肉样物脱出肛外，又称"息肉痔"。多为内因脏腑亏损，外因风湿燥热四气相合，湿热内蕴，瘀血浊气阻塞肠道而成。

11. 肛门灼热 指肛门有烧灼感（多见于排便时或便后），或肛门周围赤肿而热，常见于肛门瘙痒、肛痛、肛疮、肛痔、痢疾或久泻者。多因湿热壅积，湿热下注所致；或由邪热下迫大肠而生；有时亦可由过食辛辣之品而致。

12. 肛门瘙痒 指肛门周围皮肤奇痒难忍，伴灼热的病变。多因风、热、湿邪郁阻，或虫蛀、痔、瘘、裂等引起。小儿肛门瘙痒，不得安卧，肛门处有小白线虫爬出，为蛲虫病。肛门周围生有扁平丘疹，瘙痒甚，搔抓呈串珠状，表面光滑者，称为"肛门疣"。阴部见有丘疹或小水疱，渐向肛门及四周扩大成红斑，边缘清楚，上有薄屑，瘙痒极甚者，称为"阴癣"，多为风热湿邪侵于肌肤而成。

13. 肛门压痛 肛门周围燉红高肿，按压即痛，甚则疼痛拒按，称为"压痛"。常见于痈疮、痔瘘等病症，多因湿热下注，热毒壅积所致。一般肛门痈肿，初起触之肤热明显，按压疼痛较甚，肿块硬；绕肛成脓后，触之软，有应指感，疼痛拒按；痈肿溃后，肿消痛减。若形成肛漏，漏下日久不断，阴寒凝滞于肛门，疮口平塌不起，触之呈条索状，无热无痛，四周坚硬如石或柔软如绵，按压从内口或外口有稀薄脓液流出。

14. 肛门疼痛 肛门周围肿胀坠痛，甚则刺痛难忍者，常见于肛门周围痈疽、肛裂或痔疮患者。凡寒、热、虚、实、脓、瘀、风、气皆能为痛，多为局部气血壅滞不通所致。局部色赤有烧灼痛感者，属热证；色白有酸痛感者，属寒证；不胀不闷，揉按反觉痛减者，属虚证；又胀又闷，稍一触按即痛者，属实证；痛如肌肉撕裂，微有肿胀者，属瘀证；痛无定处，上下走动者，属风证；痛如针刺而又肿胀者，属气证。

15. 矢气 即肛门排气。频频矢气，声响不臭，或欲排不出，腹胀不舒者，为气滞于肠。矢气奇臭如败卵味，伴纳差、恶心、呕吐、脘腹胀痛者，为食滞中焦，腑气不畅；或肠中有宿屎内停所致。若久病气虚，矢气连连，多为中气下陷，并可伴有少腹坠胀、脱肛等。

16. 肛门开闭 肛门的开闭状况，可以反映脏腑的虚实寒热。如中风闭证、脱证的肛门开合失司，出现二便闭固或失禁，即是该病虚实之征兆。肛门的松紧厚薄，亦为脏腑精气盛衰（尤为脾肺盛衰）的外露。肛门紧而厚实者，为脏气坚实；肛门松弛而薄者，为内脏虚衰。

【现代研究】

马荫笃认为，小儿肛门的颜色变化，对诊断小儿腹泻的虚实寒热，具有重要意义。如红而不肿者，为伤食泻；既红且肿者，为湿热泻；不红不肿者，为脾虚泻；肛门暗乌者，为脾肾两虚泻[8]。

王杏伯认为，肛门直肠指检应视为中医特殊按诊，指出肛门直肠指诊不仅可以确诊直肠息肉、痔疮、直肠肿瘤、前列腺肥大或恶变、精囊病变及妇科某些盆腔疾患等，而且对于中医慢性腹泻、便血、癃闭、关格、血精、带下、尿血、臌胀、癥瘕等疾病的诊断辨证亦有重要价值[9]。

现代医学认为，发现肛门有创口或瘢疤，见于外伤与术后；肛门周围红肿及压痛，见于肛门周围脓肿；有剧烈触痛，见于肛裂；触及波动感，见于肛门、直肠周围脓肿；触到柔软光滑而有弹性的包块，为直肠息肉；触到坚硬凸凹不平的包块，应考虑直肠癌[2]。

矢气不断，并有酸臭、呃逆者，是消化不良；断断续续不停地排矢气（称为空屁），无臭味，多为胃肠排空后，因饥饿引起肠蠕动增强所致；矢气多且排便多者，乃因食物过多，如山芋类食物等；婴幼儿吵闹不安，腹部阵痛，但始终不矢气，无大便而呕吐者，多为肠梗阻所致[3]。

参考文献

［1］费兆馥.中医诊法学［M］.上海：上海中医学院出版社，1987.

［2］戚仁铎.诊断学［M］.第3版.北京：人民卫生出版社，1991.

［3］刘宏生，刘宏禧.百病自测秘诀［M］.上海：上海科学技术文献出版社，1992.

［4］秦伯未，李岩，张田仁，等.中医临证备要［M］.第2版.北京：人民卫生出版社，1981.

［5］杨力.中医疾病预测学［M］.北京：北京科学技术出版社，1991.

［6］李文旭.望诊［M］.广州：科学普及出版社广州分社，1984.

［7］叶益丰.小儿泄泻察肛门的临床意义［J］.中医杂志，1988（11）：70.

［8］吕东升.小儿腹泻肛诊的临床意义［J］.新中医，1985，17（8）：25.

［9］王杏伯.肛门直肠指检应视为中医特殊按诊［A］.全国中医诊断第二次专题学术会议，1991.

第三节 大便诊法

大便是人体水谷代谢的产物，临床通过观察大便的颜色、形状，询问排便时的感觉、排便次数等来诊断疾病的方法，称为大便诊法。此法在《内经》中就有记载。古往今来，历代医家均重视对大便的诊察，如《景岳全书·传忠录》就提出："二便为一身之门户，无论内伤外感，皆当察此，以辨其寒热虚实。"

【诊断原理】

大便是饮食消化后的最终排泄物。水谷入口，受纳于胃，经过胃的腐熟、脾的运化、小肠的分清别浊，渐成糟粕，由大肠传导，最终变为大便，从肛门（魄门）排出。故大便与脾、胃、小肠、大肠的关系最为密切。消化道的"七冲门"，即飞门（唇）、户门（齿）、吸门（会厌）、贲门（胃上口）、幽门（胃下口）、阑门（大、小肠交接处）、魄门（肛门）对消化过程亦起到一定的协调作用。

又肺主宣发肃降，肺与大肠相表里；肾有温煦之功，主蒸腾，气化，开窍于前后二阴，主司二便，故魄门的启闭亦与肾的功能有关；肝主疏泄，大肠的传导与肝气的条畅亦极为密切。因此，大便的正常排泄与否，与脾、胃、肺、肝、肾等脏腑皆密切相关。若上述脏腑功能失调，或某一环节通降失司，都可影响饮食的受纳、消化、吸收和排泄，造成大便异常。如脾不升清，则多生便泄；胃失和降，则多便秘；小肠失于分清则大便水泄；幽门阻塞不通则食入呕吐，大便不通等。因此，诊察大便的颜色、形状等改变，可以推测内脏功能的强弱，辨别疾病的寒热虚实。

【诊察方法】

诊察大便，主要靠望诊、闻诊、问诊。望诊主要观察患者刚解出的大便的形状和颜色，有无带血等；闻者闻其气味；问者问其排便时间、约量及便感等。

正常人大便色黄，成形，干湿适中，无特殊臭味，一般1～2天1次，排便顺利通畅。

【临床运用】

1. 大便色淡黄，为虚热；大便色深黄，为实热；大便黏稠色黄如糜，多为大肠湿热；大便色黑，为蓄血（瘀血）；大便色白，为大肠虚寒；大便色灰白如陶土，且与黄疸并见，为胆汁不畅所致；大便色绿，为肝郁克脾；大便色赤，为赤痢或便血；大便如鱼脑色，为湿热痢；大便色青，为风从脐入肠胃。

2. 大便秘结、干硬，甚则如羊粪状，便次减少，排便间隔时间延长，称为便秘。临证有热秘、冷秘、气秘、虚秘之分。

热秘又名"阳结"，证见大便秘结，数日不通，腹胀且痛，发热口渴等，为里实热证，多为肠胃实热，热盛津亏所致。

冷秘又名"阴结"，证见大便秘结，面色苍白，身冷肢寒等，为里寒证，多为脾肾阳虚，寒凝气滞所致。

气秘者多见于久病、产后或老年患者，症见大便硬或软，数日不通，解下困难，虽有便意，努责不出，甚则头汗出、心悸、气喘吁吁等，为肺脾气虚，传导无力，或气液两亏，肠道涩滞所致；若大便秘结，伴有腹痛拒按、烦躁、小便清利，舌紫暗或有瘀斑，为瘀血，血阻气机，传化迟滞而致。

虚秘者，若大便干结，伴见五心烦热、舌红少苔者，为阴虚，津亏肠燥所致；热病之后大便秘结，甚则十天半月一次，但无腹胀腹痛之感者，多由阴血亏损，大肠燥结所致。

3. 大便泄泻，又称腹泻、溏泻、便溏、下利清谷等，总以大便稀软不成形，甚则呈水样，便次增多，每日三四次以上，间隔时间缩短为主症。

若大便溏泻，泻出清稀便，无秽臭气，伴纳少腹胀，腹痛喜按者，为"脾虚泄泻"。乃脾虚失运，水停肠道所致。

若患者泄泻，泻势急迫，稀如蛋汤或黄糜，或便溏不爽，或有脓血，其味腥臭，为"湿热泄泻"。乃湿热下迫，传导亢进而致。

若患者泄泻，泻出黄臭稀水，腹痛拒按者，为热结泄泻，又称"热结旁流"。乃热结胃肠，便屎不下，大肠传导失职所致。

若患者黎明前腹痛作泄，泄后则安，腰膝酸冷，为"肾虚泄泻"。乃肾阳虚，命门火衰，大肠失煦，燥化失职，水湿并走大肠而成泻下。

若患者泄泻，夹有不消化食物，伴有脘闷嗳腐，腹部胀痛，为"伤食泄泻"。乃食伤胃肠，传导失常而致。

若患者泄泻，伴有情志不舒，腹痛，泄后而痛不减，为"肝气犯脾泄泻"。乃肝郁乘脾，肝郁脾伤，运化失职所致。

妇女经行时大便溏薄，或如水样，经后则愈，为"经行泄泻"。乃脾气虚弱，或脾肾阳虚，或肝木犯脾，清浊不分所致。

4. 排大便不能自控，滑脱不禁，甚则便出而不自知者，为大便失禁，又称滑泻，主要见于虚证患者，多因久病体虚，脾肾虚衰，肛门失约而致。

大便时时流出而不自知，甚至脱肛不收，形瘦神萎，倦怠乏力者，为脾虚中气下陷，不能固摄所致，多见于年老体虚，久病不愈者。

大便滑泄不禁，时时流出黏液便，形寒怯冷，四肢不温，腰酸冷痛，遗精者，为脾肾阳虚所致；或脾阳不振，中宫虚寒，健运无权，湿走大肠；或肾阳亏虚，命门火衰，不能滋养脾土，脾不化湿。多见于久泻久痢的患者。

另有疫毒痢患者，大便失禁，下痢脓血，高热神昏，乃热毒炽盛，内陷心营，窍闭神昏，大便自遗，此为里实热证。

5. 排便时不畅通爽快，而有艰涩难下之感者，为大便艰难，乃因肠道气机不畅，清化之力失常，当降者不降，故便出难尽而不爽快。若便下艰难，粪便干燥或呈颗粒状，腹痛拒按，为大肠热结证；大便黏浊垢腻，排便困难，或先硬后溏，或腹泻与便结交替出现，口黏而渴，为大肠湿热蕴结；大便成形，惟排便艰涩不爽，努挣难出，汗出气短，神疲乏力，为脾肺气虚证；老年患者排便艰难，粪便干燥或呈普通便，形寒怯冷，腰膝酸软，为脾肾阳虚证；大便艰涩难行，头晕眼花，心悸失眠，或午后潮热，为阴血亏虚证；大便艰涩，窘迫后重，欲便不得，矢气较多，嗳气频作，为肝脾气滞证；若排便不爽，便中完谷不化，酸臭难闻，为食积于胃，气机不利。

6. 腹痛窘迫，时时欲泻，且欲泻之势紧急而不可耐者，称为"里急"；排便时便量极少，又觉肛门重坠，便出不爽，或欲便又无，称为"后重"，二者合称为"里急后重"，多见于痢疾病中。

患者腹痛，里急后重，下痢脓血，为"湿热痢"。乃湿热之邪壅滞肠中，气机不畅，传导失司所致；

若腹痛剧烈，里急后重，痢下鲜紫脓血，壮热神昏，为"疫毒痢"。乃感受疫毒之邪，热毒壅滞肠道，气机不畅而致。

若腹痛，里急后重，痢下赤白黏冻，白多赤少，为"寒湿痢"。乃寒湿滞留肠中，气机阻滞而成。

若腹部胀痛或窜痛，痛即欲便，便后痛减，排便不爽者，由肝气郁滞，横逆犯脾所致；腹痛隐隐，里急后重，肛门重坠，甚则脱肛，少气懒言者，为脾虚气弱，中气不足所致；腹痛绵绵，里急后重，痢下赤白兼夹，肛门空坠，口干唇燥，午后潮热者，为津伤血虚所致。

7. 大便脓血，指大便量少，所下如黏冻，黏腻非常，或白或赤，或赤白相兼，甚至夹有新紫脓血，且伴有腹痛、里急后重等，是痢疾的主要临床表现。其病因系感受湿热疫毒之气，或素有寒湿内蕴，复感外邪。

若脓血相杂，赤多白少，量少黏稠，滞下不爽，肛门灼热，为大肠湿热证；下痢白多赤少，清稀而腥，或如豆汁，为大肠寒湿证；便下脓血色紫，或血水样便，秽臭异常，壮热神昏，为大肠疫毒证；下痢稀薄，带有黏液白冻，或混有微薄血水，腹痛隐隐，四肢不温，为下焦虚寒证；下痢血水，或赤白相兼，发热烦渴，为暑入厥阴；下痢赤白黏冻，虚坐努责，腹痛绵绵，午后潮热，为阴虚内热；下痢时发时止，发作时痢下黏垢，赤多白少，状如果酱，或纯下污浊紫血，臭秽异常，此为正虚邪留，虚实夹杂，日久必气血两亏；下痢脓血，饮食不进，恶心呕吐，为脾胃败伤。

8. 大便溏薄，水粪相杂，形如鸭溏者，为脾虚兼夹寒湿；大便干结为津亏；便干如羊屎者为血虚肠燥，或为噎膈病晚期；便燥结成深褐色，腹胀满者为肠胃实热；大便时干时溏，多为肝郁乘脾，肝脾不调；大便先坚后溏者，多为脾虚；便下如水，身重，腹不痛，肠鸣漉漉者为湿盛；便下如水，秽臭极重，腹痛拒按，发热，为热结肠胃，燥屎下不所致，又称"热结旁流"；大便清稀如米泔，泻下不止，多为霍乱；大便量多，有未消化之食物，秽臭不可近，为宿食停滞；大便完谷不化，为脾肾阳虚；大便中有寄生虫者，为虫积。

9. 便血，大便中夹杂有血液，或单纯便血，或先便后血，或先血后便者，均称为"便血"。应根据大便或血液的颜色，辨明出血的部位。

出血部位距肛门较远（如食管、胃、小肠等），为"远血"，常见血与便相混，大便以柏油样黑便为主，如出血量较大时，亦可见暗红色稀便，甚则兼有呕血，多因脾胃虚寒，气不摄血，或肝火犯胃，或胃肠湿热，或瘀血积聚等原因所致。

出血部位距肛门较近（如直肠）或病变在肛门附近，为"近血"，多见便前或便后滴血、射血，或血液包裹于粪便外，与大便同出，血色鲜红，多见于痔疮、肛裂或大肠息肉等病变。

不论何种便血，在辨证时，均需结合其他临床表现综合分析，以辨寒热虚实。如大便下血，兼见唇干口燥，口舌生疮，牙龈肿痛者，为风火熏迫大肠；大便干血，兼见面目发黄，胸脘痞闷，便下不爽者，为大肠湿热蕴毒；大便下血，兼见头晕目眩，五心烦热者，为肝肾阴虚；大便下血，脘腹隐痛，面色无华，畏寒肢冷者，为脾肾阳虚。

10. 大便酸臭为食积病；大便腥臭为肠寒证；大便恶臭为肠中积热。

11. 排便时肛门有火热感，称为"肛门灼热"。多因热便从里而出时，熏灼肛门所致。若患者腹泻，肛门灼热，伴有腹痛肠鸣，痛一阵，泻一阵，小便短赤，多为火热泄泻，又称"火泻"，因里热蕴结，津液不化，湿热并走大肠而致；若腹泻发于夏秋之季，并见肛门灼热，排便不爽，便多臭秽，口黏而渴，多为湿热泄泻，乃湿热蕴结大肠所致。

【现代研究】

大肠将消化吸收的代谢产物，适当地吸收一部分水分，最后形成粪便，从肛门排出体外。中医学把大肠的功能归属于脾胃，但脾胃功能正常还要靠肾的温煦。现代研究发现，大便的形成与排泄也与肾有一定的关系[4]。肾阳可以促进肠胃的消化吸收，进而影响到大便的正常排泄与否。若肾阳不足，脾阳也会虚弱，运化失职，可出现大便溏薄、五更泄泻等；若肾阳虚衰不能蒸化津液，温润肠道，则可使大便排出困难，以致便结不通。姜春华等在研究肾虚机制中，则把大便症状作为判断肾阳虚或肾阴虚证的指征之一，肾阳虚时大便溏薄；肾阴虚时大便干结[5]。这无疑是简便易行的诊断方法。

黄星垣等把暴泻列为急症之一。暴泻，又名暴注，是指发病急骤，突然腹泻，暴迫下注如水，腹疼肠鸣为特点的内科急症。多指急性肠炎、食物中毒、胃肠神经功能紊乱以及某些肠道过敏性所致的急性腹泻等。临床有寒湿、暑湿、食滞、湿热之分。泄泻便稀，甚如水样，腹痛肠鸣者，为寒湿；夏季暑泻如水注，头昏恶心者，为暑湿；腹痛肠鸣，痛时即泻，便后痛减，嗳腐吞酸者，为食滞；便泻稀水，色黄绿而臭，肛门灼热者，为湿热[6]。

王广铎认为，大便黄色，多见于成年人之腹泻；色灰白多为胆管受压；黑色多为胃、肠道出血；红色多见于痔疮、肛裂之出血；酱色粪便，多见于急性阿米巴病；绿色粪便，多见于婴幼儿剧烈腹泻；米泔样粪便，多见于霍乱或副霍乱。

夏德馨认为，大便扁细是消化不良；扁中缺一块，应注意肠道肿瘤；大便当中有血也应注意肿瘤；矢气后排干大便，是肝病特征；大便先硬，边缘光滑，后溏者，多见肝胆系统疾病，为脾虚；大便色青者多属脾虚；大便色白者为阻塞性黄疸；大便酱样，伴异臭，为中毒性菌痢[8]。

现代研究发现，上消化道出血时多为暗红色血便或柏油样黑便；下消化道出血时多为暗红色或鲜红色血便。急性上消化道大出血如伴有肠蠕动加速时，可排出较鲜红的血便而不呈黑便。小肠出血时，如血液在肠内停留时间较长，可呈柏油样黑便；当小肠出血量多、排出较快时，则便血呈暗红色，甚至呈较鲜红的稀便。结肠与直肠出血时，往往排出鲜红色或较鲜红的血便。

伤寒与副伤寒出血常在夏秋，消化性溃疡出血则多在秋末春初。儿童少年便血多注意肠套叠、直肠息肉、Meckel 憩室炎与溃疡、急性出血性坏死性肠炎、钩虫病等；青壮年便血多注意消化性溃疡、肠结核、局限性肠炎、伤寒与副伤寒、慢性非特异性结肠炎等；中老年便血多注意结肠或直肠癌、肝硬化、胃癌、缺血性结肠炎等。

便血伴发热者须注意急性传染病、恶性肠肿瘤、急性出血性坏死性肠炎、局限性肠炎等；伴急性腹痛者可见于急性胆管炎、膈疝、肠套叠等；伴皮肤黏膜出血者多注意血液病、败血症、钩端螺旋体病、重型肝炎、尿毒症等；伴慢性上腹痛，出血后痛减者为消化性溃疡，疼痛无减者常见于胃癌；伴里急后重者可见于痢疾、直肠炎、直肠癌等；便血量少，血色鲜红，便后滴下或射出，提示为直肠肛管疾病[2]。

参考文献

［1］邓铁涛．中医诊断学［M］．北京：人民卫生出版社，1987：199.

［2］戚仁铎．诊断学［M］．第3版，北京：人民卫生出版社，1991：28.

［3］赵金铎．中医症状鉴别诊断学［M］．北京：人民卫生出版社，1985.

［4］李德新．实用中医基础学［M］．沈阳：辽宁科技出版社，1985.

［5］姜春华，钟学礼，顾天爵，等．肾的研究［M］．上海：上海科学技术出版社，1981.

［6］黄星垣．中医内科急症证治［M］．北京：人民卫生出版社，1985.

［7］王广铎．从粪便颜色发现疾病［J］．生活，1985（4）：15.

［8］谢炳国．望诊经验举要［J］．浙江中医杂志，1987（9）：388.

［9］王良知．大便浅识［J］．云南中医中药杂志，1986（1）：8-12.

［10］刘宏生，刘宏禧．百病自测秘诀［M］．上海：上海科学技术文献出版社，1992.

第四节　小便诊法

　　临床通过观察小便的形、色、量、通利与否等来诊断疾病的方法，称为小便诊法。排泄尿液，是人体正常的生理功能，尿液的变化，是临床上一种常见而重要的现象。许多疾病，在其发生发展过程中，可以引起小便的变化；反之，观察尿液的变化，可以协助诊断疾病。所以，现代医学十分重视对尿液的检查，将其列为实验室的三大常规检查之一。中医学从宏观角度对小便进行观察的历史十分悠久，早在2000多年前的《内经》一书中，就有诸如"不得小便""小便黄赤""溺赤"等尿的生理、病理改变内容的记载。继《内经》以后的历代医家，对此也甚为重视，如《伤寒论》《金匮要略》《诸病源候论》《景岳全书》《医宗必读》《医学入门》《类证活人书》《医学心悟》《温疫论》《望诊遵经》等医籍，均十分重视对小便的诊察，在临床诊断疾病时，常通过观察小便的变化来作为辨病、辨证的依据。

【诊断原理】

　　尿为人体阴液之一，藏于膀胱，《素问·灵兰秘典论》曰："膀胱者，州都之官，津液藏焉，气化则能出矣。"尿出于溺窍，而肾开窍于前后二阴，肾主气化，司开阖，故尿与肾、膀胱的关系最为密切。肾与膀胱发生病理变化即可导致小便改变。

　　尿液是水液代谢的产物，与人体水液的摄入量、输布、消耗和排泄有关。《素问·经脉别论》曰："饮入于胃，游溢精气，上输于脾，脾气散精，上归于肺，通调水道，下输膀胱。"说明从水液的纳入到小便的排出，需要依靠脾的运化、输布，肺的宣发肃降、通调水道，以及肾的温蒸气化和司膀胱开合的功能；小便的通畅与否，还有赖于三焦气化的正常，而三焦气化的正常又需依靠肺、脾、肾三脏来维持；另外，尿液的分泌还与小肠主液、分清别浊，大肠主津（吸收水分）的功能有关。因而上述脏腑发生病理变化均可导致小便异常。如肺肾气虚，膀胱不约，可形成小便遗溺；脾不升清，肾失封藏，膀胱失约，皆可导致小便失禁；三焦气化失司，水道不利，水湿潴留，溢于肌肤，而小便短少；肠道失于分利，亦致大便水泻而小便短少。此外，七情不畅，肝失调达，疏泄不利，亦可致小便不通；各种原因造成的体内津液耗损或饮水甚少，均可引起小便的变化。

以上说明通过观察尿液的变化，可以了解津液气血的盛衰，疾病的寒热属性和脏腑（尤其是肺、脾、肾、膀胱、三焦）功能的正常与否，对诊病辨证有重要意义。

【诊察方法】

察尿时，应注意观察小便的颜色（白色、黄色、红色等）、尿量（多、少）、透明度（透明、混浊）、尿花、浮皮、沉渣等，询问排尿次数的多少、排尿时的感觉及排尿过程中有无异常，闻尿之气味（臭秽、甘甜味等）等情况。由于尿的颜色、尿量与排尿次数，可受饮水量、温度、出汗、季节、年龄等因素的影响而略有不同，故察尿时除应注意上述因素外，还要注意询问患者服用药物及饮用食物等情况，以免误诊。如服过维生素 B$_2$、复合维生素 B、金霉素等药后，尿为黄色；注射亚甲蓝（美蓝）后，尿为蓝绿色；注射荧光素钠后，尿为棕黄色；注射刚果红、氨基比林等药后，尿为红色；吃过大蒜、葱等后，尿可有特殊的气味等。故察尿时应以新鲜尿液（最好是晨尿）为标准，在验尿之前晚，禁止服用酒、茶、酪浆及上述药物和食物等，按日常所需量饮用开水，并清心寡欲，禁绝房事，避免疲劳，保持足够的睡眠。否则，由于以上饮食起居不当等因素，均能影响尿液的变化，妨碍诊断的准确性。

正常人的小便颜色呈淡黄，成年人每昼夜尿量约 1000～1800mL，日间排尿 3～5次，夜间排尿 0～1 次。尿量少于 400mL 为少尿，超过 2500mL 为多尿，尿量不多而排尿次数增多为尿频。初排出的小便是透明的，放置后可出现逐渐下沉的云絮状物，置久稍有沉渣出现。尿中的蒸汽不大不小，蒸发的时间长短适度，尿花（泡沫）形状大小均匀，可闻及轻微芳香气味。但天热、饮水少或多做体力劳动等情况，可使之量较少而色较深；而天冷、饮水多或少做体力劳动等则相反，可使之量较多而色较浅。这些变化均属正常。

【临床运用】

1. 小便颜色　小便黄赤色或深黄色，为体内脏腑之热较盛，多为热证或湿热证，如心经炽热、胃肠实热、肝胆湿热、膀胱湿热、肺热亢盛等；亦可见于虚热证，如肾阴虚内热等证候。小便色深黄如浓茶样者，常提示肝胆疾患，如黄疸病或溶血病等。小便呈乳白色者，提示乳糜尿或脓尿，多为湿热证，常见于脾胃、肾、膀胱的疾患，如膏淋、尿浊等。小便色清或清白无色，多见于正常人大量饮水后，或见于消渴患者。小便成红茶色而清晰者，常为疟疾或中毒。

2. 小便气味　小便时有臭秽的气味，常提示体内有湿热，多为湿热下注膀胱。若小便清长，微有腥臊味或无特殊气味，多属肾虚不能化气。小便时有甘甜之气味（即酮体芳香味），为酸中毒引起的酮尿，常见于消渴病后期之酮中毒。藏医认为，尿液气臭熏人，不堪复闻者为热盛之证；尿无气味或气味甚微者为寒证；如尿中含有某种食物者，则是该物之伤食症[4]。

3. 小便混浊 又称"尿浊"或"溺浊"。指小便混浊不清，而排尿时并无尿道涩痛的症状。尿浊色白如泔浆者称为"白浊"。本症虚实皆有，实证因于湿热，病在膀胱，尿浊而浓，或伴尿频、尿痛；虚证责之于脾、肾，或为肾阴亏虚，或为肾阳虚衰，或为脾虚气陷，或为脾肾两虚，尿浊不浓，少见尿痛。若尿液紫黯浑浊，伴尿痛、尿血、少腹胀痛者，为少腹瘀血内结，影响膀胱气化，清浊不分所致。

4. 小便清长 指小便澄清而量多。小便澄清为正常现象。尿量增多，常提示里寒证。如小便清长量多，伴有畏寒喜暖，属虚寒证，寒则津液不外泄而水湿下流膀胱；若患者小便清长，腰膝冷痛，夜尿量尤多，为肾阳虚衰，阳不化气所致；若患者口渴、多饮、多尿、消瘦，属消渴病，为肾阳亏虚，开多合少所致。

5. 小便减小 指尿量减少。若患者尿少而黄赤，伴身热口渴，多为实热或汗吐下损伤津液，津液亏少，尿失化源所致；若患者尿少伴有浮肿，为水肿病，乃肺、脾、肾功能失常，气化不利，水湿内停所致。

6. 小便频数 是指排尿次数增多，甚则一日达数十次，时欲小便而伴有急迫感。患者小便短赤，频数急迫，多为湿热下迫膀胱而致；若患者小便频数澄清，多为膀胱虚寒，失于温煦所致；若患者夜间尿频，小便清长，多为肾气不固所致。患者尿频而短黄，伴膝腰酸软，五心烦热者，为肾阴亏虚；尿频清长，或伴遗尿失禁，气短神疲者，为肺脾气虚；若尿频，伴见胁肋不舒者，多为肝气郁结所致。此外，还有劳心过度引起的一时性小便频数。

7. 淋证 小便频数短涩，滴沥刺痛，欲出未尽，小腹拘急，或痛引腰腹者，为"淋证"。

若尿液混浊，尿中有时夹有砂石，小便艰涩，或排尿时突然中断，尿道刺痛窘迫者，为"石淋"，乃湿热下注所致。

若小便混浊如米泔水，或有滑腻之物，尿道热涩疼痛者，为"膏淋"，乃湿热下注，膀胱气化不利所致；膏淋日久不愈，或反复发作，淋出如脂，体瘦无力，腰膝酸软者，为肾气亏虚，不能固摄。

小便涩滞，少腹满痛，或少腹坠胀，迫切作痛，尿有余沥者，为"气淋"，前者多因肝郁气滞，膀胱气化不利；后者多因中气不足，气虚不能摄纳。

小便热涩刺痛，尿色紫红，甚则夹有血块者，为"血淋"，实者多由于湿热下注膀胱，血热妄行；虚者多因于肾阴亏耗而见尿色淡红。

小便不甚赤涩，但淋沥不已，时作时止，遇劳即发者，为"劳淋"，乃脾肾两虚，湿浊留恋所致。

8. 小便夹精　指尿液中混夹精液或排尿后精液流出，又名"白淫""尿精""白浊"。肾虚失藏者，尿后有精液流出，如丝条状，伴腰背酸痛，畏寒肢冷；湿热下注者，尿后有米泔样精液流出，或如白糊状，且小便涩痛，排尿不爽；阴虚火旺者，尿液与精液同时排出，症见小便短赤，尿液不清，尿道口有淡红色黏浊物，伴头目晕眩，五心烦热。

9. 小便不利　指尿液排出不顺利，常伴小便短少。小便不利，眼睑及四肢浮肿，咳嗽喘促者，为风邪袭肺，肺气失宣，不能通调水道下输膀胱所致；小便短少不利，身肿腰以上为甚，神疲体倦，脘腹胀满者，为脾阳不振，运化无权，水湿不行所致；小便不利，身肿腰以下为甚，腰膝冷痛，形寒肢冷者，为肾阳虚衰，膀胱不能气化所致；小便短赤不利，口苦黏腻，纳呆腹胀者，为湿热内阻，三焦水道不通所致；小便不利，胸胁不舒，嗳气吞酸者，为肝气郁滞，湿热内阻所致。还有外伤引起的小便不利，多有痛感，可问及外伤史。

10. 小便不通　又称"癃闭"。指小便排出困难，甚至点滴难出。小便点滴不通，或量极少而短赤灼热，口苦口黏者，为湿热蕴积膀胱，气化失调所致；小便不畅，或点滴不通，咽干烦渴，呼吸急促者，为肺热壅滞，不能通调水道所致；小腹坠胀，时欲小便而不得出，或量少而不爽利者，为中气不足，清气不升而浊阴不降所致；小便不通，或通而不爽，情志忧郁，为肝郁气滞，不能疏泄，水液排出受阻；小便不通或点滴不爽，排出无力者，为肾阳不足而气化无力；小便点滴而下，或时而通畅，时而阻塞不通者，为瘀血败精成块，阻塞于膀胱尿道之间所致，或由跌打损伤，瘀血成块引起。

11. 尿后余沥　指小便后仍有余沥点滴不净。小便余沥不净，次频而清长，伴腰膝无力，动则汗出喘促，为肾气虚衰，膀胱不固，开合失职所致，多见于老年人，或久病体衰，或房劳过度者。小便后余沥点滴，时作时止，遇劳即发，伴神疲纳减者，为中气不足，失于升举所致。小便频数，尿后余沥点滴不净，伴尿道灼热疼痛者，为湿热蕴结下焦，气化失司，膀胱不约所致。

12. 小便失禁　指小便失去控制而自行溺出，又称"尿失禁"。小便失禁，随时自遗，多为肾气不足，命门火衰，下焦虚寒，膀胱失煦，不能制约水液而致；若患者小便失禁，伴有纳少，神疲乏力，喘促咳嗽，多为脾气虚，肺气不固，中气不足而致；若小便失禁，尿短尿黄，滴沥而出，尿道灼热刺痛，多为湿热下注膀胱，气化失司，约束不利而致；若小便失禁，尿色黄而短涩，伴腰酸腿软、骨蒸盗汗者，为肝肾阴亏，虚热内扰，膀胱失约所致；若患者中风不语，神志不清，小便失禁，多为脱证，神气逆乱而致。

13. 夜间多尿 指白昼小便正常，独夜间小便次数及尿量增加，为阳气虚弱所致；或因素体阳虚或年高久病，致肾阳不足，膀胱不约，摄纳无权，而夜尿频多，甚至小便失禁；或因命门火衰不能温煦脾阳，或脾阳虚弱不能充养肾阳，致脾肾两虚，下元温摄不固，故于夜间阴盛阳衰之时尿量增多。

14. 遗尿 指睡眠中小便排出，俗称"尿床"，多见于儿童。多为脾肺气虚，或肾阳不足，膀胱虚寒，水失约束所致。患者遗尿，伴四肢不温，小便清长频数者，为肾阳虚，阳虚膀胱不固所致；若患者遗尿，伴有多梦，困倦乏力，少食懒言者，为脾阳虚，中气不足而致；患者遗尿，伴见久咳，吐涎沫者，为肺气虚弱，治节无权，不能约束下焦而致；患者遗尿，伴潮热盗汗者，为肾阴不足，相火妄动而致。

15. 小便疼痛 指排尿时尿道发生刺痛、灼痛、涩痛、绞痛等，简称尿痛，多伴有小便淋漓不畅。多为湿热流入膀胱，灼伤经脉，气机不畅所致；亦可因心火炽盛、下焦血瘀、肝郁气滞、肾阴亏损等原因所致。

16. 尿血 指血从小便排出，尿色因之而出现淡红、鲜红、红赤，甚或夹杂血块，又称"溲血""溺血"及"血尿"。小便短赤带血，色鲜红或暗红，甚或夹杂血块，伴尿道灼热者，多因膀胱湿热，或肝胆湿热下注膀胱而致；小便带血深赤伴灼热感，口舌生疮者，多因心火亢盛，移热小肠，灼伤脉络而致；小便带血鲜红，伴颧红盗汗，骨蒸潮热者，为肾阴亏损，相火妄动，灼伤脉络而致；小便带血淡红，伴神疲气短，腰腿酸软者，为脾肾两虚，脾不统血，肾失封藏而致；小便血色紫黯，常夹杂血块，伴见排尿不畅，轻度刺痛者，为外伤等致瘀血内阻于膀胱，血不循经而成。

一般而言，尿色紫红或鲜红者多为实热，淡红者多为气虚，鲜红而伴有骨蒸劳热者多为虚热，尿色紫黯为血瘀。无痛性血尿多提示远端脏腑病变，如心火旺、相火旺、脾气虚等；疼痛性血尿多提示近端脏腑的病变，如热客于胕（膀胱）、膀胱湿热，或有砂石溺出等。

现代医学认为，无痛性血尿尤其出现在中年以上者，多为泌尿系统肿瘤的征兆，如血尿即为膀胱肿瘤的首发症状。血尿伴低热、盗汗者，多提示有泌尿系结核。在全身性疾病中，血尿亦常为脾肾亏虚，不能统摄血液的信号，多出现于紫癜、血友病、白血病等疾患中。疼痛性血尿，伴腰腹绞痛，或尿中夹有砂石者，提示有尿路结石；如血尿伴尿频、尿灼痛者，多为湿热血尿，为急性尿路感染的标志。

17. 小便蒸汽 尿液蒸汽大，为里热亢盛病；尿液蒸汽小而蒸发历时长，为低热病或陈旧热病（阴虚火旺）；尿液蒸汽小而蒸发时间短，为痰病或风病；尿液蒸汽时大时小，为寒热错杂病[4]。

18. 尿花 尿中泡沫色青，如牛眼突出而大者，为风病；泡沫色黄细小，消失迅速者，为胆病；泡沫如唾液入水状，长时间不易消失者，为痰病；泡沫红赤者，为血病；

泡沫如虹之色者，为中毒病；泡沫如鹰入鸽群骤然四窜，向各方遍布者，不论是寒证热证，俱提示病情在扩散[4]。

19. 浮皮 当尿液冷却后，表面结有一层薄膜，称为浮皮。浮皮薄者为寒证，厚者为热证。如浮皮较厚，能以物挑起放于指甲或刀上而不破散，置于火上而发出焦炙肉味者为浮油，乃过食肉脂所致。如静止的尿液，浮皮无故分裂成片状者，是为痞瘤病之征[4]。

20. 尿中沉渣 所谓沉渣是尿中之絮状物，状如山羊绒毛，散布于尿中，取之无物者，为风病；沉渣如棉花纤维散于尿中，中部多而四周少，且遮掩碗底者，为血胆病；沉渣如白马之毛尘，视之不易辨清者，为寒病或痰病；沉渣状如白云而杂以青黑之色，纷纷聚集者，为热入于肺之病；沉渣如脓液者，为疾病有脓之征；沉渣状如细沙者，为肾脏病[4]。

另外，根据沉渣在尿液所在的层次，可以推断病变的部位。若存在于尿液的上层者，为心以上的疾病，如心脏病、肺病等；若存在于尿液的下层者，为脐以下的疾病，如肾脏病、大小肠病、生殖器病等；若沉渣存在于尿液的中层，为心至脐部之间的疾病，如肝脏、横膈膜、胆囊、脾脏、胃等脏器的疾病[4]。此为藏医诊尿的特点，可供参考。

【现代研究】

瞿岳云结合历代文献中有关观察小便的改变以诊断疾病的论述，从理论角度对尿诊的临床意义进行了概括，认为诊察尿液的形、色、量、通利与否等变化，可以分析病机，分辨病因，判断表里、上下、脏腑等病位，鉴别蓄水与蓄血等病证及真假证候，辨识寒、热、虚、实等病性，指导治疗，推测预后等[7]。连增林等则论述了张仲景《伤寒杂病论》中察小便诊病法的重要性[10]。

迪庆晋美对藏医尿诊及特色做了较为系统的介绍，试述了尿的形成机理及正常之尿，并着重对藏医尿诊的具体方法做了详细说明，如尿诊前的注意事项、验尿的时间（清晨阳初露，能照到碗底之时）和器具（白色瓷器或白铁器），以及对病尿的观察如察尿色、辨蒸汽、嗅气味、视尿花、审沉渣、观浮皮和诊察尿液的转变等[4]。拉毛吉介绍藏医尿诊的内容主要包括尿色、蒸汽、气味、气泡、尿液中的漂浮物、沉淀物以及冷却后的变质过程等。

藏医观察病理状态下的尿象需分热尿、温尿、凉尿三个阶段去进行。

①热尿：热尿阶段的观察内容包括尿色、蒸汽、气味、气泡四个方面。尿色如同沼泽中的积水清而稍蓝，质地较稀者为隆病；色黄者为赤巴病；呈乳白色者为培根病；红色示血病；灰黄色示黄水病；深黄色示疫病。蒸汽大者说明是盛热病；蒸汽小且速

散者为隆病或寒症；有锈味者示隆病；蒸汽小而持久者为伏热或陈旧性热病。味大而臭者示热证；味小或不明显者示寒证。当搅拌尿液时出现的气泡如同牛眼大而蓝者示隆病；气泡小而多、色黄且消散快者示赤巴病；气泡似唾沫、不易消失者示培根病；泡呈霓虹色者示毒症。

②温尿：温尿阶段观察的内容有尿液中的沉淀物与漂浮物。尿液中的沉淀物呈羊毛状者示隆病，呈白云状者示肺热，呈砂粒状者示肾病；覆盖在尿液表面的漂浮物较薄者示寒症，较厚者示热症；漂浮物裂成块状者示有肿瘤。

③凉尿：尿液变凉后，从它的边缘开始变质者示寒症，从尿液的底部开始变质者示热症；变质后的尿液较浓者示热症，较稀者示寒症[8, 9]。

王钢通过对 219 例肾小球疾病尿常规检查结合尿液辨证的临床分析，认为尿液的一般检查应包括色泽、透明度、尿量和尿比重。如正常尿比重范围在 1.015 ～ 1.025 之间，若尿比重固定在 1.010±0.003，称等渗尿，此属肾气衰竭，阴阳俱损。尿液化学和显微镜检查内容包括蛋白尿、血尿、管型尿和白细胞尿。蛋白尿多因邪气伤肾，或脾肾两虚，或肺脾肾气化功能失调所致。血尿多因实热损伤肾络；或肾阴亏耗，阴虚内热，络脉破损；或脾肾气虚，气不摄血所致。管型尿总由肾气受损，阴精结聚下流所致。其中透明、颗粒管型多属肾气亏虚、湿浊或湿热内留；红细胞管型多属瘀血内阻于肾；白细胞管型多属热毒伤肾；蜡样、宽广管型多属肾气衰竭。肾小球疾病出现白细胞尿，多因感受外邪（风寒、风热、皮肤疮疡等），或湿热下注所致。而尿常规中红细胞增多，提示血分邪较重；白细胞增多，提示气分邪较重；尿中红、白细胞同时出现，或蛋白尿持续不降，以及蛋白、红细胞下降到 + ～微量或 0 ～ 3/HP 后，反复波动，始终不能转阴性的肾炎患者，多提示有潜在的慢性感染病灶[11]。

吕仁和认为，尿浊（指小便混浊，白如泔浆，但排尿时并无疼痛）见于乳糜尿者，多因丝虫病所致，见于脾肾气虚，痰湿瘀阻。小便混浊加热后转清者多为尿酸盐，为酸性；加热后仍不能转清，而另加酸后很快转清者，为碱性，常见于磷酸盐、草酸盐和碳酸盐结晶，多因胃强脾弱，或脾肾虚寒，或脾虚湿盛，清浊不分[12]。时振声则认为，尿浊初起多属湿热内蕴，晚则多属虚证或虚中夹实，如脾虚夹湿或肾虚等[13]。

以上研究多是肉眼观察，多没有定性定量客观指标。近二十年来，不少医者利用现代科技手段检测尿中各种物质的含量，使尿诊微观化，为中医诊断提供了新的指标。万叔援等曾报道高血压和甲亢的阴虚火旺型患者，其尿中儿茶酚胺含量明显增高，提示患者"下丘脑 - 交感 - 肾上腺髓质"功能活动增强。阴虚火旺型患者经中医辨证施治后，随着阴虚火旺症状的缓解，尿中儿茶酚胺含量明显降低[14]。

毛良等对高血压、甲亢、消化性溃疡等患者的研究中发现，阴虚火旺者的尿肌酐量、尿尿素量和尿儿茶酚胺量均明显高于单纯阴虚的患者及正常人（$P < 0.01$），且尿

肌酐量与尿儿茶酚胺量呈正相关关系，并观察到甲亢阴虚火旺者经中医辨证治疗后，随着症状的缓解，尿肌酐量亦明显降低[15]。慢性肾炎阳虚患者尿中内生肌酐清除率（Ccr）、肌酐系数、尿尿素量、血清蛋白量、红细胞数、蛋白质和热量的摄入量，均明显低于正常人和阴虚患者（$P < 0.01$）；而阴虚患者的尿尿素量、血清蛋白量、红细胞数、蛋白质和热量的摄入量均比较正常，但其Ccr较正常人明显降低（$P < 0.01$），肌酐系数却明显增高（$P < 0.05$）[16]。阳虚患者的尿钾、尿磷、尿镁均明显低于正常人及阴虚患者（$P < 0.01$），而阴虚患者的尿钾、尿磷与尿镁基本正常[17]。可见尿诊对中医阴阳虚证的辨证有一定的参考意义。

宋一亭等对正常人和某些阴阳失衡（阴虚火旺与命门火衰）患者十二时辰尿渗透压和尿量曲线的观察发现，肾脏的尿稀释-浓缩功能明显受阴阳盛衰（肾中阴气和命门真火）的影响。阴虚火旺组和命门火衰组尿渗曲线明显上下分离，两组间平均尿渗差异非常显著（$P < 0.01$），两组的尿渗变化幅度显著小于正常（均$P < 0.01$）。阴虚火旺尿渗曲线处于高水平，且其变化幅度减小，符合阴气不足则阳气偏盛，有利于尿液浓缩的观点；命门火衰组尿渗曲线处于低水平，其变化幅度也明显减小，火衰则阴盛，故尿液浓缩发生障碍。且命门火衰患者尿溶质排量显著减少（$P < 0.01$）；而阴虚火旺患者虽明显高于命门火衰者（$P < 0.01$），但仍明显低于正常人（$P < 0.01$）。提示两组患者代谢水平均趋低下[18]。

为了证实上述规律在更多的疾病中是否具有普遍意义，宋一亭等又观察了18种常见疾病（110例）的尿渗透压水平与中医阴阳虚实辨证的关系，发现阳虚组和阳虚夹实组、阴阳两虚组和阴阳两虚夹实组的尿渗透压平均值均明显低于正常组；所有虚证组和虚中夹实组均明显低于实证组；阳虚组和阴阳两虚组均明显低于阴虚组（$P < 0.01$）。此结果提示尿渗透压测定在阴阳虚实辨证中有一定意义[19]。

崔贵珍等对40例肾盂肾炎患者的尿酶活力进行了测定，发现其尿谷氨酰转肽酶（γ-GT）和亮氨酸氨基肽酶（LAP）活性明显高于正常人，经用中药治疗后明显下降，且其下降程度明显高于西药治疗组[20]。

郑蕙田等通过对60例糖尿病性膀胱病变中医辨证与尿流动力学关系的研究，证实本组中医辨证分型符合膀胱病变的发展规律，排尿功能障碍程度可以通过中医辨证做出估计，为中医辨证提供了一定的客观依据，并对其治疗、诊断和估计预后具有一定的临床意义。如中医辨证为真阴不足、肺肾气虚型者，其残余尿较少，大多< 100mL；膀胱内压图大多为较轻度感觉麻痹型神经源性膀胱图形；逼尿肌和括约肌功能已有不同程度的协同失调；膀胱感觉减退；尿流率检查异常，在排尿量接近正常的情况下，最大尿流率（MVR）大致在10mL/s左右，而尿流时间（VT）延长；肾功能大多正常或接近正常，无肾积水表现；一般属于早期膀胱病变，病情较轻，如及时

治疗，预后较佳。中医辨证为真阴亏损、肾阳虚衰型者，一般病情较重，残余尿较多，大多＞100mL；膀胱内压呈现重度的感觉麻痹型或自主性神经源性膀胱图形；逼尿肌和括约肌功能严重协同失调；膀胱感觉大多消失；MVR大致在10mL/s以下；肾功能较差，可能有肾积水，多属晚期膀胱病变，如不积极治疗，预后多不良[21]。

现代医学在判断血尿来源时，有尿三杯试验的方法，即取三个清洁玻璃杯，嘱患者一次排尿，将前、中、后三段尿分别排入三个玻璃杯中。如前段尿中含有血液（初血尿），而其余两杯无血液或很少血液，提示血液来自尿道；尿道口滴血则血来自前尿道。如后段尿中含有血液（终末血尿），提示血液来自膀胱颈部、三角区、后尿道或前列腺。如三杯尿中均有血液（全程血尿），提示血液来自肾脏、输尿管或膀胱内弥漫性出血[3]。

另据报道，日本大阪市立大学附属医院的奥田清教授发明了一种肾病试纸，它可随着尿液中尿素浓度的不同而呈现出不同的颜色，从而快速诊断肾病。使用时，把试纸在尿液中一浸即起，然后和样板进行对照即可诊断。该试纸长8cm，宽1cm，一端有塑料的手柄。试纸和尿液的接触时间是1.2秒，如果试纸的颜色是黄色或淡绿，则表示健康；如果是深绿色，则表示有肾病。据奥田清教授对数百例肾功能不全及肾硬化的患者进行检验，其结果与用常规的检验得到的结果完全一致[22]。

检查尿液还可诊断肿瘤。如对于无痛、顽固性血尿，要考虑膀胱癌、肾癌等泌尿系统肿瘤的可能；在60%～80%的多发性骨髓瘤患者的尿中可查到凝溶蛋白；甲状旁腺腺瘤（腺瘤性甲状旁腺亢进综合症）患者往往在低钙饮食下，尿钙含量仍增加。据报道，用肿瘤患者的尿液加上浓盐酸、乙醚等试剂，观察尿液的呈色反应，称为尿癌反应，可鉴别肿瘤的良恶性或有无肿瘤存在。恶性肿瘤患者的尿液有强烈的呈色反应，良性者则不明显。另外，尿中氨基含量高对癌症的诊断亦有价值。如日本学者发现头颈部鳞状上皮癌患者的尿液中，多氨基排出量超过正常一倍以上；肺癌患者尿中氨基己糖苷酶含量也明显升高，在肺癌辅助诊断中有重要意义[23]。

参考文献

［1］赵金铎.中医症状鉴别诊断学［M］.北京：人民卫生出版社，1985.

［2］邓铁涛.中医诊断学［M］.北京：人民卫生出版社，1987.

［3］戚仁铎.诊断学［M］.第3版.北京：人民卫生出版社，1991.

［4］迪庆晋美.藏医尿诊法简介［J］.云南中医中药杂志，1991（4）：32-34.

［5］高炬.小便在临床诊断上的意义［J］.云南中医中药杂志，1987（3）：8.

［6］饶宏孝.察尿的临床意义［J］.广西中医药，1983（3）：43.

［7］瞿岳云.试论祖国医学对尿的辨识［J］.辽宁中医杂志，1982（4）：12-15.

［8］拉毛吉 . 藏医尿诊［J］. 西北民族大学学报（自然科学版），2004，25（53）：76-77，94.

［9］拉毛吉 . 藏医诊断学中的望诊简述［J］. 中国民族医药杂志，2000，12（增刊）：1-2.

［10］连增林，卞兆祥 . 略述仲景察小便诊病法［J］. 河南中医，1991，11（2）：10-11.

［11］王钢 . 尿的辨证分析结合尿常规检查诊治肾小球疾病的参考意义［J］. 北京中医学院学报，
    1986，9（3）：22.

［12］吕仁和，时振声 . 尿浊的辨治［J］. 北京中医杂志，1991（4）：10-11.

［13］万叔援，等 . 阴虚火旺与尿17-羟皮质类固醇、儿茶胺排泄量关系的观察［J］. 中华医学杂志，
    1979，59（12）：722.

［14］毛良，赵伟康，万叔援，等 . 阴虚火旺患者尿中肌酐、尿素及儿茶酚胺排泄量的观察［J］. 中
    医杂志，1981（10）：35-38.

［15］毛良，沈静芬，吴禄芳 . 慢性肾炎阴虚、阳虚患者尿肌酐量与尿尿素量的比较［J］. 上海中医
    药杂志，1982（8）：46-48.

［16］毛良，丁伟璜，宋菊敏 . 从尿中肌酐、尿素、钾、磷、镁的排泄量探讨慢性肾炎患者阴虚、阳
    虚的病理基础［J］. 中西医结合杂志，1984，4（4）：209-211.

［17］宋一亭，顾铠，刘彩英，等 . 阴虚火旺、命门火衰病人十二时辰尿渗透压和尿量曲线的初步观
    察［J］. 中医杂志，1983，24（11）：69-71.

［18］宋一亭，顾铠，刘彩英 . 尿渗透压测定与阴阳虚实辨证的关系［J］. 中西医结合杂志，1984，4
    （7）：417-419.

［19］崔贵珍，蔡碧涓 . 用测定尿酶活力观察中医治疗肾盂肾炎40例的疗效［J］. 辽宁中医杂志，
    1986（8）：23-25.

［20］郑蕙田，黄羡明，孙吉山 . 糖尿病性膀胱病变的中医辨证与尿流动力学关系之探讨［J］. 中西
    医结合杂志，1984，4（12）：732-733.

［21］肾病试纸［N］. 健康报，1985年7月16日第3版 .

［22］《健康报》编辑部 . 医海拾零（第八辑）［M］// 陈衍恩，等 . 检查尿液诊断肿瘤 . 北京：人民
    卫生出版社，1982：11.

［23］刘宏生，刘宏禧 . 百病自测秘诀［M］. 上海：上海科学技术出版社，1991.

［24］强巴赤列 . 浅谈藏医诊断学［J］. 中国民族医药杂志，2000，6（2）：8-9.

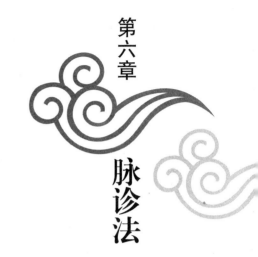

第六章

脉诊法

脉诊法，是指医师用手诊察患者的脉搏，以推测病情，做出诊断的方法，属于中医切诊法范畴。

脉诊历史悠久，公元前 5 世纪著名医家扁鹊就擅于切脉，司马迁《史记·扁鹊仓公列传》曰："今天下之言脉者，由扁鹊也。"后《黄帝内经》即记载了诊脉的三部九候等方法。《难经》主张"独取寸口"切脉。张仲景则确立了脉证并重的原则，将脉象分为阴阳两大类，如《伤寒论·辨脉法》曰："凡脉大、浮、数、动、滑，此名阳也；脉沉、涩、弱、弦、微，此名阴也。"对于平脉部位，采取寸口三部九候、人迎趺阳并重的方法；对于杂病，特别是妇人病，则应诊少阴脉；对危重病证更需兼诊，以判断预后。

晋代王叔和所著《脉经》为我国第一部脉学专著，书中确立了浮、芤、洪、滑等二十四种脉象。宋代施发著《察病指南》，创制脉图三十三种，以图示脉，便于理解。明代张景岳著《景岳全书·脉神章》，对脉神、正脉十六部、脉之常变、脉之从舍顺逆等，论述很详。李时珍著《濒湖脉学》，撷取明代以前名家论脉之精华，载二十七脉，后附《四言举要》，易于习诵。

清代以后，相继有李延昰的《脉诀汇辨》、周学海的《脉义简摩》、黄宫绣的《脉理求真》等脉学专著问世，除谈脉学理论外，还辅以临证经验互相印证。

1949 年以来，相关学者运用现代科学技术和方法研究脉学原理和脉图形成，已取得了重大进展，有关内容详见本章"现代研究"。

【诊断原理】

心主血脉，包括血和脉两个方面。脉为血之府，心脏有规律地搏动，推动血液在脉管内运行，脉管亦随之产生有节律的搏动，因而形成脉搏。《医学入门·脏腑》云："人心动，则血行于诸经。"心脏有规律地搏动和血液在脉管内运行均由宗气所推动。《素问·平人气象论》云："胃之大络，名曰虚里，贯膈络肺，出于左乳下，其动应衣，脉宗气也。"此说明宗气有推动心脏搏动的功能。《灵枢·邪客》又说："故宗气积于胸中，出于喉咙，以贯心脉。"既说明宗气所在部位，又指出了宗气还有推动血液在脉管内运行的重要作用。

血液循行于脉管之中，流布全身，环周不息，除心脏的主导作用外，还必须有各脏器的协调配合；肺朝百脉，即循行于全身的血脉，均汇聚于肺，且肺主气，通过肺气的敷布，血液才能布散全身。如《类经·卷四》云："经脉流动，必由于气，气主于肺，故为百脉之朝会。"脾胃为气血生化之源，脾主统血，血液在脉管内循行不致溢出脉外，有赖脾气的统摄。《血证论·脏腑病机论》云："脾统血，血之循行上下，全赖于脾，脾阳虚则不能统血。"肝藏血，主疏泄以调节循环血量；肾藏精，精化气，是人体阳气的根本和各脏腑组织功能活动的原动力，且精可以化生血，是生成血液的物质基础之一。故脉象的形成，与脏腑气血密切相关。因此，脉象的变化，可以反映全身各脏腑功能的状况和气血的盛衰。

【诊察方法】

诊脉时，要让患者取坐位或正卧位，手臂放平，和心脏近于同一水平，直腕，手心向上，并在腕关节背部垫上布枕，以便于切脉。医师和患者侧向坐，用左手按诊患者的右手，用右手按诊患者的左手。诊脉下指时，首先用中指按在掌后高骨内侧关脉部位，接着用食指按关前的寸脉部位，无名指按关后的尺脉部位，三指应呈弓形，指头平齐，以指腹按触脉体，因指腹感觉较为灵敏。布指的疏密要和患者的身长相适应，身高臂长者，布指宜疏；身矮臂短者，布指宜密。

部位取准之后，三指平布同时用力按脉，称为总按。为了重点地体会某一部脉象，也可用一指单按其中一部脉象，如诊寸脉时，微微提起中指和无名指；诊关脉则微提食指和无名指；诊尺脉则微提食指和中指。临床上总按、单按常配合使用，诊小儿脉可用"一指（拇指）定关法"，而不细分三部，因小儿寸口部短，不容三指定寸关尺，且易哭闹，不合作。故诊脉时应注意以下几点。

1. 诊脉的时间最好在早晨，因为清晨时间患者不受饮食、活动等各种因素的影响，体内外环境都比较安静，气血经脉处于少受干扰的状态，故容易鉴别病脉。但也不是说其他时间就不能诊脉，明代医家汪机认为："若遇有病，则随时皆可以诊，不必以平旦为拘也。"总之，诊脉时要求有一个安静的内外环境。诊脉之前，先让患者休息片刻，使气血平静，诊室也要保持安静，以避免外界环境的影响和患者情绪的波动，并且有利于医生体会脉象。

2. 注意举按寻。诊脉时用轻指力按在皮肤上叫举，又称浮取或轻取；用重指力按在筋骨间叫按，又称沉取或重取；指力不轻不重，还可亦轻亦重，以委曲求之叫寻。因此，诊脉必须注意体会举、按、寻之间的脉象变化。

3. 诊脉时，医生的呼吸要自然均匀，用一呼一吸的时间去计算患者脉搏的至数，如脉之迟数，均以息计（一呼一吸为一息）。并且医生诊脉时要虚心冷静，思想集中，全神贯注的体会脉象。

4. 每次诊脉，必满五十动。即每次按脉时间，每侧脉搏跳动不应少于五十次，必要时可以延至第二、第三个五十动（3～5分钟）。

诊脉的部位，有寸口诊法、三部诊法和遍诊法三种。

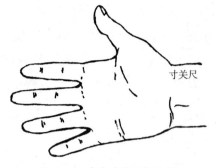

图 6-1 诊脉寸关尺部位图

1. 寸口诊法

寸口诊法始于《内经》的诊"寸口"，《难经》在《内经》的基础上，将寸口分为寸、关、尺三部以内应脏腑，而成为如今的寸口诊法。寸口的位置在腕后桡动脉所在部位。现一般认为，左手寸、关、尺，分候心、肝、肾；右手寸、关、尺，分候肺、脾、肾（命门）（图 6-1）。

2. 三部诊法

是汉代张仲景在《灵枢·禁服》"寸口主中，人迎主外"及《素问·三部九候》的基础上，于所著《伤寒杂病论》中提出，即人迎、寸口、趺阳三脉。其中以寸口候十二经，以人迎、趺阳分候胃气。此外，人迎近心，应以候心气为主。临床上，人迎脉动大多为心气外散的指征，诊察也比较方便。三部诊法见表 6-1。

表 6-1 三部诊法

$$
三部诊法
\begin{cases}
人迎（颈动脉）——候心气 \\
寸口（桡动脉）——候十二经 \\
趺阳（足背动脉）——候胃气
\end{cases}
$$

3. 遍身诊法

又称三部九候诊法，源于《素问·三部九候》，主要诊察部位在头部、手部及足部，每部又分为天、地、人三候，是为九候以应全身，其具体部位配应见表 6-2。三部九候经穴见图 6-2。

表 6-2 三部九候内应脏腑表

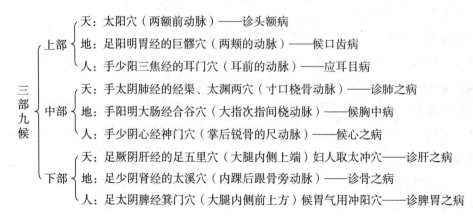

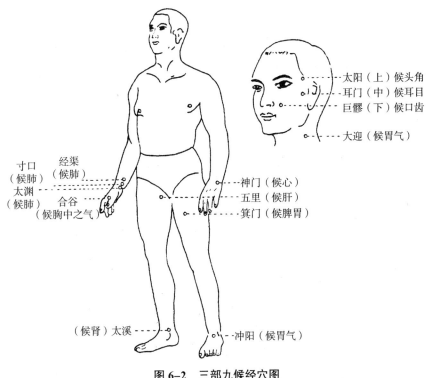

图 6-2 三部九候经穴图

正常人的平脉应是三部有脉，一息四至，不浮不沉，不大不小，从容和缓，柔和有力，节律一致，尺脉沉取有一定力量。即有胃、有神、有根三个特点。平脉常随四季气候（如春弦夏洪，秋浮冬沉）、地理环境、性别、年龄、体格肥瘦、劳逸、情志、饮食等内外因素的影响，而发生相应的生理性变化。

此外，有一些人，脉不见于寸口，而从尺部斜向手背，称为"斜飞脉"；若脉出现在寸口的背侧，称为"反关脉"；还有出现于腕部其他位置的，都是生理特异的脉位，即桡动脉解剖位置的变异，不属病脉。

【临床运用】

（一）28 种脉象及主病

1. 浮脉

［脉象］轻取即得，重按稍减而不空，举之泛泛而有余。

［主病］表证，亦主虚证。

［兼脉］浮而有力为表实，浮而无力为表虚；浮而兼迟为表寒，浮而兼洪为表热；浮而兼缓为中风、风湿，浮而兼濡为伤暑；浮而兼实为阳盛，浮而兼滑为风痰；浮而

兼散为极虚，浮而兼细为气虚；浮而兼涩为血虚。

2. 沉脉

［脉象］轻取不应，重按始得；按之有余，举之不足。

［主病］里证。有力为里实，无力为里虚。

［兼脉］脉沉滑为痰食；脉沉实为内有积滞；脉沉数主内热；脉沉紧为阴寒冷痛；脉沉弦为痰饮壅闭；脉沉缓为内郁寒湿；脉沉涩为血虚气滞；脉沉微为阳微气虚。

3. 迟脉

［脉象］脉来迟慢，一息不足四至（相当于每分钟脉搏在 60 次以下）。

［主病］寒证。有力为寒积，无力为虚寒。但久经锻炼的运动员，脉迟而有力，则不属病脉。

［兼脉］迟而兼浮为表寒，迟而兼沉为里寒；迟而兼涩为血虚，迟而兼弦为寒痰；迟而细小为气虚血少，迟而兼实为内有郁热或积滞。

4. 数脉

［脉象］一息脉来五至以上（相当于每分钟脉搏在 90 次以上）。

［主病］热证。有力为实热，无力为虚热。

［兼脉］数而有力为实热，数而沉实为里热；数而滑实为痰火，数而洪大主疮疡；数而无力、细软、细涩均为虚热；数大无力、按之豁然为虚阳外越；数小无力，按之中空为虚寒。

5. 洪脉

［脉象］洪脉极大，状若波涛汹涌，来盛去衰。

［主病］气分热盛。但夏季脉洪而和缓为常脉。

［兼脉］洪而有力为实热；洪而无力为虚热；洪而兼浮为表热；洪而兼沉为里热；洪而虚软为热盛阴虚。

［附］大脉

其脉体阔大，但无汹涌之势，这是与洪脉区别的要点。脉大主邪盛病进，又主虚。辨邪正的盛衰，区别在于大脉的有力无力。

6. 微脉

［脉象］极细极软，按之欲绝，若有若无。

［主病］阳衰少气，阴阳气血诸虚。

［兼脉］左寸脉微兼迟者，为心阳虚，心悸气短，肢冷自汗；右寸微而迟者，为肺阳虚，气短胸闷，咳逆头眩。

7. 细脉

［脉象］脉细如线，但应指明显。

［主病］气血两虚，诸虚劳损，又主湿病。

［兼脉］细而兼微，为伤寒邪入少阴，杂病气虚血亏；细而兼沉，为伤寒病入太阴，杂病内脏虚寒；细而兼数，为阴亏虚热；细而兼弦，为血虚气滞。

8. 散脉

［脉象］散无根，至数不齐。

［主病］元气离散，脏腑之气将绝。

［兼脉］散而兼毛，为血气大耗；浮洪兼散，为夏月本脉；伤寒逢散，证忌咳逆；散而兼代者，心死。

9. 虚脉

［脉象］三部脉举之无力，按之空虚。

［主病］虚证。

［兼脉］虚而浮，为表虚自汗；虚而兼沉，为里虚多泄；虚而迟，为虚寒；虚而兼热，为阴虚劳热；虚而兼大，为阴虚不敛；虚而兼细，为气弱血虚；虚而兼涩，为心血不足；虚而兼小，为脾阳不振。

10. 实脉

［脉象］三部脉举按均有力。

［主病］实证。

［兼脉］实而兼滑，外邪化热；实而兼沉，阳明燥结；实而兼浮，风热在经；实而兼弦，诸经痛滞。

11. 滑脉

［脉象］往来流利，如珠走盘，应指圆滑。

［主病］痰饮，食滞，实热。

［兼脉］滑而浮为风痰，滑而沉为食满；滑而数为风火痰热，热毒壅盛；滑而兼实为积滞；滑而和缓为健康之象；滑而经断为受孕之征。

12. 涩脉

［脉象］往来艰涩不畅，如轻刀刮竹，与滑脉相反。

［主病］伤精，血少，气滞血瘀，挟痰，挟食。

［兼脉］涩而浮细，为汗多亡阳；涩而浮，为表虚；涩而沉，为里虚血少；涩而弦，为气滞血瘀；涩而沉搏，为瘀血。

13. 长脉

［脉象］首尾端直，超过本位。

［主病］主阳气有余，阳盛内热等有余之证。也有病邪向愈而见长脉者，如虚证、寒证见长脉，为向愈之征。

〔兼脉〕长而兼浮，为邪盛于外；长而兼实，为热邪壅滞；长而洪大，为阳明热深；长而柔软，为健康之象；长而缓和，为向愈之征。

14. 短脉

〔脉象〕首尾俱短，不能满部。

〔主病〕有力为气郁实证，无力为气损。

〔兼脉〕短而兼迟为寒积；短而瘀涩，为气滞血瘀；短而细为血少；短而滑数，见于惊证、痛证；短而沉实为痞积。

15. 弦脉

〔脉象〕端直而长，如按琴弦。

〔主病〕肝胆病，诸痛，痰饮，疟疾。但春季健康人常见脉弦而柔和者，不属病脉。

〔兼脉〕弦而兼数，为肝热恣张；弦而兼长，为内有积滞；弦而兼沉，为气郁不舒；弦而兼迟，为痼冷积滞；弦而兼小，为寒邪冷痞。

16. 芤脉

〔脉象〕浮大中空，如按葱管。

〔主病〕失血，伤阴。

〔兼脉〕芤而寸盛，多为上焦出血；芤而尺盛，常见便血、尿血、崩漏等；芤而上泛有力，多为热邪内犯；芤而虚数，为阴血两虚。

17. 紧脉

〔脉象〕脉来绷急，状如牵绳转索。

〔主病〕寒、痛、宿食。

〔兼脉〕紧而兼浮，为太阳伤寒；紧而兼沉，为寒积腹痛；紧而兼实，为内有痰癖；紧而兼小，为寒邪深入。

18. 缓脉

〔脉象〕一息四至，来去怠缓。

〔主病〕湿病，脾胃虚弱。

〔兼脉〕缓而浮，属风湿；缓而沉，属湿痹；缓而滑，为热痰壅滞；缓而涩，为脾胃气虚；缓而无力，为虚极。

19. 革脉

〔脉象〕浮而搏指，中空外坚，如按鼓皮。

〔主病〕亡血，失精，半产，漏下。

20. 牢脉

〔脉象〕沉按实大弦长。

［主病］阴寒内实，疝气癥瘕。

［兼脉］牢而兼数，为热邪阻滞；牢而兼迟，为痼冷寒积；牢而兼实，为癥积郁结。

21. 弱脉

［脉象］极软而沉细。

［主病］气血不足。

［兼脉］弱脉与他脉相兼者少见。一般病后正虚，见脉弱为顺；新病邪实，见脉弱为逆。

22. 濡脉

［脉象］浮而细软。

［主病］诸虚，又主湿。

23. 伏脉

［脉象］重手推筋按骨始得，甚则伏而不见。

［主病］邪闭，厥证，也主痛极。

［兼脉］伏而数为火闭；伏而迟为寒闭；伏而涩滞为气闭；伏而细涩为血虚不运。

24. 动脉

［脉象］脉形如豆，厥厥动摇，滑数有力。

［主病］痛，惊，也主妊娠和虚劳病。

［兼脉］动而弦大，惊恐为病；动而不畅，每因郁结。

25. 促脉

［脉象］脉来数而时一止，止无定数。

［主病］阳盛实热，气血痰饮宿食停滞，亦主肿痛。

［兼脉］促而洪实，为热盛；促而滑数，为肺热痰涌；促而沉涩，为血气郁滞；促而细小无力，为虚脱之象。

26. 结脉

［脉象］脉来缓而时一止，止无定数。

［主病］阴盛气结，寒痰血瘀，癥瘕积聚。

［兼脉］结而浮者，为外有痛积；结而伏者，为内有积聚；结而兼微，为气虚；结而无力，为真气衰弱；结而有力，为癥瘕；结而兼缓，其虚在阳；结而兼数，其虚在阴。

27. 代脉

［脉象］脉来一止，止有定数，良久方来。

［主病］脏气衰微，风证，痛证，七情惊恐，跌打损伤。

〔兼脉〕代而细弱，为脏气衰微，气血亏损；代而兼浮，为风证；代而兼弦，为痛症及七情惊恐。

28. 疾脉

〔脉象〕脉来急疾，一息七八至。

〔主病〕主阳极阴竭，元气将脱，阴阳离绝。暴惊亦可出现暂时性疾脉。此脉非他证所有，它证见疾脉均属危候，故不需分寸、关、尺，也无兼脉。但婴儿脉来一息七至是平脉，不作疾脉论。

（二）十怪脉

凡脉无胃、无神、无根者，便是怪脉，又称真脏脉、败脉、死脉、绝脉等，多见于疾病的后期，为脏腑之气衰竭，胃气败绝的病证。元代危亦林《世医得效方》列怪脉十种，称为"十怪脉"，后世有的医家在十怪脉中除去偃刀、转豆、麻促脉，称为"七绝脉"。十怪脉与二十八脉不同，不易分辨，难于掌握，稍有疏忽，每易延误病情，危害无穷。

1. 釜沸脉 脉在皮肤，浮数之极，至数不清，如釜中沸水，浮泛无根。此为三阳热极，阴液枯竭之候，主脉绝，多是临死前的脉象。

2. 鱼翔脉 脉在皮肤，头定而尾摇，似有似无，如鱼在水中游动。此为三阴寒极，阳亡于外之候。临床上常见于各种急性外感热病或慢性消耗性疾病的晚期。

3. 虾游脉 脉在皮肤，如虾游水，时而跃然而去，须臾又来，其急促躁动之象仍如前。此为孤阳无依，躁动不安之候，主大肠气绝。常见于外感热病，如伤寒、温病的晚期，津亏气绝，孤阳浮越时。

4. 屋漏脉 脉在筋肉之间，如屋漏残滴，良久一滴，即脉搏极迟慢，溅起无力。此为胃气营卫将绝之候，多见于濒死之患者。

5. 雀啄脉 脉在筋肉间，连连数急，三五不调，止而复作，如雀啄食状。此为脾无谷气，已绝于内之候，见于气血亏极的患者。

6. 解索脉 脉在筋肉之间，乍疏乍密，如解乱绳状。这是一种时快时慢，散乱无序的脉象。为肾与命门之气皆亡。临床上各种慢性消耗性疾病晚期均可出现此脉。

7. 弹石脉 脉在筋骨之下，如指弹石，辟辟凑指，毫无柔和软缓之象。此为肾气将绝之候。临床上多见于肺肾气绝、心阳欲脱的垂危患者。

8. 麻促脉 脉来疾数，细而微弱，常居沉位，时有促象，如麻子动摇之零乱。此为营卫枯涸之象。见于濒死的患者。

9. 转豆脉 脉来去捉摸不定，急数而滑利，如豆之旋转状。此为血虚阳浮，心之危候，病情危笃。

10.偃刀脉 脉来浮中沉皆得，脉象弦细而紧急，如手摸刀刃之感觉。此为肝阴枯竭之候，属病危之征。

（三）妇人脉法

妇人有经、带、孕、产等特有的生理变化和疾病，有关这方面的脉象，分述如下。

1.诊月经脉 妇人左关尺脉，忽洪大于右手，口不苦，身不热，腹不胀，是月经将至。寸关脉调和，而尺脉绝不至者，月经多不利。脉来滑数，多为血热而致月经先期；脉来迟涩，常见寒凝而致月经后期，常伴经行腹痛症状；脉来弦缓，每见肝脾不调之月经先后不定期；脉来虚大或尺脉细弱，常见气虚或肾虚之崩漏下血。

妇人闭经有虚实之分。尺脉虚细涩，是血少的虚闭证；尺脉弦涩，是实闭证。

2.诊带下脉 带下为女子生而即有，津津常润，本非疾病。若带下量多，且伴有异常气味，即为带下病。如脉来缓弱，多为脾湿下注之带下；脉来弦数或弦滑数，多为湿热下注之带下；若尺脉独弱，多为肾虚带脉失约之带下。

3.诊妊娠脉 妇人婚后，月经停止，脉来滑数冲和，兼有饮食异于平常，嗜酸或呕吐等现象，才是妊娠真候。若午睡初起，脉必滑疾有力，不可遽断为胎孕脉象。

中医学对妊娠脉象的描述颇为详细，并归纳其主要表现为：

（1）身体虽有症状反映，但三部脉浮沉大小均等，无弦芤涩等病脉之象，便为有孕之征。如《素问·腹中论》云："身有病而无邪脉也。"

（2）尺脉搏动较寸脉明显。因尺脉属阴，为肾所主，而胞系于肾，胎气鼓动，故两尺脉象滑数搏指，异于寸部阳脉者，便是有孕之征。如《素问·阴阳别论》云："阴搏阳别，谓之有子。"

（3）手少阴脉搏动明显。如《素问·平人气象论》云："妇人手少阴脉动甚者，妊子也。"是说月经初停时，诊左寸脉滑动，这是血欲聚以养胎的现象。

（4）六脉滑利搏指，尤以尺脉滑利明显。如张景岳说："妇人脉滑数而经断者为有孕。"

但孕脉和病脉必须鉴别。闭经，脉多虚细涩或弦涩；积聚，脉多弦紧沉结或沉伏；而孕脉必滑。胎孕有数脉，劳损亦有数脉，但劳损脉之数，多兼涩；胎孕脉之数，必兼滑。

4.诊死、活胎脉 《脉经》云："寸口脉洪而涩，洪则为气，涩则为血，气动丹田，其形必温，涩在于下，胎冷若冰。阳气胎活，阴气必终。欲别阴阳，其下必僵。假令阳终，畜然若杯。"这就是说，凡妊娠必阳气动于丹田，脉见沉洪，才能温养胎形。如果涩脉见于沉候，是精血不足，胎元不固。因而沉按脉象仍是洪强者，才是有阳气的活胎；若沉候阳气衰绝，则胞中已是死胎，或为痞块。

5. 诊临产脉 孕已足月，尺脉呈弦滑而紧之象，为临产之兆。如《诸病源候论》云："孕妇诊其尺脉，急转如切绳转珠者，即产也。"或中指两侧之脉搏动，由第一指节渐达指端中冲处脉动明显者，亦为将产之征。

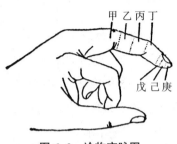

图 6-3　诊临产脉图

现有不少报道检查孕妇指脉的搏动情况，可以判断分娩时间，即指脉预产。其诊断要点是：孕妇中指两侧的固有动脉，在妊娠期间即趋向明显，随着妊娠月数的增加，指脉搏动可由第一指节渐达指端。在宫缩开始进入产程后，指脉则显得强而有力，呈冲击感；随着产程的进展，冲击样脉动也由中指根部向指端移动；至临产时，达至指头末端。中指的 3 个指节，分为 7 个部分，第一指节为甲部，第二指节为乙、丙两部，第三指节为丁、戊、己、庚四部（图 6-3）。

指脉搏动以鼓动强而有力，有冲击样感为准。第一产程初起时，阵缩轻微，间歇时间长，脉动在甲、乙两部；当分娩继续进行，子宫颈口逐渐扩大时，指脉亦向指端移动；至子宫颈口开达 6～7cm，甚至全开时，指脉达指端戊、己、庚部，脉动明显有力。第二产程，胎儿临产时，产妇开始屏气加腹压，指脉搏动较原来更有劲，这种现象可以维持至胎盘娩出后。指脉与子宫口关系如下：

指脉在丙部触及时，子宫颈口直径为 1～2cm。

指脉在丁部触及时，子宫颈口直径为 2～3cm。

指脉在戊部触及时，子宫颈口直径为 3～4cm。

指脉在己部触及时，子宫颈口直径为 4cm 以上至全开。

指脉在庚部触及时，子宫颈口直径已到 10cm 至全开。

但应注意：此法对初产妇准确率较高，经产妇较差；妊娠高血压患者，指脉不易触及；也有的产妇仅停留在丙部，但脉动明显增强；每次阵缩开始至终止时，脉动最为明显，可作为每次检查的标准[61, 66]。

6. 诊产后脉 产后气血偏亏，故脉象多呈虚缓和平。若脉微而涩，多见产后出血不止；脉细弱而见乳汁不足，多属气血虚弱；脉弦滑而乳汁量少，多属气机郁滞；若脉弦紧，多为寒凝气滞之产后腹痛。

7. 胎儿性别鉴别法 在长期的临床实践中，古代医家不仅认识到切脉有助于妊娠的早期诊断，而且发现不同性别的胎儿，其孕妇的脉象亦有特异性的变化。如早在《脉经》中就有关于判别孕男孕女的脉象记载，后经历代医家的不断补充，在以脉推测胎儿性别方面积累了较丰富的经验。

（1）以左右寸口脉分男女 左为阳，右为阴。左手寸口脉稍大为男，右手寸口脉稍大为女；左脉稍快为男，右脉稍快为女；左脉沉实为男，右脉浮大为女。王叔和在《脉经》中持上述观点。

《妇人大全良方》指出，若三部脉俱滑而稍数，则左侧明显为男，右侧明显为女。

（2）以寸尺脉之差异别男女 左寸浮大为男，右寸沉实为女。如程国彭所著《医学心悟》云："左寸为太阳脉，浮大知为男也；右寸为太阴脉，沉实知是女也。"

左尺脉大为男，右尺脉大为女；左尺脉浮洪为男，右尺脉浮洪为女。如《妇人大全良方》云："左手尺部浮洪者，为男胎也；右手尺部浮洪者，为女胎也。"

（四）小儿脉法

诊小儿脉，与成人有所不同。一则小儿脉气未充，寸口部位狭小，难分寸关尺；二则小儿临诊时容易惊哭，惊则气乱，气乱脉也乱，故难于掌握。因而诊小儿脉有其特殊性。

临床上对小儿寸口脉的切按，常用一指三部定位法，一指即大拇指，三部指寸关尺。即用左手握小儿手，对三岁以下的小儿，用右手大拇指按在高骨脉上，分三部以定息数；对四岁以上的小儿，则以高骨中线为关，以一指向两侧滚转寻三部；七八岁小儿可以挪动拇指诊三部；九至十岁以上小儿可以次第下指，依寸关尺三部诊脉；十五岁以上少年可以按成人三部诊法进行。对三岁以下的小儿，除了脉诊之外，还应注意形色、声音，结合诊小儿食指络脉、按胸腹头额等诊法。

小儿正常脉象较成人软而数。年龄越小，脉动越快。一般三岁以下以一息七至或八至为平脉，五六岁往往以一息六至为平脉。

诊小儿之脉，常以浮沉、迟数辨表里寒热，以有力无力辨明虚实，不必详求28脉。如浮脉主表证，浮而有力为表实，浮而无力为表虚；沉脉主里证，沉而有力为里实，沉而无力为里虚。五岁小儿，一息七至以上为数，一息五至以下为迟。数为阳热，有力为实热，无力为虚热。迟脉主寒，有力为实寒，无力为虚寒。

另外，小儿还常见滑、紧、缓等脉，沉滑为痰食，浮滑为风痰；紧主寒，缓主湿，大小不齐为滞。

小儿肾气未充，脉气止于中候。不论脉体素浮素沉，重按多不见。如重按乃见，便与成人的牢实脉同论。

【现代研究】

脉诊是现代研究较为深入的诊法之一，并取得了较大的成就，近二十年来已有《脉诊》[1]《中医脉象研究》[2]《图形诊脉法》[3]等专著的问世，在医学专业杂志上发表了许多脉诊研究的论文[4～180]，在这里我们仅扼要介绍其研究进展。

（一）脉象描记仪器的研制

脉象仪是脉诊客观化研究的前提。1860 年，Vierordt 利用第一台杠杆式脉搏描记器描绘脉象图，使脉象图的研究由模示图进入波示图的阶段，将脉搏波分压力波和容积波两类，分别反映脉管内压力和脉管容积的周期变化。1974 年，有人用超声多普勒诊断仪探测脉象，目前正朝超声显声、超声显像、超声电视、超声电影等方面发展[4]。

自运用杠杆式脉搏描记器以来，脉象描记仪器的种类不断增多。如脉搏拾振器，分为换能和不换能两类，换能的结构又分固态换能和液态换能两种。20 世纪 50—70 年代初期，我国就运用换能的脉搏描记器来研究脉象，如压电晶片式、电磁式、炭粒式、电动切脉器式、应变电阻式、半导体应变片式、液态换能器式、血流图式等，为中医脉象图像化的研究奠定了初步的基础。如上海市医疗器械研究所研制的 M_x-3 型脉象仪和 HM_x-3C 型换能器，可对脉管施加轻、中、重等不同压力，并用定量标志，模拟中医切脉时浮、中、沉三部的不同取法，以达到根据脉波的频率、节律、振幅、波形的特征来判断中医的各种脉象的基本要求[15]。天津市医疗器械研究所研制的脉象仪，能同时提供脉管的粗细、脉象的趋势和脉象图的信息，为脉象图定型提供了更好的条件[16]。

德国 Paik 和 Yoo 发明的电子脉象仪，能描出寒、热、虚、实的脉象[17]。在日本应用广泛的光电容积式脉搏描记器，可用于各种心功能不全的早期诊断和疗效的判定[18]。

总之，脉象仪的研究经历了从杠杆式到电子换能式的转变，并逐步向超声式发展。有人提出新一代的脉象仪应该满足如下要求：①可同时记录寸关尺三部脉图；②能分别记录浮、中、沉脉位的图形：③精确度高，重复性强；④能自动检测和判别脉象；⑤操作简便[2, 19, 20]。

（二）正常人脉象的客观化研究

许多医者通过对大量正常人脉象的检测发现，正常人脉图可见上升支直立陡峭，主波峰尖锐，但很柔和或略圆滑，重搏波和重搏前波位置适中，重搏波及降中峡明显，节律整齐，脉率为 60 ～ 90 次 / 分，浮取与沉取的主波幅接近，中取图形最佳，取法压力区间合适。

研究还发现，正常人脉象受年龄、性别、工作性质、工作环境等的影响。如随着年龄的增长，脉图的主波幅、降中峡幅、降中峡 / 主波幅、降斜 II 等逐渐增大，降斜 I 、降中波幅、时差等逐渐减小。男与女比较，脉图参数有主波幅、降中峡幅、降斜

Ⅰ、降中波幅等，男性均大于女性。

月经期妇女脉多滑，月经初期（第一天）脉象常正常或略弦，月经中期（第二、第三天）多为滑脉，脉图可见重搏波和重搏前波下移；月经末期及经后多见细脉，脉图可见主波幅降低，重搏波和重搏前波比月经中期上移。瘦人脉位多浮，取法压力一般在 20～60g 时能描出清晰的最佳图形；胖人脉位多沉，取法压力一般在 50～100g 时才能描到清晰的最佳图形[21～25]。

脉象还与昼夜四时的变化关系密切，据上海金寿山等人的观察，正常人白天脉率较快，晚上脉率较慢，中午脉较深，平旦至日中脉图出现平滑有力的特征，夜半脉图出现弦的特征；一年四季内正常人脉图主波幅的变化有一定的节律性，夏季最高，冬季最低，与四季气温变化呈正相关。从脉位看，冬季稍沉，夏秋稍浮[25]。

关于脉象的胃、神、根，据金寿山等的研究，有胃气的脉图特征是节律均匀，频率正常，主峰柔和，重搏波明显，位置适中；有神的脉图特征为脉波三峰明显，波形正常，脉率正常，升支陡直，主峰柔和，主、潮、重各波清晰；有根的脉图特征为浮、中、沉均可见，中取为佳，寸、关、尺三部脉图均清晰，频率正常，取法压力区间适中[25]。

（三）临床常见脉象客观化研究

国内外有关病理脉象客观化研究的报道很多，现综合诸家报道[2, 27～33]，将几种常见脉象的研究情况介绍于下。

1. 浮脉 由各种原因所致心输出量增加、血管扩张、血量充盈、血管周围阻力降低、桡动脉压增大引起，常见于感冒、大叶性肺炎初期、急性肾炎水肿期、急性支气管炎和某些传染病的初期。其脉图特征为：取法压力在 10～50g 时主波幅较高，波形清晰；沉取和中取时主波幅均低于浮取时；上升支陡直，流入时间正常或稍缩短，降中峡位置偏低，降中峡高度比主波高度稍低，主峰角增宽呈圆滑形。

2. 沉脉 可因心输出量降低、外周血管阻力增加引起，多见于慢性肺源性心脏病、充血性心力衰竭、再生障碍性贫血、慢性肾炎等。其脉图特征为：取法压力在 75～100g 时脉图形态最佳，图形清晰，各波依次出现，浮取、中取时的主波幅低于沉取时。

3. 迟脉 除生理性和神经性外，常发生于急性心肌梗死、病毒性或风湿性心肌炎等各种心肌病变。其脉图特征：脉率为 41～55 次/分，脉动周期时间在 1.09～1.46 秒之间，主、潮、重各波依次出现，每搏波形相同，主波幅及脉图总面积常略大于正常，舒张期明显延长，重搏波位置适中。

4. 数脉 多由于感染或其他因素引起动脉压下降、窦性心动过速所致，常见于急性心肌梗死前、内出血及病毒性心肌炎时。其脉图特征：脉率为 90～120 次 / 分，脉动周期时间在 0.5～0.66 秒之间，单一数脉图形与正常脉图略同，但脉图面积、主波略低于正常，重搏波位置也低于正常。

5. 缓脉 单纯的缓脉，一般无临床意义，若缓而滑多为风湿、热中、风湿热、风湿性关节炎及胃肠道慢性病之象。其脉图特征：脉率为 56～65 次 / 分，脉动周期在 0.92～1.07 秒之间，近似迟脉，节律整齐，波形特点与迟脉相似。频谱分析可见第二次谐波的基线相对于滑脉有抬高 10dB 左右，每 4～6 次谐波后，谱波相连而分不清楚，没有谐波的各个峰之分。

6. 弦脉 由多种因素综合作用于动脉血管，使血管平滑肌紧张度增高，或是由于动脉硬化，血管刚度增大，顺应性减退等所致。其脉图特征：图形呈三峰形，主波升支坡度较陡直，主波幅较高，主波与重搏前波常融合，形成平顶、切迹、弓背、斜宽形、圆凸型、凹型，重搏波位置较高有时呈斜形，重搏波明显减小，主波高峰时间延长，降斜Ⅱ大于降斜Ⅰ。频谱分析可见基线间断，基波与谐波幅值较高，基波为47.5dB 左右，谐波数目多到 2～3 次，于第 5～6 次谐波后可见谐波幅值升高现象，峰顶有两个尖峰，谐线分布均匀，较滑脉密。

7. 滑脉 因血管弹性良好，血管内膜壁柔滑，外周阻力降低或正常，心脏功能正常、血液黏度降低等引起。其脉图特征：图形呈双峰，无明显的重搏前波，主峰角较小而尖锐，主波幅较高，升支及降支斜率大，降斜Ⅰ大于降斜Ⅱ，主峰突出，高峰时间较短，降中峡位置低，重搏波明显。频谱分析可见基波、谐波底部连接，基线不断续，高次谐波的图形相对较宽，基波幅度为 60dB 左右，谐波间隔清楚，谐线分布均匀。原江西中医学院等单位对妊娠滑脉和病理滑脉建立脉图血流动力学指标判别方程，诊断有效率达 80% 以上[26]。

8. 细脉 多由有效循环容量减少，心脏喷血阻抗及总外周阻力增加，每搏输出量降低所致。其脉图特征：脉图面积小，升支上升时间延长，主波幅常偏低，主波上 1/3 宽度 / 脉动周期时间、重搏波高 / 主波高等略大于平脉，升支及降支斜率均缓慢，主峰多呈圆凸形，降斜Ⅱ≥降斜Ⅰ。

9. 弱脉 与有效血循环容量严重不足及心功能衰竭有关，常见于心源性休克、心力衰竭、慢性消耗性疾病等。其脉图特征变化与细脉相近似。

10. 涩脉 与血液浓滞或黏滞有关。其脉图特征：主波幅稍降低或正常，上升速度缓慢，流入时间为 0.09～0.16 秒；降支下降速度缓慢，主波增宽，夹角为 28°～50°，潮波与重搏波常不明显或消失。

11. 促、结、代脉 是心脏病变的临床特征之一。

（1）促脉的脉图特征 基本图形的平均时值为 0.58 秒左右，基本图形之间可见多个插入性小图，大小不等。心电图可见快速房颤，心房扑动，持续 2：1 房室传导阻滞伴部分 4：1 传导阻滞，亦可见于非阵发性心动过速伴部分传导阻滞。

（2）结脉的脉图特征 基本图形的时值在 0.8 秒以上，基本图形之间有插入性小图，无一定规律，时快时慢。心电图示为期外收缩、房颤和传导阻滞。

（3）代脉的脉图特征 基本图形的时值为 0.79 秒左右，插入性小图平均时值不等，二个、三个或四个基本图形后见一插入性小图，有规律，呈二联、三联或四联律，有明显的代偿间歇。常见于心肌炎、慢性心脏病。

原上海中医学院对这几种脉象患者用桡动脉脉图法做循环功能测定，发现心功能明显不正常，心输出量减少，外周阻力升高，血管顺应性降低，脉图斜率降低，升支、降支均缓慢[28]。

（四）脉象与病证关系的研究

有关这方面的研究报道很多，如在冠心病脉象的研究中，已初步总结出多见弦、细弦、微、细、涩、滑和结代多种脉象图[34～36]。陈可冀、赵恩俭等报道高血压多见弦脉，并经脉图描记，结果均为弦脉图[37, 38]。费兆馥等分析 62 例慢性胃炎患者脉图，结果亦发现以弦脉为主[39]。林礼务等报道慢性支气管炎多呈滑脉图形[40]。陈炳灿等报道肝病多见弦脉[41]。赵承筠等报道，妊娠多见滑脉[42]。李树范报道心律失常时多见结、代、促脉[43]。崔玉田等报道，心肌损害时见怪脉[44]和无脉症[45]。唐由君等报道，急性白血病多见细数脉，次为沉细脉[46]。林钟香等报道中风患者多见弦脉，次为弦滑脉[47]。

关于证型与脉图参数之间关系的研究，近年来也得到了重视。如胡随瑜等对 200 例阴虚阳亢、肝郁脾虚型的脉图测定[48]，李绍芝对心气虚、心阴虚证脉图参数的观测[36]和王德春对肝病肝阳上亢、肝胆湿热、肝气郁结、肝郁血虚、肝血虚证的脉图分析[49]等，均发现不同中医证型的脉图参数存在着一定的差异，脉图的观测对辅助中医辨证及鉴别证型具有一定的临床意义。

另外，原上海中医学院把脉象图作为一项指标，观察 1980 年日全食对心血管患者的影响，通过日食前后脉图对照，认为日全食时人体阳气受遏，人体之阴阳失调，故与日全食前后两天同时刻的脉图进行比较，发现日食时火旺者的脉形弦大，脉搏图的面积增大，降中峡抬高，可能是由交感神经兴奋所致；而过后（当天晚上）脉象变沉，脉率变慢，脉图变小，可能是交感神经兴奋低下的表现，尤以阳虚者为显著，证实了天人相应的自然规律[51]。

（五）怪脉的现代研究 [2, 44, 52]

1. 釜沸脉　是一种心率值在 180 次 / 分以上，且脉率极快、测数困难、脉搏搏动浅表无力、脉律基本规整的脉象。临床上具有突然发作、突然终止的特点。主要见于阳热性疾病，如甲亢性心脏病、风湿性心脏病、电解质紊乱、低钾血症等。此脉在多数病例有反复发作的病史，有的一日数次，有的数日一次，甚或数月、数年一次。个体差异很大，发作时间从数秒至数日不等。

2. 解索脉　是一种脉律散乱，脉力大小不等，脉率时快时慢反复出现，且脉率多在 80 ～ 150 次 / 分之间的紊乱脉象。临床分为阵发型与持久型两型。阵发型者脉率常较快，发作时间短；持久型的脉率多在 100 次 / 分以下，持续时间长。主要见于冠心病、高血压性心脏病和风湿性心脏病等。

3. 鱼翔脉　为一种严重心律失常的脉搏表现，脉率极快（160 次 / 分以上），发作初期脉体尚清楚，持续时间长时则脉搏突然减弱，脉弱无力呈似有似无的现象。此脉险恶，临床多见于心脏实质严重损害的疾病，如急性广泛性心肌梗死、严重心肌缺氧、重症心肌炎、克山病等。

4. 虾游脉　是一种严重心律失常，病势危重的脉象，其脉率快（160 次 / 分以上），脉位表浅，脉搏无力，并反复出现脉象隐没的现象，脉搏隐没时血压为零。临床上此脉持续时间较短，仅数秒或数分钟，主要见于低钾血症、冠心病、房室传导阻滞、严重心肌炎、甲亢性心脏病等。

5. 屋漏脉　是一种脉搏频率缓慢（21 ～ 40 次 / 分）的脉象。多见于各种风湿性心脏瓣膜病、严重的冠心病、急性风湿热、白喉、室间隔缺损等。

6. 雀啄脉　是一种脉搏连续快速搏动三次以上（或五六次），后出现一次较长时限的歇止，并频频发作的短阵性不规则脉象。可突然发作，骤然终止，可由偶发或频发性结脉发展而来，也可转变为偶发或频发性结脉。多见于风湿性心脏病、冠心病、心肌梗死等。

7. 弹石脉　是一种脉率快速，血管发生高度硬化，弹性极差，触摸血管时毫无柔和与软缓的感觉，而同时外周血管阻力又明显增加的脉象。常见于桡动脉粥样硬化合并冠状动脉粥样硬化，进而发生心肌硬化或引起心肌梗死；或桡动脉粥样硬化合并肾动脉粥样硬化等。

8. 麻促脉　是一种严重心律失常时的脉搏表现，脉率极快（160 次 / 分以上），脉律极不规整，心室输出血量显著减少，血压较低时，脉搏细而微弱的脉象。主要见于濒死患者、严重低钾血症、洋地黄中毒等。心电图显示为多源性室性心动过速，是发生心室颤动的前兆。

9. 转豆脉　是一种在心脏节律过速，血液黏滞度降低，血液流动快速等条件下出现的脉象极度圆滑、流利与脉率快速的复合性脉象。临床上常见于重度血虚的患者，如再生障碍性贫血、病毒性心肌炎、急性白血病、恶性淋巴肉瘤或红斑狼疮性心肌病等。

10. 偃刀脉　是一种存在动脉硬化，并伴有中小动脉血管紧张度显著增强时出现的脉管极细而弦坚的脉象。临床见于肾性高血压、高肾素性高血压并动脉硬化等重型病例。

（六）妇人脉法的研究

对妇人脉法的研究，主要体现在观察妊娠的脉象变化方面，如秦继章等观察100 例早期妊娠妇女的脉象，发现沉滑、和滑、滑大是早孕的主要脉象，准确率达96%[53]。吴连福观察的 100 名早孕者中，出现沉滑 54 例，滑大 15 例，和滑 3 例，准确率为 72%[54]，且诊断阳性率随妊娠月份而增加，以 3 ～ 4 个月为最高。康丽华观察的 130 例早孕者中，见到妊脉（包括滑数、和滑、寸关滑尺微、寸微关尺滑等）103 例，占 79.23%[55]。赵承筠等采用上海医疗器械研究所研制的 M_x-3 型脉象仪测录了妊娠滑脉 400 例及其他对照脉象 266 例，发现妊娠滑脉脉图特征呈双峰波型，见主波和重搏波。脉形分滑、滑细、滑数、滑弦等四种类型[42]。张丽蓉等测量正常孕妇 664 例脉象，滑脉 589 例（包括兼弦、兼洪、兼数），占 88.7%；缓脉 75 例，占 11.3%。且随着妊娠月份的增加，脉象的改变也各不相同，早孕脉象以滑、弦滑、洪滑为多，5 ～ 6 月份以弦滑、滑数为多，7 ～ 9 月份以滑数为多[56]。

吴佩煜等应用脉图参数分析理论，研究早孕 95 例，与 30 例对照，测定左右关脉脉图，结果左关脉判断妊娠者 73 例，准确率为 76.84%；右关脉判断妊娠者 68 例，准确率为 71.58%；左右关脉共同分析，亦结合临床，判断妊娠者 79 例，准确率为 83.16%[57]。因此，利用妊娠脉象图诊断早孕具有一定的临床价值。

陈德奎报道，上海市高血压研究所和复旦大学应用弹性腔理论检查 7 个月妊娠妇女的脉图，E/R（动脉弹性模量 / 外周阻力）比平脉大[29]。郑嘉华等测定 480 例正常孕妇的血细胞压积、全血黏度、血浆黏度比值，发现孕妇的血液稀释在怀孕 24 ～ 26 周时达最高峰[58]。这种血流动力学的变化与妊娠脉象的形成密切相关。

张越林综合报道：①妇女停经，两手神门脉搏动有力，像一颗圆滑的珠子般在指下转动，可诊断早孕。②妇女停经，自感天突穴处有脉动者，为怀孕 2 月以上；脉动明显，肉眼可见到者，为怀孕在 4 个月以上。③妇女停经，两手中指、无名指的两侧指脉呈放射状搏动者，为怀孕征象。正常人手指脉不易触及。脉动显于第一指节者，为怀孕 2 ～ 3 个月；脉动显于第二指节者，为怀孕 5 ～ 6 个月；脉动达于第三指节者，为怀孕 8～9 个月；脉动至指末，为胎足 10 个月；如指脉搏动已达第三指节，但突然消失者，为死胎之候[59]。

陈启爨报道诊察 70 例妊娠妇女两手神门脉弱或无的仅 5 例，而以神门脉搏动明显来诊察妊娠，准确率为 71.4%[60]。汤力子则观察 500 例，符合率达 90.2%[68]。

尤昭玲等对 35 例非孕健康妇女、105 例孕妇和 210 例正常产妇的脉象进行了系统的临床观测，手法诊脉时中指中前第一诊区其脉凑指明显，鼓动强而有力，来去充盈圆滑是临产孕妇特有的离经脉象，临床符合率达 71%。产程中，其搏动尚有从中指中节向指端移动的倾向，与临床肛指诊法结果对照，符合率为 73.33%。运用阻抗容积脉波描记法检测左中指第二节基部和指端 8 项指标，进行统计学分析，分别获得波幅对临产诊断的判别方程，结果与临床符合率达 91.40%[62]。由此可见，临产离经脉具有较高的诊断价值。

关于从脉象判断胎儿性别的研究，赵承筠认为，单纯从脉象来区别胎儿性别的可靠性不大，切脉的符合率仅为 51.4%[42]。因此，切脉诊断时需考虑以下因素。赵氏对 247 例孕妇脉图研究，从脉图的角度、幅度、t 值、f 值等几项数值进行统计学分析，其诊断胎儿性别的符合率达 77.7%，与单纯切脉相比有明显差异[42]。原因是仪器较能准确地反映脉搏的强弱和流利度。

张丽蓉等应用脉图直观分析法认为，弦滑脉可预报女胎，滑数脉可预报男胎，女胎预报成功率为 93%，男胎为 39.5%[56]。马润津应用系统辨识法提取脉波图形的特征值，根据特征参数点落在参数平面的某个区域来预报胎儿的性别，落在上限区域为男胎，落在下限区域为女胎[63]。因此，胎儿性别的不同在脉象上的反映确有差异，如果结合母体其他的特征性变化，可以更准确地预报胎儿的性别。

参考文献

［1］刘冠军.脉诊［M］.上海：上海科学技术出版社，1979.

［2］黄世林，等.中医脉象研究［M］.北京：人民卫生出版社，1986.

［3］周华青.图像诊脉法［M］.合肥：安徽科学技术出版社，1991.

［4］费兆馥，金寿山，张伯讷，等.脉学的起源及研究进展［J］.云南中医中药杂志，1983（4）：12.

［5］洪治乎.中医脉象实验研究的进展［J］.医学与哲学，1987（5）：53.

［6］朱棱.脉诊的现代研究［J］.湖南医药杂志，1983（3）：58.

［7］袁肇凯.国外脉诊研究概况［J］.浙江中医杂志，1989（7）：329.

［8］中医年鉴（1983 年）［M］//费兆馥.脉象图研究进展.北京：人民卫生出版社，1984.

［9］中医年鉴（1984 年）［M］//费兆馥.脉诊研究.北京：人民卫生出版社，1985.

［10］许隆祺.中医脉诊客观化研究的进展［J］.北京中医学院学报，1982（3）：38.

［11］中医年鉴（1985年）［M］∥费兆馥.电子计算机在脉诊客观化中的应用.北京：人民卫生出版社，1986.

［12］杨天权，杨伟天，张家庆.现代医学对脉诊的研究和中医脉象［J］.辽宁中医杂志，1986（8）：35-37；（9）：41-43.

［13］杨天权，张镜人.脉诊和中医辨证［J］.辽宁中医杂志，1986（6）：41-42（7）：41-43.

［14］杨天权，杨虎天，张镜人.心律失常和脉诊［J］.辽宁中医杂志，1986（2）：38-41（3）：44-46.

［15］李景唐，孙汉钧.MX-3型脉象仪的研究设计［J］.医疗器械，1980（5）：20-23.

［16］魏韧.多因素脉图识脉法——脉诊客观化一种新尝试［J］.医疗器械，1981（2）：1-7.

［17］Von D J，Yoo.Elektronische Pnlsographie-eine heue diegno Stische Moglichkeit auf Chrohobiorhythmischer［J］.Grundlage Akupunktur Theorie und Praxis，1980（3）：90.

［18］吉村正藏，等.图说临床脉波［M］.医学书院（日本），1971.

［19］蔡光先，彭清华.传统中医理论现代研究［M］.长沙：湖南科学技术出版社，1990.

［20］李绍芝，李冰星，颜文明，等.40例正常人寸关尺三部脉图的初步研究［J］.湖南中医学院学报，1990（3）：130-131.

［21］梁骅，张川蓉，黄钢琼，等.193例健康青年人的脉象观察［J］.天津医药，1981（7）：413-421.

［22］程锡葳，陈群.用BYS-14型四导脉象心电仪描记正常人平脉的讨论［J］.新中医，1981（8）：44-49.

［23］张珍玉，刘承才，徐鸿文，等.常人脉象图正常参数的研究——114例常人脉象图分析［J］.山东中医学院学报，1982，6（1）：58-61.

［24］费兆馥，金寿山，殷文治，等.平人昼夜脉象及"胃、神、根"的观察［J］.上海中医药杂志，1981（7）：44-47.

［25］江西中医学院.怎样鉴别妊娠滑脉和病理滑脉、脉象和血流动力学分析［J］.新医药资料，1978（3）：22.

［26］殷文治，费兆馥.桡动脉脉图法检测几种脉象的循环功能［J］.上海中医药杂志，1983（01）：47-49.

［27］张镜人，张亚声.结、代、促、迟脉象的初步研究［J］.上海中医药杂志，1981（9）：44-46.

［28］陈德奎，等.弦、滑脉的血流动力学分析［J］.中西医结合杂志，1983，3（4）：232.

［29］北京中医学院生理教研室.弦、滑、细等脉象的脉搏图特征分析［J］.上海中医药杂志，1980（2）：8-11.

［30］竹之内诊佐夫，等.脉诊客观化的尝试［J］.国外医学中医中药分册，1980（3）：3.

［31］黄水鳞，等.脉搏波速度的测定方法及临床意义［J］.中华内科杂志，1964（12）：35.

［32］李绍芝.四诊客观化研究概况［J］.中医药时代，1992，2（1）：43.

［33］宋一亭，高肇基，吴式枢，等.冠心病三种脉象的血流动力学分析［J］.上海中医药杂志，1982（11）：47-48.

［34］姜灿文，谭日强，颜文明.二尖瓣狭窄患者弱脉血流动力学机理探讨［J］.中西医结合杂志，1988，8（5）：273-275，261.

［35］李绍芝，谭日强，颜文明.心气虚病脉图参数初步观察［J］.中医杂志，1987（7）：57.

［36］陈可冀.高血压弦脉及其机制的研究［J］.中华内科杂志，1962（10）：638.

［37］赵恩俭，李特，韩学礼，等.高血压88例脉象图分析［J］.天津医药，1982（1）：38-41.

［38］费兆馥，等.慢性胃炎脉象初探——附100例分析［J］.浙江中医杂志，1984，9（4）：171.

［39］林礼务，郭瑞钦.中医脉象图分析［J］.福建中医药，1981（5）：12-16.

［40］陈炳灿，等.肝病、高血压、正常人弦脉的脉图比较分析［Z］.内部资料，1981.

［41］赵承筠，陈玉琴.妊娠滑脉400例分析［J］.上海中医药杂志，1981（11）：47-48.

［42］李树范.36例心律失常的脉象分析［J］.佳木斯医学院学报，1979（3）：39.

［43］崔玉田.对怪脉的生理病理探讨［J］.广东中医，1957（6）：11.

［44］上海市脉象研究协作组.四例无脉症的脉图分析［Z］.内部资料，1979.

［45］唐由君，顾振东，李琰，等.150例急性白血病脉诊的临床研究［J］.上海中医药杂志，1989（1）：8-10.

［46］林钟香，孙荣金.中风病人脉象初探［J］.辽宁中医杂志，1986（10）：8-10.

［47］胡随瑜.200例阴虚阳亢、肝郁脾虚病人脉象图的观察［J］.湖南医学院学报，1979（4）：216.

［48］王德春.肝病五证脉图分析［J］.陕西中医，1988，9（2）：43.

［49］杨卓寅，邓慧英，张崇，等."阴虚阳亢"病机的初步探讨——脉图法血流动力学分析［J］.江西中医药，1981（4）：45-50.

［50］费兆馥，刘宝顺，金寿山，等.日全食对人体脉象的影响［J］.上海中医药杂志，1982（3）：47-49.

［51］黄世林，等.鬼祟脉的临床与实验研究［J］.北京中医学院学报，1985，8（1）：31.

［52］秦继章，等.切脉诊断早期妊娠（附100例分析）［J］.中华妇卢科杂志，1960（1）：32.

［53］吴连福.切脉诊断早妊的观察（附100例分析）［J］.哈尔滨中医，1962（8）：19

［54］康丽华.130例早孕脉象的初步分析［J］.福建中医药，1964（1）：25-28.

［55］张丽蓉.1137例妇女脉象描绘初步总结［J］.中华妇产科杂志，1980，15（3）：156

［56］吴佩煜，谢红一.应用脉象图诊断早期妊娠的初步探讨［J］.第二军医大学学报，1980（2）：63-66.

［57］郑嘉华，等.正常孕妇血液流变性的研究［J］.中华妇产科杂志，1983（2）：101

［58］张越林.简易妊娠诊断［J］.上海中医药杂志，1989（3）：3-5.

［59］陈启夔."神门脉法"诊察妊娠70例的初步报告［J］.福建中医药，1959（10）：19.

［60］］福建省中医研究所.几种中医简易诊断方法［M］.北京：人民卫生出版社，1964.

［61］尤昭玲.全国中医诊断学师资班专题讲座资料［Z］，湖南中医学院，1983.

［62］马润津，冯雅君用系统辨识方法提取脉波图形的特征值［J］.信息与控制，1982（5）：49-52.

［63］宣文虎.妊娠脉象初探［J］.浙江中医杂志，1986（10）：435.

［64］尺脉可判断抗癌疗效［J］.浙江中医杂志，1985（11-12）：569.

［65］王叔和，方琼程，林浩然，等.指脉与分娩关系的初步观察［J］.福建中医药，1960（10）：23-27.

［66］陈振湘.望诊、脉诊的检测述评［J］.北京中医学院学报，1988，11（1）：3.

［67］汤力子.神门脉辨妊娠［J］.湖北中医杂志，1981（4）：47.

［68］韦永红，郭遂."独取寸口"脉法的形成原因探析［J］.四川中医，2004，22（12）：26-28.

［69］关晓光.略析中医"独取寸口"脉法形成的原因［J］.中医药学报，2002，30（3）：66.

［70］曾庆利.浅论"寸口诊法"［J］.时珍国医国药，2003，14（4）：232-233.

［71］曲锋，刘彦廷，韩丽萍，等.浅谈脉诊独取寸口［J］.山西中医，2005，21（5）：58-59.

［72］王滨，牛欣，文仁都，等.现代脉诊研究的问题及解决之道［J］.中国中医基础医学杂志，2005，11（4）：273-274.

［73］郑小伟，潘礼庆，包素珍等.基于虚拟仪器技术的中医指套传感器脉象仪的研究［J］.中华中医药杂志，2005，20（2）：117-118.

［74］林乾树.137例慢性胃病患者舌、脉变化与胃黏膜病变关系之探讨［J］.福建中医学院学报，1998，8（4）：5-6.

［75］段桂华.中医学脉诊舌诊在运动员机能评定中的应用研究［J］.山东体育科技，2004，26（101）：24-25.

［76］关晓光，侣雪平.《内经》脉诊法简析［J］.中医药学刊，2003，21（4）：529.

［77］李霞，张弛，许永贵.《难经》脉诊理论特色刍议［J］.长春中医学院学报，2001，17（1）：50-51.

［78］李志刚.《难经》脉诊探析［J］.广西中医药，1994，17（4）：35-37.

［79］李灿新.《难经》脉之"轻重""浮沉"的探讨［J］.福建中医药，2003，34（3）：38-39.

［80］赵力维，庞英囡.《金匮要略》脉诊的应用［J］.吉林中医药，1996（5）：1.

［81］王鲁芬.《金匮要略》脉诊运用探析［J］.国医论坛，2001，16（1）：9-10.

［82］姜秀云，孙洁.《金匮要略》运用脉诊的特点［J］.江苏中医，1997，18（4）：37-38.

［83］徐剑秋，徐迪华.脉诊在《伤寒论》六经辨证中的运用［J］.中国中医基础医学杂志，1999，5（4）：53-55.

［84］潘振彬.《伤寒论》浮脉主病辨析及其临床意义［J］.中医药通报，2003，2（2）：72-73.

［85］李建东，赵五申.《伤寒论》脉诊浅探［J］.河北中医药学报，1998，13（3）：12.

［86］周然宓.浅谈《伤寒论》之脉诊运用［J］.中医药信息，1993（5）：5-6.

［87］柏红阳.仲景脉法浅析［J］.四川中医，1997，15（1）：10.

［88］张永利，赵天才.仲景脉法之趺阳脉诊法探析［J］.现代中医药，2006，26（1）：52-53.

［89］程志清，郑红斌.《脉学正义》的学术特点和成就［J］.浙江中医学院学报，1991，15（2）：33-35.

［90］许兴国.《温病条辨》脉诊浅析［J］.四川中医，1991（10）：6.

［91］王琦，傅凤霞，许爱兰，等.56例冠心病舌下脉诊断与实验检测相关性研究［J］.辽宁中医杂志，1997，24（9）：387-388.

［92］唐福安.察脉诊断早期妊娠的经验体会［J］.浙江中医学院学报，1997，21（1）：40.

［93］王学岭.常脉辨析［J］.天津中医药，2002，19（6）：33-34.

［94］陈文娟.陈谨教授辨脉治疗水肿经验［J］.中国中医急症，1997，6（2）：72-73.

［95］黄岑汉.从古代脉法探讨经络与脉诊的关系［J］.中华中医药杂志，2005，20（10）：583-584.

［96］王东生，信红亚，陈方平.从血流动力学角度探讨中医脉诊［J］.中国中医急症，2003，12（5）：459.

［97］王东生，袁肇凯，王小茹.从血流动力学看中医脉诊"胃气"实质［J］.南京中医药大学学报，2003，19（6）：332-333.

［98］贾钰华.寸口脉诊分候法与其他部位脉诊法的现代研究［J］.光明中医，2000，15（87）：45-47.

［99］朱文宏，马文珠.寸口人迎脉诊法在针灸临床中的作用初探［J］.中国针灸，1996（2）：48-50.

［100］严惠芳，马居里.对脉诊中有关问题的理解［J］.现代中医药，1999（4）：23-25.

［101］李洪娟.对现代中医脉诊研究的反思［J］.中国中医基础医学杂志，2003，9（13）：11-13.

［102］孙敏，曹洪欣，张华敏.冠心病脉诊研究［J］.中医药学报，2004，32（3）：5-6.

［103］赵京生.经脉与脉诊的早期关系［J］.南京中医药大学学报，2000，16（3）：168-171.

［104］李秀玉.李炳文主任诊脉经验琐谈［J］.云南中医学院学报，2002，25（1）：48-49.

［105］关晓光，陈静，侣雪平.略析脉诊体系确立的文化根源［J］.中医药学报，2001，29（6）：4-5.

［106］关晓光.略析中医"独取寸口"脉法形成的原因［J］.中医药学报，2002，30（3）：66.

［107］冯向荣，冯久荣，张小荣.论脉与脏腑相配合的学说［J］.中医药导报，2002，8（5）：222，226.

［108］金逸藩.论脉诊［J］.中华实用中西医杂志，2002，2（10）：1217.

［109］金逸藩.论以脉测症［J］.中华实用中西医杂志，2004，4（15）：2382.

［110］刘燕平.论因时制宜察色辨脉的规律及其应用［J］.中国中医基础医学杂志，1997（5）：13-16.

［111］甄艳.论中医与藏医脉诊的异同［J］.中华医史杂志，2000，30（4）：237-239.

［112］关晓光，白善吉.马王堆医书脉诊水平初探［J］.江苏中医，1995，16（12）：30-31.

［113］孔宪明，池谷敏郎，高泽谦二.脉象（诊）与加速度脉波的相关性研究［J］.山东中医药大学学报，1997，21（2）：120-122.

［114］关晓光.脉诊：格式化、神秘化、客观化——脉诊演进中若干重大问题的文化解析［J］.医学与哲学，2001，22（5）：58-60.

［115］刘渊.脉诊寸关尺长度探讨［J］.山东中医杂志，2005，24（4）：198-199.

［116］岳沛平，张义德.脉诊的源流、临床意义、现状及对策［J］.黑龙江中医药，2005（6）：50-51.

［117］付娟，陆小左.脉诊基本功［J］.天津中医学院学报，2000，19（4）：39.

［118］谢利.脉诊客观化临床研究进展［J］.甘肃中医，2003，16（9）：4-5.

［119］刘文娜.脉诊客观化研究的超声技术应用进展［J］.中国医药学报，2003，18（9）：557-559.

［120］孙铭.脉诊客观化研究方法探讨［J］.北京生物医学工程，1996，15（3）：170-173.

［121］李华东，等.脉诊速率与心电图关系的探讨［J］.中华实用中西医杂志，2004，4（8）：1111.

［122］王宏章.脉诊琐谈［J］.现代中医药，2004（2）：56.

［123］关晓光.脉诊文化发生学研究［J］.大自然探索，1996，15（58）：118-123.

［124］李冰星，朱文锋，黄惠勇.脉诊研究规范化刍议［J］.中国中医药信息杂志，1998，5（4）：8-9.

［125］潘年松，孙化平.脉诊与相兼脉小议［J］.实用新医学，2000，2（4）：346.

［126］平玉娟.脉诊与心律失常［J］.中医研究，2001，14（4）：6-9.

［127］孙文善.脉诊与针灸医学［J］.针灸临床杂志，1997，13（4、5）：6-8.

［128］刘静波.脉诊杂谈［J］.中国中医基础医学杂志，2005，11（8）：609-613.

［129］张维.脉诊在针灸医学中的作用［J］.针灸临床杂志，1995，11（1）：7-8.

［130］马占松.脉诊在针灸治疗痛证中的应用［J］.中国针灸，2001，21（12）：759.

［131］王鸿谟.脉证关系研究［J］.北京中医，2005，24（6）：343-345.

［132］曾庆利.浅论"寸口诊法"［J］.时珍国医国药，2003，14（4）：232-233.

［133］胡光强.浅析脉象产生机制及其解剖生理学基础［J］.现代中西医结合杂志，2004，13（11）：1447-1448.

［134］赵占宏，陈红梅.浅议脉诊在针灸治疗中的作用［J］.国医论坛，2006，21（1）：43-44.

［135］崔宇红.浅议中医诊法学说中的抽象思维方法［J］.卫生职业教育，2003，21（1）：27-28.

［136］关晓光，苏春梅.秦汉时期非医学典籍关于脉诊的记述［J］.中医文献杂志，2002（1）：36-37.

［137］金栋，何计清.涩脉新识［J］.河北中医，1997，19（2）：4-5.

［138］刘静波.试论脉诊与人体的对应关系及指导意义［J］.中国中医基础医学杂志，2003，9（10）：20-22.

［139］刘晋平，黄宇虹，陆小左.数据挖掘在中医脉诊中的应用［J］.天津中医学院学报，2003，22（3）：9-10.

［140］汤伟昌，孙汉钧，李斌芳.双路中医脉象检测方法的研究［J］.中国医药学报，2000，15（1）：

14–17.

[141] 庄建西.谈脉诊中的"左肝右脾"[J].河南中医学院学报，2003，18（105）：8.

[142] 刘艳春，颜景奎.谈中医诊脉[J].临床军医杂志，2002，30（2）：98–99.

[143] 朱进忠，朱彦欣.疑难杂病重脉诊[J].山西中医，2003，19（1）：5–7.

[144] 王金榜，梁保丽.以脉诊为重心的辨证论治规律[J].河北中医药学报，1997，12（4）：38–40.

[145] 王东生，袁肇凯.以血流动力学看中医脉诊"胃气"实质[J].浙江中医学院学报，2003，27（5）：17–18.

[146] 何振伟，程孝雨，蔡焦生.再谈脉诊为何独取寸口[J].河南中医，2005，25（10）：18–19.

[147] 李恩庆，陈孝银，刘建秋，等.张锡纯辨脉论治中风特色[J].四川中医，2002，20（5）:4–5.

[148] 李恩庆，范东明，程俊鸥.张锡纯治疗内中风脉诊运用规律的探讨[J].中国中医基础医学杂志，1998，4（4）：16–17.

[149] 廖立行.诊脉纲领辨[J].浙江中医杂志，2002，37（4）：139–141.

[150] 谢梦洲，李冰星.正常人脉图变化与年龄性别关系研究[J].湖南中医杂志，1999，15（3）：12–12.

[151] 王燕.中医脉象客观定量化理论方法研究[J].世界科学技术——中医药现代化，2005，7（1）：118–122.

[152] 尤大梁.中医脉诊寸关尺分属脏器理论初探[J].现代中西医结合杂志，2003，12（20）：2147.

[153] 刘明林，魏红，郑洪新，等.中医脉诊客观化研究的思路与方法[J].辽宁中医学院学报，2004，6（3）：258–259.

[154] 徐元景，牛欣.中医脉诊位数形势属性的检测方法探讨[J].中国中西医结合杂志，2003，23（6）：467–470.

[155] 魏红，刘明林，郑洪新.中医脉诊现代化研究思路探析[J].中国中医基础医学杂志，2004，10（2）：69–71.

[156] 周明爱，周东浩.中医脉诊现代实质探析[J].国医论坛，2001，16（5）：19–20.

[157] 杨梅，郑进，胥筱云.中医与傣医之脉诊比较[J].陕西中医学院学报，2006，29（2）：71–73.

[158] 陈文友，白春香.中医诊脉临床体会[J].实用医技杂志，2004，22（2）：237–238.

[159] 崔鑫伟.特异性脉诊的应用[J].世界中医骨科杂志，2005，7（1）：86.

[160] 黄碧群.脉诊辨析[J].中国中医药现代远程教育，2005，3（12）：32–34.

[161] 李冰星，等.正常人脉图参数观测[J].中医诊断学杂志，1997，3（2）：33.

[162] 邓元江，等.太溪脉候肾的脉图研究[J].中医诊断学杂志，1997，3（2）：36.

[163] 吴忠文.论跌阳脉[J].中医诊断学杂志，1996，2（1）：9.

[164] 海霞，等.外感发热浮脉脉图50例观察分析[J].中医诊断学杂志，1996，2（1）：24.

［165］唐金元，朱文锋，游力化，等.运用计算机二维动画技术再现中医脉象的研究［J］.中医诊断学杂志，1996，2（1）：78-80.

［166］余伶俐.中医脉诊客观化与数字化研究［J］.辽宁中医杂志，2006，33（2）：129-131.

［167］魏红，刘明林，郑洪新.中医脉诊现代化研究思路探析［J］.中国中医基础医学杂志，2004，10（2）：69-71.

［168］周道红，周晓雁，周晓雷.两手同时脉诊法初探［J］.中国中医基础医学杂志，1999,5(3):3-4.

［169］李旺，张淑萍.略论脉诊学的形成与发展［J］.山西中医，2000，16（3）：63-64.

［170］李冰星，朱文锋，黄惠勇.中医脉诊研究思考［J］.中国中医基础医学杂志，1998，4（6）：20-22.

［171］杨杰，牛欣，徐元景，等.中医诊断信息数字化发展［J］.中医药学刊，2006，24（5）：810-812.

［172］王贻俊，樊育.中医脉象传感器的设计［J］.分析仪器，1999（4）：20-23.

［173］王赔俊，蔡新吉.中医脉象传感器的研究［J］.医疗卫生装备，1999（5）：1-3.

［174］孙秉毅，于春泉，王巍，等.中医脉诊客观化的研究进展［J］.河北中医药学报，2003,18(3)：44-45.

［175］刘梅，郝小梅.中医脉诊客观化研究新探［J］.中医函授通讯，2000，19（2）：9-11.

［176］许军峰.脉诊虚实与痛证针刺后机体反应的研究［J］.浙江中医杂志，2003（11）：485-486.

［177］王炳和，罗建，相敬林，等.人体脉搏功率谱分析与中医脉诊机理研究［J］.西北大学学报（自然科学版），2001，31（1）：21-25.

［178］叶建红.线性时频分析法在中医脉诊研究中的应用［J］.齐齐哈尔医学院学报，2001，22（9）：1088-1089.

［179］蔡轶珩，沈兰荪，黄祥林.脉象分析仪的研究进展［J］.电子测量与仪器学报，2002，16（4）：55-59.

［180］陈冬志，牛欣，董晓英，等.妊娠滑脉和病理滑脉的脉图和血液流变学对比研究［J］.中华中医药杂志，2008（1）：34-36.

［181］谢晓亮，李觉，胡大一.脉搏波传导速度测定方法及临床意义［J］.中国心血管病研究杂志，2007（6）：465-468.

［182］于潇.基于脉搏波速度的无创连续血压测量系统研究［D］.吉林大学，2013.

［183］李佳月，赵玉生.脉搏波传导速度测定的临床意义［J］.国际心血管病杂志，2006（2）：91-93.

［184］徐艳秋，崔炜.脉搏波速度的测定及临床意义［J］.临床荟萃，2008（10）：759-761.

［185］黄慧君，魏盟.脉搏波传导速度的原理方法及临床意义［J］.国际心血管病杂志，2008（4）：229-232.

［186］宋红，郑小伟，徐小玉．中医指套传感器脉象仪的研究［A］．第一届全国中西医结合诊断学术会议论文选集，2006：3.

［187］张宇，侣雪平，关晓光，等．《难经》脉诊探析［J］．中医药信息，2013（6）：3-4.

［188］李霞．《难经》脉诊理论贡献探析［J］．中国中医基础医学杂志，2013（5）：489-490.

［189］祝小惠．《金匮要略》脉学的整理与研究［D］．北京中医药大学，2002.

［190］赵云．《金匮要略》脉象研究［D］．辽宁中医药大学，2006.

［191］朱虹，刘煜．《金匮要略》脉诊释义［J］．河北中医药学报，1999（4）：16-18.

［192］张建荣．《金匮要略》脉诊概要［A］．中华中医药学会仲景学说分会——仲景医学求真（续三），2009：11.

［193］王卉．《温病条辨》脉诊内容整理与研究［D］．河北医科大学，2009.

［194］丁秀芳．仲景脉法临床运用研究［D］．湖北中医学院，2009.

［195］冯居秦．浮脉主病辨析临床意义［J］．陕西中医，2007（11）：1576-1577.

［196］陈广涛，王学岭．脉诊古代文献的研究现状［J］．天津中医药大学学报，2007（4）：222-224.

［197］于晓飞，王天芳，薛晓琳，等．《伤寒论》中浮脉与沉脉临床意义辨析［J］．安徽中医药大学学报，2014（2）：3-6.

［198］李清记．仲景《伤寒论》浮脉证治略析［J］．中医药学刊，2005（8）：1481-1483.

［199］赵绂诚．缓脉的脉象特征及临床意义的文献研究［D］．北京中医药大学，2013.

［200］李丹．《伤寒论》脉学的整理与研究［D］．辽宁中医药大学，2010.

［201］卢佼佼．《伤寒论》中脉象的研究现状［J］．内蒙古中医药，2009（10）：94-95.

［202］姜建国．《伤寒论》脉象特点之探讨［A］．中医药优秀论文选（上），2009：11.

［203］郑志杰，李志刚．《伤寒论》脉诊探讨［J］．吉林中医药，2008（4）：235-236.

［204］祝康健．《伤寒论》脉诊作用探析［J］．中国中医药现代远程教育，2009（3）：7-8.

［205］丁秀芳．仲景脉法临床运用研究［D］．湖北中医学院，2009.

［206］杨展礼．仲景脉法"常""变"观研究［D］．成都中医药大学，2010.

［207］罗伟生，康毅，杨成宁．仲景脉诊方法辨识概要［J］．光明中医，2015（11）：2282-2284.

［208］周安方．《温病条辨》脉诊运用规律的探讨［J］．陕西中医，1980（5）：44-47.

［209］王利，邹勇．《温病条辨》中重症温病脉诊体会［J］．山东中医杂志，2015（8）：593-594.

［210］潘涢民．论《温病条辨》之脉诊［J］．成都中医学院学报，1986（2）：10-12.

［211］阎宝珠．《温病条辨》脉诊例析［J］．江苏中医，1989（1）：35-36.

第七章

腧穴诊法

腧穴是人体脏腑气血输注于体表的部位，《内经》称之为"节""会""气穴""气府""骨空"等。如《灵枢·九针十二原》曰："节之交，三百六十五会……所言节者，神气之所游行出入也，非皮肉筋骨也。"《针灸甲乙经》称之为"孔穴"。另有称为"穴道"者。目前临床一般称为"穴位"或"腧穴"。腧穴有俞穴、募穴、郄穴、原络穴、下合穴、经穴、奇穴之分。

临床通过观察腧穴上出现的红晕、苍白、瘀斑、丘疹、脱屑、隆起、凹陷等异常反应，按切腧穴有无结节、条索等阳性反应物及麻、痛、酸、胀等感觉以诊断疾病的方法，称为腧穴诊法。腧穴诊法在古代医籍中虽有记载，但腧穴诊法的广泛运用是始于中华人民共和国成立以后。目前该诊法已广泛应用于内、外、妇、儿各科疾病的诊断中。

【诊断原理】

腧穴多分布于人体的筋骨、皮肉之间，与经络脏腑有着密切的联系，如十四经穴即分布在十二经脉和任、督脉上。生理上，穴位具有传输经络气血、调理脏腑阴阳的功能。由于腧穴是体现经络及其相关脏腑生理病理的窗口，又是病邪侵入人体的门户，因此，穴位可以作为反映内在脏腑、经络病理变化的体表反应点。观察和按压体表的有关腧穴（俞、募、原、郄穴等）的变化，可以诊断相关的内脏疾病。如《灵枢·九针十二原》云："五脏有疾也，应出于十二原，十二原各有所出，明知其原，睹其应，而知五脏之害矣。"说明内脏有病时，可在体表寻找其压痛点，便可得知为何脏、何腑的病证。因此，通过对人体体表腧穴的诊察，可以推测内脏病变的部位、性质、转机和预后。

【诊察方法】

诊察腧穴之时，应注意腧穴上出现的红晕、苍白、㿠白、瘀斑、丘疹、脱屑、隆起、凹陷、皱褶等异常反应。在切诊腧穴中，临床多利用指腹或工具（如探针、毫针针柄等）点压穴位。

操作时，医师可用右手拇指指腹（或右手握持点压工具），左手拇指轻轻点在所要点压部位的一侧，以扶持或固定部位，然后用右手点压、循按、触扪，并按自上而下、自左而右、先外后里、先背后腹的顺序进行。一般而言，医师在诊前应根据临床症状进行初步辨证，大致把握应重点检查的部位，以便有的放矢。

切诊时，穴位的阳性反应物以结节（如圆形、扁平形、梭形、椭圆形、条索状、链珠状、气泡样等不同形状）多见，其异常感觉一般包括痛、酸、麻、胀、沉、灼热、针刺样、触电样、传导等。

另外，切诊时还当注意穴位对触按的敏感度，以确定病情的轻重缓急。如轻压即疼痛难忍为高度敏感，说明病情较急较重。

【临床运用】

（一）诊俞募穴

俞穴因其分布于背部，又称背俞穴，为脏腑之气输注于背部的穴位。背俞穴位于背腰部足太阳膀胱经之上，多依脏腑位置而上下排列，并分别冠以相应脏腑之名。募穴是脏腑经气汇集于胸腹的部位，六脏六腑共有十二募穴。《难经本义》云："阴阳经络，气相交贯，脏腑腹背，气相通应。"说明俞募穴在生理上是相互通应的。因此，在穴位诊断中，两者常常配合应用。故前人有"审募而察俞，察俞而诊募"之说。

1. 背俞和募穴上出现点状或片状红晕、充血，并有光泽，多属实证、热证或急性病；出现苍白色或暗灰色，晦暗无光，多属虚证、寒证或慢性病变。若边缘有红色光晕，则为慢性病急性发作；瘀斑为气滞血瘀或热毒炽盛；丘疹为湿热凝滞；脱屑或皮肤呈片状干黄，多属阴虚内燥；皮肤隆起、皱褶或皮肤增厚，多提示器官肿瘤、肿大、结核、痔疮或组织增生等慢性病；而凹陷、塌陷则属正气虚损、精血亏耗。

（1）胃俞、中脘穴出现点片状苍白或暗灰，并伴有皮肤凹陷者，可推测患有慢性胃炎、胃及十二指肠溃疡；若边有红晕，则提示可能近期内会急性发作。

（2）肺俞、中府穴出现红晕或红点有光泽，或伴有丘疹、瘀斑者，可推测患有急性肺部炎症；若伴有脱屑、皮肤干黄增厚，多为肺结核活动期。

（3）心俞、巨阙穴出现皮肤瘀点、隆起或皱褶，或苍白、边有红晕者，可推测患有冠心病、心绞痛等。

（4）大肠俞、天枢穴出现点片状红晕，伴有光泽或丘疹者，可推测患有急性肠炎或痢疾。

（5）肝俞、期门穴出现点片苍白，晦暗无光，瘀斑或皮肤片状干黄、脱屑，皮肤增厚者，多提示患有肝大或肝癌。

（6）脾俞、章门穴出现点片状苍白，皮肤凹陷无光者，多提示患有消化不良，多为脾虚寒证。

（7）肾俞、京门穴出现点片状苍白或暗灰、黧黑，皮肤塌陷者，可推测患有遗精、阳痿或妇科病。

（8）胆俞、日月穴出现点片状红晕，伴有瘀斑、丘疹或皮肤隆起者，可推测患有胆囊炎、胆囊结石。

2. 切按俞募穴时，出现胀痛、灼热、针刺样、触电样感觉，常为急性或炎性病变；出现酸麻感，多属慢性病变，如肺结核、慢性胃炎等；出现麻木感，则多为顽固性疾病，如肝硬化等。

3. 切诊俞募穴时，出现圆形结节（圆滑如珠，软硬不一，一般如黄豆大小，大者似蚕豆，移动性较小），多见于偏头痛等；出现扁平结节（形如圆饼，质软不移动，因位于浅表部位，检查时用力要轻，方易于触及），多见于慢性病，如遗精者在肾俞处可扪及；出现梭形结节（两头尖中间大，表面光滑，质稍硬，在皮下常可移动），多见于炎症、痛证或气滞血瘀等；出现椭圆形结节（形态卵圆，质软或硬，光滑而易移动），如耳鸣者可于肾俞触及；出现气泡样结节（囊泡样空洞感，大小不一，表面不光滑，多见于皮下），一般见于恶性肿瘤。另外，慢性肝炎患者可在肝俞穴摸到条索状结节（形如条索，粗细不一，质较硬而富弹性，可移动）等。

切按俞募穴诊断疾病的情况详见表7-1。

表7-1　切按俞募诊断疾病概况表

俞穴	募穴	阳性反应	主病
肺俞	中府	条索状结节，伴压痛	咳嗽、气急、哮喘、胸痛
		链珠样结节，伴压痛	肺结核、矽肺病、肺癌
心俞	巨阙	梭状结节，伴显著压痛	上肢内侧疼痛、心悸怔忡
		压痛敏感，伴皮肤凹陷	风湿性心脏病、心绞痛、健忘、纳呆
肾俞	京门	扁平结节，伴压痛敏感	阳痿、腰痛、耳鸣、月经不调
		梭状结节，兼压痛	尿血、水肿、肾炎、肾结核
肝俞	期门	条索状结节，伴压痛明显	眩晕、失眠、烦躁易怒、慢性肝炎
		圆形结节，伴压痛明显	失眠
		梭形结节，且压痛明显	肝炎、胆囊炎、胆道蛔虫
		气泡样结节，或皮肤凹陷	肝癌
脾俞	章门	按之松软如绵，伴皮肤凹陷	脾虚证、四肢无力
		条索状结节，兼压痛	消化不良，胃下垂
		链珠样结节，伴显著压痛	下肢内侧红肿疼痛、胰腺炎
大肠俞	天枢	圆形结节，压痛敏感	便秘、腹痛、牙痛
		梭形结节，兼压痛	急性肠炎、阑尾炎、肠痉挛

续表

俞穴	募穴	阳性反应	主病
小肠俞	关元	扁平或条索结节，伴压痛	不孕症、子宫下垂、月经不调
		椭圆形结节，压痛明显	头痛、项强、耳鸣、眼病
胆俞	日月	梭状结节，且明显压痛	黄疸、胆石症（胆囊结石）、急性胆囊炎
		条索状或圆形结节兼压痛	慢性胆囊炎、偏头痛、下肢外侧疼痛
胃俞	中脘	条索状结节，伴压痛	胃溃疡、慢性胃炎
		梭状结节，压痛明显	呕吐、厌食、关节红肿
膀胱俞	中极	椭圆形结节，且皮肤松软	遗尿
		梭状结节，兼压痛明显	尿频急、腰痛、下肢痛
		条索状结节，兼压痛	带下病、闭经、遗精、腰痛

（二）诊郄穴

郄穴是指人体气血深聚于四肢肘膝关节以下、筋骨之间空隙部位的 16 个穴位，十二经脉及奇经八脉中之阴跷、阳跷、阴维、阳维各有一个郄穴。郄穴是穴位诊断之要穴，也是急性病反应最明显的地方，而且与其他穴位比较，郄穴对按压的反应也最敏感，脏腑器官的病变容易在郄穴上触及阳性反应物。

1. 郄穴皮肤上出现的色泽、形态变化的情况及其临床意义与俞募穴相同。

2. 郄穴上出现绞痛、胀痛、灼痛，为急性病或炎症病变；出现酸楚、酸痛、麻木、沉重，为慢性病变或顽固性疾病；而灼热感多为实热证，寒凉感多为虚寒证。如：

手太阴肺经郄穴孔最胀痛，可推测哮喘发作。

手厥阴心包经郄穴郄门灼痛，可推测胸膜炎。

手少阴心经郄穴阴郄绞痛，可推测冠心病。

足太阴脾经郄穴地机寒凉感，可推测妇科虚寒证。

足厥阴肝经郄穴中都酸重，可推测慢性肝炎。

足少阴肾经郄穴水泉酸痛，可推测肾炎。

手阳明大肠经郄穴温溜胀痛，可推测消化道穿孔。

手少阳三焦经郄穴会宗胀痛，可推测耳聋。

手太阳小肠经郄穴养老胀痛沉重，可推测腰痛。

足阳明胃经郄穴梁丘酸痛，可推测痹症。

足少阳胆经郄穴外丘灼痛，可推测胆囊炎。

足太阳膀胱经郄穴金门胀痛，可推测水肿。

3. 郄穴区域的强压痛或感觉过敏，多为急性病证，为实证；而轻压痛或酸胀、麻木等感觉，多为慢性病症，为虚证。结节硬胀伴有压痛，多为急性病；若结节柔软不痛，则多为慢性病。郄穴切诊及主病见表 7-2。

表 7-2 切郄穴诊断疾病概况表

经脉	郄穴	切诊发现	主病
肺经	孔最	大型结节	气管炎、支气管炎、哮喘、肺炎、肺结核、咯血、盗汗、胸痛、皮肤病
大肠经	温溜	1～2个大结节	肠炎、腹泻、便秘、腰痛、痔核
心经	阴郄	硬胀并有条索	心慌、心跳、心律不齐、心悸亢进、贫血、癔症、神经衰弱
小肠经	养老	细条索	小腹胀痛、疝气、阑尾炎、不孕症、遗精、腰痛、坐骨神经痛
心包经	郄门	连串结节	心脏病、心动过速、神经衰弱、多梦、失眠、胸闷、头痛、癫痫
三焦经	会宗	肌肉硬胀或结节	小便不利、泄泻、腹痛、水肿、腹水、腰痛、遗尿、耳鸣、耳聋妇科病
肝经	中都	大小或连串结节	肝病、胁肋痛、眩晕、肝炎、呕吐、神经衰弱、月经不调、眼病
胆经	外丘	连串结节	胆囊炎、胆石症（胆囊结石）、胆道感染、肝炎、偏头痛、胃痛、关节炎、坐骨神经痛
阴维脉	筑宾	条索状结节	神志病、生殖系统病、癫狂病、疝痛
阳维脉	阳交	硬胀结节	热病、痹病、运动系统疾患
阴跷脉	交信	硬胀结节伴压痛	妇科病、泄泻、大便难、睾丸胀痛
阳跷脉	跗阳	连串结节	失眠、腰痛、脚气、头痛等

（三）诊原络穴

原穴是脏腑原气经过和留止的部位，十二经脉在腕、踝关节附近各有一个所属的原穴，故又称"十二原"。络穴是联络相表里两经脉的穴位，多位于正经所别出之络脉上。十二经在四肢肘膝关节以下各有一穴，加上任脉的鸠尾、督脉的长强及脾之大络大包，共 15 穴，故名"十五络穴"。在治疗上，原穴和络穴常配合应用，即所谓原络配穴法。在诊断上，二者亦常须配合应用，方能准确诊断。

1. 原穴、络穴上皮肤出现的色泽、形态改变及临床意义与俞募穴相同。如：

太渊、列缺穴呈点片状红赤或伴有丘疹，可推测肺热咳嗽；若伴肺俞、中府红晕或压痛，可提示急性肺部炎症；伴孔最红晕或瘀斑，可提示急性咯血。

太白、公孙穴呈点片状红晕伴皮肤凹陷、无光泽，或脉络灰白，可推测慢性腹泻。

神门、通里穴呈红晕或皮肤瘀点、隆起，伴有心俞、巨阙之阳性反应，可推测冠心病、心绞痛；若伴有血压点阳性反应，可推测低血压；若伴有神堂穴阳性反应，可推测心动过缓。

大陵、内关穴呈红晕或点状苍白，伴瘀斑或脉络青紫，可推测心绞痛发作；若伴神堂穴阳性反应，可推测心肌炎发作。

太溪、大钟穴呈点片状苍白，皮肤凹陷，无光泽，可推测慢性肾炎；若点状红晕伴有肾俞阳性反应，可推测急性肾炎或慢性肾炎加重。

丘墟、光明穴呈红晕或瘀斑，可推测五官疾病，如头痛、目赤肿痛；若兼有胆俞穴阳性反应，可推测肝炎。

2. 切按原络穴出现的病理反应与俞募穴相类似。有关内容详见表 7-3。

表 7-3 切原络穴诊断疾病概况表

经脉	原穴	络穴	切诊发现	主病
肺经	太渊	列缺	压痛或敏感或伴条索	咳嗽、气喘、咯血、胸痛
大肠经	合谷	偏历	压痛或敏感或伴条索	头面痛、齿痛、咽痛、颊肿
胃经	冲阳	丰隆	压痛或敏感，伴结节	头痛、齿龈痛、癫狂病、热病
脾经	太白	公孙	压痛或敏感	腹痛、泄泻、痢疾
心经	神门	通里	压痛或敏感	心痛、低血压、心动过缓
小肠经	腕骨	支正	压痛或敏感	头痛、耳聋、耳鸣、项强、手腕痛
膀胱经	京骨	飞扬	压痛或敏感	头痛、目眩、腰痛、痔疮
肾经	太溪	大钟	压痛或敏感，伴结节或条索	急慢性肾炎、咽痛、气喘
心包经	大陵	内关	压痛或敏感	冠心病、心绞痛、心肌炎
三焦经	阳池	外关	压痛或敏感	热病、偏头痛、耳聋、耳鸣
胆经	丘墟	光明	压痛伴条索或结节	胆囊疾患、目疾
肝经	太冲	蠡沟	压痛或敏感	肝脏疾患、如肝炎、肝硬化、高血压
任脉		鸠尾	压痛或敏感伴结节	心胸痛、胃脘痛、反胃
督脉		长强	压痛或敏感	痔疮、泄泻、痢疾、腰背痛
脾之大络		大包	压痛或敏感	胸痛、关节痛

（四）诊下合穴

下合穴是六腑气血汇集于下肢阳经的穴位，其反映了手足三阳经之间经脉之气的密切联系。下合穴是治疗六腑病候的主要穴位，也是反映六腑病候和诊断六腑疾患的要穴。

1. 下合穴皮肤上出现的病理反应与俞募穴相同，据此可推测病位所在和病性所属。其病性诊断可与诊俞募穴和诊郄穴相参。

2. 下合穴的切诊是推测和诊断六腑疾病的主要依据。其具体内容见表7-4。

表7-4 切下合穴诊断疾病概况表

经脉	下合穴	阳性反应	主病
手太阳小肠	下巨虚	结节伴压痛	急性肠炎、痢疾
手阳明大肠	上巨虚	结节伴压痛	阑尾炎、肠炎
手少阳三焦	委阳	条索状结节	遗尿、癃闭
足太阳膀胱	委中	条索状结节伴压痛或敏感	急性膀胱炎、急性腰痛
足阳明胃	足三里	结节伴压痛	溃疡病、急慢性肠炎
足少阳胆	阳陵泉	压痛或敏感	消化道出血、胆囊炎、胆绞痛

（五）诊其他穴

1. 各系统疾病的穴位诊断

（1）呼吸系统疾病的穴位诊断

肺俞配风门，可诊断感冒；

肺俞配库房，可诊断支气管炎；

肺俞配气户，可诊断支气管哮喘；

肺俞配膺窗，可诊断支气管扩张；

肺俞配痰喘（膺窗穴外斜上一寸八分*处），可诊断肺气肿（注：*指同身寸，下同）；

肺俞配手五里，可诊断肺炎；

肺俞配渊腋，可诊断干性胸膜炎；

肺俞配渊腋、水分，可诊断渗出性胸膜炎；

肺俞配渊腋、足临泣，可诊断矽肺；

肺俞配银口（位于肩胛骨下角处），可诊断咯血。

（2）消化系统疾病的穴位诊断

食管下俞（位于第8胸椎棘突下旁开一寸处）配水分，可诊断食道炎；

中脘配左承满，可诊断胃炎；

中脘配右承满，可诊断胃窦炎；

中脘配左承满、梁丘，可诊断胃痉挛；

中脘配水上，可诊断胃酸过高；

中脘配左商曲，可诊断胃神经疼；

中脘配右梁门、水分，可诊断十二指肠炎；

中脘配左承满、下巨虚，可诊断急性胃肠炎；

中脘配呃逆（位于乳头直下第7、第8肋间隙中），可诊断膈肌痉挛；

中脘配食关（位于脐上三寸旁开一寸处），可诊断消化不良；

中脘配二里半，可诊断食物中毒；

天枢配下巨虚，可诊断急性肠炎；

天枢配魂舍，可诊断痢疾；

天枢配腹泻（位于脐下五分处），可诊断腹泻；

天枢配通便（位于脐旁开三寸处），可诊断便秘；

天枢配气中，可诊断肠痉挛；

天枢配营池，可诊断肠出血；

中脘配阳陵泉，可诊断消化道出血；

中脘配止泻（位于脐下二寸五分处），可诊断过敏性结肠炎；

天枢配便毒（位于承扶穴与委中穴连线的中点，偏外五分直下五分处），可诊断肛周脓肿；

天枢配筑宾，可诊断中毒；

天枢配血愁（位于第二腰椎棘突上方凹陷中），可诊断便血。

（3）肝胆系统疾病的穴位诊断

肝俞配肝炎点（位于内踝尖上一寸五分，胫骨后缘处）、至阳，可诊断急性肝炎；

肝俞配至阳、肝炎点和枢边，可诊断急性黄疸型肝炎；

肝俞配肝炎点，可诊断慢性肝炎；

肝俞配肝炎点、水分、兴隆，可诊断肝硬化腹水；

胆俞配胆囊点（阳陵泉穴下一寸处）、外丘，可诊断胆道感染；

胆俞配胆囊点、百虫窝（位于血海穴上一寸处）、陵下，可诊断胆道蛔虫。

（4）心血管系统疾病的穴位诊断

神堂配郄门，可诊断心动过速；

神堂配通里，可诊断心动过缓；

神堂配心俞，可诊断心律不齐；

神堂配心脏点（位于前臂屈侧尺侧线，肘横纹下三寸处）、小肠俞，可诊断风湿性心脏病；

神堂配郄上，可诊断心脏瓣膜病；

神堂配寸平，可诊断心力衰竭；

神堂配灵道，可诊断冠心病心绞痛；

神堂配极泉，可诊断心肌梗死；

神堂配大陵，可诊断心肌炎；

神堂配间使，可诊断心房纤颤；

神堂配谚谑，可诊断心包炎；

神堂配督俞，可诊断心内膜炎；

血压点（位于第6颈椎棘突下旁开二寸处），可诊断高血压；

血压点配神门，可诊断低血压。

（5）泌尿生殖系统疾病的穴位诊断

肾俞配太溪，可诊断肾炎；

肾俞配子宫，可诊断肾盂肾炎；

肾俞配肓俞（位于神阙穴旁开五分处），可诊断输尿管炎；

肾俞配遗精（位于关元穴旁开一寸处），可诊断性神经衰弱；

中极配玉泉，可诊断膀胱麻痹；

中极配夜尿（位于脐下四寸五分，旁开一寸处），可诊断尿失禁；

中极配尿血（位于肩胛下角外五分），可诊断尿血；

次髎配生殖点（位于次髎穴内五分处），可诊断妊娠；

生殖点配滑肉门（位于脐上一寸，旁开二寸处），可诊断孕吐；

三阴交压痛，可诊断月经不调；

次髎配带脉（位于第11肋游离端直下约一寸八分，与脐平行），可诊断子宫内膜炎；

三阴交配血海，可诊断功能性子宫出血；

三阴交配鸠杞（位于第2骶椎棘突上方凹陷中），可诊断崩漏；

三阴交配外陵，可诊断痛经；

三阴交配通经（位于髂前上棘内侧二寸，直上一寸处），可诊断闭经；

三阴交配阴交（位于脐下一寸处），可诊断带下；

三阴交配次髎，可诊断盆腔炎；

次髎配积聚痞块（位于第 2 腰椎棘突下旁开四寸处），可诊断卵巢囊肿；

次髎配漏阴（位于足内踝下缘下五分处），可诊断产后恶漏。

（6）神经、内分泌系统疾病的穴位诊断

前曲泽（位于曲泽穴下一寸处），可诊断甲亢；

胰俞配肾系（位于大腿伸侧股直肌肌腹中，髌骨中线上六寸处），可诊断糖尿病；

少阳维（位于太溪穴上一寸处），可诊断红斑狼疮；

项肌（取坐位，头稍低，用食指按压后颈部双侧颈肌时，一侧肌张力降低处）配神道（位于第 5 胸椎棘突下凹陷中），可诊断神经衰弱；

血压点配阴穴，可诊断脑溢血；

血压点配哑门，可诊断脑血管痉挛；

头风穴（风市穴上三寸处），可诊断头晕；

通天穴配颈二（位于第 2 颈椎旁开二寸五分处），可诊断偏头痛；

颈二穴，可诊断头痛；

无名穴（位于第 2 胸椎棘突下凹陷中），可诊断精神病；

定志穴（位于大椎穴旁开二寸五分处），可诊断癫痫；

静穴（位于前臂屈侧，肘横纹桡侧端与腕横纹正中连线之中点处），可诊断肋间神经痛；

肾俞配坐骨（位于臀部，大转子与尾骨尖连线之中点直下一寸处），可诊断坐骨神经痛；

胰俞配肾系、小天心（位于手掌面，大小鱼际之中点处），可诊断糖尿病昏迷。

（7）外科疾病的穴位诊断

肾俞配中空，可诊断腰痛；

肾俞配扭伤点（位于阳池穴与曲池穴连线的上 1/4 与下 3/4 交界处），可诊断腰扭伤；

肾俞配天宗、扭伤点，可诊断上肢扭伤；

肾俞配阳溪，可诊断舟状骨骨折；

肾俞配银叉手（指患手呈银叉状），可诊断 Colles 骨折；

肾俞配掌三（指第三掌骨呈缩短状态），可诊断月骨骨折；

肾俞配髋骨（位于大腿伸侧，髌骨中线上三寸处），可诊断腿痛；

中极配大巨，可诊断膀胱炎；

中极配箕门，可诊断尿潴留；

肾俞配生殖点（次髎穴内五分），可诊断前列腺炎；

大肠俞配孔最，可诊断痔疮；

中脘配温溜，可诊断消化道穿孔；

天枢配阑尾点（足三里下二寸处）、水分，可诊断阑尾炎；

肩井配水分，可诊断乳腺炎；

胰俞配地机、中脘、水分，可诊断急性胰腺炎；

天枢配疰市（位于胸侧部，腋窝直下方第7、第8肋间隙）、水分，可诊断急性腹膜炎；

足临泣配子宫，可诊断肾盂结石；

足临泣配肓俞，可诊断输尿管结石；

足临泣配中极、大巨，可诊断膀胱结石；

肾俞配大杼，可诊断骨性关节炎；

肾俞配天宗、大杼，可诊断颈椎关节病；

肾俞配天宗，可诊断肩周炎；

小肠俞配髓膏（位于大腿伸侧，髌骨中线上三寸，股直肌外缘之点向外旁开一寸五分处），可诊断风湿性关节炎；

脉根（位于第二骶后孔后正中线旁开三寸直下五分处），可诊断为血栓性静脉炎；

跖筋（位于足根中点处），可诊断为筋膜炎；

跖背（位于足心，涌泉穴外开五分处）压痛，可诊断足背痛。

（8）五官科疾病的穴位诊断

牵正穴压痛，可诊断口腔溃疡；

颈三穴压痛，可诊断眼病；

颈四穴压痛，可诊断鼻病；

颈五穴压痛，可诊断咽炎；

岩池穴（位于乳突高点与发际呈连线之中点）压痛，可诊断青光眼；

头风穴（位于风市穴上三寸处）压痛，可诊断梅尼埃（美尼尔）病；

衄血穴（位于后颈部双侧项肌之间，后发际之中点）压痛，可诊断鼻衄；

副鼻窦（鼻旁窦）压痛，可诊断副鼻窦炎（鼻旁窦炎）；

额窦压痛，可诊断为筛窦炎；

上额窦压痛，可诊断上额窦炎；

鼻流（位于鼻孔下缘，鼻中隔与鼻翼之中点）压痛，可诊断慢性鼻炎；

散笑（位于迎香穴外下方鼻唇沟之中点）压痛，可诊断急性鼻炎；

夹鼻（位于鼻骨与侧鼻软骨交界处）压痛，可诊断过敏性鼻炎。

2. 部分特异性穴的诊断

（1）新大郄穴　位于臀横纹（承扶穴）与腘横纹（委中穴）连线之中点，偏外五

分直下五分处。搭配下列穴位，可诊断癌症。

新大郄穴配肺俞，可诊断肺癌；

新大郄穴配中脘、左承满，可诊断胃癌；

新大郄穴配中脘、右承满，可诊断胃窦部癌；

新大郄穴配胰俞、地机，可诊断胰腺癌；

新大郄穴配天枢、大肠俞，可诊断直肠癌；

新大郄穴配肩井，可诊断乳腺癌；

新大郄穴配肝俞，可诊断肝癌；

新大郄穴配中极、大巨，可诊断膀胱癌；

新大郄穴配次髎、带脉，可诊断子宫癌；

新大郄穴配中极、生殖点，可诊断前列腺癌；

积聚痞块穴有压痛，提示患者体内有包块，配合新大郄穴，可诊断良性肿瘤。

（2）结核穴 位于大椎穴旁开三寸五分处。结核穴压痛可诊断结核病，但需配合下列穴位才能定位。

结核穴配肺俞，可诊断肺结核；

结核穴配渊腋，可诊断结核性胸膜炎；

结核穴配渊腋、水分，可诊断胸腔积液；

结核穴配太溪、子宫，可诊断肾结核；

结核穴配次髎、带脉，可诊断子宫结核；

结核穴配天枢、大肠俞，可诊断肠结核。

（3）足临泣穴 足临泣穴压痛可诊断结石病，需配下列穴位才能定位。

足临泣配胆囊点、胆俞，可诊断胆囊结石；

足临泣配肾俞、子宫穴，可诊断肾盂结石；

足临泣配肾俞、肓俞，可诊断输尿管结石；

足临泣配中极、大巨，可诊断膀胱结石。

（4）温溜穴 温溜穴压痛可诊断消化道穿孔，配下列穴位后可以定位。

温溜穴配肝俞、食管下俞，可诊断食道破裂；

温溜穴配中脘、左承满，可诊断胃穿孔；

温溜穴配中脘、右梁门、右溃疡点，可诊断十二指肠球部溃疡并穿孔；

温溜穴配中脘、天枢、大肠俞，可诊断肠穿孔。

（5）脾俞凹陷 可诊断内脏下垂，配下列穴位后可以定位。

脾俞凹陷配肝明，可诊断肝下垂；

脾俞凹陷配下垂点（位于脐上二寸五分处），可诊断胃下垂；

脾虚凹陷配太溪，可诊断肾下垂；

脾虚凹陷配次髎、带脉，可诊断子宫下垂。

（6）阳陵泉穴 阳陵泉穴压痛可诊断消化道出血，配下列穴位后可以定位。

阳陵泉配食管下俞，可诊断食道出血；

阳陵泉配中脘、左承满，可诊断胃溃疡出血；

阳陵泉配中脘、右梁门、右溃疡点，可诊断十二指肠球部溃疡出血；

阳陵泉配天枢、大肠俞，可诊断直肠出血；

阳陵泉配天枢、营池，可诊断肠出血。

（7）右溃疡点 位于胃仓穴旁开二寸处。右溃疡点压痛可诊断消化系统溃疡，配下列穴位后可以定位。

右溃疡点配中脘、左承满，可诊断胃溃疡；

右溃疡点配中脘、右梁门，可诊断十二指肠球部溃疡；

右溃疡点配天枢、大肠俞，可诊断溃疡性结肠炎。

（8）水分穴 水分穴压痛，提示体内有炎症或积液，各系统的急性炎症都可能出现水分穴压痛，故可协助诊断。

此外，两侧项肌不对称，提示患者睡眠不好；厥阴俞压痛，主心神不安，多梦；胆俞压痛，主胆量小，易做噩梦；膻中穴压痛，提示患者性情急躁、善怒；左乳根压痛，提示患者感情易激动，若压痛明显，可考虑为神经官能症等。

【现代研究】

（一）手法检查的研究

早期穴位诊断的研究工作，以利用手法检查为主，根据穴位上出现的压痛反应、结节、条索等来进行辨证。20世纪50年代，詹永康提出，膻中穴压痛可提示气管炎，横骨压痛可有月经不调和遗精疾患，胸椎1～7的压痛对头痛、头昏及心肺疾患的诊断有重要意义，命门、肾俞压痛可辅助诊断生殖器、泌尿系统疾患，脾俞、胃俞压痛可诊断胃病[5]。

张德润认为，胰腺炎在左脾俞、阑尾炎在右天枢、肾结核在肾俞、肺癌在肺俞等处压痛明显；胆道蛔虫症在右肝俞、右胆俞同时有明显压痛，如仅为左胆俞压痛则为急性胆囊炎、胆囊结石；左幽门及左下商曲压痛为胃溃疡或胃穿孔；右幽门及右下商曲压痛为十二指肠溃疡或穿孔；双侧三阴交及气海压痛为妊娠，单侧三阴交压痛为腹股沟疝[6]。

叶孝礼以取颈（在扶突、天鼎穴处）、胸（在膻中、中庭、大包等处）、背（在神道、灵台、至阳等处）、足（在太冲处）四处压痛过敏点，作为传染性肝炎的初步诊断依据，经对 45 例确诊患者进行检查，其中 39 例具有压痛过敏点，阳性率为 86.6%[7]。何宏邦报道指按阳枢穴出现剧痛、刺痛、胀痛、木胀、酸楚等可诊断传染性肝炎，经检查 331 例各型肝炎，其阳性率为 87.9%，其中又以急性无黄疸型肝炎最高，达93.4%[8]。

刘中明认为，诊断是否有肺结核，可在锁骨下缘、胸骨体的平面及两侧的边缘、背部胸椎 1～5 两侧及第 2～5 肋骨平面等处按摩。病征未明显前，即出现压痛点，但反应点小而轻；如病已发生，则压痛点大；如病变严重，则胸骨及第 1～4 肋骨下缘均有压痛点；病变部位如在左肺，则右侧的胸、锁、肋部有压痛点；如在右肺，则左侧的胸、锁、肋部有压痛点[9]。原福建省中医研究所等单位组织专人对此进行验证，经对 300 例肺结核患者和 100 例正常人进行观察，其诊断准确率可达 83.66%[42]。

王凤阁对 30 例肾阴虚、肾阳虚患者和 30 例健康人进行脊柱压诊法（脊柱两旁穴位压痛点）、颈椎触诊法、肩胛部压诊法检查，凡诉酸、麻、疼者为阳性，结果肾虚者全部阳性，而正常人仅 5 例为弱阳性[11]。

刘云鹤认为，募穴主深久之病，俞穴主初浅之病，郄穴主急性病症。他以触到结节、条索状物及指下感觉胀硬等为阳性征象，认为孔最主呼吸道、皮肤疾患；郄门主神经衰弱、高血压疾患；阴郄主心血管疾患；温溜主大便不调、大肠、肛门、腹膜疾患；左养老穴主疝气，右养老穴主阑尾炎；中都主肝炎、眼目疾患及高血压；地机主消化不良和脾、胰疾患；水泉主肾、生殖系统及骨骼疾患；梁丘主消化系统及腹直肌疾患；外丘主运动障碍、风湿痹痛及胆道疾患；金门主泌尿系疾患。若同时在几个郄穴触到结节条索，则另有不同主病，如孔最、水泉同时触知者则，为结核；中都、水泉同时触知者，为脑神经、耳、眼疾患；金门、水泉同时触知者，主肾炎；会宗、中都同时触知者，主肝炎、肝硬化；中都、地机、水泉同时触知者，主肝硬化重症；中都、地机同时触知者，主妇科疾病及血液病[12]。

陆正伟认为，溃疡病在中脘、足三里有压痛；阑尾炎在上巨虚有压痛；结肠炎在三阴交有压痛；肝炎在肝俞、太冲有压痛；胆囊炎与胆绞痛在日月、阳陵泉、胆俞、足临泣有压痛；肾炎、泌尿系结石在肾俞、承山有压痛；盆腔炎在三阴交有压痛；胸膜炎在中府有压痛；慢性气管炎在膻中有压痛；冠心病在内关、冠心点有压痛[13]。

到了 20 世纪 80 年代，手法检查又有新的进展。刘卓佑等以右合谷、右天宗、阳陵泉、足三里、太冲、肝俞、胆俞、脾俞、胃俞压痛为指标，诊断 32 例消化性溃疡，经手术及 X 线钡餐摄影证实者 30 例，符合率达 93%[14]。

吴秀锦对 175 例胃、肝、肺、肠、心及肾病的患者进行了穴位检查，在 110 例各种胃病中比较了 8 个穴位的病理反应，发现在胃病时，足三里、胃俞受影响最明显，次为阳陵泉、中脘，再次为脾俞、上脘、阴陵泉、地机，其间的差异有统计学意义（$P < 0.01$）。在 45 例各种肝病的患者中，比较了 11 个穴位的病理反应，确定阳陵泉、足三里受肝病的影响最明显，次为肝俞、太冲、曲泉，再次为期门、胆俞、脾俞、胃俞、阴陵泉、地机；其间的差异有统计学意义（$P < 0.01$）。胃俞在胃病时的阳性率远高于肝病时（$P < 0.01$）；阳陵泉在肝病时的阳性率高于胃病时（$P < 0.05$）；足三里在胃病和肝病时反应都很明显。此外，还观察到肺病在肺俞及孔最反应最明显；心病在心俞有反应；肠病在天枢、大肠俞、足三里有反应；肾病在肾俞、太溪有反应。并且发现穴位反应随病情转化而变化，病愈时则反应消失[15]。

陈家轴等用足临泣、渊腋、肺俞三穴的压痛为指标，对 1200 例粉尘作业工人进行矽肺检查，并与胸部 X 光片对照，结果穴位诊断符合率为 78.08%[16]。盖国才以十二经的募穴、俞穴、郄穴作为定位穴，把临床治疗某种疾病效果好的穴位作为定性穴，二者结合起来进行辨病诊断。经过 20 余年的摸索实践和数万穴次的检查分析，确定了 157 个穴位，用于 126 种疾病的诊断，采用双盲法与现代医学检查结果进行对比，其诊断符合率为 68%[2]。

金坤对 48 例已确诊的早孕妇女，以坐位浮取天突穴触到明显搏动为指标进行观察，阳性率为 82.29%；而对照组 48 名非妊娠妇女，阳性率仅为 3%。二者有非常显著性差异[17]。熊源清等认为，生殖穴区压诊能诊断早孕，他们对 203 例停经 40～70 天的妇女进行压诊，选其中无任何早孕反应的 119 例进行分析，阳性率达 93%，与未孕妇女 100 人对照，未孕组仅 3% 为阳性[18]。

刘冠军认为，穴位压痛有助于辨证，如阳明头痛在阳白、太阳头痛在天枢、外感风寒头痛在攒竹和天会均有压痛；高血压患者在期门有压痛为肝阳上亢，在京门有压痛为肾亏所致的上实下虚证[19]。杨泰舜等认为，俞穴出现的结节形状不同，其所主之病症亦不一样。如肾俞有条索状结节，压痛敏感者，一般是阳痿、头晕、腰痛及耳鸣之症；梭状结节兼有明显压痛者，多为血尿、腰痛、浮肿之症；局部皮肤隆起有卵圆形结节伴压痛者，多为肾虚有热、耳鸣头胀等病[20]。

陶正新认为，右阳陵泉直下 0.5～2 寸这一区域有压痛，多为胆总管、胆囊、肝管疾患。穴位压痛明显的 167 例经 B 超检查，诊断为胆囊炎者 74 例，胆管扩大、胆系结石者 70 例，符合率为 94.56%；经 B 超检查 93 例，诊断为胆囊充盈不良者 90 例，符合率为 96.77%[21]。田世秀根据天宗穴压痛诊断胆道感染和结石症，检查 35 例，全部具有右侧天宗穴明显压痛[22]。高德元等通过 100 例病例的观察，发现在膻中穴有压痛者，96% 的可证实有心肝二经之病变[23]。

日本有人对百会诊进行了研究，提出切按百会穴时，若此穴高度水肿，多属于水毒症。各种疾患百会诊Ⅳ度（两指按压穴位时，有陷下的感觉）的出现率分别为：各种神经痛为 42%，慢性胃肠炎为 60%，慢性肝炎为 69%，花粉症为 72%，低血压为 74%，虚冷症为 83%[24]。王维庭观察按压至阳穴以诊断冠心病心绞痛，经 105 例检查，其阳性率为 99.0%[25]。

李佩群等应用穴位诊断法诊断肿瘤，通过对群体 728 人进行肿瘤筛选普查，检出恶性肿瘤者 18 人，证实 4 人，癌前病变 2 人；良性肿瘤 65 人，证实 51 人，其余为假阳性[26]。

李任先在诊治慢性胃炎时尤重腧穴诊察，他根据中医"有诸内，必形诸外"的诊断学原理，结合针灸学中经络腧穴有关理论，认为中脘穴局部压痛，或压之酸胀，或扪及结节，或局部皮色变化是诊断胃病的有力证据。中脘穴是胃之募穴，募穴是脏腑原气输注于胸腹的部位，在一定程度上可反映脏腑功能的变化，尤其是在慢性疾病中，与胃镜检查结果的符合率颇高，尤适用于无胃脘局部症状患者的诊断。此外，有时在足三里穴和胃俞穴局部亦出现上述变化，但以中脘穴为多见[27]。

（二）穴位诊断客观指标的研究

为了克服手法检查易受主观因素影响的缺点，有不少医者进行了客观指标的研究。如吴忠一等用经络探测器测试手术前原发性肝癌患者的肝区体表，发现 32 例肝癌患者肝区体表均能测到数目不等（平均 8.38 个）的启穴点，启穴的位置位于肿瘤的外围[28]。

林蕙兰等以穴位温度为指标，对 60 例肝实热证患者的太冲、肝俞各 120 穴次数进行了穴温测定，结果与正常人比较，平均穴温均有增高，其中肝实热盛的重型组 20 例中，肝俞穴温比健康人组增高 0.7℃，两者差异显著（$P < 0.05$）。太冲穴温较健康人组增高 1.55℃，两者有非常显著差异（$P < 0.01$）。提示肝俞、太冲穴温与肝实热证之轻重相关，认为穴温可作为反映和探索内脏病变的客观指标之一[29]。

李佩群等用 DTC-1 型探穴测温仪对 113 例肺癌患者和 113 例无肺癌对照组进行观察，分别对其定性穴新大郄穴、定位穴肺俞的对应穴位进行温差测定，发现两者差异显著。肺癌组新大郄穴温差均大于 0.5℃，提示有癌症存在；其中 105 人肺俞穴温差大于 0.5℃，提示癌症发生在肺部。而无癌症组新大郄温差均小于 0.5℃，提示不是癌症患者；肺俞穴 90 例温差小于 0.5℃，提示肺部无任何病变[30]。

盖国才等用 TXY 穴位探测仪以双侧同名穴温差超过 0.5℃作为异常的指征，对 100 例已确诊的肿瘤患者进行检查，结果符合率为 86%，与 60 例同年龄组正常人相比，两者有非常显著的差异（$P < 0.001$）[31]。以上研究说明，同名穴双侧温差可作为穴位诊断的客观指标。

利用红外成像技术和人体冷光信息对穴位诊断进行研究，建立客观指标，亦是近年来兴起的项目。宋贵美等对 38 例（41 人次）患者的背俞触诊阳性穴位进行红外热图检查，二者符合率达 92.68%；对已确诊的癌症和溃疡患者进行检查，结果背俞触诊阳性率为 82.93%；患病脏腑相应背俞红外显示率达 95.12%[32]。

严智强等根据人体在新陈代谢过程中伴随着可见光的产生和变化的现象，用 GDB-52 型光电倍增管作为探测器，对体表冷光进行研究，发现正常人组双侧相同部位发光对称，而病变组则有左右发光不对称的经穴，此称为病理发光信息点。心脏病患者这种病理发光信息点表现在少泽、少冲，感冒表现在少商，面肌痉挛表现在商阳、中冲，高血压表现在中冲，半身不遂表现在商阳、中冲、合谷，颜面神经麻痹表现在商阳等[33, 34]。

还有人利用电泳原理显示穴位的方法对穴位诊断进行研究。上海第二医科大学针麻组报道用这种方法在 57 例十二指肠溃疡患者的下肢上观察，发现在胃经上的显示点较多[35]。龚启华等在 79 例肺结核患者的前臂上用电泳法，较客观地显示了该区域的低电阻现象，观察到肺经上的电泳显示点较多，占 28.85%，这与正常人相比有显著性意义（$P < 0.01$）[36]。这些成果亦可作为穴位诊断的客观指标。

另外，曾有不少人以皮肤电现象作为观察指标，对经穴与内脏相关规律进行研究，其中的一些成果亦可作为穴位诊断的客观指标，但多数作者认为主要是经络诊断的指标，故于此不再赘述。

参考文献

［1］麻仲学．中国医学诊法大全［M］．济南：山东科学技术出版社，1989.

［2］盖国才．穴位诊断法［M］．北京：科学技术文献出版社，1981.

［3］杨甲三．腧穴学［M］．上海：上海科学技术出版社，1984.

［4］彭清华．几种中医诊法的研究进展［J］．国医论坛，1989（5）：39–42.

［5］詹永康．漫谈经穴压痛诊断法［J］．新中医药，1956（12）：30.

［6］张德润．中医压痛点的发现与临床的关系［J］．江苏中医，1963（7）：25–27，31.

［7］叶孝礼．新过敏点诊断传染性肝炎初步报告［J］．福建中医药，1962（6）：9.

［8］何宏邦．"阳枢"穴压诊对传染性肝炎诊断的临床观察［J］．中医杂志，1963（1）：15–17.

［9］刘中明．肺结核的按摩诊断［J］．福建中医药，1960（4）：32.

［10］福建省中医研究所推拿按摩研究小组，等．按摩诊断肺结核的初步观察报告［J］．福建中医药，1960（8）：21–23.

［11］王凤阁．肾虚症体表压痛点诊断的探讨［J］．黑龙江中医药，1965（1）：16–19.

［12］刘云鹤．针灸病历与检查（附经络触知诊断法）［J］．天津医药杂志，1963（5，6）：338–340.

［13］陆正伟.穴位压痛点的临床应用［J］.赤脚医生杂志，1977（7）：13–15.

［14］刘卓佑，周康瑜，杨作体.经络作用的临床实验研究［J］.中国针灸，1981（2）：25–28.

［15］吴秀锦.经穴反应与脏腑疾病的相关性研究［A］.第三次全国经络现象经穴—脏腑相关研究专题座谈会论文选编.1980：184.

［16］陈家轴，等.运用穴位压痛筛查矽肺［J］.湖北科技情报（医药），1980（1）：3

［17］金坤.按天突穴诊断早妊初探［J］.浙江中医杂志，1982，17（3）：114，

［18］熊源清，郑关知.“生殖穴区”压诊对早孕诊断的临床观察［J］.中国针灸，1982（5）：5.

［19］刘冠军，纪青山，李一清.试论经络学说对诊治的指导意义［J］.新中医，1974（2）：47.

［20］杨泰舜，李贞芬.浅谈“经穴”诊断［J］.江苏中医杂志，1982（6）：42.

［21］陶正新.穴位诊断并以针灸为主治疗慢性胆囊炎、胆系结石167例［J］.中国针灸，1986（2）：20.

［22］田世琇.探索天宗穴压痛与胆道感染和结石症［J］.中国针灸，1986（4）：20–21.

［23］高德元，等.膻中穴压痛诊断的临床意义［A］.全国中医诊断第二次专题学术会议论文，1991.

［24］村松睦.百会诊的研究［J］.国外医学中医中药分册，1987，9（4）：23.

［25］王维庭，魏万林，王善利，等.按压至阳穴对冠心病诊断价值的探讨［J］.中医杂志，1988（8）：17.

［26］李佩群，于香泉，邓金田，等.应用穴位诊断法进行肿瘤普查［J］.人民军医，1987（8）：40–42.

［27］李保良.李任先教授诊治慢性胃炎的经验［J］.四川中医，2003，21（5）：2–3.

［28］吴忠一，张汉石.“启穴”测定协助肝癌定位诊断的初步观察［J］.江苏医药，1982（5）：54.

［29］林蕙兰，马杜古.从穴温探索内脏与体表的联系［J］.新中医，1982（1）：30–32

［30］李佩群，盖国才，马智民，等.从穴位温度探索内脏与体表的联系［J］.中国针灸，1988（2）：32

［31］盖国才，等.对100例肿瘤患者双侧同名穴温差改变观察［A］.全军中医、中西医结合第二次学术交流会资料，1984.

［32］宋贵美，等.背部阳性俞穴和红外显示与临床的对照分析［A］.全国第四届经络学术讨论会论文，1982.

［33］严智强，张旭良.人体体表发光的初步探讨［J］.生物化学与生物物理学进展，1979（2）：48–52.

［34］严智强，于书庄，李君华.人体经穴病理发光信息的研究［J］.中医杂志，1981（8）：50–52.

［35］上海第二医学院针麻研究组.电泳漆显示取穴法的针麻临床应用［J］.针刺研究，1977（4）：83–84.

［36］龚启华，余爱珍，陆凤琴.穴位显示在临床上的观察［J］.上海针灸杂志，1983（3）：24–26.

［37］侯召棠.日本拍摄出人体“穴位”照片［J］.国外医学·中医中药分册，1982（2）：49.

［38］翟德华，康清平，于卫民．浅谈经穴阳性反应（物）在临床诊断上的运用［J］．针灸临床杂志，
　　　2000，16（11）：47-49.

［39］王思洲．应用经络腧穴诊法辨证论治医案3例［J］．四川中医，2003，21（11）：31-32.

［40］黎敬波．经穴诊断法研究述评［J］．中医诊断学杂志，1997，3（1）：44.

［41］成柏华，王卓群，王载礼，等．经穴与内脏相关特异性的体液途径观察［J］．中国针灸，1984
　　　（4）：33-36，43.

［42］刘精微．俞穴与疾病的关系［J］．中国针灸，1981（3）：25-28.

［43］彭清华．几种中医诊法的研究进展［J］．国医论坛，1989（4）：30-34.

［44］彭清华．几种中医诊法的研究进展［J］．中医杂志，1989（10）：52-55.

［45］彭清华．几种中医诊法的研究进展［J］．国医论坛，1990（3）：44-45.

［46］彭清华．几种中医诊法的研究进展（续）［J］．国医论坛，1990（4）：40-43.

［47］陈家旭，梁嵘，阎洁，等．中医诊法研究进展及其复杂性研究［A］．中医药现代化研究学术大
　　　会论文集，2001：16.

［48］王诗惠，龙杞，刘清国．穴位诊断法的研究概况与展望［J］．上海针灸杂志，2014（1）：
　　　91-93.

［49］郑利岩，王巍，林立全．经络输声疏通经络作用的临床实验研究［J］．中国针灸，1998（10）：
　　　17-18.

附：彩　图

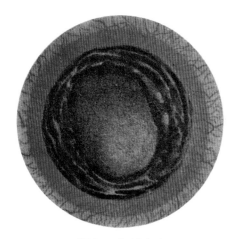

彩图 1　绿风内障

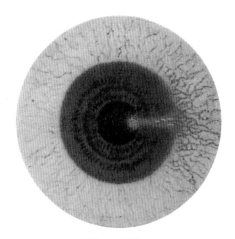

彩图 2　风轮赤豆

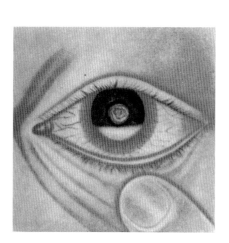

彩图 3　凝脂翳

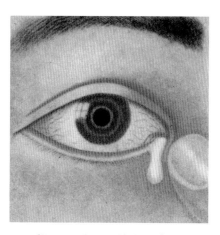

彩图 4　眦漏证（慢性泪囊炎）

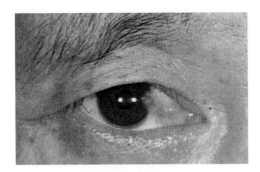

彩图 5　胬肉攀睛

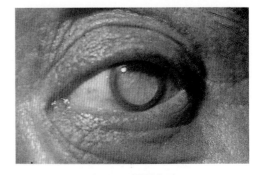

彩图 6　圆翳内障

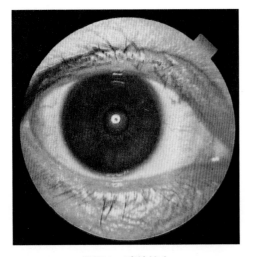

彩图 7　瞳神缩小

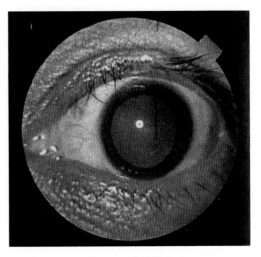

彩图 8　瞳神散大

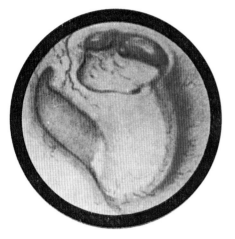

彩图 9　脓耳（慢性化脓性中耳炎）

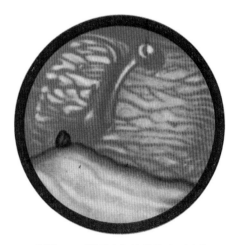

彩图 10　脓耳（急性化脓中耳炎）

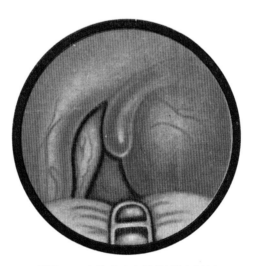

彩图 11　喉关痈（扁桃体周围脓肿）

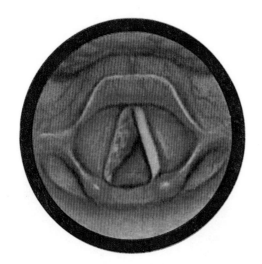

彩图 12　喉癌

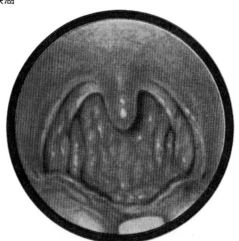

彩图 13　风热喉痹（急性咽炎）

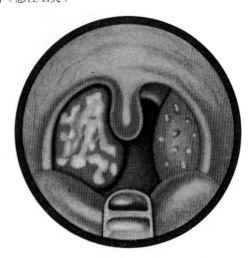

彩图 14　风热乳蛾（急性扁桃体炎）

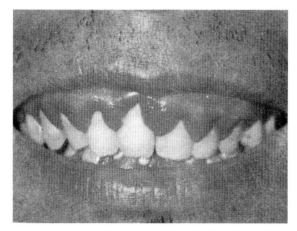

彩图 15　牙龈红肿

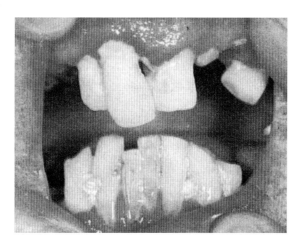

彩图 16　牙根宣露

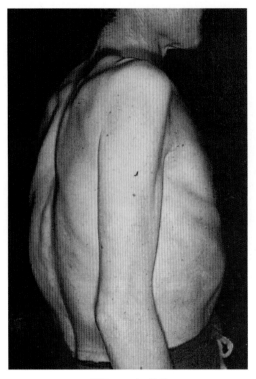

彩图 17　桶状胸

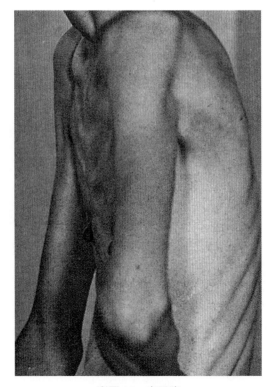

彩图 18　扁平胸

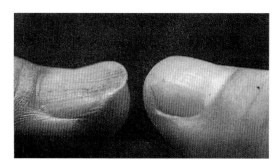

彩图 19　勺形甲

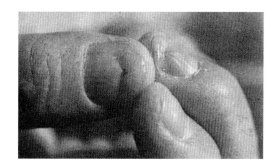

彩图 20　横沟甲

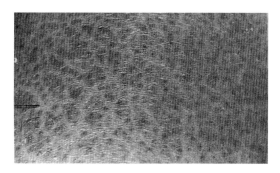

彩图 21　肌肤甲错

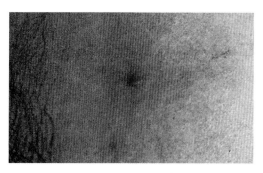

彩图 22　蜘蛛痣（红缕赤痕）

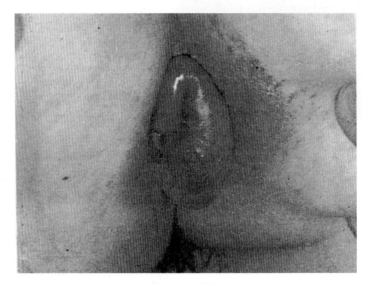

彩图 23　脱肛

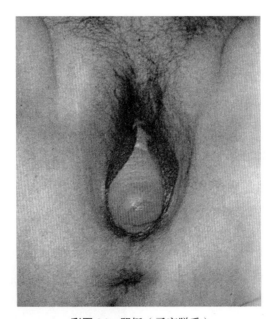

彩图 24　阴挺（子宫脱垂）